THOMAS BOCK

Lichtjahre
– Psychosen ohne Psychiatrie

THOMAS BOCK

Lichtjahre
– Psychosen ohne Psychiatrie

Krankheitsverständnis und Lebensentwürfe von Menschen mit unbehandelten Psychosen

Psychiatrie-Verlag

Thomas Bock: Lichjahre – Psychosen ohne Psychiatrie.
Krankheitsverständnis und Lebensentwürfe von Menschen mit unbehandelten Psychosen.
5. Auflage 2007
ISBN 978-3-88414-204-2

Bibliografische Information der Deutschen Bibliothek
Die Deutsche Bibliothek verzeichnet diese Publikation in der Deutschen Nationalbibliografie; detaillierte bibliografische Daten sind im Internet über http://dnb.d-nb.de abrufbar.

Bibliographic information published by Die Deutsche Bibliothek
Die Deutsche Bibliothek lists this publication in the Deutsche Nationalbibliografie; detailed bibliographic data is available in the Internet at http://dnb.d-nb.de.

Psychiatrie-Verlag im Internet: www.psychiatrie.de/verlag

Umschlaggestaltung: markus lau hintzenstern, Berlin
Satz: Graphische Werkstätten Lehne, Grevenbroich
Druck und Bindung: DIP, Witten

Der vorliegende Titel ist ein
unveränderter Nachdruck der 5. Auflage von 2007

ISBN 978-3-88414-609-5

Umschlaggestaltung: GRAFIKSCHMITZ, Köln
unter Verwendung des Original-Umschlags
Druck: KN Digital Printforce GmbH, Stuttgart
Psychiatrie Verlag, Köln 2014

Inhalt

Einleitung

Es ist allgemein bekannt, daß es Menschen gibt, die trotz (oder wegen) andauernder oder wiederkehrender psychotischer Erlebnisse ohne das psychiatrische Versorgungsangebot auszukommen versuchen und mit jenem jede Berührung vermeiden. Darüber hinaus besagt die klinische Erfahrung, daß manche schizophrene Patienten lange Zeit mit psychotischen Erfahrungen leben, bevor sie sich in psychiatrische Behandlung begeben. Andere meiden die Psychiatrie nach einem ersten Kontakt trotz fortbestehender oder wiederkehrender Psychoseerfahrung. Hinsichtlich der Frage, wie das zu bewerten ist, gehen die Meinungen auseinander: Die einen sehen darin von vornherein einen Mangel der Psychiatrie, die anderen eine individuelle Besonderheit oder gar eine kulturelle Leistung. In dem einen Fall wäre die soziale Situation außerhalb der Psychiatrie unter dem Aspekt der Störung zu betrachten, in dem anderen Fall auf ihre Funktion als identitätsstabilisierender Schutzraum und ökologische Nische hin zu befragen.

Ziel der diesem Buch zugrundeliegenden Arbeit war es, die inneren und äußeren Bedingungen kennenzulernen, die es Menschen mit langfristiger Psychoseerfahrung ermöglichen bzw. abverlangen, weitgehend ohne psychiatrische Behandlung zu bleiben. Außerdem interessiert, welcher Stil des Umgangs mit dem psychotischen Erleben sich ohne professionelle Beeinflussung entwickelt: Finden die Psychoseerfahrenen eine Sprache für das Erlebte, und welche Begrifflichkeit erweist sich als hilfreich oder störend? Haben die Erfahrungen einen funktionalen Sinn oder eine biographische Bedeutung, bleiben sie quasi »selbstverständlich«, oder werden sie aktiv verdrängt? Welche sozialen Bedingungen und Selbstrepräsentationen helfen oder erschweren, die Erfahrungen zu integrieren? In welcher Weise beeinflußt der besondere Stil des Umgangs die Lebensqualität?

Zur Sprache kommen Psychoseerfahrene, Menschen also in Ausnahmezuständen, die über Jahre andauern und die aus professioneller Sicht als Psychosen aus dem schizophrenen Formenkreis, z. T. auch aus dem Bereich der schizoaffektiven Störungen anzusehen sind. Alle sind über einen mehrjährigen Zeitraum ohne psychiatrische Behandlung geblieben. Ihre Schilderungen geben wieder, wie sie ihr Leben begreifen bzw. wie sich ihr

Lebenskonzept unter Einfluß der psychotischen Wahrnehmungen weitgehend unabhängig von psychiatrischen Interventionen verändert hat. Diese Personen bieten Gelegenheit, die Eigendynamik der Psychoseerfahrung besser zu verstehen und die Bedeutung professionellen Wirkens zu relativieren. Die Untersuchung erfolgte vorwiegend aus subjektiver Perspektive. Die Perspektive von Angehörigen, Freunden und Partnern konnte leider noch nicht einbezogen werden. Dies bleibt Folgeuntersuchungen vorbehalten, erscheint aber notwendig, um die Kultur psychoseerfahrener Menschen außerhalb der Psychiatrie vollständiger sichtbar zu machen.

Erreicht wurden verschiedene Subgruppen: Menschen mit esoterischem Hintergrund und aus verschiedenen religiösen Gruppen, Menschen ohne festen Wohnsitz und Menschen mit explizit psychiatriekritischen Positionen. Vor allem aber wurden jeweils sehr unterschiedliche individuelle Szenarien sichtbar. Alte Menschen sind kaum vertreten. Nachuntersuchungen in diesem Bereich erscheinen lohnend. Die Einsicht, daß die Konstruktion eines Wahns auch als Mittel der Selbsthilfe z. B. gegen Einsamkeit zu verstehen ist und daß mancher alte Mensch mit diesem Wahn besser leben kann als ohne, ist in der Gerontopsychiatrie verbreiteter als in der Allgemeinpsychiatrie.

Vor allem zwei Aspekte der Psychiatrieentwicklung haben das Erkenntnisinteresse beeinflußt:

- Aus ethischen Gründen gibt es zur Zeit viele Bemühungen, psychiatrische Langzeitpatienten zu enthospitalisieren. Gleichzeitig werden Befürchtungen der Angehörigen-Verbände laut, diese Entwicklung könnte unter Kostendruck zu ihren Lasten bzw. zu Lasten der gemeinsamen Lebensqualität gehen. In diesem Zusammenhang ist es von Bedeutung, mehr von der Alltagskultur und der Lebensqualität von unbehandelten psychotischen oder psychosenahen Menschen zu erfahren. Vor allem interessiert, welche individuellen und sozialen Ressourcen ohne institutionellen Einfluß zur Verfügung stehen.
- Unter Berufung auf das Vulnerabilitätskonzept von Zubin (1986) und unter verschiedenen theoretischen Vorzeichen hat zur Zeit in der Akutbehandlung das Training von Compliance vor allem im Hinblick auf Medikamente einen hohen Stellenwert. Auf der anderen Seite fordert die Bewegung der Psychiatrieerfahrenen, als Experten ernstgenommen zu werden. Die eigenen Erklärungsansätze und unorthodoxen Behandlungswünsche sollen mehr Beachtung finden. In diesem Zusammenhang interessiert, wie sich Wahrnehmung und Verarbeitung der Psychose ohne professionellen Einfluß entwickeln.

Zum Aufbau des Buches

Im theoretischen Teil wird zunächst die Klärung der verwandten oder zugrundeliegenden Begriffe angestrebt: Welche aktuellen Tendenzen von Psychopathologie und Diagnostik einer schizophrenen Erkrankung sind für die Untersuchung von Bedeutung? Welche Ansätze des Verstehens und der Sinnzuordnung gab es in der Psychiatriegeschichte und gibt es in den verschiedenen therapeutischen Schulen, die helfen können, sich dem unbehandelten Verlauf einer Psychose begrifflich relativ unvoreingenommen zu nähern? Wie ist der aktuelle Stand der Bewältigungsforschung bei behandelten Psychosen? Welche Kritik an diesem Ansatz hat sich ergeben? Welche theoretische und praktische Bedeutung für den Krankheitsverlauf haben eigene (Ciompi 1982, Angermeyer u. a. 1988) und fremde Begriffsbildung (Keupp 1976)?

Dabei wird vor allem auf daseinsanalytische, kulturanthropologische und biographische Forschungsansätze Bezug genommen. In konsequenter Fortsetzung der phänomenologischen Betrachtungsweise und entsprechend dem inhaltlichen Anliegen, subjektives Erleben in einer außergewöhnlichen Situation auf die individuelle biographische Bedeutung und auf eine verallgemeinerbare Theorie hin zu prüfen, folgt die Untersuchung dem Ansatz der »gegenstandsnahen Theoriebildung« von Glaser & Strauss (1967). Das heißt, die Datenerhebung hat kontrastreich zu sein und ist mit der Auswertung zu verschränken, bis eine theoretische Sättigung erreicht ist.

Danach folgt die Darstellung des Untersuchungskonzepts. Der Zugang zu den Interviewten entstand zunächst über das Hamburger Psychoseseminar (Bock 1995b). An diesem offenen Forum, das sich als Ort »herrschaftsfreier« Kommunikation mit Psychoseerfahrenen und Angehörigen versteht und das keinen Behandlungsauftrag zu erfüllen und keiner Behandlungserwartung zu genügen hat, nehmen auch Psychoseerfahrene, die außerhalb der psychiatrischen Versorgung bleiben, freiwillig und aus eigenem Antrieb teil.

Die diagnostische Absicherung erfolgte über eine unabhängige Bewertung der Transkripte durch mich und einen psychiatrieerfahrenen Arzt. Entsprechend dem Untersuchungsgegenstand und dem Charakter einer Pilotstudie mit vor allem hypothesenbildender Funktion standen bei der Datenerhebung qualitative Instrumente im Vordergrund. Die Interviews hatten überwiegend narrativen Charakter. Sie waren gleichzeitig insofern problemzentriert, als die Erzählung von mir immer wieder auf die zentralen Kategorien der Untersuchung zentriert wurde: Erleben und Benennen der

Störung; Strategien der Bewältigung; Alltag und Lebensqualität; individuelle, soziale, professionelle Ressourcen; Lebenslinien und Perspektiven. Die Auswertung der Texte erfolgte nach den Regeln der Inhaltsanalyse zunächst sequentiell und für den Einzelfall, dann komparativ für das Kollektiv. Zuerst wurden die Einzelgeschichten sequentiell gegliedert und bis zu einzelnen Fallstrukturhypothesen hin verdichtet. Die Interviews wurden durch zusätzliche Materialien wie Briefe und Aufsätze bereichert. Für die Buchfassung wurden einige Veränderungen im ursprünglichen Text vorgenommen. Mehrfach verwendete Zitate etwa sind oft dem jeweiligen Kontext angepaßt, dabei wurde auf Auslassungszeichen u. a. verzichtet. Um der besseren Lesbarkeit willen wurde die sequentielle Gliederung des jeweiligen Interviews teilweise wieder aufgelöst. Knappe biographische Daten stehen am Anfang jeder Geschichte, um den Einstieg zu erleichtern, und jeweils am Schluß findet sich eine »Interpretierende Zusammenfassung«, in der auch eine Art »Botschaft« der jeweiligen Person herausgearbeitet wird. Anschließend habe ich versucht, die individuellen Erfahrungen bei der Rekonstruktion von Wirklichkeit während und nach psychotischen Episoden zu verallgemeinern.

Entsprechend dem methodischen Konzept der gegenstandsnahen Theoriebildung hat sich die Untersuchungsgruppe im Verlauf der Arbeit differenziert. Im Sinne einer Kontrastierung wurden schließlich folgende Subgruppen in die Untersuchung einbezogen: etwa gleich viele Personen erlebten Psychosen gänzlich ohne psychiatrische Beeinflussung, hatten zu einem früheren Zeitpunkt Psychiatrieerfahrung oder landeten schließlich doch in der Psychiatrie, machten nur Stippvisiten in der Psychiatrie oder verhielten sich in verschiedenen psychotischen Phasen unterschiedlich.

Auch das Interesse bzw. der Untersuchungsgegenstand entwickelte sich weiter. Im Zusammenhang mit dem subjektiven Erleben rückte das Körpergefühl in den Vordergrund. Außerdem wurde die Begrenztheit der Sprache zum Thema. Aus dem Interesse an Bewältigungsstrategien erwuchs ein Interesse an der kompensatorischen Funktion der Psychose selbst. Spezifische soziale Kontexte wie z. B. Religion und Familie gewannen besondere Bedeutung.

Diese gegenstandsnahe Theoriebildung mündet in ein Schlußkapitel, in dem ich versuche, die verschiedenen Sinnstrukturen und sozialen Repräsentationen im Sinne einer anthropologischen Perspektive auf psychotisches Erleben zusammenzufassen. Erkennbar wird die Psychoseerfahrung als eine sehr spezifisch menschliche Form der Gratwanderung, des zweifelnden Widerspruchs und des sozialen Kompromisses, als ein Zustand der

Ambivalenz und der Gleichzeitigkeit von Unvereinbarem, schließlich als eine Krankheit, die den Keim der Gesundung in sich birgt.

Während der gesamten Untersuchung, die sich einschließlich Auswertung über mehrere Jahre hinzog, habe ich mich selbst wie auf einer Gratwanderung gefühlt. Immer wieder war ich in Versuchung, meine psychiatrische Erfahrung und Sichtweise verzerrend einzubringen. Immer wieder habe ich mich um eine »naive«, möglichst vorurteilsfreie Wahrnehmung bemüht. Dabei war die offene, von Behandlungsauftrag und -erwartung unbelastete Gesprächsatmosphäre im Psychoseseminar für mich von großer Bedeutung, auch wenn es um völlig andere Themen ging. Überrascht war ich, daß sich die üblichen professionellen Kontroversen zu Ursachen von Psychosen bei dieser Untersuchung als weitgehend irrelevant erwiesen: Der Prozeß der Selbstregulation und der Rekonstruktion von Wirklichkeit in und nach psychotischen Episoden hat in psychosozialer und in physiologischer oder biologischer Hinsicht Bedeutung. Die Psychoseerfahrung in ihrer Widersprüchlichkeit und Gleichzeitigkeit von Gesundem und Krankem zu betrachten, erscheint also keineswegs nur für die Sozialpsychiatrie oder die Psychotherapie, sondern angesichts der Plastizität neuronaler Strukturen auch für die biologische Psychiatrie relevant.

Theorie und Begriffsbildung

In diesem Abschnitt geht es darum, die theoretischen Ausgangspunkte der Untersuchung zu markieren und gleichzeitig Schritt für Schritt ihre Ziele genauer zu erfassen. Dieser Klärungsprozeß hat an vielen Stellen den Charakter einer Collage. Die Festlegung auf einen einzigen theoretischen Hintergrund wird bewußt vermieden, weil damit ein Stück Offenheit gegenüber den Erfahrungen der eigentlichen Experten verloren ginge. Dem Charakter einer Pilotstudie entspricht, die Theorie aus der Erfahrung zu entwickeln und nicht umgekehrt.

Die einzelnen Abschnitte dieses Theorieteils lassen die Bedingtheit unseres bisherigen Verständnisses von Psychosen und der entsprechenden Behandlungskonzeption deutlich werden. Zu diesem Zweck werden Bezüge hergestellt:

1. Zur Geschichte der Psychiatrie und Psychotherapie vor allem hinsichtlich der unterschiedlichen Auffassungen zur Sinnhaftigkeit bzw. Zufälligkeit psychotischer Erfahrung, zur Bedeutung von Selbst- und Fremdwahrnehmung und zur Wirksamkeit von Selbst- und Fremdbehandlung. Eine der zentralen Fragen lautet: Welche inhaltliche Bedeutung hat das psychotische Erleben, und welche Relevanz haben Selbsteinschätzung und Selbstbehandlung für die Psychiatrie?

2. Zur Philosophie und Anthropologie vor allem hinsichtlich der Relativität von Wahrnehmung und Erkenntnis sowie hinsichtlich der Bedeutung des Menschenbildes bei der Beurteilung seelischer Phänomene. Die Frage ist etwa: Werden die allgemeinen Koordinaten menschlichen Handelns in der Psychose außer Kraft gesetzt, oder wirken sie in besonderer Weise fort?

3. Zur Psychiatriepolitik vor allem hinsichtlich der Wechselwirkung von Selbst- und Fremdhilfe und die Konsequenzen für die verschiedenen psychiatrischen Institutionen. Die zentrale Frage heißt hier: Bedeutet die Tatsache, daß viele psychoseerfahrene Menschen sich ausschließlich selbst helfen, ein Armutszeugnis, eine inhaltliche Herausforderung oder eine angemessene Begrenzung der Psychiatrie?

Aspekte der Geschichte von Psychiatrie und Psychotherapie

In diesem Kapitel werden Bezüge zur Geschichte der Psychiatrie und Psychotherapie hergestellt, die zum Verständnis von Prozessen der Selbstwahrnehmung und der Selbstregulation von Bedeutung sind.

Schizophrenie als Ausdruck »gesamthafter Persönlichkeitsgestalt«?

»Ist die Schizophrenie oder sind einzelne Unterformen der Schizophrenien unpersönliche Krankheiten, die aus einem bestimmten erblichen oder erworbenen somatischen oder psychischen Schaden über einen Menschen hereinbrechen, der sich ohne ihn gesund entwickeln könnte?« fragte M. Bleuler 1960 und fuhr fort: »Oder ist die Schizophrenie eine höchstpersönliche Entwicklung zur Abwendung von Gemeinschaft und Alltag, die grundsätzlich ähnliche Gesetze beherrschen wie die Entwicklung des Neurotikers und des Gesunden? Ist sie damit eine Entwicklung, in der Anlage und Umwelt, körperliches und seelisches Geschehen keine Bedeutung als unpersönliche Einzelfaktoren haben, sondern nur als Aspekte der gesamthaften Persönlichkeitsgestalt? Ist die Schizophrenie ein fremdes Schicksal, das über die Persönlichkeit hereinbricht, oder ist die Persönlichkeit selbst dieses Schicksal? Gelangen wir grundsätzlich mit denselben Mitteln zur erlösenden Gemeinschaft mit dem Schizophrenen, die Menschen sonst zueinander führen und aneinander wachsen lassen? Oder braucht es dazu spezifische, gegen einen spezifischen Schaden gerichtete Behandlungsverfahren?« (Bleuler zitiert nach Benedetti u. a. 1960, S. 162)

In diesen Fragenkomplex läßt Manfred Bleuler die Auflistung vielfältiger Probleme der Schizophrenieforschung einmünden. Das Zitat stammt vom Eröffnungstag des zweiten internationalen Kongresses für Psychiatrie in Zürich am 1. September 1957. Es steht am Ende eines Buches von Benedetti, Bleuler, Kind und Mielke (1960), in dem sie auf die Entwicklung der Schizophrenielehre seit 1941 zurückblicken. Dieses Zitat ist insofern von Bedeutung, als es auf eine Zeit zurückblickt, in der die Verankerung der Psychiatrie in der Medizin zwar vollzogen und unangefochten war, aber somatische im Sinne von psychopharmakologischen Verfahren noch am

Anfang standen und die Psychotherapie noch keine so ausgeprägten Berührungsängste gegenüber Schizophrenen hatte, wie das später lange Zeit der Fall sein sollte. Bleuler berührt in seinem Zitat wichtige Begriffe, die für das vorliegende Buch von Bedeutung sind: »Subjekt«, »Gemeinschaft«, »Alltag«, »Persönlichkeit« und »Schicksal«. Auffällig ist, daß Bleuler bei seiner Unterscheidung zweier verschiedener Perspektiven auf die Schizophrenie nicht auf den Unterschied von biologischen oder sozialen Einflüssen abhebt, sondern selbstverständlich beide Faktoren als bedeutsam annimmt, hingegen die Frage für wichtig hält, ob der Mensch Objekt eines Geschehens ist oder das Geschehen in einem bestimmten Maß mitgestaltet - einschließlich der Möglichkeit, dabei schizophren zu werden.

In der Zeit nach 1957 ist die Frage nach der »gesamthaften Persönlichkeitsgestalt« bei Schizophrenie in den Hintergrund getreten, haben soziale und biologische Psychiatrie nach »unpersönlichen Einzelfaktoren« gesucht. Nach einer »erlösenden Gemeinschaft mit dem Schizophrenen« wurde mit fremden, technischen Mitteln gesucht, oder nicht einmal mehr das. Welche Bedeutung der subjektiven Wahrnehmung bei der Entstehung, Bewältigung und beim Verlauf einer schizophrenen Psychose zukommt, rückt erst in jüngerer Zeit wieder mehr ins Bewußtsein (Strauss 1992). Im historischen Rückblick und in Anbetracht analysierender Fragen, wie die von Manfred Bleuler oben zitierten, kann man den Eindruck gewinnen, daß biologische und soziale Psychiatrie bei ihrer gemeinsamen Hochzeit den Teufel früherer Epochen mit dem Beelzebub austrieben: Während in vergangenen Jahrhunderten psychische Krankheit als eigenes Verschulden und/oder moralisches Versagen, etwa als Pakt mit dem Teufel, gesehen wurden, verkehrte der naturwissenschaftliche wie der sozialwissenschaftliche Fortschritt diese Wahrnehmung in ihr Gegenteil, in dem nun organische wie soziale Krankheitsfaktoren als quasi von außen auf die dem Krankheitsprozeß ausgelieferte Person wirkende Faktoren angesehen wurden. »Beide Extreme, die volle subjektive Verantwortung und die volle Hilflosigkeit, können in der Wirkung ähnliche Lethargie und Lähmung mitbedingen und verstärken.« (Bock & Junck 1991)

Die großen Langzeitstudien der 70er Jahre (Bleuler 1972, Ciompi u. a. 1976, Huber u. a. 1979, zitiert nach Gmür 1986) untersuchten Krankheits-, nicht Lebensläufe. Sie hatten den Anspruch, »harte« Daten zu erheben, unabhängig von subjektiven Wertungen. Diesen Studien ist zu verdanken, daß das Bild von der Schizophrenie als einer generell prognostisch ungünstigen Erkrankung revidiert werden mußte und daß wir inzwischen auch sehr viel mehr über die diese Erkrankung beeinflussenden Bedingungen wissen (Ciompi 1987). Doch wie die Psychose in den verschiedenen

Stadien erlebt und verarbeitet wird, welche Bedeutung dieses Erleben für den Verlauf hat, oder noch allgemeiner, wie sich das Leben mit einer schizophrenen Störung subjektiv darstellt, ist bisher kaum Gegenstand der Forschung gewesen. Am ehesten noch geben autobiographische Schilderungen und Einzelfallberichte die subjektive Sicht der komplexen Zusammenhänge wieder (Breier & Strauss 1982, Böker 1991). Dieses Defizit ist sicher nicht nur mit methodischen, sondern auch mit erheblichen theoretischen Schwierigkeiten zu erklären.

Eine theoretische Begründung dafür, daß die Aufmerksamkeit psychiatrischer Forschung sich auf Selbstwahrnehmung, Selbstdarstellung und Selbstheilung schizophrener Menschen richten sollte, liefert am ehesten noch Scharfetter (1986) mit seiner auf der Daseinsanalyse beruhenden Ich-Psychopathologie, in deren Kontext er Psychose als einen aktiven Versuch, existentielle Bedrohungen zu bewältigen, versteht. Auf die Erfahrungen und Ergebnisse der Daseinsanalyse werde ich weiter unten noch ausführlicher eingehen. An dieser Stelle bleibt zunächst festzuhalten, daß Begriffe, die für eine subjektorientierte Forschung wesentlich sind, bisher in die psychiatrische Wissenschaft wenig bis gar nicht eingeführt sind: Das gilt beispielsweise für die Konzeptionierung von »behinderter/gestörter Entwicklung« sowie für ein ausreichendes Verständnis von »Alltagskultur« psychisch kranker Menschen.

Obwohl die oben erwähnten Langzeitstudien allein schon durch die Kombination sogenannter harter Daten 73 Verlaufstypen erfassen (siehe Huber u.a. 1979) und anzunehmen ist, daß bei stärkerer Spezifizierung der Kriterien und spätestens bei Einbeziehung subjektiver Daten die Zahl der Verlaufstypen gegen unendlich geht, diese also letztlich nur individuell zu verstehen sind, hat die biographische Forschung innerhalb der Psychiatrie bisher erst eine sehr kurze Tradition (siehe etwa Riemann 1987).

Zur Geschichte der Negation von »Sinn«

Der Psychose einen »Sinn« zuzuordnen kann sehr unterschiedliche Bedeutung haben. Sinn kann übernatürlich, immanent als Krankheitsbewältigung sowie biographisch-psychologisch gemeint sein. In der Geschichte der Medizin, der Psychiatrie und der Psychotherapie lassen sich verschiedene Phasen der Sinnzuordnung und verschiedene Auffassungen zur Verstehbarkeit des Geschehens beschreiben:

Die Ärzte des Altertums bevorzugten organische Erklärungen, die sie empirisch zu belegen suchten. Im Mittelalter ging diese naturalistische Auffassung verloren. Geisteskrankheiten wurden dem Einfluß von Teufeln und bösen Geistern, von Hexerei und Zauberei zugeschrieben. Der »kollektive Wahn« (NAVRATIL 1994) der Hexenverbrennung erlebte seinen Höhepunkt gegen Ende des Mittelalters, seinen Abschluß erst gegen Ende des 17. Jahrhunderts. Das Erwachen einer humanen Gesinnung schloß Zweifel an übernatürlichen Ursachen mit ein. Zugleich tauchte in Schriften über die Geisteskrankheiten der Begriff »Imaginatio«, der Einbildungskraft auf, eine Kraft, die körperliche und seelische Störungen hervorrufen, aber auch heilen konnte (ebda. S. 88). Dennoch unterblieb eine Behandlung seelischer Störungen weitgehend. In der Regel wurden Geisteskranke als unheilbar betrachtet. Sie fristeten ihr Leben in bäuerlichen Gemeinschaften und mit zunehmender Industrialisierung in gefängnisartigen Armenhäusern (KÖHLER 1979).

Mit der Philosophie der Aufklärung »trat an die Stelle der unsterblichen Seele das an den lebenden Organismus gebundene Seelische« (NAVRATIL 1994, S. 90). Neben dem Somatismus entwickelte sich der Psychologismus. Psychische Störungen wurden nun mit dem Nervensystem und nicht mehr mit den Säften in Verbindung gebracht. Zu Beginn des 19. Jahrhunderts kam es in der Zeit der romantischen Medizin zu einer erneuten Mystifizierung der Geistesstörungen. Tendenziell wurde jede Krankheit als Folge einer Sünde angesehen. Mitte des vorigen Jahrhunderts begründete W. Griesinger die naturwissenschaftliche Psychiatrie (GRIESINGER 1845) und »stellte die romantische Psychiatrie auf die Füße« (ACKERKNECHT 1957, S. 67).

Freud war schließlich der erste, der Geistesstörungen psychologisch zu interpretieren wagte, ohne die Basis naturwissenschaftlichen Denkens zu verlassen. Er meinte, aus der schmerzlichen Wirklichkeit würden manche Menschen in die Wunscherfüllung eines Wahns flüchten. Der Wahn sei Verzweiflung, Trost und Selbstheilung zugleich (dazu NAVRATIL 1994, S. 92). Die systematische Betrachtung psychischer Funktionen war neu. Es wurde möglich, Störungen einen immanenten Sinn zuzuordnen. Bemerkenswert ist in diesem Zusammenhang, daß auch die frühe Psychopathologie der Schizophrenie bzw. dementia praecox mit ihrer Unterteilung in Symptome erster und zweiter Ordnung davon ausging, daß beispielsweise Wahnbilder als Bewältigungsstrategie angesehen werden könnten.

In der immer engeren Verbindung mit einer zunehmend expansiveren Medizin gingen solche Differenzierungen zunächst verloren. Diagnose- und Behandlungsschemata wurden vollkommen medizinischen Kategorien unterworfen. Medizinische Allmachtsphantasien in Verbindung mit der nationalsozialistischen Ideologie der Rassenhygiene ließen dann das Kriterium der Heilbarkeit bzw. »Verwertbarkeit« über Leben und Tod entscheiden.

Nach dem Krieg nährte die Entdeckung der Neuroleptika zunächst den Irrglauben, psychische Störung nun an den Wurzeln packen zu können. Für die Suche nach biographischen Bedeutungen blieb wenig Platz. Erst mit der Ernüchterung der Pharmakologie und mit der zunehmenden Differenzierung der Psychotherapie rückte der subjektive Faktor wieder stärker in den Vordergrund. Individuelle Bewältigungsstrategien fanden nun in allen Schulen Beachtung. Die Zuordnung von Sinn drohte jedoch auf eine rein funktionelle Betrachtung verkürzt zu werden. Allmachtsvorstellungen blieben zunächst erhalten: Man wollte es besser machen als die Somatiker und blieb der medizinischen Sichtweise verhaftet.

Die zunehmende Beschäftigung mit chronischen Krankheitszuständen brachte eine neue Wende. Die Ernüchterung professioneller Strategien ließ den Stellenwert von Selbsthilfe wachsen. Das sozialpsychiatrische Bemühen um Integration langfristig psychisch erkrankter Menschen ergänzte sich mit einer zunehmenden Ressourcenorientierung fast aller psychotherapeutischen Schulen. Diese Besinnung wurde und wird auch getragen von anthropologischen Betrachtungen:

»Daß der Mensch depressiv, manisch und schizophren sein kann, hängt mit seinem Menschsein zusammen. Wie notwendig es auch ist, bei schweren Formen dieser Störungen und Leiden den davon betroffenen Menschen zu helfen, so schlimm wäre es, könnte man die Neigung zu solchem Erleben völlig beseitigen. Der Mensch würde dadurch wahrscheinlich für ihn Konstitutives, sein Menschliches verlieren; denn Manie, Melancholie und Schizophrenie sind doch nur extreme Ausprägungen allgemeinmenschlicher Erfahrungen und Zustände. Hätte der Mensch nicht die Fähigkeit zur Melancholie, dann hätte er vielleicht auch keinerlei Empfindung bei dem Verlust eines ihm nahestehenden Menschen. Die Möglichkeit, sich schuldig zu fühlen, klein und unbedeutend gegenüber dem Leben in seiner Gesamtheit, gegenüber der Natur, gegenüber Gott ginge verloren. Der manische Zustand ist der Bewußtseinszustand der Immanenz. Der Maniker lebt in der Gegenwart, er ist der Mensch der Praxis. Das Gefühl der Geborgenheit in dieser Welt, Humor und Hoffnung gäbe es vielleicht nicht ohne die Grundbefindlichkeit der Manie. Und gäbe es keine Schizophrenie, fehlte auch das ›Schizophrene im Gesunden‹, wie Manfred Bleuler (Bleuler 1964) jene allgemein-menschliche Befindlichkeit nennt, welche auch das Erkranken an einer Psychose ermöglicht. Dann wäre der Mensch kein Forscher, kein Künstler, kein Philosoph, kein transzendentales und religiöses Wesen.« (Navratil 1994, S. 100)

Frühe Formen der Psychotherapie bei Psychosen

Die frühen Formen der Psychotherapie mit schizophrenen Menschen vor der Hoch-Zeit der Neuroleptika waren vor allem durch die Ideen der Psychoanalyse inspiriert. Interessant ist die Frage, ob sie aufgrund ihrer Unbefangenheit in diesem Zusammenhang heute noch anregende Gesichtspunkte für die Betrachtung des unbehandelten Verlaufs von schizophrenen Psychosen liefern können. Wesentlich für die Entwicklung psychotherapeutischer Ansätze war ein Begriffswandel: »Bleulers Schizophreniebegriff unterschied sich von Kraepelins Dementia praecox hauptsächlich dadurch, daß er die Bedeutung der persönlichen Psychologie des einzelnen Kranken in der Krankheit betonte. Er unterschied primäre Krankheitssymptome (u. a. die Assoziationsstörung, der er später als gleichwertig die Affektstörung zugesellte) von sekundären und versuchte, die letzteren als psychische persönliche Reaktionen auf die primären Störungen zu verstehen. Die meisten schizophrenen Symptome wurden so grundsätzlich verständlich als der Ausdruck der persönlichen Hoffnungen und Befürchtungen, Spannungen und Strebungen des Kranken.« Diese Feststellung aus einem Rückblick auf die Schizophrenielehre von 1941 (Benedetti u. a. 1960, S. 10) mutet erstaunlich aktuell an. An einer anderen Stelle (ebd., S. 12) heißt es: »Die Schizophrenielehre ist in den letzten zehn Jahren von der hypothetischen Vorstellung losgekommen, daß eine Krankheit Schizophrenie zu untersuchen sei; sie hat sich mehr dem Studium von Einzelkrankheiten in der Schizophreniegruppe zugewendet und noch mehr den persönlichen Problemen des einzelnen schizophrenen Kranken.«

Nimmt man die aus dieser Formulierung durchscheinende persönliche Zuwendung als Maßstab, dann wird deutlich, welche Rückschritte es damals noch einmal gab: Möglicherweise hat die Psychopharmaka-Ära eben doch die Illusion der *einen* Schizophrenie erst wieder genährt und den Blick von den persönlichen Problemen weg und auf die Krankheitssymptome hin fixiert.

Die im besagten Rückblick erwähnte Pionierin der Psychotherapie, Frau Sechehaye, sieht eine »symbolische Verwirklichung von frühkindlichen Bedürfnissen« als wesentlich für ihre Psychotherapie an (Sechehay 1947, zitiert nach Bleuler 1960). Ihr Kollege Rosen fordert: »Der Therapeut muß sich mit einer ähnlichen emotionellen Hingabe, die man den eigenen Kindern gegenüber aufbringt, dem Kranken widmen und ihm dabei in manchen pflegerischen Belangen nähertreten, als es sonst in der Medizin üblich ist.« (Rosen 1947, zitiert nach Benedetti u. a. 1960, S. 49 f.) Rosen nahm die offenen schizophrenen Äußerungen als direkten Ausdruck des

Unbewußten an und betonte die Notwendigkeit, direkt zum Kranken zu sprechen und sich dabei derselben Sprache zu bedienen, die der Kranke braucht. Diese Methode nannte er »direkte Analyse« (ebd.). Sullivan (1983) und Fromm-reichmann (1952, zitiert nach Benedetti u.a. 1960) liefern für die von ihnen begründete »interpersonal theory of psychiatry« folgende Begründung: »Schizophrene Symptome und Verhaltensweisen werden begriffen als quasikommunikative Äußerungen früherer inadäquater mitmenschlicher Erlebnisse und Erfahrungen, an denen der Kranke nicht wachsen konnte und in deren Angstdimension er gefangen und steckengeblieben ist. Dem an ein verwirrendes, zwiespältiges Erleben ausgelieferten Kranken fehlt der Ort, die mitmenschliche Situation, von wo aus er seine Bedürfnisse, seine Not, sein Lebensanliegen voll gültig und verständlich ausdrücken könnte.« (Benedetti u. a. 1960, S. 108) Gemeinsam ist diesen Therapeuten, daß sie in der Psychose einen Prozeß der Vermischung von innerer und äußerer Welt sehen und psychotische Symptome als Ausdruck einer Dynamik und nicht als Statik einer »Krankheit« begreifen.

Schon bei diesen beiden Beispielen fällt auf, welch hoher Anspruch an Therapeuten gerichtet wird und mit welchem Ernst psychotische Symptome wahrgenommen werden.

In diesem Zusammenhang möchte ich auf die Daseinsanalyse hinweisen, die eine Kontinuität der Lebensentwicklung auch dort noch annimmt, wo deren Sinn-Gesetzlichkeit durch die Psychose durchbrochen scheint. Mit dieser philosophischen Richtung haben fast alle Therapieansätze dieser Zeit gemeinsam, daß sie sich sowohl einer schnellen Kategorisierung als auch einer voreiligen Bewertung zu enthalten suchen. Auf eine sehr grundlegende Weise wird ein Verstehen für möglich gehalten und gesucht: »Die Daseinsanalyse nimmt Äußerungen des Kranken mit derselben Unvoreingenommenheit ernst, die wir einem gesunden Gesprächspartner gegenüber aufbringen. Sie geht nicht den Weg der üblichen Psychopathologie, die seine Äußerungen in dem Augenblicke von einem völlig neuen Gesichtspunkte aus betrachtet, in dem sie uns unverständlich und fremd erscheinen wollen. Sie verzichtet streng darauf, krankhafte Ausführungen daraufhin zu untersuchen, ob sie bizarr, unzusammenhängend, absurd, alogisch und sonst abwegig seien, dagegen sucht sie zu verstehen, auf was für eine Erlebniswelt sie hinweisen, und wie diese Welt sich gestaltet und in einzelne Welten auseinanderfällt. Dabei zeigt sich, daß die Kranken selbst für ihre verschiedenen Welten eigene und sehr aufschlußreiche Ausdrücke gebrauchen. . . Der Daseinsanalytiker enthält sich dabei aller Wertungen jeglicher Art. Anstelle der klinischen oder sonstigen Bewertungen und Einordnung tritt die freie Kommunikation von Mensch zu Mensch, von Dasein zu Dasein. Aus der sorgfältigen und unermüdlichen Erfahrung dessen, was in einem solchen Gespräch zum Ausdruck kommt, mithin auf völlig empirischem Wege, lassen sich die Daseinsweisen und Daseinswandlungen erkennen, in denen der Kranke lebt.« (Benedetti u. a. 1960, S. 32) Und Benedetti fährt fort: »Das erstaunliche Ergebnis der daseinsanalytischen Schizophrenie-Forschung liegt darin, daß der menschliche Geist nicht einmal in der Schizophrenie in lauter Trümmer gespalten ist. Auch die Welten der Schizophrenen. . . stellen noch ganz bestimmte feste Ordnungsprinzipien oder Strukturgefüge dar.« (ebd., S. 33; vgl. auch Binswanger 1964) In ihrem ganzheitlichen Verstehensansatz erscheint die daseinsanalytische Forschungsrichtung als eine notwendige Korrektur der älteren Psychopathologie, die die Psyche bis zur Unkenntlichkeit in Einzelfunktionen zergliederte, um von den Symptomen auf spezifische Ursachen und entsprechende Behandlung zu schließen.

In ihrem Rückblick analysieren Benedetti u. a. (1960, S. 111) abschließend die Literatur, die sich mit dem Phänomen der Gegenübertragung beschäftigt. Die damalige Reflexionsfähigkeit über die Motive des Helfens ist beeindruckend. So werden aus der Literatur Fragen wie die folgenden zitiert: »Ist der Therapeut bereit, die eigene Welt und Wirklichkeit von der Psychose des Kranken in Frage stellen zu lassen und mit ihm seine Bürde zu tragen? Entspringt der therapeutische Eifer dem Respekt vor dem Anderssein des psychotischen Mitmenschen oder einem eigenen narzißtischen Allmächtigkeitstraum, der keine therapeutischen Grenzen anerkennen will und den Kranken schließlich zu dominieren trachtet?« (ebd., S. 111) In der Zusammenfassung der Schizophrenielehre von 1941 bis 1955 heißt es schließlich: »Es drängt sich uns aus der Fülle der von zahllosen Forschern geleisteten Arbeit aber keine andere Einsicht überzeugender auf als jene, im schizophrenen Geschehen keine Krankheit, auch keine Vielzahl von solchen mit ähnlichen Auswirkungen zu sehen, sondern eine individuell – sowohl in ihren somatischen als seelischen Aspekten – verschieden geartete Anpassungsstörung an die inneren und äußeren Schwierigkeiten des jedesmal einzigartigen Lebensschicksals.« (ebd., S. 118) Sowohl für den Kranken wie auch für den Arzt sei es fruchtbarer, schizophrene Krankheitsbilder unter dem Gesichtspunkt zwischenmenschlicher Beziehungen, an denen man selber beteiligt ist, zu erforschen, anstatt sie ausschließlich als eigengesetzliche Prozesse innerhalb der engen Grenzen der einzelnen Psyche zu betrachten. Die Mehrzahl der hier analysierten Arbeiten kommt keineswegs zu dem Schluß, Schizophrenie ausschließlich psychogenetisch zu betrachten. Vielleicht liegt darin sogar die Besonderheit der damaligen Betrachtungen: Die Forderungen an einen bestimmten anspruchsvollen therapeutischen Umgangsstil leiten sich nicht nur aus ätiologischen Modellen, sondern daneben auch aus ethischen Überlegungen ab. Voraussetzung dabei ist ein Menschenbild, das den Menschen nicht mit der Krankheit und umgekehrt gleichsetzt, sondern ihm Eigenschaften und Bedürfnisse beläßt: »Das gehört ja zu den ergreifendsten Erlebnissen im Umgang mit Schizophrenen, daß sie – während sie doch so anders sind – gleichzeitig sein können wie wir selbst: Denkende, erinnernde, empfindende Menschen voller menschlicher Ängste und Sehnsüchte.« (M. Bleuler 1960, S. 159)

Hinsichtlich Verstehbarkeit und Sinnhaftigkeit psychotischer Wahrnehmungen gab und gibt es aber auch bei Psychotherapeuten unterschiedlichste Auffassungen. In einem Beitrag zur Geschichte der psychoanalytischen Psychotherapie der Schizophrenie konstatiert Kayser (1990), der selbst seit vielen Jahrzehnten an der traditionsreichen Klinik *Burghölzli* in Zürich arbeitet, einen polaren Gegensatz zwischen der Heidelberger Schule von K. Jaspers und K. Schneider sowie der Züricher Schule von E. Bleuler:

Für die eine Schule sei entscheidend »die psychopathologische Tatsache, daß bei den Psychosen auch solche Symptome auftreten, die im normalen Seelenleben keine Analogie haben. Diese Psychosen schließen sich in erdrückender Mehrzahl nicht an Erlebnisse an.« (Schneider, 1980/1959, S. 8) Für die andere Schule sei bestimmend, »daß die Symptomatologie der Dementia praecox zum großen Teil aus sekundären Symptomen besteht, die durch die abnorme Reaktion der kranken Psyche auf die Komplexe (d. h. auf die Affektwirkungen) hervorgebracht werden. In jedem Fall, den wir untersuchen konnten, fanden wir die psychischen Symptome inhaltlich verknüpft mit einem affektbetonten Komplex und aus ihm ableitbar.« (E. Bleuler und C.G. Jung, 1908) Die Züricher Schule war psychoanalytisch orientiert und hat sich nach Auffassung von Kayser (1990, S. 158) durch Freuds mehr theoretisch gemeintes Axiom, wonach die narzißtischen Neurosen, das heißt die Schizophrenien, keiner Übertragung fähig seien und deshalb nicht in Therapie genommen werden könnten, von ihren Bemühungen nicht abhalten lassen. Federn (1956, S. 125) formuliert: »Die Analytiker irrten sich, als sie den Schluß zogen, daß es beim Psychotiker zu keiner Übertragung komme. Er ist begierig, sowohl mit dem gesunden als auch mit dem psychotischen Teil des Ichs zu übertragen.« Das Ziel der Psychosentherapie sei nur anders als bei den Neurosen die Wiederverdrängung: »Bei Neurotikern ist unser Ziel, das Unbewußte bewußt zu machen, bei Psychotikern das Bewußte wieder unbewußt zu machen.«

(ebda, S. 163) Er kommt dann zu dem Schluß, daß die Psychosentherapie mit weniger aktiver Deutung und weniger Regression auszukommen habe.

Auffällig ist, daß die erste Generation von Psychoanalytikern mit beeindruckender Klarheit von einem Nebeneinander von gesunden und kranken Anteilen auch und gerade bei Psychosekranken ausgeht. So faßt auch Freud einzelne Symptome der Psychose wie Wahn und Halluzination als Ausdruck von Heilungs- und Rekonstruktionsversuchen auf (vgl. dazu auch KRULL 1987). Formuliert werden Grundgedanken, die in der biologistischen Phase der Schizophrenieforschung verloren zu gehen drohten und erst in der neueren Zeit wieder entdeckt werden.

Auch die Analogie von Traum und Psychose, die in neueren Kritiken der Psychopathologie eine große Rolle spielt (vgl. GROSS & ANDRESEN 1992), findet sich bereits bei Freud, der zu den Veränderungen der Sprache bei der Schizophrenie feststellt: »Bei der Schizophrenie werden die Worte demselben Prozeß unterworfen, der aus den latenten Traumgedanken die Traumbilder macht, den wir den psychischen Primärvorgang geheißen haben. Sie werden verdichtet und übertragen einander ihre Besetzungen restlos durch Verschiebung.« (FREUD 1915) Auch ein anderes Zitat mag verdeutlichen, wie dynamisch seine Vorstellung psychotischer Symptomatik war: »In der akuten halluzinatorischen Verworrenheit wird die Außenwelt nicht wahrgenommen, . . . die Annahme neuer Wahrnehmungen verweigert. Der Innenwelt, welche die Außenwelt als ihr Abbild bisher vertrat, wird die Bedeutung entzogen. Das Ich schafft sich selbstherrlich eine neue Außen- und Innenwelt; . . .eine schwere unerträglich scheinende Wunschversagung der Realität ist das Motiv dieses Zerfalls mit der Außenwelt . . .« (FREUD 1923/1924)

Verschiedene Konzepte von Psychosen und ihre Bedeutung für Therapie

Im Sinne einer Collage werden nun verschiedene wissenschaftliche Versuche der begrifflichen Annäherung an Psychosen dargestellt. Es geht dabei nicht um den Anspruch vollständiger Erklärung, sondern um verschiedene Ansätze des Verstehens, die jeweils für sich eine gewisse Evidenz in Anspruch nehmen können. Die Frage ist, welche Konsequenzen sich jeweils für die Balance von Selbst- und Fremdheilung ergeben.

Psychose als Entwicklung

BENEDETTI (1964) geht in seiner Analyse *Der psychisch Leidende und seine Welt* davon aus, daß einer Psychose eine langsame Entwicklung vorausgeht, die dann mündet in einen »fast unmerklichen, aber entscheidenden Sprung im Denken, der die ganze Perspektive der Angstsituation, der das Weltbild des Patienten verändert« (ebd., S. 129). Das komplizierte Geschehen führt ihn zum Begriff der Verdinglichung: Ein Patient, der in seinen alltäglichen Beziehungen zu Menschen nicht mehr zurecht kommt, verdinglicht etwa sein Gefühl der Ohnmacht in die konkrete Wahrnehmung, daß die anderen ihm immer im Weg stehen. Oder seine Wahrnehmung, daß die anderen Menschen robuster und durchsetzungsfähiger sind als er selbst, vergegenständlicht sich in die Wahrnehmung, daß die eigene Sensibilität von der Lebenskraft anderer unmittelbar beeinflußt und erdrückt wird. Wie SCHARFETTER in seinem Buch *Schizophrene Menschen* (1986) anschaulich beschreibt, ist diese paranoide Vergegenständlichung der eigenen unermeßlichen Angst einerseits pathologisch, andererseits aber im Vergleich zur unermeßlichen Angst vor dem eigenen Ich-Zerfall auch als eine Kanalisierung und damit Handhabung zu verstehen.

Eine andere Quelle von Verfolgungsideen liegt nach Benedetti in der Tatsache, daß ein in seinem Ich bedrohter Mensch zu seiner eigenen Entlastung Schuldgefühle und Selbstaggressionen gegen andere richtet und dann aber damit rechnet, daß die gleichen Impulse auf ihn selbst zurückschlagen. Benedetti bezeichnet diese Projektion als eine »unsichere Art, sich zu sichern«, und verdeutlicht dies: »Wie sehr die paranoide Entwertung der Mitmenschen nur auf einer oberflächlichen Ebene eine Ich-Entlastung bedeutet, im letzten Grunde aber das Ich isoliert, von allen Kommunikationsmöglichkeiten abschneidet, alle konstruktiven Identifikationsmöglichkeiten mit den anderen zerstört, zeigen die Äußerungen von Kranken, die sich an der Grenze einer paranoiden Entwicklung bewegen, die Schwelle dennoch nicht übertreten und aus der Kraft einer noch möglichen Entscheidung eine Einsicht entwickeln: ›Manchmal fühle ich mich versucht, zu denken, alle Menschen sind nur böse. Da erschrecke ich vor diesem Gedanken, denn ich weiß, wenn ich mich ihm ergebe, bin ich verloren.‹ Die furchtbare Nähe der Psychose wird noch als Situation erlebt, in die einzutreten oder sich davor zurückzuhalten dem Willensentscheid nicht entzogen ist.« (BENEDETTI 1964, S. 131 f.)

Psychose als Realitätsbezugsstörung

Lempp sieht bei der Ausbildung einer Psychose ein Zusammenwirken von (a) erblicher Belastung, besonders im Hinblick auf Teilleistungs- bzw. Basisstörungen, (b) während der Schwangerschaft und Geburt bzw. nach der Geburt erworbenen Teilleistungsstörungen im Sinne von minimalen zelebralen Dysfunktionen und (c) negativen familiären und sozialen Umweltfaktoren, die die Stabilität und Gleichmäßigkeit von Umweltinformationen ernsthaft beeinträchtigen können (Lempp 1984, S. 208 f.). Das Konzept von Lempp legt besonders Wert auf die Störung der inneren Balance durch Überreizung. Es wird ergänzt durch das Gegenteil, d. h. durch die Bedrohung der Identität durch Isolation: »Isolation ist als Kategorie zu begreifen, die als allgemeinste Abstraktion die Totalität von Identitätszerstörung, -bedrohung, Zerstörung des Subjekts widerspiegelt. Sie bezieht sich auf organische, wie psychische, wie soziale Faktoren, die... in ihren unterschiedlichen historischen strukturellen Zusammenhängen als Erscheinungen der Isolation begreifbar werden. Die Isolation trennt das Individuum von der anpassenden Aneignung des gesellschaftlichen Erbes, von der umfassenden Realisierung seines menschlichen Wesens.« (ebda.) Die beiden genannten Aspekte sind im Zusammenhang zu sehen: Aus der Überreizung können paranoide Vorstellungen, aus der Isolation Wahnvorstellungen erwachsen. Erstere könnte man Angstwirklichkeiten, letztere »Wunschwirklichkeiten« (Wulff 1984) nennen.

Krausz (1990) faßt diese Analyse in der Feststellung zusammen, daß jeder Mensch grundsätzlich schizophreniefähig sei, »nicht weil er davon befallen werden kann, sondern weil er von vorneherein die Fähigkeit zu schizophrenem Denken und Erleben in sich trägt... weil er schon in seiner Kindheit und weil er jede Nacht im Traum so gedacht und erlebt hat, bzw. noch denkt und erlebt.« In dem Zitat klingt die Bedeutung des Traums bei der Realitätsverarbeitung an. In diesem Zusammenhang stellt sich die Frage, ob der Psychose die gleiche Bedeutung zukommt wie dem Traum, nämlich Über- bzw. Unterreizung auszugleichen (vgl. Gross & Andresen 1992).

Psychose als autistischer Rückzug

Neben anderen kommt Benedetti das Verdienst zu, den von Bleuler geprägten Begriff »Autismus« in Beziehung zu setzen mit allgemeinen menschlichen Entwicklungen beispielsweise während der Pubertät. Der Rückzug in eigene innere seelische Räume, in Tagträume und Phantasien, findet in dieser Entwicklungszeit verstärkt statt und kann als Voraussetzung angesehen werden, Individualität zu entwickeln. In der Identitätssuche können Einzelhaltungen extreme und skurrile Züge annehmen und in Gegensatz zu anderen Autoritäten behauptet werden. Während jedoch in der Pubertät noch eine gedankliche Kontrolle des eigenen Seins durch die Meinungen anderer geschieht, geht diese Beziehung im psychopathologischen Autismus verloren. Eine Kommunikation findet nicht mehr statt, die Einsamkeit wird immer totaler. Der autistische Mensch versucht, in einer sozialen Welt, der er sich zutiefst nicht gewachsen, sondern ausgeliefert und unterlegen fühlt, eine identitätswahrende Distanz zu gewinnen, um sozusagen durch Ausschluß der überwältigenden Mitwelt eine innwendige »Einmannsmehrheit« bilden zu können (Benedetti 1947). Unter Berufung auf Erikson schlägt Benedetti vor, diesen Zustand als eine Art »Moratorium« zu verstehen, als eine Art Pause in der Auseinandersetzung mit der unfaßlichen Wirklichkeit. Das Dilemma dabei ist, daß die Ruhe, die Mitte oder der Bezug zur Wirklichkeit nicht in der Pause, sondern nur im beständigen Dialog gefunden werden kann. Daraus erwächst die Notwendigkeit, nicht allein die Pause zu verlängern oder das Moratorium physiologisch-psychopharmakologisch abzusichern, sondern zugleich mindestens *eine* Beziehung herzustellen (s. unter den Einzelanalysen »Erich: ›Gehirnkünste‹ – Die Ein-Mann-Mehrheit«).

Psychose als Leiden an Spaltung

In der Schizophrenieforschung wird der Begriff der »Spaltung« als zentral angesehen. Vielfach wurde die Spaltung der Persönlichkeit als zentraler Faktor, vielfach sogar als Ursache der Schizophrenie dargestellt. Auch in der phänomenologischen Betrachtungsweise spielt der Begriff eine große Rolle. Doch ist aus dieser Perspektive die schizophrene Spaltung des Daseins keine individuelle Eigenschaft, sondern menschliches Schicksal. Für Siirala (1961), der ein explizit religiöses Weltverständnis hat, ist »Spaltung« kein ausschließlich pathologischer Begriff, sondern existentiell zu verstehen. Mit anderen Worten: Der schizophrene oder psychosenahe Mensch leidet in gesteigerter und radikalisierter Form an Spaltungen, die dem menschlichen Wesen eigen sind. »Die Gegensätze etwa zwischen Askese und Sinnlichkeit, zwischen Abhängigkeitsbedürfnis und Selbständigkeitsstreben, zwischen Kommunikationsverlangen und der Angst davor, zwischen Vereinzelung im autistischen Lebensstil und Verlust der Individualität in der Regression auf die primitive magische Welt des kollektiven Unbewußten, zwischen einem sich in Stereotypien ausdrückenden Ordnungszwang und dem Chaos entfesselter Triebe usw. – dann das Unvermögen des Patienten, auf der einen oder anderen Seite der Alternative zur Ruhe zu kommen, das Sich-Aufreiben der Persönlichkeit im Versuch, auf einer symbolischen Ebene die Gegensätze zusammenzubringen –, das alles erscheint, sobald man nur hinzusehen gelernt hat, als ein zentrales Geschehen in der schizophrenen Welt.« (Benedetti 1964, S. 148) Das für den schizophrenen gegenüber dem neurotischen Menschen in dieser Situation Besondere ist die Gefahr eines doppelten Teufelskreises: das Versagen der Abwehr bei ständiger Zunahme derselben und die Übermacht der Beziehung bzw. die Beziehungsarmut.

Benedetti erklärt die Teufelskreise folgendermaßen: Anders als in der Neurose ist die Abwehr ohnmächtig, denn da die Begegnung (z. B. zu einem Partner) auf keiner Stufe, auch nicht auf einer regressiven, gewagt werden kann, aber dennoch lebensnotwendig ist, kommt das Gemiedene (z. B. in Symbolgestalt als Teufel) erst recht und unausweichlich als Gefahr zurück. Dem Mangel an realen Beziehungen steht ein Übermaß an phantastischen Kontakten und ein Übermaß an Bedürfnissen zur Seite; das heißt, der Patient ist einerseits vereinsamt, auf der anderen Seite aber in seinem Inneren sehr empfänglich für die Ausstrahlung der anderen. Aus dem Gesagten wird ähnlich wie oben deutlich, daß die Therapie sich nicht einfach auf die Stärkung der Abwehr und den Schutz vor Beziehungen beschränken darf, sondern gleichzeitig ein Beziehungsangebot beinhalten sollte, so vorläufig und vorsichtig das auch nur sein kann.

Psychose als Ausdruck des Unbewußten

Bereits in der *Traumdeutung* sieht Freud in der Psychose eine pathologische Schwächung der »kritischen Zensur« oder eine »Verstärkung der unbewußten Erregungen« (Freud 1961/1900, S. 511). »Dann wird der Wächter überwältigt, die unbewußten Erregungen unterwerfen sich das Vorbewußtsein, beherrschen von ihm aus unser Reden und Handeln oder erzwingen sich die halluzinatorische Regression und lenken den nicht für sie bestimmten Apparat vermöge der Anziehung, welche die Wahrnehmungen auf die Verteilung unserer psychischen Energie ausüben. Diesen Zustand heißen wir Psychose.« Später führt Freud aus, daß »die Abwendung von der Realität in der Psychose auf zweierlei Weise geschehen kann, entweder indem das Unbewußt-Verdrängte überstark wird, so daß es das an der Realität hängende Bewußte überwältigt, oder weil die Realität so unerträglich leidvoll geworden ist, daß sich das bedrohte Ich in verzweifelter Auflehnung dem unbewußten Triebhaften in die Arme wirft« (Freud 1923). Entsprechend ist den Psychoseinhalten *und* den Lebensbedingungen Aufmerksamkeit zu widmen.

Zum klassisch-psychoanalytischen Konzept gehört die Annahme, daß eine Störung in der präödipalen Phase die Disposition zur Schizophrenie im späteren Lebensalter legt. »Während der frühen präödipalen Phase formen sich gute und böse Repräsentanzen des Selbst und der Liebesobjekte. Diese sind noch nicht Abbild der Realität, noch nicht klar voneinander geschieden und zeigen eine Tendenz, sich leicht zu vermischen und wieder aufzuspalten.« (Jacobson 1973, S. 13 ff.) Bei dem potentiell Schizophrenen bleibt die Grenze zwischen Selbst- und Objektrepräsentanzen unsicher, und sie werden in dieser Unsicherheit eher archaische statt differenzierte Bilder des Selbst und des Anderen entwickeln. »Der psychotherapeutische Heilungsprozeß wird in der Objektbeziehungstheorie als Folge von Identifikations- und Internalisationsvorgängen beschrieben. Der Therapeut dient als Modell zur Identifikation und als vertrauenswürdiges Objekt der Internalisation. Entscheidend ist die Identifikation des Therapeuten mit seinem Patienten und mit einer virtuellen Imago von ihm (d. h. mit seinen Entwicklungschancen). Dieses im Therapeuten integrierte Bild des Patienten gewinnt der Kranke allmählich im therapeutischen Spiegel zurück und integriert sich so selbst.« (Krull 1987, S. 58)

Psychose als Ausdruck eines Konflikts

C. G. Jung kam historisch sehr früh, 1919 nämlich, zu der Auffassung, daß auch der schizophrenen Psychose ein unbewältigter psychischer Konflikt zugrunde liegt. »Meiner Ansicht nach geraten die meisten Menschen, die an Dementia praecox (=Schizophrenie) leiden, durch eine angeborene Neigung in seelische Konflikte; aber diese Konflikte sind nicht unbedingt krankhafter Art, sondern allgemein-menschliche Erfahrungen. Da die Empfänglichkeit in einer abnormalen Reizbarkeit besteht, unterscheiden sich derartige Konflikte durch emotionelle Intensität von normalen Spannungen. An Intensität übertreffen sie alle übrigen geistigen Fähigkeiten des Einzelnen. Sie können deshalb nicht auf gewöhnliche Weise, durch Ablenkung, Vernunft und Selbstkontrolle behandelt werden. Es ist nur die Unmöglichkeit, einen überwältigenden Konflikt loszuwerden, die zur Krankheit führt. Erst wenn der Einzelne erkennt, daß er nicht selbst aus seinen Schwierigkeiten herauskommt und daß auch niemand anders ihm helfen wird, gerät er in Panikstimmung, die in ihm ein Chaos von Emotionen und seltsamen Gedanken hervorruft.« (Jung 1939, S. 244 f.)

Die Inhalte einer Psychose sind für Jung bedeutsam, sie stehen für ihn durchaus in Verbindung zum normalen Erleben: »Diese unbewußten Mächte und Inhalte existieren ebenso im Unbewußten normaler Menschen, die aber das Glück haben, nichts davon zu ahnen ... Sie sind normale Bestandteile unserer unbewußten Psyche.« (ebda., S. 269) Ob es zu einer Psychose kommt, hängt für Jung also nicht von den Inhalten des Unbewußten ab, sondern von der Kapazität des einzelnen Menschen, diese zu verarbeiten. Jung spricht dann auch vom »kollektiven Unbewußten« und vergleicht das psychotische Erleben mit dem Traum. Er kommt bereits zu dem Schluß, »daß der schizophrene Geisteszustand, soweit er archaisches Material bietet, alle Merkmale eines großen Traumes hat – mit anderen Worten, er ist ein wichtiges Ereignis, daß dieselben numinosen Eigenschaften aufreißt, die in primitiven Kulturen einem magischen Ritual zugeschrieben werden« (JUNG 1985/1939, S. 274). Jung geht davon aus, daß bei schizophrenen Menschen weniger das Bewußtsein besonders schwach, als vielmehr das Unbewußte besonders stark entwickelt ist.

Diese Auffassung korrespondiert mit einem Gedanken von E. WULFF (1984), wonach dem Psychotiker die Möglichkeiten des Ablagerns von Bewußtseinsinhalten im Unterbewußten verbaut oder erschwert ist, während er von dort im Sinne einer Einbahnstraße von unbewußten Inhalten regelrecht überschwemmt wird.

Psychose als Ausdruck von Regression

Bereits 1924 begreift H. S. Sullivan die Schizophrenie als einen »Versuch, durch Regression auf frühere Denkprozesse, auf infantile oder sogar pränatale geistige Funktionsweisen komplexere Lebenserfahrungen erfolgreich zu integrieren, die bisher nicht in einer funktionellen Einheit strukturiert waren« (SULLIVAN 1962, S. 20, zit. n. ADERHOLD 1995, S. 72). Später unterscheidet er zwischen einer für ihn organisch bedingten Form der Schizophrenie (Prozeß-Schizophrenie) und einer psychisch bedingten akuten Form der reaktiven Schizophrenie. Sullivan hält die Erfahrungsstrukturen des von ihm sogenannten »Nicht-Ich« für reintegrierbar und nennt diesen Prozeß »Anpassung an das Unheimliche« (SULLIVAN 1983, S. 363). Entscheidend sei weniger das Aufarbeiten des Geschehenen als das Annehmen der unheimlichen Erfahrung (s. das Beispiel »Frau Adler«).

In diesem Zusammenhang sind auch psychoanalytische Konzepte zu erwähnen, die Schizophrenie in erster Linie als (pathologische) Regression verstehen. Für Balint schreckt der Schizophrene vor dem ödipalen Konflikt zurück, ist aber zu regressiven Formen der Zweierbeziehung in der Lage. Für ihn ist der Schizophrene entgegen theoretischer Annahmen durchaus imstande, im tiefregredierten Zustand auf seine Umwelt zu reagieren, und somit auch für eine analytische Therapie erreichbar (BALINT 1987, S. 61). Aus diesen Überlegungen heraus entstand später in der psychoanalytischen Bewegung das Konzept der »Regression im Dienste des Ichs« (SZEKELY 1967).

Bis heute finden sich Analytiker, die auch und gerade in der akuten schizophrenen Psychose einen Selbsterneuerungsprozeß wirken sehen, die biologische Intervention deshalb nicht ausschließen, eine verstehende Annäherung aber für grundlegend halten. Die Auffassung, daß auch Desintegrationsprozesse konstruktiv genutzt werden können, hat in der Entwicklungspsychologie eine lange Tradition. In seiner bereits 1950 vorgelegten und berühmt gewordenen Studie *Kindheit und Gesellschaft* entwickelte E. ERIKSON (1971) eine Sozialisationstheorie, in der die Notwendigkeit einer lebenslänglichen Entwicklung individueller und lebensphasenspezifischer Identität betont wird. In diesem Prozeß kommt es notwendig zu Krisen. Der Übergang zu psychotischen Episoden ist fließend. Diese Theorie wird von KEGAN (1986) weiterentwickelt und auch auf spätere Lebensphasen deutlich nach der Adoleszenz und unter Einbeziehung von pathologischen Formen krisenhafter Zuspitzungen angewandt.

Psychose als Ausdruck der Auflösung von Alltagswirklichkeit

Nach J. Kafka ist die Überzeugung, daß wir alle – trotz der Verschiedenheit unserer Wahrnehmungen – eine gemeinsame Alltagsrealität teilen, als Grundlage für die ganz normale tagtägliche Verständigung anzusehen. »Wir vertrauen darauf, daß wir aus unseren Träumen und von unseren Phantasieflügen auf den festen Boden unserer gemeinsamen Alltagsrealität zurückfinden.« (KAFKA 1991, S. 1) Diese Fähigkeit kann eingeschränkt sein. Psychotische Patienten »machen uns auf die Mechanismen aufmerksam, mit denen Wirklichkeiten konstruiert und geprüft werden und die zu einer Stärkung oder Schwächung von Sinn und Wirklichkeitsgefühl führen« (ebda.). Diese Basis unseres alltäglichen Realitätsempfindens ist aber ohnehin viel schmaler als allgemein angenommen. Kafka sieht in der Bereitschaft, auch das eigene Realitätsempfinden zu erweitern, die Voraussetzung für Psychotherapie, weil nur so der Einsamkeit des Anderen zu begegnen sei. Insofern ist eine Verbindung zu knüpfen zwischen Philosophie und Psychiatrie. Dies gilt nach Kafka insbesondere für die Behandlung von Psychotikern. Die Anerkennung verschiedener Formen der Organisation von Wirklichkeit sei hier geradezu Voraussetzung. Aus diesem Blickwinkel sei dann auch die Trennung von affektiven und kognitiven Funktionen bei der Realitätswahrnehmung bzw. die Trennung von formalen und inhaltlichen Aspekten der Psychose irrig (vgl. auch CIOMPI 1982).

Die philosophische Begründung multipler Realitäten ist Kafkas Anliegen. Er greift dabei auf die Erkenntnisse der modernen Physik zurück. Kafka stellt kritisch fest, daß symptomorientierte Behandlungseinrichtungen in den USA in Mode seien, eine verstehende Psychotherapie bei Psychosen aber eher nicht. Für ihn ist der entscheidende Gegensatz nicht mehr zwischen biologischen und psychologischen Aspekten zu sehen, sondern zwischen der Anerkennung einer eindimensionalen oder multiplen Wirklichkeitsorganisation. »Die Biologie des psychischen Apparats« anzuerkennen ist danach angesichts der offensichtlichen Plastizität neuronaler Strukturen selbstverständlich und nicht weiter problematisch. Eine rein symptomorientierte Behandlung aber stellt vor diesem Hintergrund eine unzulässige Reduktion der Realität dar.

Psychose als Ausdruck von Vulnerabilität

Gemäß der Vulnerabilitätshypothese sind grundsätzlich alle Menschen psychosefähig (Ciompi 1982). In Art und Ausmaß ihrer psychotischen Reaktion auf überfordernde Belastungen unterscheiden sie sich jedoch. Während die Vulnerabilitätsschwelle bei Gesunden so hoch anzusetzen ist, daß sie selbst bei sehr hohen somatischen, intrapsychischen, interpersonellen oder sozialen Belastungen kaum gefährdet sind, liegt sie bei zur Schizophrenie disponierten Patienten - oder umgangssprachlich: bei »dünnhäutigen« Menschen - erheblich niedriger. Diese Annahme ist sowohl schulenübergreifend als auch einigermaßen banal. Die Vulnerabilität läßt sich in verschiedenen Dimensionen beschreiben und somit in verschiedenen Theorien integrieren: Aus experimentalpsychologischer Sicht geht man davon aus, daß schizophrene Menschen nach Belastungen zu Informationsverarbeitungsstörungen neigen, die stufenweise zu einem psychologischen und biologischen Zusammenbruch führen können (Zubin 1986). Die Ich-Psychologie geht davon aus, daß wesentliche Ich-Funktionen gestört sind und damit die Bewältigung innerer oder äußerer Belastungen erschwert ist.

Die Belastungen können allgemein zwischenmenschlichen Konfliktsituationen entspringen, wie zum Beispiel einer Bedrohung der notwendigen Balance von Nähe und Distanz (vgl. Kisker 1963). Sie können durch eine bestimmte Familienkonstellation dargestellt werden, in einem doppelten Sinne von Auslösung und Spiegelung (Stolle 1990), und sie können gemäß der Life-event-Forschung durch konkrete Lebensereignisse ausgelöst werden (Katschnig 1989). Bei Überschreiten der Vulnerabilitätsschwelle zeigen sich Frühsymptome, die je nach verfügbaren Abwehrmöglichkeiten (Coping-Strategien) beantwortet werden. Die Bewältigungsstrategien können jedoch die Isolation verstärken und unter Umständen erneut zu Konflikten und Belastungen führen, die die Auslösung einer Psychose fördern können. Deutlich wird hierbei die Ausbildung einer Psychose als Ringen um die Bewältigung einer Situation. Psychopathologische Phänomene können und müssen dabei immer auch als *Selbstheilungsversuch* gesehen werden.

Entsprechend respektvoll ist mit den Symptomen umzugehen. Die Grundkomponenten einer Psychotherapie werden von verschiedenen Schulen immer ähnlicher beschrieben: »Unter besonderer Berücksichtigung der erhöhten Vulnerabilität ist eine gefühlswarme, jedoch nicht emotional überengagierte Therapieatmosphäre anzustreben, die auf intrapsychische Harmonisierung ausgerichtet ist. Sie sollte Nähe ermöglichen und gleichzeitig Distanz zulassen. Affektaktualisierende Psychotherapieansätze und unvorsichtige Versuche, Einsicht und tieferes psychologisches Verständnis zu vermitteln, lösen in manchen Fällen psychotische Dekompensationen aus.« (Buchkremer u. a. 1987, S. 408 f.) Aufdecken und Aktivieren von Erinnerungen sind damit nicht ausgeschlossen, aber immer auf das vorrangige Ziel der Integration und der Stärkung der Souveränität ausgerichtet. Entsprechend hat die Psychotherapie auch konkrete Ziele der beruflichen und sozialen Rehabilitation zu berücksichtigen, muß gleichzeitig jedoch die Gefahren einer forciert betriebenen Soziotherapie meiden.

Psychische Störung als Problem der Sinnfindung

V. Frankl grenzt die von ihm entwickelte Logotherapie von Psychoanalyse und Individualpsychologie ab. Während die eine auf die *Anpassung* an Wirklichkeit, die andere auf die *Gestaltung* von Wirklichkeit ziele, gehe es der Logotherapie um Sinnfindung und Verantwortung: Ich-Sein heißt, verantwortlich zu sein, und so ist als höchste Ebene die der Sinnfindung zu postulieren, das Auffinden jener Werte, die der einzelne in seinem konkreten Lebensschicksal verantworten und verwirklichen kann (Frankl 1987, S. 10). Entsprechend gehört für Frankl zur Psychotherapie das weltanschaulich (offen) geführte Gespräch. Er zitiert seinen Lehrer Rudolf Allers mit dem Satz: »Ich habe noch keinen Fall von Neurose gesehen, bei dem sich nicht als letztes Problem und als letzter Konflikt eine, wenn man es so nennen will, ungelöste metaphysische Frage enthüllt hätte.« (ebda., S. 11) Frankl schlußfolgert, daß Psychotherapie ohne philosophisch-weltanschauliche Dimension fruchtlos bleiben muß.

Für Frankl ist Sinnorientierung eine Grundkomponente menschlichen Handelns überhaupt und zugleich konkrete Zielsetzung erfolgreicher Psychotherapie. »Der Mensch ist immer schon so ausgerichtet und hingeordnet auf etwas, das nicht wieder er selbst ist, sei es eben ein Sinn, den er erfüllt, oder anderes menschliches Sein, dem er begegnet.« (Frankl 1984, S. 9) Und: »Wir leben nicht mehr, wie zur Zeit von Freud, in einem Zeitalter der sexuellen Frustration. Unser Zeitalter ist das einer existentiellen Frustration.« (ebda., S. 11) Frankl argumentiert auf dieser Grundlage für einen »tragischen Optimismus« (ebda., S. 51). Er bekräftigt, daß die Sinnsuche unter den heutigen gesellschaftlichen Bedingungen immer schwieriger geworden sei. Zudem könne niemand der »tragischen Trias« (ebda.) entrinnen: Jeder werde konfrontiert mit »unvermeidbarem Leid, unausweichlicher Schuld und schließlich mit seinem unentrinnbaren Tod« (ebda.). Die entscheidende Frage sei: »Wie ist es möglich, trotz all dieser tragischen Aspekte menschlicher Existenz trotzdem Ja zum Leben zu sagen?« (ebda.) Er zitiert einen Brief von Rilke: »Wer nicht der Fürchterlichkeit des Lebens irgendwann, mit einem endgültigen Entschlusse, zustimmt, ja ihr zujubelt, der nimmt die unsäglichen Vollmächte unseres Daseins nie in Besitz, der geht am Rande hin, der wird, wenn einmal die Entscheidung fällt, weder ein Lebendiger noch ein Toter gewesen sein.« (ebda.) Unvermeidliche Sinnsuche und tragischer Optimismus – beide Aspekte erscheinen wesentlich für die Wahrnehmung von Psychosen.

Psychose als Krise des Subjekts

Für Perry (1994) ist die psychotische Episode ein »Verfahren der Natur, das Selbst durch einen Auflösungsprozeß – möglicherweise nur vorübergehend – umzustrukturieren. Beim Einsetzen der Psychose verläßt die Energie die höheren Ebenen der Psyche und konzentriert sich in größtmöglicher Intensität auf die innersten Ebenen, wo die Affektbilder mythischer Art aktiviert werden, was dazu führen kann, daß das Selbstbild sich erneuert, wenn dieser Prozeß durchlebt werden darf.« Perry ist entsprechend überzeugt, »daß akute psychotische Episoden ohne medikamentöse Behandlung besser verlaufen als mit einer solchen« (ebda., S. 20). Andere Autoren sind an dieser Stelle weniger radikal und messen dennoch der Sinnzuordnung große Bedeutung bei. In einer Übersicht der psychologischen Interventionsmöglichkeiten bei persistierendem Wahn kommen Vauth und Stielitz zu dem Schluß, daß kognitive Verfahren erfolgversprechender sind als operante, weil sie die Sinnzuordnung des Patienten einbeziehen (Vauth & Stielitz 1993). Ähnlich argumentiert Kröber (1993) auch im Umgang mit manisch-depressiven Patienten, da nur so ein ausreichend stabiles Behandlungsbündnis zustandekommen könne. Ciompi (1986) spricht davon, daß bestimmte Symptome »als sekundäre Bewältigungsstrategie zur Aufrechterhaltung der eigenen Organisation eines autopoietischen Systems« funktionieren.

Schonungslos analysiert Aderhold die »subjektlose Welt herrschender Wissenschaft« (Aderhold 1995, S. 107) und sucht nach theoretischen Wurzeln eines Verständnisses der Schizophrenie als Prozeß der Selbstgestaltung. Er greift dabei auf frühere therapeutische Konzepte (siehe oben), auf Gedanken der Phänomenologie (siehe unten), der Antipsychiatrie, vor allem aber auf die Annahmen der System- und Chaostheorie zurück. Er unterstützt den psychoanalytischen Ansatz von Deneke, in dem er das Selbst als ein »chaotisches System« betrachtet, das sich in einem labilen Gleichgewicht befindet und ständig nach Homöostase trachtet. Auch der soziologische Ansatz der biographischen Identität findet Eingang, denn auch der psychotische Mensch kann nicht anders, als in seiner spezifischen Biographie schlüssig zu handeln. Im einzelnen argumentiert Aderhold wie folgt: »Wenn die Behauptung der Relativitätstheorie stimmt, daß unsere Beobachtungen nicht absolut, sondern relativ sind, das heißt immer auf den Standpunkt eines Beobachters bezogen bleiben, dann müssen wir eine bewußte(re) Wahl treffen über den Beobachtungsgegenstand, die Beobachtungssprache, die Beobachtungsmittel und Unterschiede schaffenden Deutungen bzw. Hypothesen, die die Beobachtungen in Beziehung zueinander setzen. Wenn herkömmliche Krankheitskonzepte mehr ideologischen als erklärenden Charakter besitzen und eher die Krankheit als den kranken Menschen thematisieren, so muß die fundamentale Bestimmung des akut schizophrenen Menschen in anderer Weise erfolgen.« (ebda., S. 197) Unter Berufung auf V. von Weizsäckers anthropologische Medizin (von Weizsäcker 1986) formuliert Aderhold: »Der schizophrene Mensch ist ein Subjekt in der Krise – mit allen Implikationen, die darin enthalten sind.« (ebda., S. 197) Als entscheidendes Wesensmerkmal dieser besonderen Existenzform Schizophrenie kennzeichnet er einen »veränderten Wachbewußtseinszustand, je individuell ausgelöst und subjektiv ausgestaltet, ein veränderter psychophysischer Gesamtzustand also, der ganz spezifischen biologischen, physiologischen und psychologischen Gesetzmäßigkeiten folgt – ein lebendiger Prozeß.«

Mit Maturana (1985) ist davon auszugehen, daß lebende Systeme aufgrund ihrer Fähigkeit zur Selbstorganisation und Selbstreproduktion (Autopoiese) zwar Einflüssen von außen ausgesetzt sind, doch letztlich bestrebt sind, Wahrnehmung, Fühlen, Erleben und Denken autonom zu organisieren. Ein solches »Netzwerk von selbstproduzierten und selbstorganisierenden Bestandteilen« (Aderhold 1995, S. 197) durchläuft Störungen und Krisen, in denen sich qualitative Veränderungen vollziehen. Begreift man Schizophrenie als eine solche Krise, dann ergibt sich daraus zum einen ein gewisses Vertrauen in selbstregulierende Prozesse des schizophrenen Menschen. Die Möglichkeit therapeutischen Be-Handelns wird also deutlich relativiert. Zum anderen läßt sich als Ziel therapeutischen Bemühens ableiten: »Handle stets so, daß die Anzahl der Möglichkeiten wächst.« (von Förster, zit. n. Segal 1988, S. 26)

Transkulturelle Aspekte der Psychosetheorie

»Das bedeutendste Ergebnis der transkulturellen Psychiatrie ist sicherlich, daß überall und zu jeder Zeit halluziniert wurde und wird«, schreibt Spitzer (1988, S. 257); die Schlußfolgerung jedoch, daß Psychosen deshalb kulturunabhängig, also biologisch bedingt seien, greift zu kurz. Logisch genauso berechtigt ist die Annahme, daß Krisen kulturell notwendige Ereignisse sind. Die transkulturelle Forschung befaßt sich kaum mit Ursachen, sondern eher mit dem Einfluß soziokultureller Faktoren auf die Definition, die Diagnostik, den Inhalt und die Bedeutung von Halluzinationen für das betroffene Individuum sowie auf die Reaktionsweise seines sozialen Umfelds (Al-issa 1979).

Aus westlicher Perspektive sind folgende Merkmale kennzeichnend für schizophren-halluzinatorische Erlebnisse: Das Erlebnis ist nicht erklärbar, der Halluzinierende besitzt keine Kontrolle über Auftreten und Inhalte, und er glaubt an die Realität der jeweiligen Erfahrung. Davon werden solche halluzinatorische Erlebnisse unterschieden, die physiologisch-exogen (z. B. durch Fieber) erklärbar sind oder die das Individuum noch zu kontrollieren vermag (z. B. Wachträume). In vielen nicht-abendländischen Gesellschaften wird nicht so klar unterschieden zwischen Halluzinationen, Träumen, Tagträumen und anderen Wahrnehmungen. Die Erlebnisse werden erklärt mit dem Kontakt eines Individuums mit etwas Geistigem oder einem Geist (Walker & Wilker 1991, S. 27). Während westliche Menschen über das Auftreten von Halluzinationen erschrecken, den Inhalten aber in der Regel keine Bedeutung beimessen, verhalten sich Menschen in nicht-abendländischen Kulturen eher umgekehrt. Wenn westliche Kulturen Halluzinationen als Zeichen eines tiefgreifenden geistigen Zusammenbruchs oder Kontrollverlusts begreifen, so erscheint die Einweisung in eine psychiatrische Klinik folgerichtig und die Entwicklung von Angst- und Schamgefühlen fast unvermeidlich. In der Folge kann es passieren, daß Erlebnisse von Halluzinationen eher verheimlicht werden, sich weiter verselbständigen und chronifizieren.

Laut Al-issa (1979) fördert die angstfreie Haltung in nicht-abendländischen Ländern, daß über Halluzinationen mehr gesprochen wird und damit eine positive soziale Kontrolle des Auftretens und der Inhalte von Halluzinationen eher möglich ist. Schreibt man beispielsweise die Stimmen Geistern zu, so ist damit ein ritualisierter und kontrollierter Umgang weitgehend ohne Stigmatisierung möglich. Torrey (1973) nennt diesen Effekt »Rumpelstilzchen-Prinzip«: Der bloße Akt der Benennung hat einen therapeutischen Effekt. Und die Art der Benennung entscheidet darüber, welcher Erlebniswelt ein Ereignis zusätzlich zugeordnet wird. – Interessanterweise greift die Selbsthilfebewegung auf genau diese kulturelle Erfahrung zurück. In einem Leitfaden des Baker (1996) wird die Integration der eigenen Erfahrung zum Ziel erklärt, *nicht* das Verschwinden der Symptome! Jedes Erklärungsmodell wird als hilfreich akzeptiert, allein schon weil die Benennung einen sozialen Austausch ermöglicht.

Zusammenfassung

Die Empfehlungen für die richtige Psychotherapie von Psychosen läßt sich auch polarer beschreiben: Buchkremer stellt fest, »daß zu beinahe allen Empfehlungen auch genau das Gegenteil von anderer Seite vertreten wird ... Bei der Behandlung schizophrener Patienten stimmt immer auch das Gegenteil« (BUCHKREMER U. A. 1987, S. 407). Der Autor äußert die Vermutung, daß sich darin schizophrene Ambivalenz spiegle. Außerdem ziehe sich die unerlaubte Verallgemeinerung wie ein roter Faden durch die Literatur, wonach eine psychotherapeutische Methode *allen* Patienten helfen müsse. Wie bei den Psychopharmaka komme es auch bei der Psychotherapie auf die »Dosierung« an. Mit anderen Worten: So wie die Psychose als ein Seiltanz angesehen werden kann, ist auch der psychotherapeutische Umgang mit ihr ein Balanceakt zwischen Über- und Unterstimulierung, zwischen Nähe und Distanz, zwischen Stärkung der Identität und Infragestellung letztlich untauglicher Problemlösungsversuche. Zu den inzwischen weitgehend übereinstimmenden Empfehlungen für den psychotherapeutischen Umgang gehören weiterhin:

- Klarheit der Information über die Krankheit bei offenem Interesse für deren subjektive Wahrnehmung.
- Kontinuität der therapeutischen Verantwortung bei gleichzeitiger Vielfalt des Beziehungs- und Rückzugsangebots.
- Aktives Strukturieren der therapeutischen Situation mit dem Ziel der Reduzierung von Angst.
- Stärkung gesunder Anteile - weniger im Sinn von Konditionierung als im Sinne von »dialogischer Positivierung« mit dem Ziel, Gefühle der Hoffnungslosigkeit und Enttäuschung positiv aufzufangen (BENEDETTI 1982). M. Bleuler faßt das dahinterstehende Menschenbild mit den Worten zusammen: »Wir sehen da nicht mehr jeden Schizophrenen als einen Gesunden, der von einer Krankheit befallen ist, sondern eher als einen Menschen, der in seiner Art um sein inneres Gleichgewicht ringt und dem wir helfen können, in seiner Art seinen Weg zu finden.« (M. BLEULER 1987)

Probleme der Selbst- und Fremdwahrnehmung in Psychosen

Kommt der Selbstwahrnehmung in Psychosen eine Aussagekraft und Bedeutung zu, oder geht in der Psychose jegliche sprachliche Distanz zu sich selbst verloren? Kann Fremdwahrnehmung dem Anspruch objektiver Beurteilung genügen, oder ist jegliche Wahnehmung - und damit auch die in bzw. von Psychosen - in hohem Maße subjektiv? Zur Einleitung in die Diskussion dieser Fragen folgen nun zunächst einige Bemerkungen zu den Grenzen der Wahrnehmung von Wirklichkeit und zum Begriff der Person.

Grenzen der Wahrnehmung von Wirklichkeit

Nach Deneke existiert die »objektive Wirklichkeit« nur ideell abstrakt. »Sie ist uns im Sinne einer wahrhaftigen, absoluten, unverfälschten Erkenntnis dessen, was ist, nicht zugänglich. Die Welt innerhalb und außerhalb unserer selbst ist stattdessen immer nur als subjektive Wirklichkeit erfahrbar.« (Deneke 1992, S. 143) Die Wahrnehmung der äußeren Wirklichkeit und die Bildung von Theorien über diese sind Ausdruck individuellen Bewußtseins. »Im Bewußtsein erscheint jedoch nicht das Ganze dieser Konstruktion, sondern immer nur ein Teilaspekt der Ganzheit. So steht jeder Mensch mit seinem Bewußtsein in seiner persönlichen und einer kollektiven Bewegung an einem raum-zeitlichen Koordinatenpunkt und spiegelt damit seine individuelle und einen Teil der kollektiven Gewordenheit und Gegenwart wieder.« (Aderhold 1995, S. 2)

Normalität und Verrücktheit stehen also in einem Wechselverhältnis. Angst, Wut und Wahn des verrückten Zustands spiegeln nicht nur die vorangegangene individuelle Verleugnung, sondern auch die kollektive Verdrängung und Abschirmung. Insofern spiegeln sich in der Schizophrenie nicht nur eine individuelle Lebensgeschichte, sondern auch die existentiellen Spannungen und Gefährdungen menschlicher Existenz.

Schon das Gesagte verdeutlicht die eigene Bedingtheit im Erkenntnisprozeß. Ich sehe als Forscher die zu analysierende Wirklichkeit in einer für mich spezifischen Weise. In welchem Ausmaß die Wirklichkeit bedingt ist und auf welchen Konventionen zum Beispiel auch sprachliche Verständigung beruht, machen wir uns im Alltag normalerweise nicht klar. Genausowenig ist uns in der Regel bewußt, daß wir für unsere »Normalität«, das heißt für unser normales Funktionieren, einen Preis zahlen. Wir filtern Informationen, bewältigen Ängste und verdrängen Bedrohungen. Auf wievielen Voraussetzungen Normalität beruht, begegnet uns erst im schizophrenen Menschen, dem vorübergehend diese Selbstverständlichkeiten abhanden gekommen sind.

In einer ausführlichen und aufwendigen theoretischen Analyse betrachtet Aderhold nicht nur die Voraussetzungen unserer alltäglichen Wahrnehmung, die in Psychosen außer Kraft gesetzt scheinen, sondern auch unsere einengenden Voraussetzungen der Wahrnehmung der Psychose selbst. »Ob und wie Leid und Krankheit in ein ideelles Ganzes des Bios integriert werden kann, ob Leid nur das zu beseitigende Übel ist oder ob ihm eine bedeutungsvolle, die Lebensführung unter Umständen berichtigende (schuldbefreiende, reinigende, erhöhende, erlösende) Bedeutung entnommen/gegeben werden kann, unabhängig davon, ob der Einzelne diesen Sinn auch verstehen kann oder daran scheitert, hängt letztlich vom anthropologisch-kosmologischen Bewußtseinshorizont des Menschen und seiner Kultur ab.« (Scharfetter 1986, S. 5). Dabei geht es nicht so sehr um die Frage, ob schizophrenes Erleben als krank bezeichnet werden kann. Diese Frage ist von der Antipsychiatrie zugespitzt worden. Sie ist in ihrer Bedeutung zu relativieren, wenn man sich bewußt macht, daß die Bezeichnung von jemandem als krank ihrerseits lediglich eine Konvention darstellt. Entscheidender ist die Bereitschaft, an das Handeln kranker wie gesunder, behinderter wie nicht-behinderter Menschen die grundlegenden Koordinaten menschlichen Handelns anzulegen.

Unser Bild vom Menschen prägt unser Verständnis von und unseren Umgang mit Krankheit. Aus diesem Grund folgen nun einige Gedanken zum Begriff der Person: »Die Wirklichkeit, auf die wir reagieren, die einzige Wirklichkeit, die wir kennen, ist eine Konstruktion, die das Gehirn des Beobachters hervorgebracht hat.« (Basch 1988, S. 60) Deneke hebt hervor, daß wir diese Welt, durch unser Denken, Fühlen, Phantasieren und Handeln konstruieren. Auf der Basis dieser Überlegungen und aufbauend auf die psychoanalytische Strukturtheorie entwirft er ein Seelenmodell, das funktionalistische und inhaltliche Gesichtspunkte verbindet: »Das Selbstsystem ist das organisierte persönliche Weltmodell eines Menschen, einschließlich aller seelisch-geistigen Inhalte und Funktionen. Inhalte des Selbstsystems sind somit alle Wirklichkeiten, die ein Mensch jemals entworfen hat oder als potentielle Entwürfe skizzenhaft in sich trägt, also alle intern repräsentierten bewußten oder dynamisch unbewußten Erinnerungen, Gedanken, Gefühle, Handlungsentwürfe etc., einschließlich zukunftsbezogener Phantasien.« (Deneke 1992, S. 147) Dieses Selbstsystem reguliert sich selbst in »einem ständigen und lebenslangen Prozeß, der weder willkürlich gestartet noch gestoppt werden kann, also autonom abläuft« (ebda., S. 147). Das Selbstsystem sucht vergangene Erfahrungen und gegenwärtige Wahrnehmungen anzugleichen, es ist aber auch in der Lage, zukunftsorientierte Vorstellungsinhalte und Lösungsversuche daraufhin in Beziehung zu setzen.

Im Verlaufe des Lebens, in der Auseinandersetzung mit der Umwelt, bei der Regulation der genannten Bedürfnisse bilden sich »episodische Repräsentanzen, die kleinste dynamische Erlebniseinheit, die für uns sinnträchtig ist« (ebda., S. 148). Sie können beiläufig integriert werden oder aber im Sinne von Internalisierungen (vgl. Mentzos 1984) das spätere Verhalten oder Erleben eines Menschen maßgeblich bestimmen. In jedem Fall treten Kognitionen und Affekte bei der Bewertung von Episoden in eine enge Verbindung, sind kaum voneinander zu trennen (vgl. Ciompi 1986). »Das sich aus den episodischen Repräsentanzen aufbauende persönliche Weltmodell eines Menschen wird zunehmend differenzierter und komplexer ausgestaltet.« (Deneke 1992, S. 148) Kognitive Prozesse spielen dabei eine zunehmend bedeutendere Rolle, den Affekten kommt eine wesentliche Verstärkerfunktion zu. Die Repräsentanzen verdichten sich zunehmend, unterliegen aber auch Abwehrprozessen, was bedeutet, daß sie dem unmittelbaren Zugang entzogen und in ihrem Inhalt modifiziert werden (vgl. Meyer u. a. 1977). Die Gesamtheit aller Repräsentanzen, die unsere persönliche Eigenheit ausmachen, nennt Deneke das »Identitätsselbst«. Es umfaßt »alle Selbstrepräsentanzen, die mich zu der spezifischen, einmaligen und unverwechselbaren Person machen, als die ich mich fühle und erlebe« (Deneke 1992, S. 156). Idealtypisch unterscheidet Deneke zwischen »guten« Repräsentanzen, die uns beschützen, stärken und hoffnungsvoll machen, und »schlechten«, die uns traumatisiert haben oder in der Phantasie zu traumatisieren drohen. Mit beiden Arten von Selbstrepräsentanzen sind spezifische Ängste und Risiken verbunden.

Wenn das Selbstsystem bzw. das Identitätsselbst bedroht wird, wird es »Regulationsvorgänge in Gang setzen, um die Bedrohung abzuwehren und sich in seiner Funktionsfähigkeit zu erhalten« (ebda.). Das heißt, wenn ein Zusammenbruch der Selbstregulation droht, sucht es die nächstbeste Organisationsform: »Das System nähert sich dann in einem Prozeß zunehmender Destabilisierung jenen Grenzzuständen psychischer Organisation, die uns in archaischen Phantasien zumindest ahnungsweise zugänglich sind: Das Selbst wird von Lähmungs- und Ohnmachtsgefühlen überflutet;

jede Kontroll- und Abwehrtätigkeit droht zusammenzubrechen; die eigene Person und die Umwelt werden als unwirklich und fremd erlebt; das Selbst verliert seine zeitliche Kontinuität.« (Deneke 1992, S. 158) Dieser Zerfall jeder psychischen Organisation, der einer psychotischen Dekompensation entsprechen mag, geschieht im subjektiven Erleben, nicht aber in funktionaler Hinsicht: Die Regulierung des Selbstsystems dauert fort, solange wir leben. »Auch die psychotische Dekompensation bildet prinzipiell nur eine Stufe in der gestaffelten Folge von Versuchen, die das destabilisierte Selbstsystem unternimmt, um sich im Rahmen seiner noch verfügbaren Möglichkeiten optimal zu organisieren.« (ebda., S. 159)

Zusammenfassend geht Deneke also von drei Voraussetzungen aus, die als theoretischer Hintergrund für das vorliegende Buch dienen sollen:

1. In jedem Moment unseres Lebens erzeugen wir Wirklichkeit.
2. In jedem Moment unseres Lebens wollen wir etwas.
3. Auch Depression oder Depersonalisation sind Leistungen eines prinzipiell aktiven Selbstsystems, dem eine bessere Selbstorganisation nicht gelungen ist.

Zur Bedeutung subjektiver Krankheitstheorie

Nach allgemeiner Ansicht handelt es sich bei der Schizophrenie um eine Krankheit der Person, d. h. die Art und Weise, wie sich die Person individuell/seelisch und sozial/gesellschaftlich konstituiert, ist *wesentlich* beeinflußt und verändert. Die »Grenzen« der Person werden durchlässig. Anders als bei manchen somatischen Krankheiten steht die Person als bewertendes und beurteilendes Subjekt nicht einer abgegrenzten Krankheit, einem begrenzten Phänomen als Objekt gegenüber: Man ist wahnsinnig, wenn man *im* Wahn spricht, nicht wenn man *über* den Wahn spricht, egal in welcher Sprache man das tut (vgl. Leferink 1994). In diesem Sinn bedeutet Krankheitseinsicht die Fähigkeit, Prozesse des Selbst und der Krankheit getrennt zu betrachten. Dieser Fähigkeit sind Grenzen gesetzt, zumindest wenn man sich auf die Wahrnehmung abstrakter sprachlicher Äußerungen beschränkt. Leferink schlägt daher vor, die Wahrnehmung auf alle symbolischen Äußerungen zu erweitern (Leferink 1994, S. 2 ff.). Umgekehrt muß man aber konstatieren, daß auch der Fähigkeit des Therapeuten, Einsicht zu nehmen, eben weil die Prozesse der Krankheit von denen des Selbst nicht abzugrenzen sind, ebenfalls Grenzen gesetzt sind.

Möglicherweise ist im Moment der Psychose ein Selbstbezug unmöglich. Vielleicht wächst diese Fähigkeit aber auch wieder mit längerer bzw. wiederholter Psychoseerfahrung. Jaspers (1973) spricht von der Gleichzeitigkeit verschiedener Bedeutungen, Müller (1930) noch deutlicher von der besonderen Fähigkeit schizophrener Menschen zur »doppelten Buchführung«. Tiefe Selbsterkenntnis und umfassende Negationen stehen unvermittelt nebeneinander. Diese Fähigkeit ist keineswegs nur als Symptom, sondern häufig auch unter dem Aspekt der Selbstheilung zu betrachten. Es sollte also bei der Frage nach der Einsicht nicht unbedingt nur um Einsicht in medizinische Zusammenhänge und ein enges Verständnis von Krankheit gehen. Interessant sind die Fragen, ob eine Wahrnehmung des eigenen »Fremdwerdens« überhaupt möglich ist, welchen Sinn es hat und in welcher Sprache die eigene Identität dabei am wenigsten Schaden leidet. Die Frage, ob »mangelnde Einsicht« als Defizit oder Weigerung zu werten ist, erscheint in diesem subjektiven Zusammenhang als belanglos bzw. ihre Dichotomie von Können und Wollen als fragwürdig.

Mit dieser Feststellung wird auch eine besondere Schwierigkeit qualitativer Interviews deutlich: Die psychotische Erfahrung hat für die meisten Menschen einen zutiefst privaten Charakter. Sie zu veröffentlichen bedeutet Verletzungsgefahr. Von der eigenen Lebensgeschichte einschließlich psychotischer Erfahrungen zu sprechen, ist also keine zweckfreie und absichtslose Aktivität, sondern geschieht wohl nahezu immer mit Vorsicht und unter Vorbehalt. Bestimmte Erfahrungen werden ausgeklammert, vergessen, verkürzt oder unklar dargestellt. Diese legitimen Strategien werden nur erfahrbar, wenn auch der indirekte Diskurs berücksichtigt und analysiert wird. Dabei kann es z. B. von Bedeutung sein, zwischen beiläufigen Äußerungen zur Psychoseerfahrung und expliziter Thematisierung zu unterscheiden. Man muß wohl davon ausgehen, daß schon der Selbstbezug, also die innere Auseinandersetzung mit der Psychose, einen inneren Dialog mit vorgestellten Gesprächspartnern einschließt. Insofern wird bereits zu einem sehr frühen Zeitpunkt die Entwicklung des individuellen Krankheitsverständnisses von der sozialen Umwelt zumindest indirekt beeinflußt. Die Theorie, die der einzelne von seinem Wahn, von seinem psychotischen Erleben entwickelt, ist also nie absolut »wahr«, sondern gerichtet »richtig«. In diesem Zusammenhang wird auch verständlich, warum die Selbsthilfebewegung an dieser Stelle eine sehr pragmatische Position vertritt und jeden subjektiven Erklärungsansatz für sinnvoll hält (Baker 1996).

Gemessen an der Bedeutung des Themas sind Quantität und Qualität der Untersuchungen zum Krankheitskonzept immer noch als eher dürftig zu bezeichnen. Ihren Ausgangspunkt nahmen sie im deutschsprachigen Raum von psychosomatischen und neurotischen Patienten. Die Einstellung zur Erkrankung wird definiert als Vorstellungen zur Genese der

Beschwerden und als Erwartungen an mögliche Therapieformen. Die Definition offenbart den erwarteten engen Zusammenhang zwischen Krankheitsbild und Krankheitsverhalten. Von besonderem Interesse sind die Voraussetzungen für eine hohe Behandlungsbereitschaft einschließlich der Medikamenten-Compliance (Linden 1981). Linden analysiert gewisse Unterschiede in der Herangehensweise an das Thema Krankheitskonzept zwischen englisch- und deutschsprachigen Arbeiten: Englische Untersuchungen gehen stark von theoretischen Modellen (z. B. Internalität versus Externalität, biologisches versus psychologisches Konzept) aus. Deutsche Untersuchungen versuchen eher umgekehrt aus Listen von Vorstellungen zur Laien-Ätiologie bestimmte Typen von Krankheitskonzepten abzuleiten. Allgemein werden diese Untersuchungen in erster Linie an solchen Personen durchgeführt, die sich in Behandlung befinden, deren Krankheitskonzept also umgekehrt auch schon vom Behandlungskontext beeinflußt wird.

Beutel (1988) definiert die subjektive Krankheitstheorie als den Wunsch, das Krankheitsgeschehen erklären zu können, die Bedeutung der Erkrankung erkennen sowie die eigenen Möglichkeiten zur Beeinflussung des Geschehens abschätzen zu können. Nach Stark (1992) umfassen die kognitiven Aspekte des Krankheitskonzepts »die Vorstellungen, ob bzw. was für eine Erkrankung wahrgenommen wird (Problemdefinition), woher die Krankheit kommt (Ätiologie), ob bzw. wie sie kontrollierbar ist (Bilanz des Therapieerfolgs, Prognose), welche Auswirkungen die Erkrankung auf das Leben hat und schließlich ob bzw. wie die Krankheit im sozialen Kontext wahrgenommen wird« (ebda., S. 22). Gleichzeitig kritisiert er, daß empirische Befunde zu den subjektiven Krankheitstheorien schizophrener Patienten bisher nur in Einzelaspekten vorliegen.

Im Rahmen des Psychoseseminars wurde von Psychoseerfahrenen wiederholt Wert gelegt auf die Unterscheidung zwischen einem Krankheitskonzept, das aus der Binnen-Auseinandersetzung mit der eigenen Symptomatik resultiert, und einem Krankheitskonzept, das die Reaktionen der Umgebung reflektiert. Während die Eigenwahrnehmung noch Platz läßt für eine differenzierte Bewertung, werde die Bilanz durch die Außenreaktion in der Regel negativ beeinflußt. Ein theoretisches Modell für die komplizierten motivationspsychologischen Prozesse, die in dieser Art Kosten-Nutzen-Analyse des Krankheitsprozesses zum Ausdruck kommen, ist am ehesten im »Modell der Gesundheitsüberzeugung« (Health-Belief-Model) zu finden (Becker u. a. 1975). Wenn einerseits Krankheitskonzept und Behandlungsbereitschaft in einem engen Zusammenhang stehen, andererseits die bisherigen Untersuchungen vor allem von behandelten Personen ausgehen, so müssen systematische Verzerrungen das Ergebnis sein. Die Untersuchung von nichtbehandelten schizophrenen Menschen birgt die Chance, ungefiltertere Informationen über die eigene Wahrnehmung der Auffälligkeit und über die Wirkung der allgemeinen Stigmatisierung zu gewinnen.

Aktuelle Entwicklungen der Psychopathologie

Zwischen der professionellen Psychopathologie und der sogenannten Laien-Ätiologie besteht wenig Übereinstimmung (Angermeyer 1986). Erhebliche Sprachbarrieren erschweren die Verständigung (Bock 1992). Von der Bewegung der Psychiatrieerfahrenen ist die Einschätzung zu hören, daß Psychiatrie weit davon entfernt sei, eine »empirische Erfahrungswissenschaft« zu sein, weil sie nicht auf den Erfahrungen der Betroffenen beruhe. Wie sind vor diesem Hintergrund die aktuellen Entwicklungen der Psychopathologie zu bewerten?

Betrachtet man die Entwicklung des ICD-Schlüssels in den letzten Jahren, so fällt auf, daß die Symptome einer Psychose immer konkreter und ausführlicher aufgelistet werden, die theoretische Krankheitseinheit »Schizophrenie« dabei immer mehr zerfällt. Außerdem ist der Trend ablesbar, einen symptomatischen Zustand als Psychose zu bezeichnen und weniger das Symptom als Ausdruck einer übergreifenden Krankheit anzusehen (vgl. Klermann 1984). Naturwissenschaftlich-medizinisches Denken geht zunächst davon aus, daß eine Diagnose Voraussetzung dafür ist, über Ursache, Prognose und Therapie nachzudenken. Für die Schizophrenie wird dieser starre Zusammenhang zunehmend bestritten (vgl. Aderhold 1995, S. 22 f.). Zum einen mangelt es bei allen Fortschritten in diesem Bereich an eindeutigen und konsensfähigen Diagnosekriterien. Die individuelle Vielfalt psychosewertiger Störungen wird nicht mehr bestritten, statt dessen von der Gruppe (letztlich unzählig vieler) schizophrener Störungen gesprochen. Außerdem erscheinen schizophrene Zustände als Teil eines Kontinuums bewußtseinsveränderten Erlebens und ist der schizophrene Prozeß unbestritten fluktuierend und wesentlich situativ mitbestimmt.

In diesem Zusammenhang erscheint die Funktion diagnostischer Systeme inzwischen verändert: Erweckte die Psychopathologie von Kraepelin oder Schneider noch den Eindruck, nach absoluten und eindeutigen Erklärungsmustern zu suchen, so erfüllen die modernen Manuale (DSM III und ICD 10) wohl eher die Funktion der Klassifizierung und Ordnung von Symptomen (Klermann 1984). Diese größere Bescheidenheit und Zurückhaltung kommt auch darin zum Ausdruck, daß sich diagnostische Zuschreibungen zunehmend weniger auf überdauernde Krankheiten als auf aktuelle Zustände beziehen. Verkürzt gesagt, man hat nicht mehr eine Schizophrenie ein Leben lang, wenn sie sich nur phasenweise zeigt. Statt dessen ist man psychotisch in dem Moment, in dem entsprechende Symptome zu beobachten sind. Die ausdifferenzierten diagnostischen Systeme dienen der besseren internationalen Verständigung der Wissenschaftler. Dem Verstehen des einzelnen Kranken dienen sie nicht unbedingt. Den einzelnen zu verstehen, scheint kaum noch das Ziel dieser Diagnostik zu sein. Verstehende Psychopathologie, wie sie zum Beispiel durch Blankenburg (1980) und Scharfetter (1986) repräsentiert wird, befindet sich eindeutig in der Defensive.

Auf der einen Seite ist die formale Zurückhaltung begrüßenswert, zum Beispiel wenn im DSM III alle Störungen, die kürzer als sechs Monate dauern, nur als »schizophrenieform« bezeichnet werden. Auf der anderen Seite droht eine Psychopathologie dieser Art zum inhaltsleeren Formalismus zu degenerieren. Der Verzicht auf den verstehenden Zugang ist auch nicht wertneutral, sondern prägt die Art der Beziehungsaufnahme. Ob ich distanzierend diagnostisch oder verstehend und um eine gemeinsame Realität ringend Kontakt aufnehme, prägt das Geschehen und wirkt auf den Betreffenden zurück. Die übliche schnelle Behandlung mit Neuroleptika hat zudem den Fokus der Aufmerksamkeit der Psychopathologie als Wissenschaft verändert. Der akute psychotische Zustand ist in der Regel nur noch zeitlich so begrenzt zu beobachten, daß er sich wissenschaftlicher Aufmerksamkeit weitgehend entzieht. Neuere wissenschaftliche Ansätze scheinen mehr an der prämorbiden Persönlichkeit und am postpsychotischen Zustand interessiert.

Andresen, Gross und Stark (1995) kritisieren in diesem Zusammenhang ein Mißverhältnis zwischen diagnostischer Aussagekraft und therapeutischer Dominanz. »Klinische Therapien im kernpsychiatrischen Störungsbereich sind ausschließlich oder zunächst nur Symptomtherapien, die ursächlich begründbar sind, da ein hinreichender Konsens über konkret faßbare Ätiopathogenesen fehlt. Symptome sind zwar mehr oder weniger zentrale Ausdrucks- und Erscheinungsformen von Krankheiten, ihr Stellenwert für die Heilung dieser Krankheiten muß aber in dem Maße offen bleiben, wie ihre feste Verknüpfung mit ätiopathogenetischen Gesetzmäßigkeiten fehlt. Dies schränkt zwangsläufig ihren Stellenwert als Indikatoren für den Therapieerfolg ein. Hiermit soll nicht einer Sehnsucht nach einfachen monokausalen Ursachen und psychiatrischen Heilslehren das Wort geredet werden, sondern zum Ausdruck gebracht sein, daß Symptomtherapien ihren ›Erfolg‹ immer wieder in Frage stellen müssen, weil die am Symptom orientierten Kriterien brüchig und vorläufig sind.« (ANDRESEN U. A. 1995) Die Autoren kommen zu dem Schluß, daß nicht-spezifische Therapiefaktoren und ökologische Bedingungen, vor allem aber das Selbsthilfepotential mehr Beachtung verdient haben.

Prozesse der Stigmatisierung

Bereits im Jahre 1967 hat E. Goffman eine umfassende sozialpsychologische und soziologische Analyse der Stigmatisierung vorgelegt, die auch für die Untersuchung der Selbst- und Fremdwahrnehmung psychotischer Menschen einige Anhaltspunkte liefert. Als ein »Stigma« bezeichnet Goffman »die Situation des Individuums, das von einer vollständigen sozialen Akzeptierung ausgeschlossen ist« (GOFFMAN 1967, S. 7). Die Gesellschaft erleichtert die Routine im sozialen Verkehr, indem sie Mittel für die Kategorisierung von Personen mit jeweiligen Attributen bereitstellt und damit »soziale Identitäten« schafft. Goffman unterscheidet zwischen der virtualen (= zugeschriebenen) und aktualen (= tatsächlichen) sozialen Identität, wobei eine Diskrepanz zwischen beiden eine Beschädigung der sozialen Identität bedeutet, da sie »den Effekt hat, das Individuum von der Gesellschaft und von sich selbst zu trennen« (ebda., S. 30). Goffman untersucht die psychologischen Folgen der mit einer Stigmatisierung zumeist verbundenen Spaltung zwischen Ich-Ideal und Ich. Er nennt in diesem Zusammenhang: Scham, Versuche der Korrektur, Versuche der Kompensation, sekundäre Gewinne (= das Handicap als Alibi), Lernen durch Leiden (z. B. merken, daß nicht-stigmatisierte Menschen nicht besser sind), Depression und Brechen mit der Realität: »Schließlich kann die beschämend andersartige Person mit dem, was Realität genannt wird, brechen und eigensinnig versuchen, eine unkonventionelle Auffassung der Eigenart ihrer sozialen Identität durchzusetzen . . . Wenn es das heilsame Feedback des täglichen sozialen Umgangs mit anderen entbehrt, kann das isolierte Ich argwöhnisch, depressiv, feindselig, ängstlich und verworren werden.« (ebda., S. 22 f.) Unter Berufung auf Barker weist er darauf hin, daß stigmatisierte Personen »in einem sozialpsychologischen Neuland leben«, da sie es beständig mit neuen Situationen zu tun haben (BARKER 1948, zit. n. GOFFMAN 1967, S. 23).

Die Handhabung des Stigmas, das Ausmaß der Beeinträchtigung sowie die Chancen seiner Heilung hängen von verschiedenen Faktoren ab, so vom Zeitpunkt der Bewußtheit des spezifischen Stigmas im allgemeinen und im Hinblick auf die eigene Person im besonderen. Eine große Rolle spielen Art und Ausmaß der sozialen Information, sie entscheiden zum Beispiel, ob jemand zu den Diskreditierten oder zu den Diskreditierbaren gehört. Dabei spielt der jeweilige »Informationszusammenhang« als die Dichte der Informationen, die eine Person kennzeichnen bzw. stigmatisieren, eine Rolle (Goffman 1967, S. 82). Art und Ausmaß der Verunsicherung in der eigenen Identität hängen vom Bewußtsein des Stigmas, das heißt vom Bewußtsein der besonderen Eigenart *und* von der Erwartung einer verachtenden Reaktion der anderen ab. Das Wissen der anderen ist also ebenso von Bedeutung wie das Wissen um deren Wissen. Die vermutete Verachtung muß keine tatsächliche sein. Die persönliche Handhabung des Stigmas und die soziale Reaktion sind eng miteinander verflochten. In jedem Fall spielt die Offensichtlichkeit eines Stigmas (Visibilität) bzw. die Offensichtlichkeit bestimmter Attribute (z. B. Psychiatrieaufenthalt, Zwangseinweisung, Medikamentenbehandlung usw.) eine große Rolle. Vorgänge der Behandlung können Kennzeichen einer Stigmatisierung werden, und zwar tatsächlich oder in der subjektiven Selbstwahrnehmung vorweggenommen oder sogar irreal vermutet. Das kann für das bewußte oder unbewußte Begehren eines Menschen, trotz Psychoseerfahrungen unbehandelt zu bleiben, sich keiner offensichtlichen Stigmatisierung auszusetzen, eine Bedeutung haben.

Viel Wert legt Goffman auf den sozialen Zusammenhang einer stigmatisierten Person: »Die Natur eines Individuums wird durch die Natur seiner Gruppenanschlüsse erzeugt.« (ebda., S. 141) Die Balance von Ingroup- und Outgroup-Orientierungen hält er für den entscheidenden Maßstab, »um mit sich ins Reine zu kommen, ein ganzer Mensch und ein Erwachsener mit Würde zu sein« (ebda., S. 153). Die Akzeptierung (durch die Outgroup) ist oft an die Bedingung geknüpft, einen bestimmten sozialen Rahmen nicht zu überschreiten. Gute Anpassung wird dabei so verstanden: Das stigmatisierte Individuum akzeptiert sich wie die Normalen, vermeidet Situationen, in denen diese zu Lippenbekenntnissen provoziert werden, und verhindert eine Nähe, die die Begrenztheit der Toleranz der Gesunden offenbaren würde (ebda., S. 151). Diese Beschreibung offenbart eine Scheinakzeptanz in einer Scheinnormalität. Goffman bezeichnet es als eine Ironie, daß dieser doppelte Boden der bestmögliche ist (ebda., S. 152). Jemandem zu sagen, er sei wie alle, ist in sich widersprüchlich. Am Schluß seiner Ausführungen betont Goffman, daß jedes Individuum in einem Zwei-Rollen-Prozeß steckt: Normal und stigmatisiert sind demnach nicht Personen, sondern *Perspektiven* einer Person.

Nach Goffman gibt es im Hinblick auf ein Stigma eine vierstufige Sozialisation: a) die Bewußtheit des allgemeinen Stigmas, b) die Bewußtheit des eigenen Stigmas, c) die Fähigkeit, mit Bewußtsein zu täuschen, und d) die Fähigkeit, das eigene Stigma selbstbewußt zu vertreten.

Jedenfalls muß die Naturgeschichte einer Personenkategorie mit einem Stigma klar unterschieden werden von der Naturgeschichte des Stigmas selbst: »Eine Phase dieses Sozialisationsprozesses ist die, in welcher die stigmatisierte Person den Standpunkt der Normalen kennenlernt und in sich aufnimmt und hierbei den Identitätsglauben der weiteren Gesellschaft und eine allgemeine Vorstellung davon erwirbt, wie es sein würde, ein bestimmtes Stigma zu besitzen. Eine andere Phase ist die, in welcher sie lernt, daß sie ein bestimmtes Stigma besitzt, und diesmal im Detail die Konsequenz davon, es zu besitzen.« (ebda., S. 45) Aufeinanderfolge und Ineinandergreifen dieser beiden Phasen bestimmen das Muster des Umgangs mit der Stigmatisierung maßgeblich mit. Je weniger offensichtlich ein Stigma ist, desto mehr Spielraum bleibt für die eigene Begrifflichkeit sowie für die Ausgestaltung der sozialen Kontakte. In einer Psychose die »Krankheitseinsicht« sowie den Behandlungskontext zu meiden, das kann demnach nicht nur als Manko, als schlechte Compliance, die eine schlechte Prognose rechtfertigt, angesehen werden. Sich so zu verhalten muß angesichts der Gefahren einer Stigmatisierung als eine mögliche, vielleicht sogar angemessene Strategie angesehen werden.

Zum Verhältnis von Selbst- und Fremdheilung

Selbst- und Fremdwahrnehmung unterliegen komplexen Wechselwirkungen. Beide beeinflussen nicht nur den Krankheitsverlauf, sondern auch die Lebensqualität. Die Relevanz einer genaueren Erfassung des Selbstbildes von psychoseerfahrenen Menschen - erst recht ohne Einfluß durch psychiatrische Behandlung - ist deutlich geworden. In ähnlicher Weise soll im folgenden das Verhältnis von Selbst- und Fremdheilung problematisiert werden. Nach einer kurzen Darstellung von Bewältigungsformen sowie der Wirksamkeit psychiatrischer Strategien wird die zugrundeliegende begriffliche Trennung von Person und Störung bzw. Störung und Bewältigung in Frage gestellt. Diese Diskussion leitet dann über zur Darstellung eines lebensgeschichtlichen Forschungsansatzes.

Formen der Bewältigung

Die vermutlich erste Typologie der Verarbeitungsformen aus phänomenologischer Sicht stammt von Mayer-Gross (1920, zit. n. Stolle 1990). Er geht von der Existenz eines Selbst und dessen Werthaltungen, den sogenannten Existenzwerten, aus. Während das Selbst nach kontinuierlicher Einwirkung auf das Erleben strebt, erschüttert das Erleben einer Psychose das Bedürfnis nach Kontinuität der Existenzwerte. Als Reaktion auf diese Bedrohung unterscheidet Mayer-Gross fünf Muster.

1. **Verzweiflung:** Eine Zukunft nach der Psychose wird nicht mehr für möglich gehalten. Je größer das Kontinuitätsbedürfnis war und je weniger Existenzwerte vorhanden waren, desto größer ist die Verzweiflung, die schließlich sogar zum Selbstmord führen kann.
2. **Neues Leben:** Die Vergangenheit wird verneint, eine Verarbeitung wird vermieden. Das Erlebnis wird ausgegrenzt, eine Kontinuität zur Person vor der Psychose geleugnet. Der Patient führt nach der Psychose ein »völlig neues Leben«.
3. **Ausscheidung:** Das Erlebnis selbst wird verneint, die Erkrankung wird abgestritten, verfälscht und vergessen. Die Verbindung zur Vergangenheit wird gehalten, der Kranke verhält sich so, als ob sie nie unterbrochen gewesen wäre.

4. **Bekehrung:** Das Selbst stellt die Kontinuität wieder her, indem es die Psychose als »Bekehrung« verarbeitet, sie als einen Wendepunkt des Lebens begreift.
5. **Einschmelzung:** Die Persönlichkeit bleibt trotz Erschütterung mit dem, was sie erlebt hat, verbunden ohne Verneinung und Verwandlung. Eine »Einschmelzung« des tiefgreifenden Erlebnisses setzt ein starkes Selbst und sichere Existenzwerte voraus.

Dieses relativ anschauliche Modell wurde im Verlauf seiner Adaptation wesentlich vereinfacht. Übrig blieben zwei gegensätzliche Bewältigungsformen, die als Integration und als Einkapselung (sealing over) bezeichnet wurden (McGlashan u. a. 1975). Entsprechend dieser Vereinfachung wurden die Bemühungen der Therapeuten eher direktiver. In den 70er und 80er Jahren begann sich die Verhaltenstherapie der Bewältigung von Schizophrenie anzunehmen. Vor allem in den USA nahm dabei die Verhaltensebene gegenüber kognitiven Prozessen eine Vorrangstellung ein. Die Zeit der Bewältigungstrainings begann mit starker Dominanz professioneller Konzepte. Die Compliance mit dem Arzt wurde zu einem vorrangigen Ziel. Eine wesentliche Annahme war, daß die rechtzeitige Information über die Krankheit verbunden mit professionellen Maßregeln schließlich der Bewältigung von Psychosen diene. Dem ist zum einen entgegenzuhalten, daß die Frage, welche Bewältigung angemessen ist, nur individuell und letztlich nur subjektiv zu entscheiden ist. Zum anderen muß man sich klar machen, daß die professionelle Information zugleich auch eine Stigmatisierung bedeutet und daß der professionelle Eingriff immer auch eine mehr oder weniger erfolgreiche innere Balance stört. Zumindest dann, wenn man die Psychose selbst nicht nur als Zustand der Disregulation, sondern (auch) als Prozeß der Regulation begreift (s.o.), müssen Art, Umfang und Moment professioneller Eingriffe sorgsam abgewogen werden. Bestimmte Krankheitsattributionen können das passive Krankheitsbewältigungsverhalten geradezu fördern und damit zum Beispiel die Minussymptomatik verstärken (Häfner & Maurer 1991).

In den späten 80er Jahren und Anfang der 90er scheint sich der einseitige Charakter dieser Bewältigungstrainings etwas abzumildern. Der Patient wird immerhin als Partner im Bewältigungsprozeß begriffen, dem eine wichtige Gestaltungsfunktion zukommt. »Ein Mensch ist zu viel mehr fähig, als nur injizierbare Medikamente zu empfangen, Anweisungen zu befolgen oder trainiert zu werden.« (Strauss u. a. 1986, S. 170) Deutlich wird auch, daß die Einflußmöglichkeit einer Person sich nicht nur mit Begriffen des konkreten Verhaltens, sondern zum Teil viel besser mit »wenig spezifizierbaren Begriffen wie Motivation, innere Einstellung, Hoffnung und Mut« (Stark 1992) beschreiben läßt. Immerhin hatten Ciompi & Müller (1976) schon etwas früher vermutet, daß den verschiedenen Prädiktoren für den Langzeitverlauf einer Schizophrenie möglicherweise ein gemeinsamer »Persönlichkeitsfaktor« zugrunde liegt. Konsequenterweise wäre zu fordern, das Leben mit einer Schizophrenie subjektorientiert und im Längsschnitt des Einzelfalls zu untersuchen, um insbesondere die nichtprofessionell bedingten Mechanismen besser kennenzulernen.

Die Bedeutung von individueller und kollektiver Selbsthilfe ist inzwischen auch für psychoseerfahrene Menschen mehrfach dargestellt und belegt worden (Bock u. a. 1990, Romme u. a. 1989, Walker 1995). Romme fand heraus, daß in den Niederlanden ein großer Teil der Menschen, die Stimmen hören, keine professionelle Hilfe in Anspruch nehmen und daß sicher nicht alle, jedoch einige dieser Menschen im professionellen Kontext als schizophren zu bezeichnen wären. Romme initiierte Selbsthilfegruppen und untersuchte die subjektive Bedeutung der Stimmen. Für 70 % der Betroffenen setzte das Stimmenhören nach einem traumatischen emotionalen Ereignis ein. Ein Teil der Stimmenhörer betrachtet die Stimmen als helfend, als Beginn eines integrativen Bewältigungsprozesses. Die Stimmen erscheinen als akzeptierbare Aspekte des inneren Selbst. Andere erleben die Stimmen von Anfang an als aggressiv und negativ; sie bringen sie nicht oder nur sehr bedingt mit dem eigenen Selbst in Verbindung. Die Stimmen produzieren Chaos und verhindern oder ersetzen eine äußere Kommunikation. Romme & Escher (1989) unterscheiden drei Phasen, die sie als bedeutsam bei der Bewältigung der Stimmen erachten:

Beginn: Die Stimmen treten meist plötzlich auf und machen Angst.

Copingphase: Die anfängliche Panik, häufig verbunden mit Wut auf die Stimmen, erweist sich schnell als schlechte Bewältigungsstrategie. Ignorieren gelingt nur einem Drittel der Befragten. Es kommt zu einer Einschränkung des Handlungsspielraums, zum Beispiele, wenn die betreffende Person so mit Ablenkungsmanövern beschäftigt ist, daß kaum noch Raum für anderes bleibt. Manche entwickeln dann Strategien, sich selektiv und gezielt den Stimmen zuzuwenden. Jedenfalls führt eine eher akzeptierende Haltung zur Entspannung.

Stabilisierung: Menschen, die lernen, mit den Stimmen umzugehen, entwickeln eine Art innerer Balance. In dieser Phase können sie entscheiden, auf den Rat der Stimmen zu hören oder den eigenen Ideen zu folgen. Die Stimmen werden als Teil des Selbst und als Teil des Lebens betrachtet und können einen positiven Einfluß haben. Werden die Stimmen als Ausdruck des Selbst betrachtet, erhöht das verständlicherweise die Bereitschaft und Fähigkeit, mit ihnen zu leben.

Zur Wirksamkeit psychiatrischer und psychotherapeutischer Strategien

Frühe Konzepte schizophrener Störungen gingen im Grundsatz vom ungünstigen Verlauf der Erkrankung aus. Entsprechende Definitionen finden sich noch heute in populären Lexika. Im Gegensatz dazu kann inzwischen durch zahlreiche Verlaufsstudien als belegt gelten, daß bei ca. einem Viertel aller an einer Psychose erkrankten Menschen von einer vollkommenen und endgültigen Rückbildung aller psychotischen Symptome auszugehen ist und auf der anderen Seite ein Viertel mit dauerhaften Beeinträchtigungen zu rechnen hat (vgl. Gmür 1986). Eine individuelle Prognose ist nicht möglich. Alle Faktoren, die statistisch Einfluß haben, werden durch die Subjektivität des Betroffenen gebrochen: So kann eine erneute Krankenhauseinweisung statistisch als ungünstige Variable gelten. Wird ihre Notwendigkeit jedoch rechtzeitig erkannt und die Aufnahme bewußt und selbst gesteuert, so kann das gleiche Geschehen identitätsstiftend und prognostisch günstig sein.

Und wenn sich die schizophrene Symptomatik zurückbildet, so kann häufig wissenschaftlich nicht eindeutig belegt werden, auf welche Einflußgrößen der Erfolg zurückzuführen ist. Zwar weiß man, welche Grundvariablen therapeutischer Haltung und welche Organisationsprinzipien psychiatrischer Versorgung günstig wirken, welche psychiatrische Intervention aber im einzelnen was bewirkt, kann in der Regel nicht belegt werden. Das ist angesichts der Komplexität der Zusammenhänge auch nicht weiter erstaunlich. So erwähnt Ch. Köttgen (1986) in einer ausführlichen Literaturanalyse sowohl Studien, die einen hohen Anteil der Wirkung für die neuroleptische Behandlung reklamieren (Hogarty u. a. 1977), als auch solche, die das Gegenteil tun: Karon & van den Boss (1975) kamen zu dem Ergebnis, daß Psychotherapie vor allem langfristig effektiver sei als medikamentöse Behandlung. Ähnliche Erfahrungen machten Mosher u. a. (1978) mit dem bekannten Soteria-Projekt. Auf dem Weltkongreß für soziale Psychiatrie 1994 in Hamburg wurden gleichlautende Erfahrungen von Perry (1994), Goldblatt (1995) und anderen vorgetragen.

Die widersprüchlichen Ergebnisse sollen hier nicht in aller Ausführlichkeit diskutiert werden, zumal die nach wie vor bestehende große Unsicherheit in der Diagnostik eine Rolle spielt (vgl. Katschnig 1984). Aber auch die kleine Gruppe derer, die nach allen diagnostischen Kriterien bzw. von allen Diagnostikern als schizophren angesehen werden, ist als ausgesprochen heterogen zu bezeichnen, und zwar sowohl im Querschnitt, d. h. aufgrund ganz unterschiedlicher Erscheinungsbilder, als auch im Längsschnitt aufgrund sehr unterschiedlicher Lebenswege (Ciompi & Müller 1976). Aderhold (1995, S. 45 f.) diskutiert die verschiedenen Versuche, dem Chaos durch Untergruppierungen und Differentialdiagnosen Herr zu werden. Da ist die Rede von reaktiver versus Prozeßschizophrenie (s. o.), von paranoider versus non-paranoider Schizophrenie (Gruzelier 1981) sowie von positiver versus negativer Schizophrenie (Andreasen & Olson 1982, S. 89 f.). Andere verlegen die Unterscheidung eher auf die Ebene der Bewältigungsstrategien, wie oben dargestellt.

Studien zur Wirksamkeit etwa von Neuroleptika, die unter welcher Bezeichnung auch immer von Untergruppierungen der Schizophrenie ausgehen, kommen zu einheitlicheren und überschaubareren Ergebnissen. Aderhold kommt zu dem vielleicht banalen, aber eben doch auch klaren Ergebnis, daß es schizophrene Menschen gibt, die vor allem von Neuroleptika profitieren, und andere, für die das Gegenteil zutrifft. »Es scheint eine große Gruppe schizophrener Menschen zu geben, die die biologischen, physiologischen, psychologischen und sozialen Voraussetzungen mitbringen, um ohne neuroleptische Behandlungen in einem angemessenen psychosozialen Milieu aus einem akut schizophrenen Prozeß wieder in einen normalen Wachbewußtseinszustand zurückzukehren.« (Aderhold 1995, S. 65) Im Sinne des bisher in diesem Theoriekapitel Geschriebenen ist zu ergänzen, daß Aussagen dieser Art vermutlich immer nur für einzelne Menschen zu treffen sind. Außerdem ist zu erweitern, daß das nicht nur für die neuroleptische Behandlung, sondern vermutlich für jede Art der Behandlung gilt. Und weiterhin ist im Sinne der Fragestellung dieses Buches anzumerken, daß es auch Menschen geben kann, die schizophren bleiben oder immer wieder werden und dennoch in einem sozialen Kontext ohne psychiatrische Behandlung verharren bzw. diesen vorziehen. Warum und wann sie das tun, wird weiter unten Gegenstand dieses Buches sein.

Kafka unterscheidet im Hinblick auf Psychosen zwischen dem anspruchsvollen Verstehen, das in gewissem Sinn Identifizierungsprozesse voraussetzt, und einem Begreifen oder Erfassen von Psychoseinhalten etwa in dem Sinn, sie für wahr zu nehmen und zum Bestandteil von eigenen Denkstrukturen zu machen. Er vertritt ein therapeutisches Konzept, das auf langfristige Begleitung in unterschiedlicher Intensität und mit langen Pausen hinausläuft, das je nach Situation Regression zuläßt und eine pragmatische Auseinandersetzung mit der Realität fördert (Kafka 1991, S. 28). Kafka verweist dabei auf die Erfahrung von Psychotherapeuten, die Patienten sowohl vor als auch nach der Zeit der modernen Psychopharmakologie psychodynamisch behandelt hatten. Dabei war aufgefallen, daß eine kurze stationäre Behandlung mit intensiver Psychopharmakotherapie die Gefahr von Chronifizierung manchmal eher fördert als verringert. Gerade als ein Forscher, der sowohl psychodynamische als auch biologische Faktoren berücksichtigt und verbindet, hält es Kafka für höchst problematisch, wenn biologische Forscher schizophrene Patienten, die sich mit geringer oder keiner Medikation entscheidend bessern, als fehldiagnostiziert betrachten. Offensiv vertritt er, daß es gerade die vermeintlichen »Ausnahmefälle« sind, deren Betrachtung dem wissenschaftlichen Fortschritt dient.

Gleichzeitigkeit von Störung und Bewältigung

Die Diskussion darüber, welche Auffälligkeit der Störung und welche der Bewältigung zuzurechnen sei, hat bis heute zu keinem endgültigen Ergebnis geführt. Während sich aus biographischer Perspektive genau diese begriffliche Unterscheidung zunehmend als Problem erweist, ist die allgemeine psychiatrische Forschung eher um weitere Differenzierung bemüht: Auf seiten der Störung wird differenziert zwischen der Basisstörung und den akuten Symptomen (Huber 1981), auf seiten der Bewältigung vor allem zwischen kognitiven Aspekten, wozu insbesondere das Krankheitskonzept gezählt wird, und der Verhaltensebene, insbesondere den Coping-Strategien. Eine Zusammenfassung dazu liefert Stark (1992).

M. Zaumseil hingegen formuliert, »daß die Gegenüberstellung von Behinderung oder Störung auf der einen und Bewältigungsbemühungen auf der anderen Seite den Möglichkeiten eines biografischen bzw. entwicklungs-orientierten Ansatzes nicht gerecht wird« (Zaumseil 1990, S. 6). Die Frage nach der Bewältigung der Schizophrenie sei falsch gestellt; unter biographischer Perspektive erscheine sie eher als eine »allgemeinmenschliche Möglichkeit des Daseins . . . Damit fehlt ein Begriff davon, was zu bewältigen sei - etwa eine Krankheit oder eine Behinderung. Die Lebensgeschichte von Schizophrenen ist aber etwas völlig anderes als die Krankheits- oder Bewältigungsgeschichte der Schizophrenie bei Menschen« (ebda., vgl. auch Binswanger 1964). Der Begriff »Bewältigung« impliziert als Hintergrund ein bestimmtes theoretisches Konzept, das sich aus den Komponenten Stressor, Einschätzung, Handlung zusammensetzt. Aus dieser Perspektive ergeben sich Beobachtungseinheiten, denen dann mehr oder weniger willkürlich eine instrumentelle rationale Funktion zugeordnet wird. Biographisches Handeln ist allerdings wesentlich komplexer. »Betrachten wir lebendiges lebensgeschichtliches Handeln, so dürfte es sich als schwierig erweisen, zu entscheiden, ob das jeweilige Handeln Teil der Störung, Teil der Bewältigung oder Teil eines Handlungskomplexes ist, der jenseits von Störung und Bewältigung liegt.« (Zaumseil 1990, S. 6)

Wenn es also schon um Bewältigung gehen soll, dann um die Bewältigung des Lebens und nicht isoliert um die Bewältigung von Krankheit.

Dieser Kontroverse um den Bewältigungsbegriff entspricht im Wesen eine um die Frage, wie weit die Eigenschaften einer Person als Ausdruck von Krankheit zu fassen sind. Während Huber (1981) die sogenannten Basissymptome, Veränderungen der Informationsverarbeitung und des affektiven, energetischen und intentionalen Haushalts einer Person als primäre, an der Wurzel der Krankheit angesiedelte Symptome ansieht, schlagen zum Beispiel Gross & Andresen (1992) eine differenziertere Bewertung vor. Ähnlich wie Ciompi (1980) vertreten sie die Auffassung, »daß nicht-produktive Symptome, Leistungseinschränkungen und Persönlichkeitscharakteristika in ihrer spezifischen Bedeutung für die paranoid-halluzinatorischen Psychosen ziemlich unklar sind. Wir sollten diese eher zu den möglichen Bedingungen oder Folgen der psychotischen Akuterkrankungen rechnen, mithin zu den überdauernden Vulnerabilitäten, die einer Psychose vorausgehen oder auch ihr nachfolgen können, aber nicht müssen, und die meistens in ungünstiger Weise mit ihr in Wechselwirkung treten.« (ebda., S. 176) Gross und Andresen bezeichnen dieses Krankheitsmodell als episodisch, im Gegensatz zu früheren Konzepten, die an Kraepelin anknüpften und einen Langzeitcharakter der paranoid-halluzinatorischen Psychose unterstellten. Mit der engeren Beurteilung von Ausdehnung und Grenzen wird das Risiko der Stigmatisierung reduziert. »Zugleich eröffnet diese Korrektur aber auch. . . die Perspektive der Anerkennung koexistierender Störungen oder Auffälligkeiten (z. B. auch als extreme Persönlichkeitszüge).« (Gross & Andresen 1992, S. 177) Störungen und Auffälligkeiten können demnach als Krankheitssymptom *und* als Ausdruck von Persönlichkeit verstanden werden.

Vor dem Hintergrund seiner Ich-Psychopathologie und seiner daseinsanalytischen Orientierung stellt Scharfetter die bewältigungsstrategische Bedeutung einer ausgeprägten paranoiden Symptomatik dar: Um einem drohenden Ich-Zerfall zu entgehen und die damit verbundenen unermeßlichen Ängste einzudämmen, kann es als Erleichterung empfunden werden, die Wahrnehmung der Gefahr auf ein Glas Wasser zu konzentrieren, das als vergiftet angenommen wird (Scharfetter 1986). Auch andere Forscher halten die strikte Trennung zwischen Symptombildung und Bewältigung für fragwürdig. Gross & Andresen (1992) kritisieren sehr grundsätzlich, daß auf psycho-physiologischer und neuropsychiatrischer Ebene nach wie vor eine Unklarheit besteht, welche Bedeutung bestimmten Symptomen zukommt: »Wir wissen vor allem nichts Entscheidendes darüber, ob die psychopathologische Symptomatik in einem ganz engen Sinne die eigentliche Krankheit widerspiegelt oder ob sie lediglich Ausdruck einer organismischen oder psychodynamischen Schutz- bzw. Verarbeitungsfunktion ist, mithin eine zwar reale, aber pathogenetisch sekundäre Erscheinung, wie zum Beispiel das Fieber bei einer Infektionserkrankung.« (ebda., S. 178) Diese Analogie wirft ein kritisches Licht auf den Automatismus, mit dem üblicherweise eine psychotische Symptomatik zu beseitigen versucht wird. Strauss (1989) verweist auf die Pioniere der Psychiatrie (z. B. Bleuler 1930), die Symptome wie Wahn und Halluzination als Bewältigungsmechanismen angesehen haben, gegenüber etwa den formalen Denkstörungen als primären Krankheitsmechanismen. Strauss selbst geht über diese Betrachtung noch hinaus, wenn er für ein besseres Verständnis der komplexen psychischen Vorgänge während einer Psychose auf die Notwendigkeit subjekt-orientierter Langzeitstudien verweist. Strauss beschreibt in diesem Zusammenhang verschiedene Phänomene (Strauss 1989, 1992). Das »Schneckenhaus«-Syndrom, das Phänomen des »tiefen Wendepunkts« und das Oszillieren um ein mittleres Funktionsniveau erscheinen als Bewältigungsstrategien mit höchst unterschiedlicher Bedeutung. Er kommt zu dem Schluß, daß bestimmte Phänomene je nach Ausmaß und Kontext ihres Auftretens Krankheits- oder Bewältigungscharakter haben können, daß also Krankheits- und Bewältigungsfunktionen in der Schizophrenie koexistieren (Davidson & Strauss 1995, Corin 1994, Barham 1994).

Begriffe und Ergebnisse lebensgeschichtlicher Forschung

Im folgenden geht es zunächst um die Klärung zweier wesentlicher Begriffe: Was bedeutet »Biographie« im Unterschied zu »Lebenslauf«? Welche Funktion kann das Konzept der sozialen Repräsentation haben, um zwischen individuellen und sozialen Ereignissen zu vermitteln? Anschließend werden an einigen Beispielen relevante Ergebnisse der Lebenslaufforschung mit psychiatrie- bzw. psychoseerfahrenen Menschen referiert.

Biographie und Lebenslauf

In der Soziologie hat im Gegensatz zur Medizin die Biographieforschung einen anerkannten Stellenwert, wenngleich sie auf einige spezifische Probleme stößt (Fischer & Kohli 1987, S. 26): »Biographie« repräsentiert das Phänomen der Zeitlichkeit des menschlichen Daseins. Dabei ist die »soziale Konstitution von Zeit«, das heißt das Verhältnis von Lebenszeit zu Gesellschaftszeit von Bedeutung, um so zu einer gesellschaftstheoretischen Fundierung der biographischen Dimensionen menschlichen Lebens zu kommen (Nassehi & Weber 1990, S. 153). Grundlegend für das Leben ist seine zeitliche Begrenztheit. Zwischen Geburt und Tod liegt ein »Vorrat an Zeit«, der Lebenslauf. »Dieser ist zugleich zweierlei: Zum einen ein Insgesamt von Ereignissen, Erfahrungen, Empfindungen usw. mit unendlicher Zahl von Elementen, zum anderen ein sozial standardisiertes Muster, ein institutionalisiertes Regelsystem, . . . das zum Beispiel die soziale Verteilung von Bildungs- und Berufschancen, sozialem Prestige usw. steuert.« (ebda., S. 154) Gruppenspezifische durchschnittliche Lebensläufe sind vielfach Gegenstand von Forschung gewesen, das individuelle lebenszeitliche Erleben weit weniger. Das aber ist entscheidend für ein Konzept biographischer Identität.

Soziale Wirklichkeit wird im Alltagshandeln aus der Gegenwartsperspektive betrachtet. Das gilt auch für erfahrene und erwartete Ereignisse. Insofern ist die biographische Position nicht einfach als ein Punkt auf dem Zeitstrahl zu verstehen. Sie ist durch permanente Modifikationen, Neubewertungen, selektives Vergessen und Wiedererinnern von Bewußtseinsinhalten geprägt (ebda., S. 155 f.). Husserl spricht vom Verfliegen der Zeit in der Dauer des Bewußtseins, das durch die gleichzeitige Einheit von Vergangenheit, Gegenwart und Zukunft im sich erlebenden Subjekt konstituiert wird (Husserl 1950, S. 385). In diesem Zusammenhang bezeichnet er das permanente Präsenthalten einer Wahrnehmung im Bewußtsein als »Retention« und eine ständige Vorerwartung auf Zukünftiges als «Protention«. »Erst die lebenszeitliche Verschmelzung von Erfahrung, Handlung und Erwartung, das heißt von Vergangenheit, Gegenwart und Zukunft, erlaubt es, daß das Ego mit sich identisch bleibt, obwohl Ego heute ein anderer ist als gestern und morgen.« (Nassehi & Weber 1990, S. 158) Entsprechend läßt sich biographisches Handeln als Versuch verstehen, aus dem jeweils subjektiven Sinnverstehen und der Interpretation vergangener Handlungen sinnhafte Anschlußhandlungen zu finden. Ich-Identität in diesem Sinne kann nur gewährleistet bleiben, wenn sich eine biographische Kontinuität herstellen läßt, wobei Kontinuität keineswegs Brüche, Rückfälle und Enttäuschungen oder Widersprüchlichkeiten ausschließt. »Im Gegenteil, die spezifisch-sinnhafte Bewußtseinsleistung besteht gerade in der Integration von Differenzen, in der Interpretation von Widersprüchlichkeiten und der Legitimation von Brüchen.« (ebda.) Diese Konzeption von Zeit macht deutlich, daß Identität kein Zustand, sondern ein Prozeß ist und daß Ich-Identität in diesem Sinne etwa durch eine Psychose keineswegs aufgehoben wird. Das Bemühen, Sinn zu konstituieren, also subjektiv sinnhafte Anschlußhandlungen zu finden, besteht auch im »Ausnahmezustand« fort.

Biographische Identität muß aber auch der notwendigen Balance zwischen sozialer und personaler Identität Rechnung tragen, laut Krappmann die Bedingung für die Behauptung von Ich-Identität (1982, S. 208). Er thematisiert in diesem Zusammenhang die Spannung zwischen Unverwechselbarkeitsanspruch und Konformitätszwang, zwischen eigenen und gesellschaftlichen Ansprüchen. Individualisierung versteht er dabei nicht nur als einen Zugewinn und Besitz, sondern auch als Ausgeschlossenheit und Verlust.

Mit diesen Andeutungen einer komplexen Diskussion in der Soziologie, den Geisteswissenschaften und in der Geschichtswissenschaft (oral history) wird deutlich, daß Bewußtsein einem ständigen reflexiven Prozeß entspringt und keineswegs schlicht von außen determiniert wird. Wenn also im Zusammenhang von Krankheitstheorien von Multikausalität gesprochen wird, so ist das alleine noch keine ausreichende Erweiterung enger monokausaler Vorstellungen. Vielmehr muß das Subjekt mit seiner ständigen Konstitution von Sinn als zentrale vermittelnde Größe der verschiedenen Einflüsse gesehen werden. Welche Konsequenz die Forderung, etwa Psychosen im biographischen Zusammenhang zu verstehen, hat, kann hier nur angedeutet werden. »Biographische Identität konstituiert sich durch die Selbstreflexivität des Bewußtseins, das in der Spannung von Erfahrung und Erwartung die eigene Kontinuität sinnhaft erhält. Die soziale Umwelt stellt dabei ein bestimmtes Maß an Komplexität bereit, das die aus eindeutigen Rollen und Identitätsmaßstäben enthobenen, sich zunehmend ihrer Selbstreferenz bewußt werdenden Personen dazu nötigt, ihre Identität an der je eigenen Biographie auszurichten.« (Krappmann 1982, S. 181)

Zu ähnlichem Ergebnis kommen auch systemische Betrachtungen, wonach Biographie im Unterschied zum Lebenslauf immer Ausdruck einer aktuellen situationsabhängigen Selbstschöpfung ist: »Biographie ist nicht einmalig da. Sie verändert die Vergangenheit in Abhängigkeit von aktuellen Umständen – und eben dies ermöglicht Wandel. Biographie meint nicht das Gesamt des gelebten wirklichen Lebens, ist nicht etwas, das man ein für allemal hat, sondern für jeden ein chronisches Problem; immer provisorisch, kann sie nie zu Ende geschrieben werden.« (Buchholz 1996, S. 3) Abhängig von einer konkreten Dialogsituation wird Biographie unterschiedlich konstruiert, dabei nie vollständig, immer exemplarisch, wobei der Gebrauch von Metaphern prägend sein kann: »Mein Leben ist nur Arbeit gewesen. Ich bin ein Versager. Ich bin eben verrückt.« Aufgabe von Therapie kann es sein, Änderungen der biographischen Selbstkonstruktion zu ermöglichen. Umgekehrt können Psychotherapie und Psychiatrie aber auch dazu beitragen, eine bestimmte Konstruktion zu festigen.

Identität und soziale Repräsentation

Eine Untersuchung typischer Arrangements zwischen psychoseerfahrenen Menschen und ihrem psychiatrisch weitgehend unbeeinflußten sozialen Kontext erfordert eine Begrifflichkeit, die den Entwicklungsbedingungen der Person und der sozialen Situation gerecht wird. Entsprechend möchte ich für die folgende Untersuchung einen Begriff von Identität zugrunde legen, der biographische *und* soziale Aspekte berücksichtigt. »Identität entsteht in der besonderen Art und Weise, wie sich Personen aktiv gestaltend auf ihren Kontext beziehen und ebenso wie sie von ihm geformt werden. Identität im engeren Sinne beschreibt die Person-Perspektive der Interaktion, wie sich die Person dabei aus der Innenperspektive identifiziert, wie sie sich selbst erfährt, welches Selbstgefühl sie entwickelt.« (Zaumseil 1995b, S. 2) In der Untersuchung wird versucht, diese Selbstsituierung über das aktive erzählerische Handeln, die Selbst-Narration (Gergen & Gergen 1988) zu erfassen. Die Autoren unterscheiden zwischen stabiler Selbstnarration mit gleichbleibender Bewertung und progressiver bzw.

regressiver Narration mit positiver bzw. negativer Bewertung der eigenen Entwicklung. Außerdem ist zu unterscheiden zwischen den Identitätsinhalten und dem Identitätsmanagement: Die Identitätsinhalte umfassen die individuelle thematische Ausgestaltung und Repräsentation kulturell relevanter Lebensbereiche. Für diese Untersuchung interessiert hier vor allem der Vergleich früherer und aktueller Selbstrepräsentationen, z. B. mit der Frage, ob sich ein generelles Verlusterleben unterstellen läßt. Identitätsmanagement meint den Umgang mit eigenen Identitätszielen und mit Fragen des persönlichen Sinns: Wie werden Wandlungsprozesse z. B. im Zusammenhang mit der Psychoseerfahrung interpretiert? Wie wird zwischen Innen- und Außenwelt vermittelt? Wie wird die Möglichkeit der eigenen Einflußnahme eingeschätzt? – Frey und Haußer verstehen Identität als »selbstreflexiven Prozeß« und fordern, daß sich Identitätsforschung vorrangig zu befassen habe mit dem Fall, »in dem eine Person sich selbst identifiziert, indem also Subjekt und Objekt der Identifizierung in einer Person vereint sind« (Frey & Hausser 1987, S. 4). Identität ist demnach keine Eigenschaft, sondern ein Prozeß, der niemals abzuschließen ist.

Dieses Verständnis von Identität findet seine Ergänzung oder Entsprechung im Begriff der »sozialen Repräsentation«, womit »ein System von Werten, Ideen und Handlungsweisen, das Orientierung in einer konkreten sozialen Welt und Kommunikation in einer konkreten Gemeinschaft ermöglicht, also mit einer konkreten sozialen Wirklichkeit in Wechselwirkung steht«, gemeint ist (Moscovici 1973, S. XVII). Laut Flick ist dieser Ansatz Ausdruck einer turbulenten Entwicklung der Sozialpsychologie: Nach mehreren Wenden und Krisen werde Sozialpsychologie zunehmend als »historische, kognitive und diskursive Wissenschaft« begriffen (Flick 1995, S. 13). Die Bedeutung von Gegenständen und Prozessen für Subjekte und Gruppen rücke in den Vordergrund. Die inhaltliche Bedeutung des (sozialen) Wissens stehe dabei in einem konkreten soziokulturellen Kontext und sei Ergebnis von interaktiven Prozessen. Für die vorliegende Untersuchung ergeben sich somit folgende Fragestellungen: Welche soziale Repräsentation ermöglicht es, im psychischen Ausnahmezustand ohne einschlägige Hilfe zu bleiben? Welches (Sprach-)Bild des eigenen Zustandes, welches Erklärungsmuster und welches soziale Handeln bewirkt den Ausschluß professioneller Angebote?

In gewisser Weise geht es bei beiden Begriffen darum, die vermeintliche Dualität von Individuum und Gesellschaft erneut zu klären und aufzuschlüsseln (Moscovici 1995). Soziale Repräsentationen sind gesellschaftliche Realität und nicht eine bloße Widerspiegelung. Identität ist Ausdruck eines biographischen sozialen Prozesses und nicht bloß subjektive Imagination. Ein bestimmter Umgang mit Verrücktheit gewinnt seine Bedeutung aus einer konkreten sozialen Wirklichkeit und ist zugleich deren Teil.

Gleichzeitigkeit von Gesundheit und Krankheit

Davidson & Strauss (1992) schildern den Fall eines chronisch schizophrenen Menschen, der sich nach langer erfolgloser Behandlung »von sich aus« erholt und ein in vieler Hinsicht unerwartet erfolgreiches und befriedigendes Leben führt. Die Autoren argumentieren, daß keines der gängigen Krankheitskonzepte diese Entwicklung schlüssig erklären könne und führen dies auf grundlegende theoretische Mängel zurück: Das medizinische Krankheitskonzept sei zwar in mancher Hinsicht unverzichtbar, sehe die Krankheitsdynamik aber weitgehend getrennt von Lebensbedingungen und allgemeinen subjektiven Faktoren wie Hoffnung und Mut. Das gängige psychosoziale Störungsmodell rücke zwar die beeinflussenden sozialen und familiären Faktoren in den Vordergrund, laufe aber ständig Gefahr, die Krankheitsentwicklung zu psychologisieren und die Verantwortung des einzelnen zu überschätzen.

Die Autoren plädieren dafür, die Antinomie der Ansätze zu durchbrechen. Eine bloße Addition halten sie nicht für ausreichend, da die beiden Ansätze auf irrtümlichen Annahmen beruhten. Beide seien zu sehr defizitorientiert. Gesundheit und Krankheit erschienen als feststehende gegensätzliche Größen; Gesundheit sei nun mal kein absoluter idealer Gesundheitszustand, sondern ein relativer, vielfältiger Prozeß. Krankheit sei nicht einfach als Abweichung oder Abwesenheit von Gesundheit zu begreifen, so wie das Phänomen des Stimmenhörens nicht einfach als Abwesenheit von Stille zu verstehen sei. Abgesehen von theoretischer Unzulänglichkeit sei dieses Denken aber auch wenig ermutigend und motivierend, sich um die eigene Rehabilitation zu bemühen.

»Jeder ist zu jeder Zeit in erster Linie Mensch.« (Sullivan 1983/1953) Schon dieses Zitat macht deutlich, daß bei jeder noch so schweren Krankheit gesunde und kompetente Anteile erhalten bleiben. Auch moderne biopsychosoziale Krankheitsmodelle behandeln die körperlichen, psychischen und sozialen Aspekte additiv getrennt. Für eine wirkliche Integration fehlt die Dimension der subjektiven Erfahrung und der konkrete lebensgeschichtliche Kontext. Davidson & Strauss (1992) entwerfen ein lebensgeschichtliches Krankheitskonzept (»Life-Context-Approach«), in dem Krankheit und Gesundheit gleichzeitig existieren und die objektivierende Trennung von Person und Störung aufgehoben ist. Existentielle Grundan-

nahmen menschlicher Erfahrung und menschlichen Handelns müssen auch für psychisch kranke Menschen gelten und in einem umfassenden Krankheitskonzept Berücksichtigung finden:
Zweckbestimmtheit: In der Psychose mag die Fähigkeit des Menschen, zielgerichtet zu handeln und Lebensprojekte zu entwerfen, vielfältig beeinflußt sein, verloren geht sie nicht.
Geschichtlichkeit: In der klinischen/diagnostischen Situation droht die Zeitperspektive verloren zu gehen, wenn die Person als Träger von Symptomen betrachtet wird; im Längsschnitt gibt es ein Leben vor, nach und trotz der Krankheit und wird die klinische Intervention zu einem Ereignis unter vielen anderen. Vor allem aber ist zu beachten, daß die Entwicklung eines Menschen zwar durch Krankheit beeinflußt, nie aber wirklich unterbrochen oder gestoppt werden kann. Krankheit ist nicht einfach nur Ergebnis ungünstiger Entwicklung und Hindernis günstiger Entwicklung, sie bedeutet auch Erfahrung und Chance für Reifung.
Symbol- und Sinnhaftigkeit: Menschen sammeln Erfahrungen nicht wie Äpfel. Je nach der Lebensgeschichte des einzelnen gewinnen sie eine unterschiedliche Bedeutung und gestalten gleichzeitig sein Selbst- und Weltverständnis neu. Das gilt natürlich auch für die Wahrnehmung der Psychose bzw. ihrer Behandlung und für ihre subjektive Wirkung.
Gleichzeitigkeit von Störung und Kompetenz: Jeder Mensch ist zu jeder Zeit charakterisierbar nach Stärken und Schwächen. Auch psychotische Menschen haben zugleich andere Eigenschaften und Aufgaben. Symptome sind gleichzeitig als Funktionsstörungen und als Coping-Strategien zu begreifen.

Das Verständnis des psychisch erkrankten Menschen als handelnde Person, das hier neben der psychoanalytischen eine anthropologische Begründung erfährt, hat für die folgende Untersuchung eine zentrale Bedeutung. Die Frage ist, ob die unten zusammengetragenen und ausgeführten »Naturgeschichten« diese Theorie stützen. Zunächst aber noch einige weitere Ergebnisse anthropologischer lebensgeschichtlicher Forschung.

Fürsorgliche Eindämmung oder Vokabular der Differenz

P. Barham (1994) führte vierundzwanzig halbstrukturierte Interviews mit mindestens sechsmal hospitalisierten psychisch erkrankten Menschen. In subtiler Weise analysierte er ihr subjektives Erleben der eigenen sozialen Situation und unterschied Sprachstile, die mehr der Integration oder Ausgrenzung, Sinngebung oder Entwertung des eigenen Krankheitsgeschehens dienten. Er stellte fest, daß Aktivitäten und Wünsche daran gemessen werden, was nach subjektivem Verständnis einem erfüllten, sinnvollen Leben, also einem Lebenssinn entspricht. »Zu wissen, wer ich bin, setzt einen moralischen Raum voraus, einen Sinn-Raum, einen Raum, in dem Fragen nach gut und böse, nach Sinn und Bedeutung des eigenen Tuns entstehen können.« (ebda., S. 5) Über Menschen mit Schizophrenie wissen wir nicht viel, vor allem nicht viel, was nicht mit der Krankheit zu tun hat. Wir verorten sie nicht im moralischen (anthropologischen) Raum. »Psychiatrische Theorie und Praxis ermutigt uns nicht besonders, einen Menschen mit Schizophrenie in aller Tiefe als Person zu sehen. Und ein Teil des Problems psychisch kranker Menschen rührt daher, daß sie selbst nicht ermutigt werden, sich so zu sehen. Die eigene Sicht auf sich selbst wird der Schizophrenie untergeordnet.« (ebda., S. 6). In der Psychiatrie gehen die meisten Fragen nach Sinn und Lebenskonzept ins Leere. Barham nennt das »fürsorgliche Eindämmung« (ebda., S. 7).

Barham plädiert für eine gewisse Aufsässigkeit, die auf Nutzer- und Anbieterseite zu beziehen ist. Entscheidend sei, sich der Identität als Patient zu widersetzen bzw. diese Identität nicht alleine vorherrschend werden zu lassen: Stärken und Schwächen sollten nicht immer auf die abstrakte Krankheit bezogen werden, sondern (auch) als Eigenart der Person wahrnehmbar bleiben. Ziel könne nicht sein, nur *mit*, sondern auch *trotz*, *neben* und *gegen* die Krankheit zu leben. Entsprechend kritisiert er Trainings, die allzu eng auf Krankheitseinsicht und Compliance zielen: »Die Krankheit zu akzeptieren, bekommt schnell den Charakter von aufgeben und resignieren. Eigentlich geht es um Selbstakzeptanz einschließlich der Hoffnung auf ein besseres Leben und der Kraft, daran zu arbeiten.« (ebda., S. 9) Zwischen den Polen, Krankheit bedingungslos anzunehmen oder ebenso radikal abzulehnen, plädiert er für einen Mittelweg, für eine Gleichzeitigkeit von Krankheit und Person. Eine Person kann schizophrene Momente *haben*, ohne sich als Person aufzulösen und ausschließlich schizophren zu *sein*. Sie braucht dafür eine differenzierende Sprache, ein »Vokabular der Differenz«, wie Barham es nennt.

Diese Sichtweise erlaubt dann auch, die Psychose als Erfahrung und die Erfahrung in gewissem Rahmen auch als »Schatz« zu sehen. Barham (1994, S. 15 f.) verweist auf die Erfahrungen der Nutzerbewegung in den USA: Einige langfristig erkrankte Teilnehmer seiner Studie hatten in diesem Kontext und bei besonderen Möglichkeiten sozialer Repräsentation individuelle Entwicklungsfortschritte gemacht, die niemand für möglich gehalten hatte. Im Grundsatz gilt dies auch für das Psychoseseminar als Forum (halb)öffentlicher Auseinandersetzung und Identifizierung mit der eigenen Psychoseerfahrung, die so zu einem stillen Teil des Selbst werden, ohne ständige Präsenz zu fordern. Barham zitiert S. Estroff: »Chronizität beginnt, wenn normale Gespräche aufhören bzw. wenn das Individuum niemanden mehr hat, der zuhört.« (zit. n. Barham 1994, S. 20)

Dichte des Seins

Corin (1995) sieht in den USA einen Boom neurobiologischer Forschung, der zu suggerieren scheint, die vollkommene Erklärung psychiatrischer Phänomene stünde kurz bevor. Gleichberechtigt und im Kontrast dazu stellt sie eine Renaissance subjektorientierter Sinnsuche und Forschung fest. Klermann (1984) betont das unvermeidliche Spannungsfeld zwischen der medizinischen Philosophie des DSM III oder ICD10, die für Wissenschaft unverzichtbar sei, und der klinisch-praktischen Notwendigkeit, die Einzigartigkeit und Individualität des Patienten angemessen zu berücksichtigen. Beide Autoren erinnern daran, daß medizinische Diagnosen Konstruktionen sind, die sich erst im subjektiven Zusammenhang der individuellen Wirklichkeit annähern. Daß psychosoziale Faktoren den Verlauf einer Erkrankung beeinflussen, ist banal; um aber feststellen zu können, über welche subjektiven Erfahrungen vermittelt sie das tun, fehlt weitgehend ein offenes theoretisches Konzept (Fabrega 1989, Lieberman 1992), das allerdings notwendig ist, um etwa folgende Fragen zu beantworten: Wie wird Subjektivität durch die Psychose verändert? Wie können wir die ganz persönlichen Gefühle und die mit der Krankheit zusammenhängenden besser verstehen und vollständiger wahrnehmen? Wie reorganisieren psychoseerfahrene Menschen ihre Beziehung zu sich und der Welt?

Ein eher lebensgeschichtlich orientierter Ansatz sieht die Schizophrenie nicht so sehr als Einheit, sondern von vornherein als Krankheit eines Subjektes, das auf spezifische Weise reagiert und das Geschehen transformiert. Coping-Strategien sind dann nicht einfach als Techniken der Bewältigung zu verstehen, sondern spiegeln den gesamten Bereich der persönlichen Entwicklung neben der Krankheit, alle Anstrengungen, die das eigene Selbstbild positiv und unabhängig von der Krankheit prägen. Im Vordergrund dieses Forschungsansatzes stehen Fragen wie: Was genau geschieht, wenn ein Mensch sich nach langer Erkrankung erholt? Was genau unterscheidet Menschen mit gegensätzlichem Krankheitsverlauf? Was ermöglicht es dem einen, nicht so sehr wie andere in der Krankheitsrolle zu versinken? Offensichtlich hat das nicht nur mit äußeren Einflüssen, sondern auch mit tiefen inneren Strukturen der Erfahrung, mit momentanen und überdauernden Aspekten der Selbst-Konstruktion zu tun. Deshalb spricht Corin (1992) in diesem Zusammenhang von der »Dichte des Seins« (»thickness of being«).

Kulturelle Artikulation schizophrenen Erlebens

In der sogenannten Montreal-Studie (Corin & Lauzon 1992) wurden Wahrnehmungen, Erwartungen und Verhalten von Patienten, die nach langer Krankheitsdauer und häufiger Hospitalisierung nicht bzw. schnell wieder aufgenommen werden, verglichen. Besondere Beachtung fanden die soziale Integration und die subjektive Lebenswelt, d. h. die konkreten symbolischen Strategien, die eigene innere Welt zu bewahren und neue Erfahrungen zu bewerten. Auffällig war, daß zwar beide Gruppen ein relativ karges soziales Umfeld aufwiesen, die Bewertungen ihrer Lage sich aber kraß unterschieden: Die schnell wieder hospitalisierten Patienten fühlten sich ausgeschlossen, wünschten sich mehr Aufmerksamkeit, spürten keine positiven Erwartungen der anderen. Die Diskrepanz zwischen dem Ideal sozialer Integration und dem Bewußtsein des eigenen Ausgeschlossenseins war sehr stark. Die nicht wieder hospitalisierten Patienten bewerteten die gleiche soziale Situation eher im Zusammenhang mit dem eigenen Lebensstil. Ihnen war bewußt, weniger Kontakt zu haben als andere - und wenn, eher zu Freunden als zu Verwandten. Sie sahen diesen relativen Rückzug als angemessen an und glaubten, so das Ausmaß an persönlicher Bedrohung reduzieren zu können. Sie fühlten sich trotz dieses und mit diesem Rückzug der Welt verbunden.

Der intersubjektive Raum geht für die nicht wieder Hospitalisierten nicht verloren, doch wird er anderes genutzt: Religion hat eine größere subjektive Bedeutung im Sinne einer Hilfe, die innere Selbsterfahrung umzugestalten und das Selbstwertgefühl im Zusammenhang eines symbolischen, bedeutungsvollen Gefüges zu stärken. Öffentliche soziale Räume werden stärker genutzt, Struktur und Rhythmus bewußter gesucht. Dabei haben alltägliche, wenig bedeutungsaufgeladene und auch imaginäre Beziehungen eine größere Bedeutung. Corin spricht vom »positiven Rückzug« (»positive withdrawal«). Außerdem unterscheiden sich beide Gruppen auch hinsichtlich Sprachstil und Zeitgefühl: Die nicht wieder Hospitalisierten sahen sich selbst mehr im zeitlichen Prozeß; sie nahmen weniger Bezug auf allgemeine Normen, ohne sich aber von sozialen Rollen und Aufgaben gänzlich zu verabschieden. Die verschiedenen Aspekte von sich und der Welt, die Dichte der Erfahrung prägen den Krankheitsverlauf u. U. mehr als abstrahierte soziale Faktoren. Die Fähigkeit, dem Krankheitsprozeß bzw. dem eigenen sozialen Umgangsstil Sinn beizumessen - und sei dieser noch so subjektiv und vorläufig –, scheint den Krankheitsprozeß und die Inanspruchnahme der Psychiatrie deutlich zu beeinflussen.

Corin zieht Schlußfolgerungen für die Schizophrenieforschung: »Wir können die Hypothese aufstellen, daß der Verlauf der Störung unter anderem die Art widerspiegelt, wie die Psychoseerfahrung in das Selbst integriert wird, und daß diese Integrationsleistung wiederum von weiteren kulturellen Konzeptionen und Einstellungen abhängt.« (Corin 1995, S. 9) Vor diesem Hintergrund erklärt sie die günstige Prognose schizophrener Menschen im Senegal, Nigeria und Indien, die in mehreren WHO-finanzierten Vergleichstudien (Leff u. a. 1992, Sartorius u. a. 1986) belegt wurde, mit der besonderen kulturellen Einbindung. Ernsthafte Erkrankungen lassen dort immer nach der Bedeutung für die Familie fragen und mobilisieren deren Ressourcen. Auf der Erfahrungsebene erlaubt der Rückgriff auf kulturelle Überzeugungen (einschließlich Hexerei, Magie und Geister), Entfremdung und Angst in Worte zu fassen und das eigene Erleben wieder in eine von allen geteilte soziale und kulturelle Welt einzubinden. »Eine Forschung, die darauf abzielt, präzise zu untersuchen, wie Kultur zur Artikulation psychotischer Erfahrung beiträgt, darf Kultur nicht nur als eine Reihe von Variablen betrachten, sondern vielmehr als eine Matrix von Bedeutungen und Handlungen. Sie muß einen Ansatz entwickeln, der weit genug ist, um die kulturelle Verankerung von Gefühlen und Reaktionen fassen zu können, der aber gleichzeitig fokussiert genug bleibt, um dieses kulturelle Netzwerk zu der persönlichen Erfahrung aller Individuen in Beziehung setzen zu können.« (Corin 1995, S. 10) Corin unterscheidet perspektivisch zwei Fragen:

1. Gibt es grundlegende Wahrnehmungen, Interpretationen und Reaktionen, die zum Beispiel von schizophrenen Symptomen hervorgerufen werden? Lassen sich kulturelle Konstruktionen identifizieren?
2. Welche individuellen Wahrnehmungen, Interpretationen und Reaktionen von Patienten und Angehörigen sind kennzeichnend für einzelne Entwicklungen und Verläufe? Welche Lebens- und Identitätsstrategien sind zu erkennen, und in welcher Wechselwirkung stehen sie zu klinischen und sozialen Erfahrungen?

Beide Fragen spielen auch in diesem Buch eine Rolle. Die erste Frage wird eher implizit beachtet: Mit dem klinischen Kontext ist eine wesentliche, kulturell prägende Variable ausgeklammert. Ansatzweise können so individuelle und soziale Muster unabhängig von dieser relativ entscheidenden Einflußgröße betrachtet werden. Corin stellt die Hypothese auf, »daß die Kultur durch ihren Einfluß auf familiäre und gesellschaftliche Reaktionen, durch ihr Bedeutungssystem und durch die ›Mythenmodelle‹, die sie den

Patienten zur Verfügung stellt, zu der Artikulation psychotischer Erfahrungen beiträgt, indem sie den Patienten erlaubt, ihre persönliche Erfahrung auf bedeutsame Weise auszudrücken« (ebda., S. 14). Ziel dieser Forschung sei, deutlich zu machen, auf welche Weise Individuen die ihnen zur Verfügung stehende kulturelle Sprache nutzen: »Persönliche Symbole können immer entweder in progressiver Weise, auf Artikulation und Heilung abzielend, oder in regressiver Weise, in Wiederholungen und Pathologie verhaftet bleibend, verwendet werden.« (Obeyesekere 1990) Welche Art »Mythenmodelle« unter welchen Bedingungen dazu beitragen, schizophrene Zustände auch ohne psychiatrische Hilfe auszuhalten oder sogar zu gestalten, welche Art von »Kulturarbeit« also zu welchen symbolischen Transformationen und individuellen Lernprozessen führt, ist Gegenstand dieser Arbeit.

Chancen für »Eigenheit« in Psychiatrie und Psychiatriepolitik

Diesen ersten Hauptteil sollen Ausführungen zur aktuellen Psychiatriepolitik beschließen. Es soll hier vor allem um die Frage gehen, ob und wie mehr Raum für »Eigenheit« in psychiatrischen Einrichtungen entstehen könnte.

Naturgeschichte und Alltagskultur

In zahlreichen medizin-historischen Abhandlungen meint die Bezeichnung »Naturgeschichte einer Erkrankung« deren Verlauf ohne Behandlung. Aus anderer Perspektive wird »Naturgeschichte« biologisch interpretiert etwa in dem Sinn, daß eine Erkrankung ihren somatisch vorgegebenen Verlauf ohne soziale Einflüsse nimmt. Den Begriffsvarianten liegt ein unterschiedlicher Naturbegriff zugrunde. In dem einen Fall wird Natur verstanden als ökologischer sozialer Kontext der Leib-Seele-Einheit Mensch, im anderen Fall repräsentiert der gleiche Begriff eine ausschließlich somatische Gesetzmäßigkeit im Hinblick auf den Verlauf der Erkrankung und ihre Behandlung. Nun ist medizinische Versorgung insgesamt gesehen sicherlich nicht nur von fachwissenschaftlichen Erkenntnissen gespeist, sondern auch als Kulturprodukt im weitesten Sinn anzusehen. Die Art, wie eine Psychose behandelt wird, hängt von vielfältigen sozialen, politischen, kulturellen Einflüssen ab. Nach Meinung von Uchtenhagen ist die Kultur der psychiatrischen und psychosozialen Versorgung von psychosekranken Menschen in einer bundesdeutschen Großstadt gekennzeichnet von einer strengen Orientierung am medizinischen Paradigma und einer gleichzeitig sehr weitgehenden Beeinflussung des sozialen Alltags: »Psychose begegnet uns eher in Ausnahmefällen als ›Naturereignis‹, in der Regel als durch therapeutische Bemühungen bereits verändertes und durch vielerlei Anpassungsvorgänge modifiziertes Geschehen.« (Uchtenhagen 1982, S. 215) Uchtenhagen kritisiert, daß sich die ambulante Behandlung und die in ihrem Rahmen gefundenen ökologischen Nischen eines Psychosekranken an einem niedrigen Lebensstandard, an einer »vita minima«, wie er meint, einem weitgehend freudlosen Leben orientiere. Er schreibt dies unter anderem der Tatsache zu, daß die produktiven auffälligen Symptome der Schizophrenie (durch Medikationen u. a.) beseitigt sind und die Krankenrolle nun eher von der weiterbestehenden besonderen Empfindsamkeit und Kränkbarkeit geprägt wird: raumgreifende Aktionen sind beschnitten, das Entfliehen in eine ausgebaute Wahnwelt ist erschwert; was bleibt, ist der emotionale innere Rückzug. »Rehabilitative Anstrengungen können die Lebensbedingungen chronischer Psychotiker (zwar) verbessern. . . können aber die selbstgeschaffene und selbstverantwortete Existenz nicht ersetzen, finden oft genug ihre Grenze am subjektiv herabgeminderten Lebensgefühl des farblosen Lebens.« (ebda., S. 216) Auf die möglichen Unterschiede rehabilitativer Einrichtungen und die Entwicklung seit 1982 wird weiter unten genauer einzugehen sein. Festzuhalten bleibt an dieser Stelle, daß das Lebensgefühl eines schizophrenen Menschen durch eine symptomorientierte Behandlung nicht nur Vor-, sondern auch Nachteile erfahren kann.

Uchtenhagen begründet seine eher resignative Beschreibung der Alltagskultur von psychosekranken Menschen u. a. mit den gesellschaftliche Entwicklungen, die den subjektiven Bedürfnissen eines Psychosekranken zuwiderlaufen: »Zunehmender Wertpluralismus, das beschleunigte Tempo der Veränderungen und der Zwang zur Flexibilität und zum fortwährenden Umlernen schaffen Anforderungen, die eine Identitätsbildung und -stabilisierung eines vulnerablen Menschen erschweren.« (ebda., S. 216) Die Frage ist, ob sich diese Muster in den letzten Jahren verändert haben und ob sie in gleichem oder verändertem Maße auch für psychoseerfahrene Menschen außerhalb der Psychiatrie zutreffen.

Mehr oder weniger Institution?

Die Analyse von Uchtenhagen beruht auf Beobachtungen aus dem Jahr 1982. Möglicherweise vollzieht sich allerdings in den letzten Jahren eine Veränderung der psychiatrischen Landschaft, die in ihrer grundlegenden Bedeutung noch schwer einzuschätzen ist. Behindert und erschwert von gesundheitspolitischen Bedingungen und institutionellen Abrechnungsmechanismen werden langsam, aber zäh die Langzeitbereiche der großen Anstalten und Krankenhäuser zugunsten integrierter Hilfsangebote aufgelöst. Mit regionalen Unterschieden, in Hamburg etwa, aber sehr deutlich, treten auch im komplementären Bereich eigenständige Wohnformen mit Betreuung in eigener Wohnung bzw. Wohngemeinschaft an die Stelle von pflegesatzabhängigen Wohnheimen mit ihrer besonderen Eigendynamik. In ähnlichem Sinn differenziert sich der Arbeitsbereich weg von separaten Großwerkstätten hin zu Betreuungsformen, die der normalen Arbeitswelt näher kommen. Damit sind die Probleme der Psychiatriepolitik keineswegs gelöst. Die Psychiatriereform tritt allerdings – und das ist zunächst einmal zu begrüßen – in einen gesamtpolitischen Zusammenhang: Die Entwicklungen von angemessenen Wohn- und Arbeitsformen in ausreichendem Umfang werden nun weniger von reaktionären psychiatrischen Konzepten als von gesamtpolitischen Bedingungen behindert. Psychisch kranke und seelisch behinderte Menschen treten in offene Konkurrenz auf dem Wohnungs- und Arbeitsmarkt. Um so mehr brauchen sie eine politische Lobby. Insofern ist es kein Zufall, daß ihre politische Selbstorganisation gerade jetzt gelingt.

L. Davidson untersuchte in einer großen, subjektorientierten Studie die Erfahrungen von Langzeitpatienten bei der Rückkehr in ihre Gemeinde. »Alle Teilnehmer dieser Studie beschrieben ihr Leben in der Gemeinde als einsam, leer, isoliert, gefüllt mit vielen Stunden der Ablenkung durch den Fernseher oder das Radio, mit wenig Geld und nur gelegentlichen Ausflügen zu Fast-Food-Restaurants und Supermärkten und mit begrenzten unpersönlichen sozialen Interaktionen. Die Rückkehr in die Gemeinde bedeutete für viele Patienten zusätzliche Schwierigkeiten in Form von wachsender klinischer Instabilität, Risiko der Schikanierung und Probleme mit der Erfüllung ihrer Bedürfnisse. Dennoch haben alle Teilnehmer eine starke Vorliebe für ein Leben in der Gemeinde gezeigt. Die Teilnehmer dieser Studie waren durchaus in der Lage, zu begründen, warum sie ein Leben in der Gemeinde trotz schwerer Rückschläge als bedeutend befriedigender empfanden. Die Freiheit, zu kommen und zu gehen, wie es einem beliebt, nicht gesagt zu bekommen, wie man jede Stunde des Tages zu verbringen habe, Schutz vor ständigen Beleidigungen und Angriffen und ein Platz, um sich zurückziehen zu können, wurden deutlich als Hauptgründe für den Wunsch, außerhalb des Krankenhauses zu leben, genannt.« (Davidson 1995, S. 10) Unter Berufung auf eine Patientin spricht Davidson an gleicher Stelle von der »Würde des Risikos und dem Recht zum Mißerfolg«.

In diesem Zusammenhang ist zu begrüßen, daß die Evaluationsforschung mit dem Konzept der »Lebensqualität« eine Begrifflichkeit entwickelt hat, die über klinische Bewertungsmaßstäbe hinausgeht. Dabei sind harte Kriterien wie materielle Sicherheit und subjektive Bewertungen sorgfältig aufeinander zu beziehen (Priebe 1994). Dann kann zum Beispiel der Rückzug von verwirrenden Einflüssen auch als »positive Regression« erkannt werden, und das vernichtende Urteil des »ambulanten Ghettos« muß vielleicht manchmal revidiert werden, wenn man versteht, daß manche psychoseerfahrene Menschen es vorziehen, unter sich zu bleiben, weil sie hier eine größere Flexibilität und Rücksichtnahme erfahren haben bzw. vermuten.

Selbsthilfebewegung und »Trialog«

In den USA ist nicht nur die biologische Psychiatrie gut beheimatet. In Europa weniger bekannt ist, daß die Selbsthilfebewegung in den USA (»Psychiatric Consumer Movement«) zahlenmäßig stark und zu einer bedeutenden psychiatriepolitischen Größe geworden ist (McLean 1994). Im Unterschied zur Situation in der Bundesrepublik ist die Nutzerbewegung auch vielfach als Trägerin von Hilfsangeboten (consumer offices, consumer controlled alternatives) und Initiatorin von subjektorientierter Forschung aktiv geworden. Die Idee des »Consumer empowerment« hat über diese unmittelbare Gestaltung hinaus einen relativ weiten Einfluß auf die Philosophie gemeindepsychiatrischer Behandlungsangebote. Im Zuge der Institutionalisierung von eigenen Hilfsangeboten kam es aber auch zu internen Schwierigkeiten, zu Konkurrenzen zwischen Ex-Patienten und aktuellen Nutzern, zu neuen Hierarchien, zu finanziellen Abhängigkeiten und in diesem Zusammenhang zeitweilig auch zu einer Gefährdung der Selbsthilfekultur. Dennoch hat die Nutzerbewegung großen politischen Einfluß, ist auf verschiedenen Planungsebenen als Partnerin akzeptiert und hat der Forschung wesentliche Impulse gegeben. Nicht zuletzt hat die Bewegung einzelnen Mitgliedern eine erstaunliche persönliche Entwicklung ermöglicht, die mit üblichen Kategorien von Rehabilitationsforschung nur schwer zu erfassen ist (Leete 1988).

1994 wurde in der Bundesrepublik der *Bundesverband der Psychiatrie-Erfahrenen e.V.* gegründet. Psychiatrische Patienten zogen endlich mit den Angehörigen, die sich etwa zehn Jahre vorher verbandlich organisiert, und den professionell Tätigen, die mehr als weitere zehn Jahre vorher ihre berufsgruppen-übergreifende Fachorganisation (*Deutsche Gesellschaft für Soziale Psychiatrie*) gründet hatten, gleich. Sie taten damit das, was ihnen theoretisch wie praktisch von der professionellen Welt nicht zugetraut worden war. Mit diesem Schritt wird auf psychiatriepolitischer Ebene endlich das möglich, was inzwischen »Trialog« genannt wird: Die drei im psychiatrischen Kontext wichtigen Gruppen mit jeweils durchaus eigenen Interessen können und müssen in eine direkte und ansatzweise gleichberechtigte Auseinandersetzung treten mit der Chance, gemeinsam und insgesamt politisch mehr Druck für eine umfassende Psychiatriereform zustande zu bringen. Diese Entwicklung korrespondiert mit der rasanten Entfaltung eines psychiatriefachlichen Trialogs in den sogenannten Psychoseseminaren. Von Hamburg ausgehend, sind inzwischen mehr als 70 solcher Foren (Stand April 96) entstanden. Gemeinsamer Nenner ist das Ziel, durch gleichberechtigten Austausch der drei Gruppen insgesamt und wechselseitig mehr zu erfahren, was Psychosen bedeuten und was Menschen in Psychosen brauchen (Bock 1995b). Wenn es nun noch gelingt, den Trialog auch auf der psychiatriepraktischen Ebene zu etablieren bzw. zu beleben, dann könnte dies die Psychiatrie grundlegend verändern. Ein Ansatz, Psychiatrieerfahrenen auch auf dieser Ebene mehr Einfluß zu ermöglichen und damit nicht zuletzt auch mehr Identität mit der eigenen Störung zu erlauben, könnte die Einführung sogenannter Behandlungsverträge sein: An die Stelle einseitiger Behandlung mit deutlichem Machtgefälle in akuter Situation soll die gleichberechtigte Verhandlung von Behandlungswünschen und -möglichkeiten schon in stabilen Zeiten treten.

Die Idee des Trialogs prägte auch den Weltkongress für soziale Psychiatrie, der 1994 unter dem Titel »Abschied von Babylon – Verständigung über Grenzen in der Psychiatrie« in Hamburg stattfand. Patienten, Angehörige und Profis gestalteten den Kongreß gemeinsam und in der Absicht, das subjektive Erleben in den Vordergrund zu rücken, Psychiatrie also (wieder) zu einer Erfahrungswissenschaft zu machen und entsprechend demokratische Umgangsformen zu etablieren.

Vielfalt und Toleranz

Die aktuelle psychiatriefachliche und psychiatriepolitische Entwicklung erscheint also widersprüchlich. Auf der einen Seite nimmt das Gewicht einseitiger biologischer Forschung zu (Schwab 1995, Ciompi 1995), auf der anderen Seite wächst die wissenschaftliche, praktische und politische Bedeutung des subjektiven Faktors. Auch in anderen gesellschaftlichen Bereichen vollzieht sich ein ähnlicher Prozeß: Fremdenfeindlichkeit *und* gewachsene Toleranz im Umgang mit Randgruppen sind Kennzeichen der Postmoderne. »Gegenwärtig vollzieht sich ein tiefgreifender soziokultureller Wandel, der die bislang als stabil erscheinenden Rahmenbedingungen modernen Lebens in Frage stellt. Die Krise der Moderne und das mit ihr eindeutig verknüpfte Ende der Eindeutigkeit enthält Chancen zur Überwindung rigider Normalitätsmuster und eröffnet ein Potential für plurale Lebenskonzepte.« (Keupp 1995) »Ohne Angst verschieden sein können«, so formuliert Keupp mit Bezug auf Adorno diese Perspektive.

Philosophen der Postmoderne, wie zum Beispiel W. Welsch, gehen davon aus, daß das heutige Leben mit all seiner Vielfalt und Labilität, seinen »multiplen Realitäten« und »multiplen Identitäten«, das, was früher einmal als normal bezeichnet wurde, überholt hat und nun das Leben unter Randgruppenbedingungen und das Erleben von psychisch labilen Menschen mit unter den Normalitätsbegriff fällt. »Leben unter heutigen Bedingungen ist Leben im Plural, will sagen Leben im Übergang zwischen unterschiedlichen Lebensformen.« (Welsch 1990, S. 171)

M. Bleuler hat 1984 auf die Frage, was für ihn der Kern der Schizophrenie sei, geantwortet, die Überschreitung von einem »Schwellenwert, nach welchem die Konfrontation der persönlichen inneren Welt mit der Realität und der Notwendigkeit zur Vereinheitlichung zu schwierig und zu schmerzlich geworden ist und aufgegeben worden ist« (M. Bleuler 1987, S. 18). In dieser Formulierung wird Normalität gekennzeichnet als Ausdruck des Bemühens, äußere und innere Realitäten zusammenzubringen. Keupp verbindet damit die Hoffnung, »daß in der Überwindung moderner Einheits- und Eindeutungszwänge sich die Bedingungen für eine weniger von Zwang bestimmte Normalitätsarbeit verbessern« (Keupp 1995, S. 12).

Nach Zaumseil (1990) ist in jedem Fall davon auszugehen, daß Institutionen der psychosozialen Versorgung und die dort arbeitenden professionellen Helfer die biographischen Orientierungsmuster von Psychosekranken stark beeinflussen und prägen. Deshalb erscheint es lohnend, das Selbstverständnis und die Alltagssituationen von Psychosekranken ohne Behandlung kennenzulernen. Erst so ist zu erfahren, welches Selbstbild von einer Psychose entsteht und welche Begrifflichkeit zur Verfügung steht, wenn professionelle Konzepte einmal nicht dominieren.

Methodik

Authentizität und Struktur – Forschung als Prozeß

Im folgenden geht es zunächst um den Stellenwert qualitativer Forschung im Vergleich zu quantitativen Strategien. An Beispielen wird die Bedeutung qualitativer Forschung für Psychologie und Psychiatrie dargestellt. Die Binnenstruktur des qualitativen Forschungsprozesses wird nach FLICK (1991, S. 148 ff.) als ein permanenter Entscheidungsprozeß und als eine permanente Dialektik von Authentizität und Strukturierung dargestellt. Von der Datenerhebung über die Auswertung bis zur Darstellung wird eine Balance dieser beiden Pole gefordert. So ist es Aufgabe des Forschers, durch teilnehmende Beobachtung oder qualitative Interviews ein »Verstehen mit den Augen des Anderen« zu ermöglichen, »das Forschungssubjekt, den Anderen, nicht zum Gegenstand, sondern zum dialogischen Partner« zu machen (KOEPPING 1987, S. 29). Zugleich muß er aber in der Lage sein zu strukturieren, d. h. eine vergleichende, verallgemeinernde und damit abstrahierende Perspektive zu eröffnen. »Er muß in sich selbst beide Funktionen, die des Engagiertseins und der Distanz, dialektisch verschmelzen können.« (ebda., S. 29) Das erfordert, daß der Forscher sich selbst als zentrales Erkenntnisinstrument mit seinen eigenen Ängsten oder blinden Flecken zu reflektieren sucht (DEVEREUX 1973/1967).

Zum Verhältnis von quantitativer und qualitativer Forschung

Die lange Zeit übliche und heute wieder in Frage gestellte Entgegensetzung qualitativer und quantitativer Forschung ist künstlich. Berühmte sozialwissenschaftliche Untersuchungen – wie etwa Durkheims Arbeit über den Selbstmord (DURKHEIM 1973/1897) und die berühmte Studie von Jahoda u. a. über die Arbeitslosen von Marienthal (JAHODA U. A. 1980/1933) – haben ihre Forschungsmethoden aus der jeweiligen problembezogenen Fragestellung heraus entwickelt und dabei quantitative *und* qualitative Ansätze verknüpft. Gerade daraus resultierten ihre fruchtbaren Ergebnisse. Die Diskriminierung des einen Forschungsansatzes als »weich« und die gleichzeitige Überbetonung der Notwendigkeit »harter« Datenerhebung und -auswertung ist das Produkt der spezifischen Wissenschaftsgeschichte der einzelnen Fächer. Die Psychologie orientierte sich stark am naturwissenschaftlichen Experiment und suchte ihre Instrumente von der subjektiven »Verzerrung« zu bereinigen, obwohl das Subjekt ihr ureigener Gegenstand war und ist. Im Vergleich dazu blieb zum Beispiel die Ethnologie aufgrund ihrer langen Tradition der Feldforschung dem qualitativen Paradigma mehr verbunden, ähnlich wie die historischen Wissenschaften mit ihrer besonderen Betonung der Einmaligkeit von Ereignissen.

Es mag mit den Veränderungen in den Naturwissenschaften selber zusammenhängen und mit den vom Zeitgeist beeinflußten Veränderungen in den wissenschaftstheoretischen Diskursen der letzten Jahre, jedenfalls hat das Interesse an interdisziplinärer Forschung sowohl in den Sozialwissenschaften als auch in der Psychiatrie enorm zugenommen. Damit verbunden ist eine größere Variabilität in der Methodik: »Qualitative Forschung hat ihren Ausgangspunkt im Versuch eines vorrangig deutenden und sinnverstehenden Zugangs zu den interaktiv hergestellt und in sprachlichen wie nichtsprachlichen Symbolen repräsentiert gedachten sozialen Wirklichkeiten.« (Kardorff 1991) Mit der Komplexität des Gegenstandes bzw. der Fragestellung in Psychologie und Psychiatrie ist die Notwendigkeit, zu einer »dichten Beschreibung« (Geertz 1983) zu kommen, also einen bestimmten Wirklichkeitsausschnitt möglichst detailliert und vollständig zu beschreiben, deutlich gewachsen und als interpretationsrelevante Ergänzung zu den quantitativ-statistischen Verfahren inzwischen allgemein anerkannt.

Lange Zeit erschienen sinnverstehende, interpretative, zum Teil intuitive, von Einzelfällen, Felderfahrungen und von der Subjektivität der Forscher geprägte und gebrochene Analysen bestenfalls als heuristisch sinnvoll, jedoch nicht tauglich zur Bestätigung von Hypothesen. Inzwischen sind die qualitativen Methoden jedoch so ausdifferenziert und weiterentwickelt, daß ein so pauschales Urteil keinen Bestand mehr haben kann. Vielmehr ist die Frage der Gegenstandsangemessenheit in den Vordergrund gerückt. Umgekehrt ist die einseitig experimentell quantitativ ausgelegte Forschung in den Sozialwissenschaften an einen kritischen Punkt gekommen, weil die Zerteilung des Subjekts in einzelne Verhaltenssegmente zu realitätsfernen Ergebnissen zu führen droht und weil die mangelnde Tiefenschärfe bei der Beschreibung der Feinstruktur sozialer Situationen unübersehbar geworden ist. Die übliche Hierarchisierung auf den Kopf stellend, könnte man demnach etwas polemisch fragen, ob nicht die quantitativen Verfahren eher den Status erkundender Methoden haben sollten, denen vertiefende und subtilere Verfahren folgen müssen, spätestens dann nämlich, wenn es darum geht, einen subjektiven Sinnzusammenhang zu verstehen.

Inzwischen zeichnet sich eine Versöhnung ab: »In Abhängigkeit von der jeweiligen Fragestellung lassen sich zum Beispiel mit Hilfe qualitativer Methoden Typizitäten und Mechanismen der gesellschaftlichen Konstruktion der Wirklichkeit« (Berger & Luckmann 1969), mit Hilfe quantitativer Methoden Repräsentativität, allgemeine Muster oder Modelle herausarbeiten. »Beide Momente ergänzen sich unter Gesichtspunkten einer perspektivischen Erfassung der Ganzheit sozialer Phänomene.« (Kardorff 1991, S. 4) In diesem Zusammenhang lohnt es, sich daran zu erinnern, daß wissenschaftliche Methoden insgesamt, also quantitative wie qualitative, »reflektierte Alltagsmethoden« (Mach 1980/1905) sind, also gemeinsame Wurzeln haben. Wenn man so will, ist die »quantitative Untersuchung nur ein besonderer, einfacher Fall der qualitativen. Die Beschreibung durch Zählung ist nämlich die denkbar einfachste.« (ebda., S. 322) Als gemeinsamer Nenner zumindest in der Sozialforschung kristallisiert sich heraus, daß dann »qualitativ« vorzugehen ist, wenn die Gegenstände oder Themen »komplex, differenziert, wenig überschaubar, widersprüchlich sind oder wenn zu vermuten steht, daß sie als einfach erscheinen, aber - vielleicht - Unbekanntes verbergen« (Kleining 1991, S. 16). In einem unbekannten Feld erscheint also qualitative Forschung als Einstieg angemessen und geboten. Wenn quantitative Methoden vereinfachte qualitative sind, dann sind erstere dann sinnvoll einsetzbar, wenn letztere gezeigt haben, daß eine Vereinfachung möglich ist. Die Ethnomethodologie geht in ihrer Beziehungssetzung von quantitativen und qualitativen Verfahren noch einen Schritt weiter: Demnach sind beide Verfahren unterschiedlich stark abstrahierte Alltagsmethoden. Beobachtung und Experiment sind aus Alltagstechniken entwickelte Methoden, die sowohl im quantitativen wie im qualitativen Paradigma ihre Bedeutung haben. Letztlich entsprechen sie den rezeptiven und aktiven Aspekten menschlichen Handelns und sind untrennbar miteinander verbunden.

In der Beziehung von qualitativen und quantitativen Methoden sind zwei weitere Aspekte von Bedeutung: Bei aller Kritik am quantitativen Paradigma und seiner reduktionistischen Betrachtungsweise ist qualitative Forschung weder ethisch noch methodisch per se besser, sondern unterliegt lediglich anderen Schwierigkeiten und Gefahren. Sie mag zwar die Chance größerer Inhaltsvalidität oder auch Gegenstandsnähe haben, damit verbunden ist aber etwa auch die Gefahr höherer sozialer Kontrolle. Die Entscheidung für qualitative Forschung ersetzt also keine ethische oder politische Reflexion. Sich in Details zu verlieren ist bei qualitativen Daten genauso möglich wie bei quantitativen. Qualitative Methoden zu wählen darf keine Verlegenheitslösung sein, weil statistische Verfahren zu kompliziert erscheinen. Die Methodenwahl muß vom Gegenstand bestimmt werden. Angesichts der Ausdifferenzierung auch der qualitativen Verfahren sind methodische Präzision und Systematik in jedem Fall notwendig.

Die Basisstrategie jeder Forschung ist »Heuristik« – mit dem Ziel, den Gegenstand der Forschung exakter zu erkennen. Dieser Prozeß beginnt stets bei der ersten Erscheinungsweise, dem Vorverständnis des Gegenstands. Es folgt die Beschreibung, d. h. die Rekonstruktion mit Hilfe von Sprache, oder die Messung, d. h. die Abbildung auf einer Skala. Die Abbildung durch Sprache hat immer eine Barriere zu überwinden. Und die Interpretation durch den Forscher kann stets nur eine Reproduktion der vorinterpretierten Welt sein. Entscheidend für die Analyse ist der Schritt von der Erscheinungsweise zu dessen Struktur. Ziel qualitativer Forschung ist, durch das Konkrete hindurch das Typische zu sehen und die Struktur der als selbstverständlich genommenen Alltagswelt zu verdeutlichen. Auf dem Weg, die Distanz zwischen Forscher und Gegenstand zu reduzieren, kann qualitative Methodologie am Forscher selbst, am Gegenstand oder an beider Verhältnis ansetzen. In unterschiedlicher Gewichtung enthält jede Forschung alle drei Aspekte.

Bedeutung qualitativer Forschung in Psychologie und Psychiatrie

»Die sich anbahnende qualitative Wende der Psychologie begründet sich nicht nur aus der Kritik einseitig quantitativer Methodologie, sondern aus dem Gegenstand selbst.« (Mayring 1991) Psychologie sucht die Welt zu verstehen unter Einbeziehung des Denkens, Fühlens und Handelns einzelner Menschen. »Eine solche subjektorientierte Wissenschaftskonzeption ist aber gerade ein Grundzug qualitativer Forschung.« (Bergold & Flick 1987) Subjektive Sinnstrukturen erfordern einen verstehend-interpretativen Zugang. Vor diesem Hintergrund verändert sich der Gegenstand im biographischen und historischen Zusammenhang und auch durch den Eingriff des Forschers selbst. Also ist ein prozessorientiertes und dialogisches Vorgehen notwendig.

Menschliches Denken, Fühlen und Handeln ist überdies situationsbezogen, also nicht ohne Verzerrungen aus einem bestimmten Kontext herauszulösen. Psychologische Forschung muß somit alltagsnah und kontextbezogen sein. Unter all diesen Aspekten haben qualitative Verfahren eine Bedeutung. Inhaltliche Beispiele für qualitative Forschung in der Psychologie sind biographische Lebenslaufforschung (Jüttemann & Thomae 1987), Belastungs-/Bewältigungsforschung (Mayring 1988), qualitative Therapieforschung (Kvale 1986), phänomenologische Psychologie

(Graumann & Metraux 1977), induktive und biographische Diagnostik (Jüttemann 1985).

Zu den für die Psychologie besonders relevanten qualitativen Designs zählt Mayring (1991a) die Einzelfall- bzw. biographische Analyse (Jüttemann & Thomae 1987), die Handlungsforschung, die deskriptive Feldforschung und das qualitative Experiment (Kleining 1986). Für die Psychologie besonders wichtige qualitative Techniken seien das narrative (Wiedemann 1986) und das halbstrukturierte bzw. problemzentrierte (Witzel 1982) Interview, Gruppendiskussionsverfahren, die gegenstandsbezogene Theoriebildung (Glaser & Strauss 1967, Rennie u. a. 1988) und die qualitative Inhaltsanalyse (Mayring 1988). Nach Mayring (1991a, S. 35) bringen qualitative Forschungsmethoden der Psychologie die Chance erleichterter Interdisziplinarität, sauberer Deskription ihres Gegenstandsbereichs, einen stärkeren Praxisbezug und ein neues Methodenbewußtsein. Forschung müsse wieder als »gegenstandsspezifische, prozeßhafte, aber methodisch kontrollierte Interaktion des Forschers mit dem Gegenstand« wahrgenommen werden. Gleichzeitig warnt Mayring (ebda., S. 35) vor einer zu starken Konfrontation mit quantitativen Methoden, vor einem zu ausgeprägten Schulendenken zwischen qualitativen Ansätzen und vor der Gefahr, sich in Details zu verlieren.

Qualitative Interviews als Sammelbegriff für inzwischen sehr ausgefeilte Methoden, wie z. B. teilstandardisierte, problemzentrierte und narrative Interviews, sind für die Psychologie besonders bedeutsam. Sie gewährleisten am ehesten die Möglichkeit, »Situationsdeutungen in offener Form zu erfragen, Fragen nach Handlungsmotiven zu stellen, Alltagstheorien und Selbstinterpretationen zu erheben . . .« (Hopf 1991).

Hoffmann-riem (1980, S. 343) nennt vor allem zwei Voraussetzungen: das Prinzip der Offenheit und das der Kommunikation. »Das Prinzip der Offenheit besagt, daß die theoretische Strukturierung des Forschungsgegenstandes zurückgestellt wird, bis sich die Strukturierung des Forschungsgegenstandes durch die Forschungssubjekte herausgebildet hat.« Noch radikaler formulieren das Glaser und Strauss, indem sie nahelegen, der Forscher möge sich dem Gegenstand »ohne vorgefaßte Theorie (nähern), die vor der eigentlichen Forschung das Relevante in Konzepten und Hypothesen vorschreibt« (Glaser & Strauss 1967, S. 33). Forscher sollten vielmehr den Konzepten und Hypothesen die Chance geben, »von sich aus in Erscheinung zu treten« (Glaser & Strauss 1965/1979, S. 208). Nach dem Konzept der gegenstandsbezogenen Theoriebildung (»grounded theory«) sind Datenerhebung und Interpretation nicht radikal zu trennen, sondern Fragestellungen und Hypothesen sind im Forschungsprozeß zu präzisieren, wenn der Gegenstand eine Apriori-Festlegung nicht erlaubt bzw. durch die übliche Vorgehensweise verzerrt zu werden droht.

Das Prinzip der Kommunikation besagt, vereinfacht ausgedrückt, daß der Forscher sich selbst als Gegenstand und als Instrument des qualitativen Erhebungs- und Auswertungsprozesses begreift: Die Interaktionen zwischen Forscher und Beforschtem, die Phänomene von Übertragung und Gegenübertragung sind zu reflektieren und in den Forschungsprozeß einzubeziehen. Auf erkenntnistheoretischer Ebene liegt dem die Annahme zugrunde, daß die soziale Wirklichkeit immer nur »als sinnhaft durch Kommunikation und Interaktion der Menschen konstituiertes Gebilde begriffen« und »nur auf dem Wege der Rekonstruktion kollektiver Deutungsmuster verstanden« (Kardorff 1991, S. 7) werden kann.

Verhältnis von Daten und Theorie

Prinzipiell ist zu entscheiden, ob eine Theorie a priori formuliert werden kann, zu deren Überprüfung Daten erhoben werden, oder ob nach dem Prinzip der Offenheit theoretische Annahmen erst aus den Daten gewonnen werden und in Wechselwirkung von Erhebung und Interpretation überprüft werden sollen. Gilt letzteres, dann kann eine Anlehnung an das Konzept der »gegenstandsnahen Theoriebildung« (Glaser & Strauss 1967, Glaser 1978, Strauss 1987) sinnvoll sein. »Die Entwicklung von Richtlinien für die Datenerhebung und die Entwicklung der Theorie gehen Hand in Hand« (Wiedemann 1991, S. 441), erfolgen in mehreren Runden und sind erst dann abgeschlossen, wenn eine »theoretische Sättigung« erreicht ist, d. h. neue empirische Befunde unter die entwickelte Theorie zu fassen sind. Glaser & Strauss (1967) formulieren ein anspruchsvolles Konzept der Codierung: Auf eine Leitidee (»Sensitizing-Concept«) folgt eine offene Datenerhebung in Form von teilnehmender Beobachtung oder von qualitativen Interviews, die in Feldnotizen und Interviewprotokollen ständig zu dokumentieren und zu reflektieren sind. Ein erstes Ergebnis sind sogenannte »Memos«, die die Leitidee entwickeln, strukturieren und prüfen. In einer Phase des offenen Codierens sind dann nahe an den Daten Kategorien zu gewinnen, die mit jeder Datenerhebungsrunde weiter fokussiert und ausgearbeitet und in einer Phase des theoretischen Codierens weiter verknüpft werden. Auf diese Weise sollen Kreativität und Kontrolle des Forschungsprozesses gewährleistet und in Balance gehalten werden. Gerade bei Untersuchungen, die sich um ein erstes Verständnis von Alltag und Lebenswelt bemühen, erscheint dieses Vorgehen angemessen (Wiede-

MANN 1991). Dabei ist aufgrund des anfänglichen Verzichts auf festgelegte Hypothesen um so sorgsamer darauf zu achten, daß diese sich nicht unreflektiert einschleichen.

Die beschriebene Offenheit in den Hypothesen ist nicht zu verwechseln mit einer Beliebigkeit der Fragestellung. Eine zu weit gefaßte Frage birgt unweigerlich die Gefahr eines Datenfriedhofes in sich, der auch bei qualitativen Untersuchungen nicht selten ist. LÜDERS & REICHERTZ (1986) unterscheiden für die qualitative Sozialforschung drei Forschungsperspektiven, die »auf den Nachvollzug subjektiv gemeinten Sinns, auf die Deskription sozialen Handelns und sozialer Milieus und auf die Rekonstruktion deutungs- und handlungsgenerierender Tiefenstrukturen abzielen« (ebda., S. 92). Etwas vereinfacht kann es also um die Sicht des Subjekts, um die Deskription einer Lebenswelt und um das Erklären menschlichen Handelns bzw. um das Verhältnis einer subjektiven Deutung zu objektiven Strukturen gehen. Nach FLICK (1991, S. 153) kann bei der Eingrenzung der Fragestellung hilfreich sein, ein »Schlüsselkonzept« zu formulieren.

Da der Forscher als »zentrales kommunikatives Erkenntnisinstrument« (FLICK 1991, S. 154) bei der qualitativen Forschung nicht als Neutrum agieren kann, hat er seine Rolle, den Prozeß der Annäherung an das Forschungsfeld und den Prozeß der Aushandlung zwischen Forscher und Beforschtem zu reflektieren. Analog der anfänglich beschriebenen Dialektik von Authentizität und Struktur hat er in dieser Phase Fremdheit und Vertrautheit zu balancieren. Er hat zwischen Innen- und Außenperspektive eine geeignete Position zu finden. Er hat seine Interessen offenzulegen und die der anderen zu wahren. Mit der Wahl seiner Rolle beeinflußt er auch den Zugang zu Informationen.

Methoden der Datenerhebung

FLICK (1991, S. 156 f.) unterscheidet prinzipiell zwischen rekonstruktiven Verfahren, die in Wort oder Schrift ein Geschehen nachzeichnen, und einem interpretativen Vorgehen, das unmittelbar in der Alltagssituation, also gleichzeitig geschieht. Im letztgenannten Fall, den Flick als »natürliches Design« bezeichnet, werden Geschehnisse unmittelbar aufgezeichnet. Intentionen des Forschers sind damit weitgehend ausgeklammert. Allerdings besteht die Gefahr von zu mikroskopisch genauen, aber zufälligen Eindrücken. Subjektiver Sinngebungsprozeß und langfristige Verläufe sind so nicht erfaßbar. Bei den rekonstruktiven Verfahren besteht die Gefahr, daß sekundäre Sinnbildungsprozesse die primären überlagern.

Qualitative Datenerhebungsmethoden lassen sich nach Art, Ausmaß und Urheber der Strukturierung unterscheiden. Das Gruppendiskussionsverfahren, das mit gewissen Einschränkungen im Rahmen des Psychoseseminars zur Anwendung kommt, ist durch eine Strukturierung von Situation und Subjekt gekennzeichnet. Qualitative Interviews erfahren ihre Strukturierung nur durch das Subjekt, insofern sie einem »narrativen« Konzept folgen. Teilstandardisierte, problemzentrierte oder anders fokussierte Interviews sind durch eine anteilige Strukturierung durch den Forscher gekennzeichnet. Einen ausführlichen Überblick gibt Hopf (1991, S. 177 f.).

Gruppendiskussionsverfahren sind unter anderem aus der Meinungs- und Einstellungsforschung sowie aus der Kritik an allgemeinen Umfrageverfahren entstanden. In der Dynamik einer Diskussion soll das wesentlich Gemeinte zur Sprache kommen. Der Einschränkung, daß in einer Gruppe auch Manipulationen und Anpassungsmechanismen zum Tragen kommen, wird von den Vertretern dieses Verfahrens entgegengehalten, daß Meinungen fast *immer* in einer »Realgruppe« entstehen. Minimalkriterium für solche Verfahren ist, daß die Beteiligten vom Gegenstand der Diskussion wirklich betroffen sind. Außer bei der Meinungs- und Einstellungsforschung hat das Verfahren vor allem eine Bedeutung bei der Untersuchung subjektiver Sinnperspektiven erhalten (Dreher 1980). Einschränkend ist zu sagen, daß bei den subjektiven Sinnkonstruktionen Aussagen und Interpretationen der Betroffenen nicht zu trennen sind, diese Methode also ausschließlich als explorative und hypothesen-generierende Methode zu begreifen ist. Diese Bedeutung hatte sie auch für das Psychoseseminar.

Das narrative Interview wird vielfach als Königsweg zur subjektiven Wirklichkeit bezeichnet. »Erzählungen sind gerade die verbalen Formen, die stillschweigend unterstellte Begründungs- und Wissenszusammenhänge explizit thematisieren und so Einsichten in die Lebenswelt einer Person ermöglichen, die ansonsten (in anderen Formen der Kommunikation) als Sinnhorizonte der Verständigung vorausgesetzt sind.« (Habermas 1981, S. 190 f.) Wenn es also um die subjektive Wirklichkeit geht, dann kehrt sich der Vorwurf, narrative Interviews seien an die Selbstauslegung der Informanten gebunden, in einen Vorzug. »Passiven Verbalisierungsmethoden wie zum Beispiel Fragebogen, Ratingskalen u. a. wird eine größere Objektivität und Reliabilität zugestanden, da angenommen wird, daß die Resultate nicht von dem Untersucher beeinflußt werden. Dabei wird aber übersehen, daß diese Vorteile allesamt durch einen gewichtigen kommunikationspsychologischen Nachteil erkauft werden: Die Standardisierung der Befragungsinstrumente nivelliert zum einen die Ergebnisse, zum anderen ist die Unterstellung, daß alle Befragten eine gleiche Auffassung von den vorgegebenen Items haben, eine Fiktion.« (WIEDEMANN 1986, S. 27) Subjektive Erfahrungen können aber auf ganz unterschiedlichem begrifflichen Niveau verbalisiert werden und erfordern eine differenziertere Darstellungsmöglichkeit, insbesondere dann, wenn es um besondere singuläre Erfahrungen, um biographische Einbrüche, im weitesten Sinne um »Dramen« geht, die im wesentlichen ausschließlich retrospektiv, d. h. aus der Perspektive des Erzählers erfaßt werden können. Problematisch wird die Verwendung narrativer Interviews dann, wenn ein objektiver Tatbestand oder ein Ereignishergang ausschließlich aus subjektiven Verbalisierungen rekonstruiert werden soll.

Das problemzentrierte Interview wird von WITZEL (1982, S. 85) als eine Methodenkombination vorgestellt, die entsprechend den Ansprüchen qualitativer Sozialforschung prozeßhaft und gegenstandsorientiert ist, zugleich aber auch durch die Zentrierung auf eine Problemlage leichter zu strukturieren und systematischer auszuwerten ist. Dieses Verfahren »läßt den Befragten möglichst frei zu Wort kommen, um einem offenen Gespräch nahezukommen. Es ist aber zentriert auf eine bestimmte Problemstellung, die der Interviewer einführt und auf die er immer wieder zurückkommt« (MAYRING 1990, S. 46).

Die »Problemzentrierung« soll helfen, das Gespräch zu strukturieren. Ein bestimmtes vom Forscher wahrgenommenes gesellschaftliches Problem, mit dem zugleich ein wissenschaftliches Erkenntnisinteresse verbunden ist, wird sozusagen als Rahmen für die Fragestellung und für die Gesprächsführung formuliert. Sowohl theoretische Aspekte als auch die objektiven Rahmenbedingungen der Informanten gehen, soweit bekannt bzw. bewußt, in die Formulierung des Problems mit ein. Diese hat im Unterschied zum standardisierten Interview nicht den Charakter eines verbindlichen Gesprächsleitfadens, der Verlauf und Richtung des Gesprächs bestimmt, sondern den einer vorläufigen Hintergrundfolie, die den Erzählfluß des Informanten unterstützen und seine Explikationsmöglichkeiten erweitern soll. Entsprechend elastisch ist das Gespräch zu führen. Die in diesem Zusammenhang vorläufig formulierten Kategorien des Interesses erleichtern zudem die erste Analyse und den späteren Vergleich von einzelnen Interviews.

»Prozeßorientierung« meint die »flexible Analyse des wissenschaftlichen Problemfelds, eine schrittweise Gewinnung und Prüfung von Daten, wobei Zusammenhang und Beschaffenheit der einzelnen Elemente sich erst langsam und in ständigem reflexiven Bezug auf die dabei verwandten Methoden herausschälen« (WITZEL 1985, S. 233). Dieser Ansatz greift auf die Grundidee von GLASER & STRAUSS (1978) zurück, wonach Theorien nicht vorab zu konstruieren und dann zu verifizieren, sondern aus dem Material zu entwickeln und schrittweise zu generieren sind. Deduktion und Induktion bedingen sich. Prozeßhaft ist auch der Gesprächsverlauf, der dem Informanten ermöglichen soll, Vertrauen zu entwickeln und selbstbestimmt über sich zu berichten, sowie dem Interviewer einen Lernprozeß erlauben soll, schrittweise nachzufragen und zu verstehen.

Zu den Instrumenten des problemzentrierten Interviews gehören:

- ein Kurzfragebogen, der erlaubt, bestimmte Sozialdaten aus dem Gespräch herauszunehmen;
- ein Leitfaden als Hintergrundfolie für Gesprächsanstöße, damit das Hintergrundwissen des Forschers »kontrolliert« eingebracht werden kann;
- eine Tonbandaufzeichnung, um den ganzen Kontext zu erfassen und dem Interviewer eine Konzentration auf das Gespräch zu erlauben;
- ein Postskriptum im Sinn einer anschließenden Beschreibung der Kommunikation, die alle Ahnungen, Zweifel usw. des Interviewers festhält, und so hilft, möglichen Übertragungs- und Gegenübertragungsmustern (Devereux 1973) auf die Spur zu kommen.

Datenverarbeitung als Prozeß

Bei der Interpretation qualitativer Daten geht es zunächst um die Frage, ob vom Einzelfall auf allgemeine Strukturen oder direkt von der Auswahl auf einzelne Phänomene geschlossen werden soll. Um eine Nachvollziehbarkeit der Darstellung zu gewährleisten, bietet sich eine Verknüpfung beider Positionen in einem zweistufigen Verfahren an: »Zunächst werden die einbezogenen Fälle als Einzelfälle in ihrem Verlauf interpretiert und erst in einem zweiten Schritt um fallvergleichende, verallgemeinernde Interpretationen ergänzt.« (Flick 1991, S. 164) Den dargestellten Polen entsprechen die Strategien der Sequenzierung und Kategorisierung. Glaser (1978) empfiehlt im Zusammenhang mit der gegenstandsnahen Theoriebildung zunächst eine »Zeile-für-Zeile«-Interpretation der Daten und eine anschließende Kategorisierung. Bei der Interpretation qualitativer Texte besteht ein weiteres Spannungsfeld zwischen der Notwendigkeit zur »Reduktion« der enthaltenen Inhalts- und Bedeutungsvielfalt sowie der Notwendigkeit zur Kontextualisierung, d. h. zum Aufspannen eines weiteren Bedeutungshorizonts von Handlungen und Äußerungen. Letztlich geht es auch hier um ein angemessenes Verhältnis von authentischer Abbildung und strukturaler Entdeckung.

»Qualitative Forschung muß nicht bei den Selbstdefinitionen der Informanten und deren Kennzeichnungen von Welt stehen bleiben, sie kann über die Perspektive der Selbstauslegung der Informanten hinweggehen und nach deren Anschauungsformen fragen.« (Glaser 1978, S. 40) Wiedemann stellt verschiedene Methoden dar, die Inhalte eines Gesprächs zusammenzufassen, sie zu abstrahieren und für eine Fragestellung entscheidbar zu machen. Die Bandbreite reicht von systematischen, objektiven und quantitativen bis zu eher interpretativen Verfahren. Nach Wiedemann ist letztlich zu wählen zwischen exakten, aber bedeutungsarmen oder angemessenen, aber umständlichen Vorgehensweisen. Als Ziel formuliert er eine einfache und eindeutige Kategorisierung von Texten. Für die Analyse subjektiver Wirklichkeiten entwickelt er selbst ein Verfahren, daß er »qualitative und regelgeleitete Inhaltsanalyse« nennt (Wiedemann 1986, S. 137 f.). Er sieht in ihr einen Kompromiß, der den Vorteil qualitativer Analysen mit der Ökonomie und der methodischen Eleganz objektiver Verfahren verbindet. Sinnvoll erscheint sein Verfahren vor allem dann, wenn über Einzelfallanalysen hinaus auch Aussagen über ein Kollektiv angestrebt werden und hermeneutische Detailanalysen (Oevermann u. a. 1979) zu aufwendig bzw. unangebracht erscheinen.

Um nicht einfach selektiv journalistisch vorzugehen, um aber auch Datenfriedhöfe zu vermeiden, sind Informationen zu abstrahieren, zusammenzufassen und zu verknüpfen, theoretische Konstrukte zu erarbeiten und Hypothesen zu gewinnen. Egal, ob Daten quantitativ oder qualitativ erhoben werden, sie sind immer nur Ausgangspunkt für Sinnverstehen. Bei der Auswertung von narrativen Interviews sind folgende Regeln zu beachten:

- Die Informationsverarbeitung muß offen und revidierbar bleiben. Daten und Hypothesengewinnung sind aufeinander zu beziehen.
- Bei der Analyse eines Textes ist die Verschiedenheit von Sagen, Meinen, Verstehen biographisch bedingt und unvermeidbar (Wiedemann 1986, S. 164).
- Dennoch ist die Annahme einer »Reziprozität der Perspektive« notwendig, berechtigt und durch eine Analogie mit dem Alltagsverstehen zu begründen. Danach werden Äußerungen immer im Zusammenhang verstanden, und was verstanden wird, auch immer erschlossen (ebda., S. 165).

In Anlehnung an die Konzeption von Wiedemann sind folgende Schritte zu unterscheiden:

1. **Erstes Verstehen:** Der Text wird im Überblick gelesen und in bezug auf Textinhalt und Beziehungsqualität zusammengefaßt. Gibt es Verschleierungstendenzen, die beim globalen Lesen mehr auffallen als beim detaillierten?
2. **Verdichtung und Sequenzanalyse:** Die Verdichtung eines Textes meint

eine »dichte Beschreibung« (Geertz 1983), die die vorhandenen Sinnstrukturen eines Textes möglichst unberührt läßt, ihn für die weitere Bearbeitung aber leichter handhabbar macht. Die Abfolge der Themen bleibt erhalten. Die narrative Struktur oder Präsentationslogik kann selbst zum Untersuchungsgegenstand werden. Die Struktur der Episoden wird nachgezeichnet. In diesem Sinn geht Verdichtung in der Regel einher mit einer Sequenzanalyse: Welche Episoden lassen sich rekonstruieren, welche Themen sind jeweils relevant? Gibt es eine stabile, progressive oder regressive Selbstnarration?

3. **Teilanalyse der Episoden:** Um welches thematische Feld geht es, um welches Ereignis? Wie wird das Ereignis verarbeitet, welche Rolle eingenommen? Welche persönliche Botschaft ist enthalten? Welche Teilaspekte können als Zwischenschritte zur späteren theoretischen Analyse dienen?
4. **Inhaltsanalyse:** Welche Ordnungsstrukturen gibt es, welche Brüche und Komplikationen? Läßt sich ein latenter Sinngehalt erschließen? Wiedemann unterscheidet die Typenanalyse, die Strukturanalyse und die Metapheranalyse. Diese drei »sind regelgeleitet, d. h., sie beruhen auf Theorien und Befunden der Kommunikationstheorie, der Linguistik und der Psychologie, und sie sind gegenstandsangemessen, da sie ermöglichen, subjektive Erfahrungsordnungen zu rekonstruieren« (Wiedemann 1986, S. 139).

Geltungsbegründung und Darstellung

Auch qualitative Forschung hat sich der Frage zu stellen, ob das, was sie ermittelt, gültig ist, wobei »methodenangemessene Gütekriterien« (Flick 1987) zu entwickeln bzw. anzuwenden sind. Zunächst gilt es zu prüfen, ob »die Voraussetzungen nicht-strategischer Kommunikation« hinreichend (Legewie 1987, S. 145) gegeben waren und ob es gelungen ist, angemessene »Arbeitsbündnisse« auszuhandeln. Flick spricht von »kommunikativer Validierung« (Flick 1991, S. 168). Außerdem können verschiedene Datenquellen und Methoden aufeinander bezogen und per Triangulation validiert werden. Die Methode der gegenstandsnahen Theoriebildung (Glaser & Strauss 1987) beinhaltet einen fortwährenden Validierungsprozeß: So wie sich Forschungsgegenstand und Untersuchungsgruppe entsprechend dem Erkenntnisprozeß verändern können, wird der Prozeß der Theoriebildung im laufenden Forschungsprozeß immer wieder hinterfragt. Es kann beispielsweise der Validierung dienen, wenn zur allgemeinen Untersuchungsgruppe kontrastierende Personen untersucht oder zur allgemeinen Fragestellung kontrastierende Fragen gestellt werden.

In der Regel wird das Ergebnis eines qualitativen Forschungsprozesses keine allgemeingültige abstrakte Theorie sein. Das Ziel der Verallgemeinerung ist vielmehr die Freilegung der Struktur eines Feldes, seine »dichte Beschreibung« im Sinne von Geertz (1983) und die Formulierung vorläufiger, weiter zu verifizierender theoretischer Aspekte.

Voruntersuchungen

Zur Vorbereitung der Untersuchung und um eine Sensibilität für die Fragestellungen zu entwickeln, wurden verschiedene kleinere Vorstudien durchgeführt, etwa zur subjektiven Wahrnehmung der Psychose sowie zur subjektiven Bewertung von Lebens- und Behandlungssituation. Dabei ging es darum, sich mit dem qualitativen Untersuchungsansatz noch besser vertraut zu machen und eine angemessene Balance zwischen Strukturierung und Offenheit für die Interviews zu finden. Inhaltlich galt es, auch eine Sensibilität für Indikatoren von Lebensqualität bei langfristig psychisch erkrankten Menschen zu entwickeln. Die Analyse der Zufriedenheit mit Behandlungsbedingungen sollte den Blick dafür schärfen, was es bedeutet, wenn dieser Faktor wegfällt. Die einzelnen Untersuchungen bezogen sich auf unterschiedliche kleinere Stichproben, u. a. auch auf das Psychoseseminar.

In einer subjektorientierten Untersuchung des Betreuten Wohnens wurde untersucht, ob mit diesem damals noch relativ neuen Instrument eine Beheimatung gelingt oder eher die Funktion einer Übergangseinrichtung im Vordergrund steht, letztlich also, ob der persönliche oder der institutionelle Aspekt überwiegt. Deutlich wurde, daß Heimat und Übergang nicht unbedingt als Gegenpole zu verstehen sind: Der zu schnell angestrebte Übergang mag eine notwendige Beheimatung verhindern. Umgekehrt aber kann die erfolgreiche Beheimatung oft erst den Übergang zu einem neuen sozialen Kontext ermöglichen. Spürbar wird die Tendenz der Institution, die Zuweisung zu Wohnformen wie auch die Entlassung nicht therapeutisch, sondern aus institutionellen Sachzwängen heraus zu begründen (Jensen 1991).

Eine andere Untersuchung zum gleichen Thema bezog die professionelle Perspektive mit ein und fragte, ob die Besonderheit des Mietverhältnisses im Unterschied zum Wohnheim eine qualitative Veränderung des Betreuungsverhältnisses bewirke. Deutlich wurde hier, daß das Risiko eines ambulanten Ghettos auch beim Betreuten Wohnen nicht automatisch ausgeschlossen ist (Harries 1990). Bemerkenswert war die Tatsache, daß sich die intensiv betreuten und die am Rande betreuten Personen hinsichtlich ihrer Krankheitsgeschichte und auch weiterer sozialer Daten nicht wesentlich unterschieden. Weder das Nutzerverhalten der Betroffenen noch die Selektionskriterien der Betreuer lassen direkt auf die Schwere der Erkrankung schließen (KÜSTNER 1992).

Eine weitere Untersuchung begleitete langfristig psychisch erkrankte Menschen auf ihrem Weg aus langer Hospitalisierung in eine eigenständige Lebenssituation. Feststellbar war das Beharrungsvermögen der Institution Krankenhaus und die besondere Chance einer von außen ausgelösten Dynamik. Auch Krankheitssymptome, die gleichbleiben, haben offenbar außerhalb der Klinik einen anderen, unbedeutenderen Stellenwert als innerhalb. Die Milieuveränderung erweist sich als hochwirksamer therapeutischer Faktor. Eine wesentliche Bedingung für einen positiven Verlauf war, daß bestimmte Merkmale und Rituale des Krankenhauses auch außerhalb zu verwirklichen waren. Auch der Kontinuität der Betreuung, also der Begleitung nach draußen, kam subjektiv hohe Bedeutung zu (KÖNIG 1992).

Eine Untersuchung wohnungsloser psychisch erkrankter Menschen führte noch näher an die Fragestellung der Hauptstudie heran: Zur Sprache kamen vor allem Menschen, die nach einer Odyssee durch sozialpsychiatrische Einrichtungen oder auch ohne diese Erfahrung aufgrund der Besonderheit ihrer Erkrankung Betreuungsangebote in der üblichen Form ablehnten und von dieser Einstellung auch durch die schlimmen Folgen der Wohnungslosigkeit nicht abzubringen gewesen waren. Ein Teil konnte sich noch vorstellen, in einfachen Herbergen oder Pensionen zu wohnen, jeden therapeutischen oder rehabilitativen Anspruch lehnten sie als Bevormundung ab. Wohnungslosigkeit wurde als Belastung und Entbehrung, aber auch als eine Form von Unabhängigkeit empfunden. Diese Wahrnehmung kann nicht nur als psychotische Verzerrung gedeutet werden. Sie ist auch zu verstehen als Reaktion auf eine nur begrenzt taugliche Konzeption psychosozialer Hilfsangebote für chronisch psychisch Kranke (STECHENMESSER 1992).

Zwei weitere kleine Untersuchungen beschäftigten sich mit den Aufnahmekriterien und -prozeduren klinisch-psychiatrischer Einrichtungen: Eine Befragung aufgenommener und abgelehnter Patienten einer Tagesklinik ergab, daß sie sich weniger hinsichtlich der Lebenssituation und wenig hinsichtlich der aktuellen Symptomatik unterschieden als vielmehr hinsichtlich der Dauer der psychiatrischen Vorbehandlung. Bestätigt wurde die Erfahrung: Wer schon einmal in einer psychiatrischen Klinik war, kommt bzw. geht eher wieder dorthin. Die Funktion eines »aktiven Wartezimmers«, also der ambulanten Begleitung von Patienten, die (noch) nicht aufgenommen werden können, wurde sehr positiv beurteilt. Für einen Teil der Patienten erübrigte sich so die Aufnahme (LORENZ-MEYER 1990). Die Ergebnisse einer Untersuchung der Inanspruchnahme ambulanter Nachsorge legen nahe, daß der integrierende oder isolierende Bewältigungsstil gegenüber der Psychose dabei nicht ausschlaggebend ist (CLAASEN 1991).

Die Funktion des Psychoseseminars im Forschungsprozeß

Eine gemeinsame Sprache zu finden, die einerseits mein wissenschaftliches Anliegen transportiert, andererseits die Psychiatrie-Unbefangenheit des Gegenüber akzeptiert, erwies sich manchmal als sehr schwierig und ist mir nur vor dem Hintergrund meiner Erfahrungen im Psychoseseminar gelungen. Das Psychoseseminar ist zu verstehen als ein Ort des Austausches von Erfahrungen zwischen Psychoseerfahrenen, Angehörigen und Psychiatrie-Mitarbeitern bzw. Studenten jenseits therapeutischer oder familiärer Abhängigkeit. Die genannten drei Gruppen bemühen sich um eine gleichberechtigte Begegnung, wechselseitige Fortbildung, vollständige Wahrnehmung des psychotischen Geschehens und um die Entwicklung einer gemeinsamen Sprache.

Der fachliche, sachliche Charakter erlaubt paradoxerweise persönliche Äußerungen, die therapeutisch angezielt nicht möglich oder sehr belastend wären. Die offene Auseinandersetzung und Atmosphäre wirken integrierend und ohne Absicht (!) therapeutisch. Fremde Angehörige und Patienten können einander leichter zuhören, eigene Anteile besser wahrnehmen. Mitarbeiter erleben Erfahrene und Angehörige unabhängig von akuten Situationen als prinzipiell sinnorientierte Menschen und erweitern so die eigene professionelle Sicht.

Die Reflexionsebene liegt zwischen tiefenpsychologischen und allgemein gesellschaftspolitischen Ansprüchen. Es geht um ein relativ allgemeines Verständnis der Psychose als notwendiger Flucht, als Rückgriff auf frühere Ressourcen (Regression), als Bewahrung von Eigenheit, als Kanalisation von Angst usw. Diese Form der Sinngebung, verbunden mit einer humorvoll wohlwollenden Atmosphäre, wie sie nur ohne Behandlungsdruck entstehen kann, erweist sich gerade für Psychoseerfahrene als entlastend.

Im Psychoseseminar konnte ich lernen, mich für die subjektive Perspektive psychoseerfahrener Menschen zu öffnen und die eigene professionelle Sicht zu relativieren. Andererseits wollte ich bei ausschließlich individuellen Wahrnehmungen und Äußerungen nicht stehenbleiben, sondern zu Verallgemeinerungen gelangen. Ich mußte also Engagement und Distanz dialektisch verschmelzen und mich mit eigenen Vorurteilen, Ängsten und blinden Flecken auseinandersetzen (DEVEREUX 1973). Dabei war das

Psychoseseminar als Ort offener Begegnung von Psychoseerfahrenen, Angehörigen und professionellen Mitarbeitern für mich eine wichtige Kontrollinstanz. Die hier angestrebte sachliche, fachliche Auseinandersetzung jenseits von therapeutischer oder familiärer Abhängigkeit hatte für mich die Aufgabe, ähnliches in der Zweierbeziehung der Untersuchungssituation zu etablieren: die Funktion einer Supervision.

Außerdem bekam ich über das Psychoseseminar Zugang zu einigen Gesprächspartnern der Hauptuntersuchung. Insgesamt war das Psychoseseminar für das hier vorgelegte Buch von unschätzbarem Wert. Ohne diesen Hintergrund wäre die Untersuchung so nicht durchführbar gewesen (Bock 1992, 1995b).

Untersuchungskonzept

Untersuchungen zur subjektiven Perspektive von nichtbehandelten psychoseerfahrenen Menschen liegen bisher kaum oder nur bezogen auf Teilgruppen, wie z. B. wohnungslose psychisch Kranke. Subjektorientierte Untersuchungen liegen bisher nicht vor. Das hat inhaltliche Gründe, ist gewissermaßen Ausdruck eines blinden Flecks, ist aber auch auf die besonderen methodischen Schwierigkeiten einer solchen Untersuchung zurückzuführen. Allein der Zugang zur Untersuchungsgruppe gestaltet sich verständlicherweise schwierig. Die Wahl einer überwiegend qualitativen Methodik ergibt sich schon aus dem Charakter einer Pilotstudie. Als Einstieg in ein unbekanntes Feld gilt qualitative Forschung a priori als angemessen. Für die konkrete Untersuchung erschien dieses Vorgehen doppelt - inhaltlich und ethisch - begründet. Eine quantitative Untersuchung mit strengen psychopathologischen Kriterien liefe Gefahr, den Untersuchungsgegenstand zu verändern. Sie würde den gewählten Lebensstrategien der Gesprächspartner ungefragt und unerlaubt zuwiderhandeln. Es galt, eine vorsichtige Begegnung zu inszenieren, die eine möglichst unvoreingenommene Informationsaufnahme erlaubte und die Gesprächspartner nicht unnötig in einen psychiatrischen Kontext brachte. Wie oben dargestellt, bedeutet eine solche offene Forschungssituation eine ständige Balance zwischen den Anforderungen von Authentizität und Strukturierung.

Natürlich war ich nicht frei von theoretischen Informationen und Annahmen. Die Vielfalt der Aspekte ist im ersten Kapitel dargestellt, wobei anzumerken ist, daß ich die Auseinandersetzung mit der Theorie bewußt nicht vor den empirischen Studien abgeschlossen, sondern während und nach den Untersuchungen fortgesetzt habe. Keiner der theoretischen Ansätze bietet ein schlüssiges Erklärungsmodell dafür, warum bestimmte Menschen in der Lage sind bzw. sich gezwungen sehen, trotz schizophrener Störung keine oder kaum psychiatrische Hilfe in Anspruch zu nehmen. Insofern erschien es wenig sinnvoll, nur einen theoretischen Ansatz willkürlich auszuwählen und zu überprüfen. Vielmehr war ein Vorgehen nach dem Konzept der »gegenstandsnahen Theoriebildung« (Glaser & Strauss 1967, Glaser 1978, Strauss 1987) geboten. Ziel war also, die zu erwartenden hochkomplexen Informationen möglichst so zu verdichten, daß eine allgemeinere Aussage möglichst weitgehend ohne Verfälschung möglich wird.

Leitidee und Fragestellung

Glaser & Strauss (1967) fordern die bewußte Formulierung einer Leitidee (»Sensitizing-Concept«). Sie soll offen und umfassend sein und nur den Ausgangspunkt der Untersuchung markieren. Leitend war am Anfang für mich die Idee, die subjektive Wahrnehmung und Selbstregulierung sowie die soziale Situation bzw. Repräsentation nichtbehandelter psychoseerfahrener Menschen könnten hilfreiche Anregungen geben für eine subjektorientierte und dialogische Behandlung von psychotischen Patienten überhaupt. Die Art und Weise der eigenen Sinngebung und der sozialen Repräsentation gegenüber den befremdenden Wahrnehmungen und Psychoseerfahrungen könnte aufschlußreich sein für die Reflexion professioneller Handlungsstrategien. Mit Bezug auf die weiter oben diskutierte Unterscheidung möglicher Forschungsperspektiven qualitativer Sozialforschung - Nachvollzug subjektiv gemeinten Sinns, Deskription sozialen Handelns und Rekonstruktion von Bedeutungszusammenhängen - lassen sich drei Fragenkomplexe formulieren:

1. Wie nimmt ein psychoseerfahrener Mensch seine Psychose weitgehend unbeeinflußt und unverstellt durch psychiatrische Behandlung wahr? Welche Strategien der Selbstrekonstruktion sind festzustellen?
2. Wie stellt sich aus subjektiver Perspektive seine Lebenswelt, seine Lebensqualität dar?
3. Gibt es biographische Zusammenhänge, soziale und situative Momente oder Aspekte des Psychoseerlebens, die den Ausschluß psychiatrischer Hilfe »erklären«?

Annäherung an das Forschungsfeld

Menschen mit Psychoseerfahrung gehören höchst unterschiedlichen sozialen Schichten, Milieus und Subkulturen an. Wenn bei chronisch Kranken eine Vereinheitlichung dieser Subkulturen stattfindet, so ist das vermutlich nicht zuletzt ein Behandlungseffekt. Die komplementären Versorgungsangebote nehmen jedenfalls auf die Subkultur prägend Einfluß. Für nicht behandelte schizophrene Menschen war eine größere Unterschiedlichkeit zu erwarten. Den Einstieg in die Milieus bot zunächst das Psychoseseminar. Dorthin kommen relativ viele Menschen, die zur Psychiatrie als therapeutischer Institution Abstand halten. Einige Gesprächspartner habe ich hier kennengelernt und bin dann »weitergereicht« worden. So habe ich Zugang zu unterschiedlichen Gruppen gefunden:

- zu Menschen ohne festen Wohnsitz,
- zu Menschen aus der mystischen Szene und aus spezifischen Religionsgruppen,
- zu Menschen aus antipsychiatrischen und bewußt psychiatriekritischen Milieus.

Jenseits dieser sozialen Etiketten wurde die Vielfalt individueller Szenarien sichtbar, die es Menschen ermöglichen oder abverlangen, ohne psychiatrische Hilfe verrückt zu sein. Alte Menschen sind deutlich unterrepräsentiert. Nachuntersuchungen erscheinen hier lohnend. Daß die Wahnkonstruktionen alter Menschen Selbsthilfecharakter haben können und der Überwindung von Einsamkeit und Trauer dienen, ist der Gerontopsychiatrie relativ vertraut.

Viele Gespräche kamen auf Initiative der Interviewten zustande, manche wurden von Dritten vermittelt, einige auch von mir initiiert. Die Entscheidung, mit mir zu sprechen, war immer freiwillig. Ort und Zeit wurden in der Regel gemeinsam bestimmt. Manche Gespräche fanden im privaten Kontext des Betreffenden oder an neutralem Orten, im Café oder bei einem Spaziergang, statt. Andere waren stark durch die Art der Vermittlung bestimmt und fanden zum Beispiel in der Hautklinik des Universitätskrankenhauses oder im Landessozialamt statt. Zwei Gespräche beruhen im wesentlichen aus einem intensiven brieflichen Austausch.

Der Datenschutz war gewährleistet. Die Form des qualitativen Interviews erlaubte, sich der jeweiligen Situation von Vertrauen bzw. Mißtrauen anzupassen. Eine Tonbandaufnahme war in den meisten Fällen ohne Probleme möglich. Wenn Gespräche nur bei einem Spaziergang stattfinden konnten, mußte ich mir mit sofortigen Gedächtnisprotokollen helfen.

Meine eigene Rolle als Forscher

Während der Voruntersuchungen und auch im Psychoseseminar war meine Rolle als Seminarleiter und Moderator im Laufe der Zeit gut faßbar und mein Untersuchungsinteresse gut zu formulieren und bekannt. Bei den Interviews hatte ich die Rolle des Interessierten und Lernenden. Ich habe mein Interesse formuliert, nämlich von Menschen, die Psychosen außerhalb der Psychiatrie erlebt hatten, für die Psychiatrie zu lernen. Ich gab meine Absicht zu erkennen, daß ich eine wissenschaftliche Arbeit schreiben wolle, und habe dabei betont, daß ich keinen Behandlungsauftrag hätte. Dennoch sind einige Gespräche schon in diesem ersten Stadium der Fremdheit »verunglückt«, mußten abgebrochen werden bzw. kamen gar nicht erst zustande. Bei manchen war nur auf relativ weite Distanz überhaupt ein Informationsaustausch möglich. Bei anderen ergaben sich intensive Gespräche über den Anlaß hinaus, bei einigen sogar eine intensive Kooperation bis hin zu gemeinsamen Veröffentlichungen (Bock u. a. 1992 und 1994). Die Balance von Fremdheit und Nähe war also nicht kollektiv zu definieren, sondern individuell anzupassen. Schon diese Erfahrung zeigt, daß der Untersuchungsgegenstand sehr vielfältig ist, daß die fraglichen sozialen Bedingungen von unbehandelten Psychosekranken sehr brüchig sein können und daß entsprechend die Forschungsstrategie nicht vorsichtig genug gewählt werden kann.

Konzept der Datenerhebung

Die durchgeführte Untersuchung beruht im wesentlichen auf dem Konzept des problemzentrierten Interviews (Witzel 1985, S. 233). Als »Problem« wird die Lebenssituation von Menschen bezeichnet, die Psychosen erleben, aber auf eine psychiatrische Hilfe weitgehend verzichten. Dabei muß offen bleiben, ob die Lebenssituation dieser Menschen für sie selbst ein Problem darstellt oder ob ihr Erleben und die Begründung ihrer Haltung und Handlung Rückschlüsse auf Probleme der Psychiatrie erlauben. Die im Rahmen des »problemzentrierten Interviews« entwickelte Mischung von offener Gesprächsführung im Sinn einer Erzählung mit strukturierenden Elementen, die eine Zentrierung entsprechend der Fragestellung erlaubt, erschien gegenstandsangemessen - eine Annahme, die durch den Verlauf der Untersuchung bestätigt wurde. Ein Leitfaden diente als Orientierung im Hintergrund für Gesprächsanstöße, wobei in einigen Teilen der Formulierung unterschieden wurde zwischen Personen, von denen bekannt war, daß sie sich ihrer Psychose bewußt waren, und anderen, für die das nicht zutraf. Ziel war dabei, mich jeweils möglichst genau auf das sprachliche Niveau des anderen und vor allem auf seine begriffliche Fassung des eigenen Erlebens einzustellen.

Die Interviews sind im wesentlichen als rekonstruktiv zu bezeichnen. Das psychotische Geschehen lag bei einigen Gesprächspartnern mehr oder weniger weit zurück, bei anderen waren die Gespräche noch wesentlich davon beeinflußt. Der langfristige Verlauf einer psychischen Erkrankung oder eines psychischen Phänomens und die damit zusammenhängende biographische Selbstdeutung sind ohnehin nur rekonstruktiv zu erfassen. Es ist in aller Regel unmöglich, das Geschehen über einen längeren Zeitraum mitzuerleben und zeitgleich zu erfassen. Selbstverständlich haben sekundäre Deutungen die primäre Erfahrung überlagert. Doch genau dieser Deutungsprozeß und die damit verbundene Bewältigungsstrategie kann als der eigentliche Gegenstand der Untersuchung verstanden werden. Allerdings ist im Bewußtsein zu halten, daß alle Äußerungen das Psychoseerleben selbst immer nur in vermittelter Form betreffen.

Die Gespräche bestanden aus einem narrativen und einem problemzentrierten Teil. Im narrativen Teil wurden Erzählanstöße gegeben vor allem zum Erleben der Psychose. Der problemzentrierte Teil erlaubte Nachfragen, die unter anderem auf die eigene sprachliche Fassung des Erlebens, auf den sozialen Kontext sowie die biographische Einordnung zielten.

Insgesamt wurden folgende Themen angesprochen:

- **störungsbezogene Themen:** Psychoseerleben (Beeinträchtigung/Erweiterung), Deutungsmuster, Integrationsversuche, Selbstrekonstruktionen;
- **kontextbezogene Themen:** Reaktionen der Umwelt, soziale Ressourcen, Alltag und Lebensqualität, soziale Repräsentation;
- **psychiatriebezogene Themen:** Erfahrungen mit bzw. Einstellungen zur Psychiatrie, Empfehlungen an die Psychiatrie;
- **lebensbezogene Themen:** Lebenslinien/Brüche/Konflikte, biographische Einordnung des Geschehens, Perspektiven/Pläne.

Alle Gespräche wurden transkribiert. Das geschah mit einer der Fragestellung entsprechenden Genauigkeit (Strauss 1987). Dabei kam es auf die genaue Wiedergabe der wörtlichen Rede, nicht so sehr auf das sekundengenaue Auszählen von Pausen an. Meinen persönlichen Eindruck als Interviewer, meine Ahnungen und Zweifeln habe ich in eigenen Protokollen festgehalten und mich so auch bemüht, Übertragungs- und Gegenübertragungsmuster zu kontrollieren. In vielen Fällen bekam ich zusätzliche, von den Interviewten freiwillig eingereichte Texte in Gedicht- oder Prosaform, die ich zur »Spurensicherung« verwandt habe, also zur Überprüfung und Veranschaulichung von Eindrücken aus den Gesprächen. Die beiden Gespräche, die in Briefform stattfanden und vorliegen, folgen demselben Muster. Auf eine offene und freie Erzählung folgten in meinen Briefen die gleichen Nachfragen, die mir in den Gesprächen wichtig waren. In diesen beiden Fällen erübrigte sich zwar die Transkription, dafür aber hatten die Texte mit 40 bzw. 100 Seiten einen sehr großen Umfang. In einigen wenigen Fällen verhinderten die Umstände des Gesprächs eine Tonaufzeichnung. Bei diesen Gesprächen mußte ich mich auf ein sofortiges und umfassendes Protokoll beschränken. Die Auswertung ist entsprechend gekennzeichnet. Für die vorliegende Buchfassung wurden die zitierten Äußerungen im Hinblick auf die Lesbarkeit sprachlich leicht geglättet.

Die Daten, die von vornherein quantifizierbar erschienen, wurden nach jedem Gespräch in einem eigenen Erhebungsbogen per Fremdrating festgehalten. Das gilt insbesondere für einige allgemeine persönliche, soziale und biographische Daten wie Alter, Bildung und Berufsstand sowie für einige ausgewählte Daten zum Krankheitskonzept und zur Psychiatrieerfahrung.

Entsprechend dem von Glaser & Strauss (1967) formulierten Konzept der »Grounded Theory« ist die Datenerhebung nicht auf die Ausgangsfragestellung begrenzt. Anhand von Feldnotizen, subjektiven Protokollen und mit Hilfe der Auswertung von Teilergebnissen war der Forschungsprozeß immer wieder von Reflexionen unterbrochen. Die Gespräche gewannen also zunehmend an Dichte. Dieser Prozeß ist bei qualitativer Forschung allerdings ohnehin zu erwarten, denn die Person des Forschers als wichtigstes Forschungsinstrument verändert sich mit zunehmender Kenntnis des Forschungsgegenstandes. Wichtig ist, daß dies reflektiert geschieht.

Konzept der Datenauswertung

In der vorliegenden Untersuchung wurden qualitative *und* quantitative Daten erhoben und zunächst getrennt ausgewertet, später dann in einzelnen Aspekten (vor allem hinsichtlich der Distanz zur Psychiatrie) aufeinander bezogen. Die quantitativen Daten erlauben eine sofortige Darstellung der gesamten Stichprobe. Bei der qualitativen Analyse folgen Einzel- und Gruppenauswertungen nacheinander. Beide Auswertungsschritte bleiben noch nah am Text bzw. nah an den vorgefaßten Fragen und Themen. Im letzten Abschnitt folgt eine kreativere Form der Auswertung mit dem Ziel, *während* der Untersuchung entstandenen Themen und Problembereichen Raum zu geben.

- **Quantitative Analyse:** Auf quantitativem Niveau befinden sich vor allem die sozialen und biographischen Daten, die die untersuchte Gruppe von zumindest phasenweise unbehandelt gebliebenen Psychoseerfahrenen kennzeichnen, Daten zur Lebens- und Krankheitssituation sowie einige ausgewählte Daten zum Krankheitskonzept. Dargestellt wird zunächst die Gesamtstichprobe. Einzelne Daten werden anschließend nach dem Muster der Distanz zur Psychiatrie analysiert. Die Ergebnisse (s. folgendes Kapitel) dienen zugleich der Darstellung der Untersuchungsgruppe.
- **Qualitative Einzelanalyse:** Im Rahmen der qualitativen Analyse wurden

die einzelnen Texte zunächst sequentiell gegliedert. Auf diese Weise sollte der jeweils unterschiedliche und typische Gesprächsverlauf erhalten und rekonstruierbar, die weitere Auswertung besser nachvollziehbar bleiben. Die Transkripte wurden systematisch, aber offen codiert: Ein erstes Ergebnis waren sogenannte »Memos«, die die Leitidee bzw. Fragestellung weiterentwickeln, strukturieren und überprüfen sollten. Sie halfen, den Text zu verdichten und zu gliedern. Das hat den Vorteil, daß die Information handhabbarer wird, ohne den inneren Faden des Gesprächs zu zerstören. Eine solche Bearbeitung kann verständlicherweise zunächst einmal nur für das einzelne Gespräch erfolgen, sonst würde der subjektive Zusammenhang zu früh gestört. Die Memos dienen als Zwischenschritte der Theoriebildung. In einer weiteren Phase des offenen Codierens wurde dann versucht, die Memos des einzelnen Interviews zu Kategorien zusammenzufassen. Die Memos münden für jedes einzelne Interview in eine Fallstrukturhypothese sowie einen ersten Versuch der Verallgemeinerung des individuellen Zusammenhangs. Manchmal wurde schon hier auf Aussagen des Theorieteils Bezug genommen. Die Formulierung der individuellen Strategie und die Suche nach der zugrundeliegenden sozialen Repräsentation standen dabei im Vordergrund. Unabhängig von dieser theoretischen Interpretation wurde die subjektive Botschaft jedes einzelnen Gesprächspartners in einer »Message« zusammengefaßt. Die Ergebnisse dieses Arbeitsschrittes werden im zweiten Auswertungsteil dargestellt. Die einzelnen Gespräche werden in der vorliegenden Buchversion nicht in der zeitlichen Reihenfolge vorgestellt, sondern anhand einer inhaltlichen Unterscheidung, die sich aus der komparativen Analyse ergab.

- **Komparative Analyse**: In diesem Arbeitsschritt wurden die Informationen aller Interviews zu den Themen des Gesprächsleitfadens gemeinsam ausgewertet. So wurden qualitative Aussagen hinsichtlich sozialer Situation, Lebensqualität, Lebenslinien sowie Art und Dauer der Psychoseerfahrung möglich. Dabei erschien die Psychose in unterschiedlicher Weise als eine Art existentielle Gratwanderung. Entsprechend dem Grundgedanken der gegenstandsnahen Theoriebildung gewann die Untersuchungsgruppe im Laufe des Forschungsprozesses mit zunehmendem Wissen und wachsendem Verständnis eine neue Struktur: Sie differenzierte sich vor allem hinsichtlich der unterschiedlichen Distanz zur Psychiatrie. Entsprechend dem zeitlichen Verhältnis von Psychoseerfahrung ohne Psychiatrie und Inanspruchnahme psychiatrischer Hilfe zu einem früheren oder späteren Zeitpunkt ergaben sich fünf in etwa gleich große Untergruppen.

- **Gegenstandsnahe Theoriebildung:** Im Verlauf der Gespräche etablierten sich quer zu den formulierten Themenkomplexen neue Themen, die geeignet erschienen, die Erfahrungen über die Ausgangsfrage und das ursprüngliche Erkenntnisinteresse hinaus neu zu strukturieren, also theoriebildend zu wirken. Entsprechend dem Grundgedanken der gegenstandsnahen Theoriebildung entwickelte sich mein Wissen und theoretisches Verständnis weiter und führte zu neuen Erkenntnissen. Nicht nur die Untersuchungsgruppe, sondern auch der Gesprächsgegenstand gewann eine neue Struktur.

Die neuen Themenkomplexe lassen sich folgendermaßen benennen und mit Leitfragen verbinden:

Körpererleben: In welcher Weise spiegeln sich Psychose- und Körpererleben? Kann die Körpererfahrung einen Zugang zum Psychoseverständnis geben?

Sprache: Welche Funktion hat Sprache beim Ausbilden und bei der Integration psychotischen Erlebens?

Psychiatrische Begriffe und Deutungen: Werden diese als hilfreich oder störend erlebt? Bedeutet dieser sprachliche Kontext Schutz oder Gefahr?

Psychose als Bewältigungsstrategie: Ist eine Psychose als sinnvolle Strategie zu verstehen? Kann sie eine soziale Funktion übernehmen?

Psychose als Sucht: Kann das eine Phänomen ein Verstehenszugang zum anderen sein?

Religion und Psychose: Was bedeutet es, wenn in beiden Kontexten gleiche oder ähnliche existentielle Themen beherrschend werden?

Bedeutung der Familie: Reflektiert das Muster psychotischer Wahrnehmung familiäre Erfahrung? Welche Funktion hat die Familie bei der Balance?

Geschlechtsspezifische Aspekte: Gibt es unterschiedliche soziale Nischen und Selbstrepräsentationen bei Männern und Frauen?

Zum Ausdruck kommt in diesen Themen und Fragen ein im Laufe der Gespräche zunehmend wachsendes Interesse, psychotische Erfahrung nicht nur in psychopathologischen, sondern auch in anthropologischen Koordinaten zu fassen. In den Vordergrund rückte die Suche nach den unterschiedlichen Formen und Möglichkeiten der Sinnstiftung in und durch Grenzerfahrungen wie der einer Psychose. Im Schlußkapitel werden die Aspekte, die für eine anthropologische Betrachtungsweise hilfreich und in diesem Zusammenhang auch praktisch bedeutsam erscheinen, noch einmal komprimiert dargestellt.

Untersuchungsgruppe – demographische und soziale Daten

Insgesamt kamen 34 Kontakte zustande, davon 32 in Gesprächsform. Die Gespräche waren unterschiedlich lang und intensiv. Der Austausch mit zwei Personen fand in Form ausführlicher Briefwechsel statt. Lediglich mit fünf Personen hatte ich keinen persönlichen Austausch. Die im Rahmen des AK Ochsenzoll zustande gekommenen Gespräche hat Frau Dipl. Psych. Nina Lanzoni geführt, der ich an dieser Stelle nochmals danken möchte. Die ersten Gespräche ergaben sich über Teilnehmer des Psychoseseminars. Einige Gesprächspartner habe ich über den klinischen Kontext kennengelernt. Bei anderen haben diverse Vermittler die Verbindung hergestellt. Nicht bei allen Gesprächspartnern waren genaue Angaben zu personenbezogenen Daten möglich. Bei einigen blieb nur die Möglichkeit einer Fremdeinschätzung auf der Grundlage des gesamten Interviews.

Biographische Unterschiede hinsichtlich der Distanz zur Psychiatrie

Wie oben schon erwähnt, erwies sich die Untersuchungsgruppe als heterogener als zunächst angenommen. Außerdem erschien mir im Verlauf der Untersuchung eine Differenzierung sinnvoll. Wenn das Ziel der Studie das bessere Verständnis des Verlaufs bzw. Erlebens von Psychosen ohne psychiatrische Einflüsse ist, dann sind auch Personen interessant, die zu einem früheren Zeitpunkt Psychiatrie in Anspruch genommen hatten oder dies zu einem späteren Zeitpunkt taten oder beabsichtigten. Gerade die Bedingungen, die einen Wendepunkt einer bestimmten Einstellung oder Haltung kennzeichnen, verdienen besondere Aufmerksamkeit. Deshalb sollen hier vor der weiteren Beschreibung der gesamten Untersuchungsgruppe die fünf etwa gleich großen Untergruppen dargestellt werden, die sich hinsichtlich der unterschiedlichen Distanz zur Psychiatrie ergeben haben. So können alle weiteren Merkmale auch auf diese Unterscheidung bezogen werden. Etwa gleich viele Geschichten, »Selbstnarrationen« lassen sich unter die folgenden fünf Überschriften fassen:

A **»Naturgeschichten im engeren Sinne«:** Sechs Personen erleben über lange Zeit durchgehend oder wiederholt Psychosen, ohne psychiatrische Hilfe in Anspruch zu nehmen.

B **»Stippvisiten«:** Acht Personen erleben Psychosen über lange Zeit und nutzen die Psychiatrie nur für kurze Momente. Dabei gelingt es ihnen, sich einen besonderen Status, z. B. den eines »Besuchers«, zu erhalten.

C **»Psychiatrieaversive«:** Sechs Gesprächspartner sind vor langer Zeit mit der Psychiatrie in Berührung gekommen und meiden sie seitdem trotz andauernder oder wiederholter Psychoseerfahrung.

D **»Spätnutzer«:** Bei acht Personen ist der Ablauf umgekehrt. Sie erleben über lange Jahre Psychosen und kommen erst spät mit der Psychiatrie in Verbindung.

E **»Grenzgänger«:** Sechs Gesprächspartner erleben mehrere psychotische Episoden mit und ohne psychiatrische Hilfe.

Geschlechts- und Altersverteilung

Von den 34 Personen sind 21, also eine deutliche Mehrzahl, Frauen. Daraus ist noch nicht unbedingt zu schließen, daß männliche unbehandelte Psychosekranke seltener sind. Wahrscheinlicher ist, daß Frauen eher bereit sind, über ihre Erfahrungen Auskunft zu geben.

In den Gruppen mit begrenzter Psychiatrieerfahrung (B, D und E) überwiegen entsprechend den Gesamtproportionen die Frauen. Bei den »Grenzgängern« (E), die Psychosen mit und ohne Psychiatrie erleben, sind ausschließlich Frauen zu finden. In den Gruppen mit keiner oder weit zurückliegender Psychiatrieerfahrung (A und D) überwiegen hingegen die Männer. Mit aller Vorsicht läßt sich dieser Trend interpretieren als eine Bereitschaft der Männer zur »härteren« Entscheidung für oder gegen Psychiatrie.

Gruppe	Verhältnis Frauen/Männer
A	2 Frauen : 4 Männer
B	6 Frauen : 2 Männer
C	2 Frauen : 4 Männer
D	5 Frauen : 3 Männer
E	6 Frauen : 0 Männer

Von den 34 Gesprächsteilnehmern sind fünf über 50 und sechs unter 30 Jahre, die anderen 23 zwischen 30 und 50 Jahre alt. Alte Menschen und Ersterkrankte sind, wie schon angemerkt, unterrepräsentiert.

Hinsichtlich des Alters gibt es bei den Gruppen mit unterschiedlichen Mustern an Psychiatrieerfahrung keine wesentlichen Unterschiede. Einzige Ausnahme: In der Gruppe (A) ohne jede Psychiatrieerfahrung sind relativ viele Personen unter dreißig Jahre alt.

Soziale Situation

Folgende Indikatoren der sozialen Situation wurden erfaßt: Wohnsituation, Bildungsniveau, Berufserfahrung/Arbeitssituation sowie soziale Ressourcen. In einem zusammenfassenden Resumee wird die Lebensqualität einzuschätzen bzw. zu charakterisieren versucht. Eine systematische Erfassung der subjektiven Lebenszufriedenheit ließ sich leider nicht verwirklichen.

Wohnsituation: Zwanzig Personen leben in eigener Wohnung allein, vier in ihrer Primärfamilie, fünf in eigener Familie bzw. mit Partnern, eine in einem Wohnheim. Vier waren zum Zeitpunkt der Untersuchung ohne festen Wohnsitz.

Die Personen mit eigener Wohnung verteilen sich über alle Gruppen relativ gleich. Unter denen, die die Psychiatrie ganz meiden, sind relativ viele wohnungslos bzw. umgekehrt: Die wohnungslosen Gesprächspartner neigen dazu, die Psychiatrie zu meiden. Das könnte damit zu erklären sein, daß das Maß sozialer Kontrolle für Wohnungslose geringer ist.

Das Bildungsniveau der Untersuchungsgruppe ist als insgesamt eher hoch einzuschätzen. Wobei hier z. T. konkrete Angaben zur Biographie, z. T. aber auch ein sehr subjektiver Eindruck der Fähigkeit, sich zu artikulieren, den Ausschlag gaben.

Hinsichtlich der Bildung ergibt sich keine besondere Auffälligkeit. Bemerkenswert ist nur, daß die Gruppe der »Psychiatrieaversiven« (C) ein eher hohes Bildungsniveau aufweist.

Berufserfahrung/Arbeitssituation: Drei Personen sind voll berufstätig, davon einer akademisch. Sechs sind zeitweilig berufstätig. Drei sind in Studium oder Ausbildung. Die anderen sind berentet (7), arbeitslos (5) oder leben von Sozialhilfe (9). Einer ist ganz ohne jegliche Einkünfte.

Mindestens vierzehn haben einen eindeutigen und deutlichen sozialen Abstieg durch die Krankheit erlebt.

Hinsichtlich der materiellen Bedingungen bzw. der Arbeitssituation sind ebenfalls keine besonderen Unterschiede zu beobachten. Berufstätige und Berentete sind in allen fünf Gruppen gleich vertreten. Die Personen, die lange ohne Arbeit sind und von Sozialhilfe leben, finden sich eher bei den Gruppen, die Psychiatrie ganz oder bis auf Stippvisiten meiden (A, B). Personen mit prägnantem sozialen Abstieg finden sich interessanterweise vorrangig in Gruppe (D) und eher nicht in (A), also eher bei denen, die dann doch in der Psychiatrie landen, als bei denen, die die Psychiatrie ganz meiden.

Art und Dauer der Psychoseerfahrung

Die diagnostische Einschätzung erfolgte nach dem ICD 10 durch mein eigenes Urteil und nach Fallschilderung durch einen Fachkollegen. Der Rahmen der Untersuchung und die Gesprächssituation erlaubten keine Tests oder überhaupt nur standardisierte Verfahren. Alle 34 Gesprächspartner haben über mindestens zwei Jahre Psychosen erlebt, ohne psychiatrische Hilfe in Anspruch zu nehmen, die eine Hälfte andauernd, die andere episodisch. Bei 28 Personen handelte es sich um eine Psychose aus dem schizophrenen Formenkreis (F 20.0) mit Veränderungen der kognitiven Funktionen, anhaltenden, meist paranoiden Wahnvorstellungen, Halluzinationen, kommentierenden und dialogischen Stimmen sowie Veränderungen der Gedanken- und Sprachwelt. Bei zwei Personen ist die Symptomatik möglicherweise auch als wahnhaft (F 22.0) oder schizotyp (F 21.0) zu bezeichnen. Eine ausgeprägte Negativ-Symptomatik über einen häufigen und manchmal deutlichen sozialen Rückzug hinaus ist nur bei wenigen Männern anzutreffen. Bei fünf Frauen und einem Mann ist die Wesensveränderung zusätzlich von einer starken affektiven Komponente geprägt; bei den meisten handelt es sich um eine bipolare (F 25.0), bei einer Frau um eine depressive Störung (F 25.2). Sie gehören eher zu Spätnutzern und Grenzgängern.

Das zugrundeliegende Psychoseverständnis entspricht am ehesten der Definition von einem »veränderten In-der-Welt-Sein«, dies allerdings bei einigen in einer Totalität und Konsequenz, wie es in psychiatrischen Kliniken nur noch selten anzutreffen ist. So habe ich beispielsweise in einer Einrichtung für wohnungslose Männer einen Mann kennengelernt, der über Jahre mit fast allen Menschen ausschließlich in einer eigenen Sprache und einer entsprechend ausgefeilten Schrift verkehrte (siehe Erich).

Dauer der Psychoseerfahrung: Die Psychoseerfahrung dauert mindestens zwei Jahre an, bei zwei Dritteln über fünf Jahre. Männer und Frauen verteilen sich proportional. Bei jeweils etwa der Hälfte ist die Psychoseerfahrung kontinuierlich bzw. episodisch. Die Dauer ist bei den fünf Gruppen unterschiedlich.

Krankheitsdauer im Vergleich kontinuierlich/episodisch (k/e)

	2-3	3-5	5-10	10-20	20-40 Jahre
A »Naturgeschichten«	2/0	2/1	1/0	0/0	0/0
B »Stippvisiten«	0/1	2/1	1/0	2/1	0/0
C »Aversive«	0/1	0/0	0/2	2/0	1/0
D »Spätnutzer«	0/0	1/1	2/1	0/2	0/1
E »Grenzgänge«	0/0	0/0	0/3	0/3	0/0

Die im Schnitt längste kontinuierliche (k) Psychoseerfahrung von etwa zehn Jahren haben demnach die Aversiven (C), deren Mitglieder die Psychiatrie nach schlechter Anfangserfahrung meiden. Die längste episodische (e) Erfahrung von ebenfalls zehn Jahren hat die Gruppe der Grenzgänger (E). Die Personen der Gruppe (A), die ganz ohne Psychiatrie bleiben, haben bis zum Zeitpunkt der Untersuchung eine etwas kürzere, dafür in der Regel durchgehende Psychoseerfahrung von zwischen zwei und zehn Jahren.

Art und Dauer der Symptomatik - Übersicht

	Person	Symptomatik	ICD 10	Dauer	Art
A »Naturgeschichten«	Frau Adler	paranoid	F 20.05	2 Jahre	k
	Frau Bach	paranoid	F 20.00	über 5 Jahre	k
	Herr Cäsar	paranoid	F 20.02	3-5 Jahre	e
	Herr Dach	paranoid	F 20.02	über 3 Jahre	k
	Erich	paranoid	F 20.00	über 3 Jahre	k
	Herr Gans	paranoid	F 20.02	2-3 Jahre	k
B »Stippvisiten«	Frau Hahn	paranoid	F 20.05	über 3 Jahre	e
	Frau Fischer	paranoid	F 20.05	über 10 Jahre	k
	Frau Isar	paranoid	F 20.04	2-3 Jahre	e
	Frau Jung	paranoid	F 20.00	über 10 Jahre	k
	Herr Koch	paranoid	F 20.00	über 3 Jahre	k
	Frau Lahn	paran./wahnh.	F 22.00	4 Jahre	k
	Frau Mohn	schizoaffektiv	F 25.02	15 Jahre	e
	Herr Nil	schizophren	F 20.00	über 5 Jahre	k

	Person	Sympto-matik	ICD 10	Dauer	Art
C »Aversive«	Herr Olk	schizophren	F 20.04	über 10 Jahre	k
	Herr Pril	schizophren	F 20.03	2 Jahre	e
	Herr Quer	schizophren	F 20.02	über 10 Jahre	k
	Herr Riese	schizophren	F 20.05	7 Jahre	e
	Frau Sorge	schizophren	F 20.02	über 40 Jahre	k
	Frau Schön	Borderline	F 21.00	über 5 Jahre	e
D »Spätnutzer«	Frau Stein	schizophren	F 20.05	5 Jahre	k
	Frau Tang	schizoaffektiv	F 25.2	20 Jahre	e
	Herr Unger	schizophren	F 20.02	über 10 Jahre	e
	Frau Vogel	schizophren	F 20.04	über 8 Jahre	k
	Herr Weber	schizophren	F 20.03	über 3 Jahre	k
	Frau Xaver	schizophren	F 20.05	3 1/2 Jahre	k
	Herr Yps	schizoaffektiv	F 25.2	6 Jahre	e
	Frau Zahn	schizophren	-	über 20 Jahre	e
E »Grenzgänge«	Frau Äther	schizophren	F 25.2	über 15 Jahre	e
	Frau Aus	schizoaffektiv	F 25.2	über 10 Jahre	e
	Frau Ein	schizoaffektiv	F 25.1	8 Jahre	e
	Frau Eule	schizophren	F 20.03	über 10 Jahre	e
	Frau Öse	schizophren	F 20.05	ca. 10 Jahre	e
	Frau Über	schizophren	F 20.02	7 Jahre	e

Bei einem Fünftel ist eine vollständige Revision, bei einem weiteren Fünftel ein stabiles Residuum festzustellen, die sich beide über alle Gruppen nahezu gleich verteilen.

Medikamentenkonsum: Medikamente werden bis auf eine Ausnahme nicht, jedenfalls nicht regelmäßig eingenommen. Die Steuerung wird in aller Regel selbst übernommen. Einige drücken aus, daß die Einnahme von Neuroleptika die psychotische Wahrnehmung nicht beeinflußt. Im Hinblick auf die Einnahme von Medikamenten gibt es keine eindeutigen Unterschiede. Die Mehrzahl der Personen aus den Gruppen (A) und (B) nimmt keine Medikamente, die Mehrzahl aus (E) nimmt Medikamente erwartungsgemäß unregelmäßig.

Suizidalität: Die meisten Gesprächsteilnehmer geben eine aktuelle Suizidalität nicht zu erkennen, sieben Personen waren nach eigenen Angaben gelegentlich oder mehrmals früher suizidal. Lediglich bei einer Gesprächsteilnehmerin entsteht der Eindruck einer eher aktuellen Suizidproblematik.

Hinsichtlich der Suizidalität gibt es keine auffällige Verteilung. Bemerkenswert ist lediglich der Eindruck, daß von denjenigen der Gruppe (A), die also die Psychiatrie ganz meiden, anscheinend niemand suizidal war oder ist.

Sucht: Bei der Mehrzahl der Teilnehmer ist aus dem Gesprächsverlauf nicht auf eine aktuelle Suchterfahrung zu schließen. Doch ist für eine eindeutige Meinungsbildung das Thema nicht explizit genug angesprochen worden. Sektenerfahrung im engeren Sinne haben mit Sicherheit vier Personen. Bemerkenswert ist die Tatsache, daß aus der Gruppe der »Aversiven« (C) niemand deutliche Suchttendenzen zeigt.

Einstellung zur Psychiatrie: Wie zu erwarten war, ist die Einstellung zur Psychiatrie mindestens ambivalent, in der Regel aber skeptisch (21) bis ablehnend (11). Einmal abgesehen davon, daß die beiden Personen, die noch ambivalent/neutral der Psychiatrie gegenüberstehen, Männer sind, ist die Geschlechteraufteilung unauffällig.

Ganz abgelehnt wird die Psychiatrie erwartungsgemäß von allen in der Gruppe (A).

Einzelauswertung

»Naturgeschichten« – langjährige Psychosen ohne Behandlung

Die folgenden sieben Porträts rekonstruieren »Naturgeschichten« im engeren Sinn. Die Gesprächspartner haben über mehrere Jahre psychotische Wahrnehmungen gehabt, ohne psychiatrische Behandlung in Anspruch genommen zu haben. Die erste Gesprächspartnerin, Frau Adler, kann als »Prototyp« dieser Gruppe gelten.

Frau Adler: »High noon« – allein und in höchster Gefahr

Frau Adler nimmt von sich aus etwa ein Jahr, nachdem sie kurzzeitig am Psychoseseminar teilgenommen hatte, Kontakt mit mir auf. In einem Gespräch und in einem Brief schildert sie ihre Biographie. Die Überschrift des Briefes lautet – merkwürdig kühl –: »Verlauf einer psychotischen Krankheitsgeschichte«.

Die Macht der Stimmen – biographische Aspekte

Frau Adler wurde als einziges Kind einer unsicheren, ängstlichen Mutter und eines deutlich älteren Vaters in einem kleinen Dorf in Rheinland-Pfalz geboren. Sie wuchs stark behütet auf, war scheu und schüchtern, in der Schule aber intelligent und strebsam. Ab dem 10. Lebensjahr empfand sie sich in der Schule als Außenseiterin. »In der Schule machte ich mich steif und leblos, um die Beschimpfungen an mir abprallen zu lassen.«

Später besuchte sie die Fachschule für Sozialpädagogik und absolvierte ihr Anerkennungsjahr in einem Kindergarten. Trotz innerer und äußerer Schwierigkeiten entschied sie sich, in diesem Beruf zu arbeiten. Wegen einer privaten Enttäuschung und zunehmender Isolation trat sie mit einer »christlichen Großfamilie« in Verbindung. Dort allerdings scheiterte sie als Kindergärtnerin und wurde anschließend Haushälterin in einem »Bibelheim«.

»Ganz allmählich begann ich, mich gegen jeden zu verschließen.« Sie war bemüht, sich der strengen konservativ-religiösen Atmosphäre anzupassen, empfand sich aber schon bald erneut als Außenseiterin. »Aufgrund des starken Drucks beschäftigte ich mich in geradezu magischer Weise mit der Bibel«. Gleichzeitig wurde ihr Gefühl immer stärker und absoluter, überwacht und kontrolliert zu werden.

Eine schwere Krankheit der Mutter führte zu einer Unterbrechung ihrer Situation. Frau Adler pflegte die Mutter und versuchte deren Verwahrlosung zu bewältigen. Tiefe Spannungen brachen zwischen den beiden auf. »Als meine Mutter aus dem Krankenhaus kam, war der Umgang mit ihr für mich sehr schwierig, zum einen ist sie eine ungeduldige, selbstmitleidige Kranke, die viel Beachtung braucht, auf der anderen Seite war ich aber auch zu keinerlei persönlichem Kontakt mehr in der Lage. Ich hatte das Gefühl, sie wollte seit meiner Kindheit nur Böses, sei eine Hexe, die vom Teufel geschickt war und mich verderben sollte.«

Auf Druck des Bibelheims kehrte sie dorthin zurück. »Dort hatte ich vom ersten Tag an mit der Idee zu kämpfen, daß mich alle beobachteten und für schlecht hielten, daß sie Einzelheiten meiner Vergangenheit, besonders meiner sexuellen Erlebnisse, wüßten, wegen denen sie mich verachteten.« Die Ängste wurden immer schlimmer. Schließlich verweigerte Frau Adler jede Nahrung.

Am Ende dieser Phase verlor sie ihre Arbeit und damit auch ihre Unterkunft, lebte erst in einer Jugendherberge, dann auf der Straße. Auf Irrwegen kam sie nach Hamburg. »Eine kleine Tasche mit Handgepäck behielt ich bei mir und übernachtete ab sofort jede Nacht im Freien. Am Tag hielt ich mich in Parks oder Bücherhallen auf. Bei allem hatte ich das Gefühl, eine ›Auserwählte des Herrn‹ zu sein, die dies erleiden mußte, weil die Menschen so schlecht waren. Ich aß fast drei Monate lang nichts und magerte in dieser Zeit zum Skelett ab, trank Wasser in den Toiletten von Lokalen und schlief auf der Sisalmatte eines Geschäftseingangs.«

In fiebrigem Zustand wurde Frau Adler über einen Notarzt ins Krankenhaus St. Georg und von dort in ein Wohnheim für obdachlose Frauen vermittelt. Nur aufgrund der persönlichen Unterstützung einer Sozialarbeiterin konnte sie dort ohne Geld bleiben. Sie ging zunächst weiter »nachts ihr Essen in Mülltonnen suchen«. – »Im Laufe der Zeit bekam ich solche Ängste, daß ich mich in meinem Zimmer nicht mehr sicher fühlte, ich hatte Angst, daß durch das gekippte Fenster Gift in mein Zimmer gelangen oder Gas durch die Steckdosen eindringen könnte. Jeder Schritt vor meine Tür verursachte mir zeitweise Panik. Bei Tag und Nacht hörte ich Stimmen, die über mich spotteten oder mich bedrohten, sah im Dunkeln Farben, die auf mein Bett rieselten, oder Brandgeruch als Indiz dafür, daß meine Feinde mich verbrennen wollten. Ich stieß nächtelang mit dem Kopf gegen die Wand oder hielt mir ein Messer an die Kehle, weil ich die Angst nicht mehr aushielt.«

Als sie trotz aller Ängste, aber weil sie es zu Hause nicht mehr aushielt nachts im Botanischen Garten spazieren ging und ihr dort entgegen ihrer

Erwartung nichts passierte, führte das zu einer ersten Distanzierung von der Macht der Stimmen. Sie wagte nun auch, zum Arbeitsamt zu gehen, konnte Sozialhilfe beantragen und sich Gelegenheitsarbeit suchen. Eine weitere Beruhigung entstand durch einen Wechsel endgültig weg von der überfordernden Situation im Kindergarten. Frau Adler nahm durch die Vermittlung einer Zeitarbeitsfirma Arbeit in Großküchen an.

Inzwischen wohnt sie in einer Wohngemeinschaft. Sie hat sich bewußt dafür entschieden, »weil ich merkte, daß meine ganze Entwicklung doch vereinsamend war. Jetzt in der Wohngemeinschaft habe ich schon ein sichereres Gefühl, und es ist schön, wenn ich nach Hause komme und jemand da ist.« Sie bezeichnet sich nach Abklingen der Psychose als introvertiert, andere in der WG erleben sie als »zu ruhig«. Sie selbst ist mit dem bisher erreichten Ausmaß an Integration zufrieden.

Einsamer Existenzkampf

Aufgrund des weitgehenden Rückzugs vor oder während der Psychose aus sozialen Beziehungen führte Frau Adler einen einsamen Existenzkampf: »Ich mußte immer alleine um meine Existenz kämpfen. Ich hab Ihnen ja meine wunderbare Geschichte über meine Lebenserhaltung geschrieben. Ich besorgte mir etwas zu essen und hab mir Schuhkästen gesucht, um darauf Teppiche zu weben. Mit Pflanzen machte ich Karten und hab gelesen, was ich finden konnte, und bin viel rausgegangen, aber ich hab völlig für mich gelebt. Ich hab meinen Tageslauf gepflegt und darauf geachtet, daß meine Umgebung ein bißchen gepflegt und schön war, und hab selbst viel Kreatives gemacht: Hilfsarbeiten, wenn ich da mal was hatte, oder eben die Websachen, und später hab ich mit Pflanzen gearbeitet.« Frau Adler fühlt sich »jenseits der Realität und ganz allein«. Selbst unter den Bedingungen der Wohnungslosigkeit bewahrte sie eine gewisse innere Ordnung und Sorgfalt. Ihre jetzige Tätigkeit bewahrt ihr auch in der Isolation einen sozialen Bezug.

Frau Adler hielt die abgeschlossene Welt für normal: »Ich hab das erlebt als einen Zustand, von dem ich nicht wußte, wie ich reingekommen war, der sich aber ständig intensiviert hat, als eine Welt, die sich immer mehr abschloß. Ich wußte eigentlich nicht, wann ich die Tür zugemacht hatte, so irgendwie. Das wurde ein immer engerer Raum, es hat mich auch irgendwann mal fast umgebracht, hat mich auch zum Schreien gebracht, aber ich wußt nicht, wie ich die Tür aufmachen sollte.« Frau Adler sagt: »Nie wäre ich auf die Idee gekommen, daß an meinem Weltbild etwas falsch ist.«

Sie selbst spricht davon, »Gedankenübertragung« gehabt zu haben und in »geistiger Verbindung« mit anderen gewesen zu sein. In die abgeschlossene Welt drangen Stimmen von früher: »Irgendwann begannen die Stimmen, mich furchtbar zu quälen, Stimmen von früheren Chefs und von Verwandten, von früheren Freunden, die mir richtig nahe kamen, die mich richtig bedrängt haben, die mich provozierten, die mir Fragen stellten über mein Leben, die mich selbst in Frage stellten und die ich einfach nicht abschalten konnte. Alle haben mir furchtbar Angst gemacht.«

Die Stimmen hatten die Isolation bewirkt und begannen nun, sie auszufüllen.

Frau Adler spicht im Rückblick von einer depressiven und einer etwas chaotischen Phase, »in der ich mein Leben nicht mehr sortiert bekommen habe, wo ich keinen ruhigen Punkt mehr hatte«. Sie schildert den Weg bis zur inneren Entscheidung zwischen gesunden und kranken Anteilen. Trotz massiver Wahnvorstellungen gelangte sie aus eigener Kraft zu einem inneren Selbstbezug: »Du mußt stärker sein als die Stimmen«. Die Distanz zur Psychiatrie war hingegen riesig, Hilfe von dort nicht vorstellbar: »Wieso sollte ich auf die Idee kommen, daß mir ein Arzt helfen kann? Ich sah es als im weitesten Sinne von Gott gegeben an, daß ich das jetzt durchleiden mußte.«

Sie schildert ihre Stimmen und deutlich paranoide Vorstellungen: »Und dann kam eben diese Sache, daß ich, während ich raus ging, auf einmal diese Stimmen hörte, die dann sagten: ›Du wirst krank, wenn Du das hier ißt‹ oder: ›Da liegt ein Fluch drauf, du wirst vergiftet davon.‹ Da hab ich natürlich völlige Panik gekriegt. Dann hab ich mich drei Tage lang nicht mehr auf die Straße getraut, habe richtig abends abgeschlossen, und ich dachte, die kommen von allen Seiten, und durch das Fenster kommen sie auch noch. Und eine Nacht hab ich wirklich mal, das war wohl so ein Höhepunkt, wirklich alle Decken und Laken, die ich hatte, genommen, um alle Steckdosen und das Waschbecken zuzumachen und das Fenster zuzuhängen, weil ich dachte, von draußen werde ich mit Gas vergiftet. Das hielt dann noch mal zwei, drei Tage an; da hab ich fast nicht geschlafen und war in einem ganz chaotischen Zustand. Ich hab eine Angst gehabt, wie ich sie eigentlich in meinem Leben noch nie hatte. Das kann man, glaub ich, auch nur einmal aushalten. Und dann hab ich wieder eine Nacht nicht geschlafen und wieder diese Farben, ganz viel Grün, vor mir gesehen, alles so, als ob da grüne Vorhänge auf mich runterfielen wie Nebel.

Mitten in der Nacht, das war am letzten Tag, bin ich völlig übernächtigt aufgestanden und hab gedacht in meiner Zwangsvorstellung, das ist im Grunde nur, weil du dich nicht auslieferst, weil du diese Sachen, die du dir da alle zusammengesucht hast, nicht weg tust. Du mußt ein ganz neues Leben anfangen, dann wirst du auch Ruhe vor all diesen Leuten haben. Da hab ich alles weggeschmissen, was ich im Laufe der Zeit zusammengesammelt hatte: Kochtöpfe, Lebensmittel, alle Kleider, alles. Ich hab gedacht: du mußt dich denen stellen – wieso, weiß ich nicht – und bin rausgegangen. Es regnete an diesem Tag, und ich bin zwei Stunden im Botanischen Garten mit dem Gedanken spazierengegangen, daß mich jeden Moment einer erschießt, sozusagen.«

Frau Adler inszenierte mitten in ihrer panischen Angst ihr privates »High noon«, suchte die Begegnung mit der in ihrer Vorstellung höchsten Gefahr. Die zu überleben, erlaubte ihr eine erste Distanzierung. Sie mußte sich weiter vorsehen, nach den Stimmen lauschen, aber sie war eben stärker gewesen. Sie sagt, daß sie den akuten Zustand der Psychose »durch diesen Gang im Botanischen Garten« aus eigener Kraft überstanden hat: »Entweder ich geh kaputt, oder die gehen kaputt. Ja, weil ich es nicht mehr ausgehalten habe, ich hätte keine Nacht mehr überlebt.«

In der von Frau Adler inszenierten Kraftprobe wird die Gleichzeitigkeit von Gesundheit und Krankheit sinnbildlich deutlich. Die aktive Zuspitzung und Überwindung der psychotischen Angst geschieht dabei nicht souverän überlegt, sondern aus der wahnhaften Situation heraus. Eine Situation, die von außen als ausschließlich unsinnig und psychotisch erscheinen mag, gewinnt aus der subjektiven Perspektive eine nachvollziehbare Dynamik mit einer trotz Psychose im Grundsatz sinnvoll handelnden Person als Akteurin.

Selbstbild und Diagnose

Im nachhinein vermißt Frau Adler den sozialen Bezug: »Nie hat einer gesagt, hören Sie mal, Sie haben sich aber verändert.« Sie ließ sich wieder auf eine Arbeit als Kindergärtnerin ein, die sie nicht verkraften konnte. Mit Kleinkindern kam sie noch zurecht, mit größeren Kindern aber nicht. Eine Nervenärztin wollte sie krankschreiben und in eine Tagesklinik einweisen, doch der Heimleiter schüchterte sie ein mit den Worten, sie solle »sich nicht so anstellen«. Frau Adler wunderte sich mehrfach, daß die anderen ihr Verstörtsein nicht bemerkten. Da niemand reagierte, war die Kontrolle über die eigene Veränderung erschwert.

Bei einem Fahrradkurs, also nicht in einem Versorgungskontext, lernte Frau Adler eine Psychologin, die im Bereich Opferhilfe arbeitet, kennen. »Als die sagte, das sei psychotisch, hatte ich die Erkenntnis, daß mein Gedankengerüst in den letzten Jahren einfach falsch und schließlich zusammengestürzt war. Ich hatte einfach das Gefühl in mir, daß ich völlig von vorne anfangen mußte, daß ich mit ganz einfachen Dingen wieder beginnen mußte, zum Beispiel mir einfach mal etwas zu essen oder Kleider zu kaufen.«

Später beschreibt Frau Adler noch deutlicher, daß sie nach der überstandenen Zuspitzung im Botanischen Garten für ihr eigenes Erleben »schon wieder offener«, aber entsprechend fassungslos war. »Ich fand einfach keine Erklärung dafür. Das war sozusagen eine Tür, vor der ich stand und die mir die Psychologin geöffnet hatte, damit ich weitergehen konnte, aber ich war etwas ratlos.« Die Bezeichnung »Psychose« wird in der aktuellen Situation nicht so sehr als Stigmatisierung, sondern als Orientierung empfunden. Das eigene Vokabular differenziert zwischen der Psychose, die man haben kann, und der Person, die man ist. Insofern entwickelt sich eine sprachliche Anpassung.

»Diese Psychologin hat sehr viel Wärme ausgestrahlt und hat unter anderem mal, als ich mein Leben schilderte, gesagt: ›Dann haben Sie ganz viel leiden müssen und sind durch ganz viele schlimme Dinge gegangen. Und ich denke, daß die Stimmen, die Sie hören, Ihnen auch helfen können.‹ Ich hatte die Stimmen immer als belastend empfunden, sie hatten mich gequält. Nun sagte sie mir, ich solle, wenn die Stimmen wiederkämen, aufschreiben, was ich diesen Stimmen sagen, antworten möchte. Und das hab ich dann auch getan. Ich hab aufgeschrieben, warum ich nicht gequält, warum ich nicht beobachtet werden will, warum ich keine Rechenschaft ablegen will, und das war so, als ob das ein Weg nach draußen war.«

Mit den Stimmen nicht mehr allein zu sein, sie jemandem mitteilen zu können, das bedeutet für Frau Adler viel, setzt aber in ihrem Inneren einige Schritte voraus: »Also, das erste war, daß ich wahnsinnige Angst hatte, mich überhaupt jemandem mitzuteilen, zu sagen, was ich so erlebe. Ich hatte eine furchtbare Scheu vor Menschen und hatte ganz große Schamgefühle. Als ich das dann mal überwunden hatte, war es wie eine Befreiung.«

Sehr banale Informationen werden als hilfreich empfunden. Der richtige Zeitpunkt ist entscheidend. Einen Namen für die eigene Situation zu haben reduziert die Angst.

Zwischen Konvention und Authentizität

Frau Adler sieht aber ihre Kraft zugleich auch als Schwäche: »Ja, ich bin schon jemand, der Kraft hat. Aber ich weiß sie, glaube ich, manchmal nicht so richtig einzusetzen, außerdem übernehme ich mich auch gerne kräftemäßig. Das ist sicher meine Schwäche, daß ich jemand bin, der sehr viel tut und sehr hohe Ansprüche hat und seine eigenen Bedürfnisse oft ganz lange nicht wahrnimmt. Ich denke oft, diese Kraft ist einerseits etwas Positives, aber andererseits denk ich auch, behalt sie im Auge, daß sie dich nicht umbringt.«

Daß sie nicht in der Lage war, auf jemanden zuzugehen, sieht sie als typisch für sich an und bezeichnet diesen Weg als »sehr hart«. Vorsichtig formuliert sie die Hoffnung, aus der Situation gelernt zu haben: »Ich denke, das hat mich schon auch reifer werden lassen. Es ist ja auch zum Beispiel eine berufliche Wendung dabei rausgekommen, und die war richtig. Wenn ich vielleicht in einem anderen Beruf glücklicher bin und sich dann herausstellt, daß die Erkrankung für mich der Meilenstein war, in ruhigere oder in mir mehr liegende Gewässer zu kommen, dann werde ich vielleicht auch mal ein Ja dazu finden. Aber im Moment denk ich, um Gottes willen, hoffentlich nie wieder. Ich war ja wirklich ein Bettler, wenn man es mal so überlegt.« Im biographischen Zusammenhang betrachtet, scheint die Psychose eine notwendige Korrektur zu bewirken, ohne allerdings im Moment des Erlebens an Schrecken zu verlieren.

Frau Adler denkt über die Qualität ihres Lebens nach. Sie erwähnt in diesem Zusammenhang die Freunde, die sie hat und die sie als sehr beständig empfindet. Gleichzeitig beschreibt sie ihre Selbstzweifel: »Ich weiß schon, daß ich eine Menge Fähigkeiten habe und auch einiges auf die Beine gebracht hab. Aber in mir selbst ist nicht das Gefühl, daß da so furchtbar viel herauskommt. Diese ganze Geschichte hat mir doch mehr das Gefühl gegeben, irgendwie am Rande zu stehen und zuzugucken, wie die anderen leben. Ich denke, daß ich manchmal auch aus Angst vergesse zu leben. Es fehlt mir ein bißchen, daß ich nie ohne nachzudenken einfach aus dem Bauch heraus lebe. Darum beneide ich andere manchmal, und das gibt mir das Gefühl des Isoliertseins. Das ist zwar schon weniger geworden als vor zwei Jahren, aber ganz weg ist das noch nicht.« Frau Adler versteht ihre Psychose auch als Ausdruck ihrer Angst, zu vergessen zu leben.

Frau Adler hat Angst, mit anderen über ihre Erfahrungen zu sprechen. Der Brief an mich war der erste Versuch, dieser Angst zu begegnen: »Ich denke immer, daß es so extrem ist, was ich erlebt habe, daß das anderen sehr, sehr starke Schrecken einjagen kann. Ich kann nicht abschätzen, wie meine Umgebung wirklich empfindet und reagieren würde. Es ist mir wichtig, mich nicht zu sehr bloßzustellen. Ich kann nicht sehr gut mit Konventionen umgehen, aber Konventionen sind das Leben, sozusagen. Menschen sagen etwas und drehen sich rum und sagen das Gegenteil, und das macht es mir so schwer, authentisch zu sein, weil ich denk, seid ihr denn jetzt authentisch, verkraftet ihr denn jetzt meine Schilderung?«

Frau Adler stellt sich vor, wie ihre Kolleginnen in der Großküche wohl reagieren würden, wenn sie von ihrer anderen Seite erfahren würden. »Das Mittelmaß zu finden, wie weit zeig ich mich und wie weit bleib ich in der Konvention, und was hab ich noch davon, wenn ich nur in der Konvention lebe? Da kämpfe ich immer viele stille Kämpfe.« Beide Seiten zusammenzubringen, die der »angesehenen und anständigen Frau« und die der »Pennerin«, das scheint für Frau Adler erstrebenswert und doch kaum erreichbar. Sie erlebt und benennt die Spannung zwischen Konvention und Authentizität in ungewohnter Klarheit. Darüber sprechen zu können scheint ihre Unabhängigkeit zu stärken.

Lebenslinien und Brüche

Für Frau Adler liegen die Wurzeln ihrer Erkrankung in der Kindheit. Sie schildert, daß sie von Kind auf sehr viele Angstgefühle erlebt hat. »Ich bin ein Mensch, der von klein auf sehr viel Angst gehabt hat, bei allen möglichen Dingen. Ich denk aber, daß sich Angst irgendwann, wenn sie übermächtig wird, verselbständigt. Woher kam die Angst? Einmal daher, daß wir relativ isoliert lebten. Meine Eltern waren ein recht unglückliches Paar, das mit sich selbst nicht soviel anzufangen wußte und das sich schwer tat, die Tür auch andern aufzumachen, sozusagen. Zum anderen lag sie in der Art meiner Mutter begründet, mir Erfahrungen vorzuenthalten aus einem Überbehütungsmechanismus heraus. Ich hab nie das tun können, was mein eigentlicher Impuls war. Ich wurde immer zurückgehalten, und das hat mir Angst vor meinem eigenen Willen gemacht, ich wußte nicht, ob nun sie recht hatte oder ich. Und irgendwie hat sich das dann immer mehr gesteigert. Je mehr ich mich später nach draußen orientierte, merkte ich, daß andere das anders machten. Und wenn ich es genauso versuchte, dann hielt meine Mutter mich wieder zurück.« Aus ihrer eigenen Sicht hatte Frau Adler wenig Chancen, einen eigenen Willen zu entwickeln.

Ihren Vater beschreibt Frau Adler als einen »Pfahl im Hafen, um den man bei hohem Wellengang sein Seil werfen konnte. Man konnte sich zwar nicht daran wärmen, aber man hatte Halt.« Deutlich macht sie dabei auch, daß sie dem Vater »verdanke«, »daß ich so sehr im Kopf lebe und so wenig meine Bedürfnisse fühle«. Das Erbe des Vaters hat sie geprägt auch im Umgang mit der Psychose: »Im Sinne meines Vaters habe ich mich ›gehalten‹, sozusagen, obwohl ich nichts mehr registriert habe.« Das väterliche und das mütterliche Erbe sind Hypothek und Bewältigungsstrategie zugleich.

Im Bibelheim hat Frau Adler schließlich mehr Ordnung und Gemeinschaft gesucht. Beides zusammen erschien ihr als Garant für den richtigen Weg. Im nachhinein sagt sie: »Die Geborgenheit war das, was ich gesucht habe, denn ich hatte mich immer sehr ungeborgen gefühlt. Erst durch die sehr schmerzhafte Art der Erkrankung habe ich gemerkt, daß ich mir diese Geborgenheit selber geben muß.« Die Psychose verdeutlichte, daß die äußere, nur scheinbare Geborgenheit nicht trägt.

»Der erste Bruch war sicher der, als ich aus der heimischen Situation ins fremde Leben kam und merkte, daß die meisten Menschen ganz anders lebten als wir. Ein anderer Punkt war, daß ich zwar als sehr gute Seminarschülerin in die Praxis kam, aber eigentlich ganz wenig mit Kindern umgehen konnte. Ich merkte, daß ich ganz viele Ängste hatte, mich weiterzugeben. Der nächste Bruch kam, als ich die erste intensive Beziehung zu einem Partner gelöst habe, mit dem ich zwar nicht zusammenlebte, der mir aber sehr wichtig war. Damit hatte ich stark zu kämpfen, das war so mit 27. Dann gab es noch mal einen Bruch, der intensivste vielleicht sogar, als ich die seit elf Jahren gewohnte Umgebung des Kindergartens, den ich ja immerhin auch geleitet habe, verließ und in das Bibelheim gegangen bin.« Frau Adler ging in die Fremde, weil sie sich trotz Arbeit sehr einsam fühlte, ihre unmittelbare Nachbarschaft sehr unnahbar erlebte und sich zusätzlich in ihrer Zuneigung für einen Mann extrem enttäuscht fühlte. Die Brüche im Leben vor der Psychose sind ihr sehr bewußt.

Frau Adler träumt von einem Beruf, der sie ausfüllt, bei dem sie sich »nicht so sehr die Richtung angeben lassen muß«, ist sich aber unsicher, ob sie das »in unserm Wirtschaftssystem« noch schaffen kann. Sie möchte auf diese Weise ihrem Leben »wieder mehr Struktur, mehr Inhalt geben«. Dann formuliert sie allgemeine Wünsche: »Ich wünsche mir im Endeffekt auch, mich intensiver wahrnehmen zu können, in der Freizeit, in positiven Aspekten, mehr Geduld mit mir zu haben, um mich mehr an mir freuen zu können.« In diesem Zusammenhang kommt sie immer wieder auf »Wärme« zu sprechen: Das »warme Gefühl im Bauch« erscheint mir als ein tiefer Wunsch nach Verbindung zu anderen Menschen.

Diese Wärme ist auch das, was sie anderen, die einer Psychose nah sind, wünscht, und was sie denen, die in der Psychiatrie arbeiten, rät: »In mir ist es sehr einsam und sehr kalt gewesen, ich war eigentlich für jedes bißchen Wärme von außen sehr dankbar. Und je ferner ich allem war, desto mehr hab ich zum Beispiel die Sozialarbeiterin wahrgenommen, die wärmende Worte für mich hatte oder ganz aufbauende oder die mich ansah, mich mit sehr viel Sympathie ansah und meinte, daß sie es toll finde, daß ich so künstlerisch wäre. Ich konnte mich selber fast nicht annehmen. Das Angenommenwerden durch andere hat mir ganz viel Kraft gegeben. Die Sozialarbeiterin wußte das mit der Psychose wohl gar nicht, aber die hat gemerkt, daß ich in einer sehr einsamen Phase, in einer sehr verzweifelten Phase war, und versuchte immer, mir durch Wärme näher zu kommen und durch Bestätigung. Sie freute sich offensichtlich, wenn sie mich sah, obwohl ich auch sehr störrisch und starr sein konnte in der Zeit. Das hat mir jedenfalls immer ein bißchen Mut gegeben.

Ansonsten fand ich es eben ganz hilfreich, daß mir jemand meinen Zustand sehr wärmend erklärt hat, also mir zugewandt war, und dann sagte, daß das, was ich da durchmachte, nicht etwas war, das andere auch erlebten. Das war mir eine ganz große Erleichterung, weil ich mir das nicht selber sagen konnte.« Frau Adler hat in der Zeit der Psychose wenig Menschen getroffen. Aber die, die sie traf, waren »markant«, wie sie sagt. Und daß das so war, bezeichnet sie als ihr größtes Glück. Wärme ist in ihren Augen entscheidend für die Behandlung von Psychosen.

Interpretierende Zusammenfassung

Frau Adler ist zum Abschluß des Gesprächs mit mir froh, daß sie ähnlich wie im Psychoseseminar die Psychose einfach nur »beleuchten« konnte, ohne sie bewerten zu müssen. »Ja, sie ist einfach da, sie ist im Raum, sie muß sich nicht verflüchtigen, sie muß auch nicht wiederkommen, aber sie darf da stehen bleiben«. Unbefangen über die Psychose sprechen zu können hat für sie einen hohen Wert. Frau Adler beschreibt ihre Erkrankung als Ausdruck von Einsamkeit, Angst und Hoffnungslosigkeit. Sie hofft, über einen neuen Beruf auch wieder zu »einem wirklichen Ja zu meiner Person« zu kommen. Über das Erlebte zu sprechen fällt ihr immer noch schwer. Gleichzeitig hat sie durch dieses »Verschweigen« oft das Gefühl, keinen »wahren« Kontakt mehr zu den Menschen herstellen zu können. Für Frau Adler war ihr größtes Glück, daß sie in der Phase größter Not und Verwirrung zwar wenige Menschen um sich hatte, die wenigen aber, die ihr begegneten, waren »markant«. Aus ihrer Sicht ist das Wichtigste, das Menschen in seelischer Not brauchen, »Wärme«.

Frau Adler beschreibt ihre Entwicklung als ein Ringen zwischen Isolation und Beziehung, zwischen Anpassung und Authentizität. Einschränkungen ihrer Selbstwahrnehmung und ihrer Selbstverständlichkeit bringt sie in Zusammenhang mit der späteren Krise. Doch in der Krise selbst findet sie die Kraft zur aktiven Zuspitzung, zur Inszenierung eines »High noon«. Nur ein schmaler Grat trennt sie in diesem Moment vom Suizid. Jedoch werden im Moment größter Angst neben einem umfassenden Wahn auch Gegenkräfte wach. Der Wahn wird zu einem Gegenüber, an dem sich ihre Kräfte messen lassen. Sie tritt die Flucht nach vorne an, rückt heraus aus einem passiven Zustand völligen Ausgeliefertseins und schafft einen Rahmen, in dem sie sich wieder spüren kann. Im schlimmsten sozialen Abstieg, im Existenzkampf bewährt sie sich als Person. Der Selbstbezug, die Distanz zum Wahn wird in diesem Moment möglich, zwar nicht eindeutig, aber doch ansatzweise im Sinne eines existentiellen Spiels: Die eigene Existenz wird einem Spiel auf Leben und Tod, einem Gottesurteil ausgesetzt.

Diese Distanzierung ist die eigentliche Leistung ihrer inneren Befreiung. Sie erstaunt um so mehr, als der Wahn bereits sehr umfassende und bedrohliche Züge angenommen und sich über längere Zeit verfestigt hatte. Die Gleichzeitigkeit von Gesundheit und Krankheit (Davidson & Strauss

1995) wird eindrucksvoll sichtbar. Aus der subjektiven Perspektive zeigt sich, daß ein Verhalten, das aus der Distanz ausschließlich verrückt erscheint, doch noch hinsichtlich Zweckbestimmtheit und Sinnhaftigkeit der Gesetzmäßigkeit menschlichen Handelns unterliegt. Möglicherweise wird auch die These von Müller (1930) und Jaspers (1973) bestätigt, wonach von einer Gleichzeitigkeit verschiedener Bedeutungen auszugehen ist, der Selbstbezug distanziert vom Wahn in der einen Situation möglich und gleichzeitig in vielen anderen unmöglich sein kann.

Mühevoll baut sich Frau Adler wieder auf. Die Wiederherstellung sozialer Bezüge und die Anpassung der (beruflichen) Erwartungen an die eigenen Möglichkeiten sind dabei entscheidend. Die bescheidene Enwicklung eigener Maßstäbe erinnert an Corin (1994) und ihre Thesen vom »positiven Rückzug«. Eine erste, eher beiläufige Diagnostik wird als Erleichterung empfunden und im Sinne einer vorläufigen Ordnung akzeptiert, ohne daß damit das eigene Selbstbild und Handeln nun psychiatrischen Kategorien untergeordnet werden (vgl. »positive adjustment« bei Barham 1994).

Frau Bach: »Die Kräuterhexe« – Vermeidung von Berührung

Der Kontakt zu Frau Bach kommt über eine Verwandte zustande, die auch am Gespräch teilnimmt. Frau Bach lehnt nicht nur eine Tonbandaufnahme ab, sie verhindert auch eine strukturierende Gesprächsführung. Erst während eines Spaziergangs kommt es zu einem halbwegs offenen Austausch.

Kurzbiographie

Frau Bach ist etwa 65 Jahre alt. Sie lebt seit vielen Jahren sehr zurückgezogen und mit paranoiden Vorstellungen in einem kleinen Haus am Rande Hamburgs. Wenn ein Kontakt zu Fremden unausweichlich wird, sie zum Beispiel in sehr seltenen Fällen ein öffentliches Verkehrsmittel benutzen muß, schützt sich Frau Bach mit Gummihandschuhen und Taucherbrille. Aufgrund ihrer Vorliebe für das Sammeln von Kräutern wird sie von den Kindern der Nachbarschaft »Hexe« gerufen. Frau Bach lebt mit einem Selbstverständnis als Künstlerin. Sie malt. Psychotisch zu sein gehört nicht zu ihrem bewußten Selbstbild, aber es fällt auch nicht aus dem selbstgesteckten Rahmen. Medikamente lehnt sie konsequent ab. Zu einem Kontakt mit der Psychiatrie kommt es erst längere Zeit nach unserem Gespräch, nachdem die hochbetagte Vermieterin, die im selben Hause wohnt, ängstlicher geworden ist und nun Frau Bach wegen ihres skurrilen Verhaltens mit Kündigung droht.

Durch ihr Selbstbewußtsein als Künstlerin integriert Frau Bach ihre skurrilen Seiten ohne einen Krankheitsbegriff. Daß die Kinder sie als

»Kräuterhexe« beschimpfen, nimmt sie mit einer gewissen Selbstironie an und unterläuft so den abwertenden Aspekt. Zur Bewältigung der bedrohlichen Seiten ihres Wahnsystems entwickelt sie eine erstaunliche Kreativität: Sie hat sich symbolhafte Kleidungsstücke zugelegt, die ihr Schutz vor Kontakt gewähren. Ansonsten hat sie sich sehr zurückgezogen. Ihre starke künstlerische Ausdrucksfähigkeit hat nur wenige Adressaten.

Interpretation

Frau Bach lebt selbstgenügsam und skurril in einer mehr oder weniger geschlossenen Welt. Sie hat sich eine Nische geschaffen, eine Situation mit relativ sparsamen sozialen Bezügen. Ihr künstlerisches Handeln erlaubt ihr eine soziale Repräsentation mit hohem Symbolgehalt: Sie vermittelt sich symbolisch, ohne zuviel preiszugeben. Umgekehrt kann sie auch die Annäherungen anderer, ihre Bezeichnungen oder Beschimpfungen symbolisch verstehen und so auf Distanz halten. Auffällig ist, daß sie im Alltag vor allem Begegnungen mit Kindern hat. In diesem Zusammenhang erscheint ihr Selbstbild als Kräutersammlerin und Künstlerin mit dem Fremdbild als Verrückte oder Hexe vereinbar. Ihr eigener sozialer Rückzug wird in diesem Kontext aus sich heraus selbstverständlich tragbar und nicht als Defizit empfunden. In sehr radikaler Weise verwirklicht Frau Bach, was Corin »positiven Rückzug« nennt (Corin 1994).

Erst eine Störung von außen, die drohende Wohnungskündigung, führt zum Risiko einer psychiatrischen Behandlung. Auch wenn die Hilfe noch so gut gemeint und vielleicht sogar notwendig ist, so bedeutet sie für Frau Adler in erster Linie eine nachhaltige Störung ihrer »Nische«. Es bedarf einer aktiven Unterstützung durch ihre Verwandtschaft, insbesondere ihrer Kusine, um diese Bedrohung abzuwehren. Ob ein Eingriff von außen die Qualität ihres Lebens nach ihren eigenen Maßstäben zu verbessern vermag, erscheint ohnehin fraglich. Frau Bach scheint diese Gefahr zu ahnen. Jedenfalls begegnet sie mir mit äußerster Vorsicht.

Herr Cäsar: Der dünnhäutige Berber – »Hautklinik statt Psychiatrie«

Eine Konsiliarärztin vermittelt mir ein Gespräch mit dem ca. 40jährigen Herrn Cäsar, der seit mehreren Jahren auf der Straße lebt. Gelegentlich wird er wegen offener Geschwüre an den Beinen in einer Hautklinik behandelt.

Die Mächte, da oben

Etwas unsicher betrete ich das 5-Bett-Zimmer und frage nach Herrn Cäsar. Ein Mann in der hinteren Ecke dreht mir den Rücken zu, hebt schwerfällig den Kopf und sagt etwas unwirsch, er sei Herr Cäsar, aber er kenne mich nicht. Ich stelle mich vor, verweise auf die Vermittlung der Konsiliarärztin. Herr Cäsar reagiert erneut unwirsch, kann mich nun aber zumindest einordnen. Ich habe eine Zeitung mitgebracht. Er liest nicht. Ob er sonst etwas gebrauchen könne, will ich wissen. »Nein.« Dann sage ich: »Ich interessiere mich für Menschen in Extremsituationen, für Menschen, die mit besonderen Lebenslagen fertig werden müssen.«

Er scheint mich zu verstehen, wiegelt aber ab, er habe nichts zu sagen. Dann macht er doch einige Andeutungen: Er habe große Schmerzen gehabt. »Die da oben brennen mich mit Feuer.« Er zeigt auf seine mit Entzündungen übersäten Beine. Er könne nichts dagegen machen. Vor einem halben Jahr sei er schon einmal hier gewesen. Aber helfen können »die hier« ihm auch nicht. Die Beine werden zwar besser, aber die Bedrohung bleibt. Wenn es so schlimm wird, könne er nicht einmal mehr laufen.

In Zusammenhang mit seinen offenen Geschwüren an den Beinen hat er eine ausgeprägte Wahnvorstellung entwickelt. Seine Hautkrankheit schreibt er höheren Mächten zu. Eine psychiatrische Behandlung lehnt er ab. Herr Cäsar scheint mit seiner Lebenssituation aber keineswegs nur unglücklich zu sein. Über seine Lebensgeschichte spricht er mit mir nicht. Seine paranoiden Vorstellungen schließen mich schnell mit ein.

Er unterbricht sich in seiner Erzählung wieder. Mehr habe er nicht zu sagen. Der Konsiliarärztin habe er das doch auch schon gesagt. Die sei ganz schön hartnäckig. Sie habe auch gewollt, daß er mal rüber in die Psychiatrie kommen solle, »nur zu Probe«, aber davon halte er nichts. Ich betone, daß ich seine Entscheidung nicht in Frage stellen würde. Aber hartnäckig sei ich auch, ich würde ihn gerne wieder besuchen, wenn es ihm paßt und er nicht so müde ist. Offensichtlich mag er nicht so recht, bleibt aber undeutlich. Er will nichts mitgebracht haben. Die Situation wird dadurch aufgelöst, daß zwei Pfleger, die Herrn Cäsar baden möchten, den Raum betreten.

Bei mir bleibt ein etwas beklommenes Gefühl. Da ist einerseits die deutliche Ablehnung, andererseits ein spürbarer Kontakt vor allem über Blicke. Herr Cäsar ist älter, als ich dachte, wirkt gepflegt. Das Leben auf der Straße ist ihm (jedenfalls zur Zeit) nicht anzusehen. Unwirsch ist er vor allem bei Fragen, die nicht nur seine Beine, sondern auch sein Leben betreffen. Als ich eine Woche später wieder Kontakt aufnehmen will, ist Herr Cäsar fort.

Interpretation

Herr Cäsar schreibt seine offenen Geschwüre äußeren Mächten zu, von deren Vorhandensein er fest überzeugt ist. Diese Art Wahrnehmung hilft ihm möglicherweise, seine Lebenssituation aufrechtzuerhalten und eine grundsätzliche Infragestellung zu vermeiden. Sein Leben auf der Straße könnte ein sozialer Rahmen sein, der ihm erlaubt, mit seinen besonderen Wahrnehmungen nicht auffällig zu werden. Umgekehrt scheint sein Wahnsystem einen Rahmen zu bilden, der ihn das Leben auf der Straße ertragen läßt. Sein körperlicher Zustand ermöglicht ihm eine Pause vom Leben ohne Dach über dem Kopf. Sein Erklärungsmodell schützt ihn gleichzeitig davor, dieses Leben allzu sehr in Frage stellen zu müssen.

Die Besuchssituation am Krankenbett in der Hautklinik und die ausgesprochene Ablehnung der Psychiatrie schließen ein systematisches Interview oder gar eine Tonbandaufzeichnung aus. Die körperliche Behandlung scheint Herr Cäsar im wesentlichen zu genießen. Mein Interesse für seine Lebenssituation oder -geschichte erfüllt ihn dagegen mit großem Mißtrauen. Das Wahnsystem, das sich um seine Hauterkrankung rankt, erlaubt ihm, einen Zusammenhang zur realen Lebenssituation auszublenden. Da diese Situation bereits mehrfach aufgetreten ist, scheint sein Beharrungsvermögen von großen Kräften gespeist zu sein. Das eindeutig begrenzte Hilfsangebot der Hautklinik scheint er sehr viel besser akzeptieren zu können als das umfassende der Psychiatrie. Die soziale Repräsentation eines Wohnungslosen, eines »Berbers«, scheint akzeptabler als die eines chronisch psychisch Kranken. Die wahnhafte Erklärung seines körperlichen Leidens hilft ihm, das gewohnte Leben aufrechtzuhalten.

Herr Dach: Unerreichbar? – Vornehmer Rückzug

Ein Kontakt zu Herrn Dach kommt nur indirekt zustande, aber auch er soll hier angeführt sein.

Nach mehreren brieflichen und persönlichen Versuchen, ihn zu erreichen, lehnt er ein persönliches Kennenlernen ab. Der psychiatrische Dienst, bei dem Herr Dach bekannt ist, weiß lediglich, daß er sich nach langer psychotischer Erkrankung vollständig sozial zurückgezogen hat. Er lebt alleine zur Untermiete in einem schönen Haus in vornehmer Hamburger Wohngegend. Seine Nachbarn wissen, ob er zu Hause ist oder nicht, lassen ihn ansonsten aber in Ruhe. Herr Dach macht auf seine Weise deutlich, daß er mit seiner Symptomatik nur leben kann, wenn er sozialen Kontakt insbesondere zu Personen, die als professionelle Mitarbeiter der Psychiatrie identifizierbar sind, vollständig meidet. Dazu zähle auch ich. Die radikale Beschränkung seiner sozialen Bezüge könnte dazu dienen, sein Selbstbild als unabhängig und psychisch stabil aufrechtzuhalten. Um sich psychiatrischen Diagnosen und Strategien nicht auszuliefern, nimmt Herr Dach ein hohes Ausmaß an sozialem Rückzug in Kauf. Alle meine Kontaktversuche scheitern.

Erich: »Gehirnkünste« – Die Ein-Mann-Mehrheit

Diesmal erfahre ich von meinem Gesprächspartner nur den Vornamen, »Erich« will mir seinen Nachnamen nicht nennen. Alle, die mit ihm zu tun haben, nennen ihn beim Vornamen. Erfahren habe ich von ihm über eine Studentin. Der Kontakt kommt mit Hilfe einer Kollegin des Landessozialamts zustande. Dorthin geht Erich relativ regelmäßig, um sein Geld abzuholen. Er lebt seit mindestens zwei Jahren in einer Wohnunterkunft für wohnungslose Männer. Da diese Einrichtung nicht auf lange Zeit ausgelegt ist und man dort außerdem wegen seiner offensichtlichen »Verrücktheit« und seiner zeitweiligen Aggressivität verunsichert ist, möchte man ihn gerne loswerden. Anfangs wurden ihm noch Wohnungen zugewiesen, doch nach Auskunft des Sachbearbeiters vom Landessozialamt kam ein Vertrag nie zustande. Spätestens wenn Erich in fremden oder unartikulierten Worten vor sich hin spricht, werden die Verhandlungen abgebrochen. Nun wird eine Pflegschaft erwogen. Erich selbst lehnt jede betreuende Einrichtung, alle Formen psychiatrischer oder komplementärer Versorgung radikal ab.

Ohne Aufnahmegerät, nur mit Papier und Schreiber ausgerüstet, fahre ich zum Landessozialamt. Die Flure sind voller Menschen, die meisten haben ein Bier in der Hand. Es ist ein lautes Treiben aus einer Mischung von gezielten Anliegen und bloßem Aufenthalt. Eine Tür weist auf den Sozialtherapeutischen Dienst hin. Dahinter der gleiche Flur, die gleichen Räume. Ein Raum steht anscheinend für einen zwanglosen Aufenthalt über eine gewisse Zeit zur Verfügung. Jedenfalls gibt es Kaffee. Ein Spielgerät steht auf der Theke. Im Zimmer des Leiters der Dienststelle stehen mehrere Menschen, u. a. Erich. Wir werden bekannt gemacht, dürfen dann in der Küche sitzen, die ansonsten zur Zeit unbenutzt ist.

Buchstabenwelt

Erich ist vermutlich etwas über 30 Jahre alt. Er lebt in einer eigenen Gedanken- und Sprachwelt und ist nur in ganz begrenzten Bereichen einer unmittelbaren Kommunikation zugänglich, etwa wenn es darum geht, die ihm zustehende Sozialhilfe abzuholen. Unser Gespräch beschränkt sich auf eine vorsichtige Kontaktaufnahme. Neben unverständlichen Begriffen wirft mir Erich gelegentlich einige Worte zu. Musik hat für ihn eine besondere Bedeutung.

Erich ist ein kleiner, etwas gebeugter Mann mit langen dunklen Haaren. Er trägt einen Parker, wie fast alle in dieser Umgebung. Er lächelt etwas verschmitzt, zeigt keinerlei Scheu, sich mit mir alleine in einen Raum zu begeben, und scheint auch nicht überrascht von meinem Anliegen. Er setzt sich etwas vom Tisch weg ans Fenster, leicht von mir abgewandt. Ich erkläre, daß ich an Menschen interessiert sei, die Stimmen hören, verrückte Gedanken haben und in mehreren Welten leben, und daß ich mich gerne mit ihm unterhalten würde. Erich murmelt auf eine sehr selbstverständliche Weise für mich unverständliche Worte. Die meisten enden auf »a«: »Tana«, »Urga« u.ä. Ich bemühe mich, Worte aufzuschnappen, um daran anzuknüpfen. Im Laufe des Gesprächs begegnet mir auf diese Weise »Jesus«, »der Fortschritt«, vor dem man sich in Acht nehmen muß, »Haare«, die auf eine bestimmte kunstvolle Weise schweben, der »Weltraum«, immer wieder »magnetische Kräfte«, von denen er etwas zu verstehen behauptet. Das »Kriegsgericht« droht, »Angst vor den Nazis« taucht auf sowie ein »Militärfunker«.

Meine direkten Fragen, wo er sich tagsüber aufhalte, wie lang er schon im *PikAs* wohne (»nur kurz«), wie er mit dem Sozialamt zurechtkomme (»gut«), wo in Hamburg er am liebsten sei usw., finden eine sehr kurze oder gar keine Antwort. Jedenfalls entsteht kaum ein Gespräch. Einen der wenigen Zusammenhänge, die ich zu verstehen glaube, bildet seine Schilderung, daß er Musik schreibt und verkauft. Dann folgt die ungeduldige Aufforderung, daß ich diese Musik spielen soll. Ich verstehe, daß es um die Frage geht, wer hier eigentlich wen bestimmt und »zu was bringt«.

Nach einer Weile versucht Erich mir beizubringen, welche Bedeutung für ihn Linien haben, die man auf ein Papier bringt. Ich denke an Lebenslinien. Ja, die seien krumm. Ihm geht es aber offensichtlich auch um den physikalischen Prozeß des Linienziehens. Mir kommt der Gedanke, ein Stück Papier auf den Tisch zu legen, um das mit den Linien konkreter faßbar zu machen. Erich nimmt sehr bereitwillig, schon fast zielbewußt den hingehaltenen Stift, schreibt als erstes mitten auf das Blatt »Vater«. Dann beginnt er, das Wort zu verändern, als arbeite er mit einer mathematischen Formel, setzt Punkte und Striche darüber oder darunter und murmelt dabei seine Kunstworte, manchmal auch symbolträchtige Begriffe. Unter den Vater malt er Wasser, darunter Fragezeichen. Dann rechts oben ein neues Wort, das »Gehirnkünste« bedeuten soll. Seine Buchstaben ähneln chinesischen Schriftzeichen. Mit großer Selbstverständlichkeit fließen die Zeichen.

Erich beginnt, auf Worte, die auf der Rückseite des Schmierzettels geschrieben sind, zu reagieren. Ich greife den Zufall auf und schreibe gezielt Worte auf mit der Bitte, von diesen auszugehen, als erstes »Psychose«. Mit überraschend klaren Worten sagt er: »Das ist doch keine Krankheit« und beginnt eifrig, das Wort zu verzieren und damit zu verändern. Später schreibt er mit anderen Buchstaben als gewohnt »Zurücklaufen«. Meinen Fragen, wohin und warum, weicht er aus. Das Wort bleibt einfach so stehen, bis mir Erich unvermittelt mitteilt, er würde nun gehen. Ich lege ihm eine neue Verabredung für nächste Woche um die gleiche Zeit nahe, und er nimmt bereitwillig an. Gemeinsam Kaffee zu trinken und vor allem gemeinsam über einem Stück Papier zu sitzen und über aufgemalten Worten zu brüten, hat eine erste vorsichtige Verbindung geschaffen.

Später bekomme ich Skrupel, einen längerfristigen Kontakt zu bahnen. Erich auf diese Weise gegen seinen Wunsch näher an die Psychiatrie heranzuführen erscheint mir unzulässig.

Interpretierende Zusammenfassung

Erich hat eine Erlebnis- und Sprachwelt, die in sich geschlossen ist. Er duldet nur einen begrenzten Kontakt, konfrontiert mich mit verschiedenen Symbolen, deren Bedeutung ich nicht vestehe. Eine Kontaktaufnahme, die über das alltägliche Interesse hinausgeht, erlebt er als Störung, die er mit Mißtrauen beantwortet. Ich erlebe eine mir völlig unverständliche Ausdruckskraft in besonderen Sprachbegriffen und Schriftzeichen. Ich erfahre indirekt, daß das Wort »Vater« eine wichtige Bedeutung für Erich hat und daß für ihn Psychose keine Krankheit ist. Er spricht von »Gehirnkünsten«. Zu seinen Künsten gehört, assoziativ zu denken. Wenn daraus bedeutungsvolle Zusammenhänge zu lesen sind, dann hatte sein Vater mit den Nazis zu tun, sei es als Täter oder Opfer. Und Jesus ist die einzige Gegenkraft zum immer bedrohlicher werdenden Fortschritt.

Erich lebt in seiner eigenen Welt. In seinem Sprechen und Denken hat er eine originelle und absolute Eigenart entwickelt, wie sie in der Psychiatrie auch unter der Diagnose Schizophrenie kaum noch anzutreffen ist. Er schützt sich vor Eingriffen in seine Persönlichkeit, indem er jede psychiatrische oder psychosoziale Hilfe meidet. Auf der Ebene alltäglicher und existentieller Hilfen (Geld, Kaffee, Übernachtungsmöglichkeit) ist er ansprechbar, sonst nicht. Ein Leiden an diesem Zustand ist nicht wahrnehmbar, höchstens indirekt aus gelegentlichen aggressiven Impulsen im Rahmen der Übernachtungsstätte spürbar. Sein Rückzug erinnert an Benedettis Begriff des »autistischen Menschen«, der versucht, in einer sozialen Welt, der er sich zutiefst nicht gewachsen, sondern ausgeliefert und unterlegen fühlt, eine identitätswahrende Distanz zu gewinnen, um sozusagen durch Ausschluß der überwältigenden Mitwelt eine innere »Einmannmehrheit« bilden zu können (Benedetti 1947). Unter Berufung auf Erikson hat Benedetti vorgeschlagen, diesen Zustand als eine Art »Moratorium« zu verstehen, als eine Art Pause in der Auseinandersetzung mit der unfaßlichen Wirklichkeit.

Herr Gans: »Absprung verpaßt« – Psychiater oder Rambo 23

Das Gespräch mit Herrn Gans kommt über seinen Vater, der am Psychoseseminar teilnimmt, zustande. Es findet während eines Spaziergangs statt. Das Protokoll erfolgt aus dem Gedächtnis. Eine Tonbandaufnahme ist nicht möglich. Das Bemühen um ein direktes Gespräch geht von mir aus. Das Interesse der Eltern daran trägt vermutlich dazu bei, daß Herr Gans bis zum letzten Moment zögert. Ein Gespräch ergibt sich erst, als ich nach brieflicher Vorankündigung einfach vor der Wohnungstür stehe. Wir verlassen die Wohnung sofort und gehen spazieren. Das Reden fällt so leichter. Die längeren Pausen fallen nicht so ins Gewicht. Themen zur Ablenkung bieten sich leichter an. Ich erläutere noch mal mein Interesse. Herr Gans will erst genau wissen, wie meine Arbeit aussieht und was ein Psychoseseminar beabsichtigt. Er ist an meiner Arbeit interessiert, doch ohne direkten Bezug zu sich.

Vom Gewicht alltäglicher Niederlagen

Herr Gans ist 28 Jahre alt und lebt gemeinsam mit seinen Eltern in einer Mietwohnung am Rande einer Hochhaussiedlung. Die ein Jahr ältere Schwester wohnt nicht mehr zu Hause. Seine Mutter ist Hausfrau, sein Vater Pensionär. Die Familie ist katholisch. Herr Gans ging auf katholische Schulen bis zum Abitur und besuchte eine Jugendgruppe. Sein Status als Fahrschüler erschwerte ihm regelmäßige Kontakte. Auffällig isoliert sieht er sich aber erst nach der Schulzeit. Er ist überzeugt, »den Absprung verpaßt zu haben«. Inzwischen lebt er sehr zurückgezogen. Eigentlich alltägliche Entscheidungen erfordern langes Nachdenken und große Anstrengung. Kontakte mit der Psychiatrie gab und gibt es nicht. Herr Gans lehnt sie aus innerer Überzeugung ab. Aus Sicht der Eltern leidet der Sohn vor allem unter der Negativsymptomatik einer langfristig verlaufenden Psychose mit zeitweiligen Verwahrlosungstendenzen. Er lebe isoliert in der Wohnung.

Herr Gans ist ein eher schmächtiger junger Mann mit relativ langen Haaren und Vollbart. Er wirkt auf den ersten Blick »zugewachsen«. Seine Augen sind bei aller Zurückhaltung lebhaft. Im Kontakt wirkt Herr Gans auf mich sehr zögerlich und ständig hinterfragend, dennoch in sich selbst ruhend und in seiner Verweigerung eher stark.

Im Verlaufe des Gesprächs erfahre ich einige biographische Daten. Er schildert knapp die beruflichen Rollen seiner Eltern und spricht über den gemeinsamen katholischen Glauben. Zur katholischen Schule mußte er immer weit fahren, was ihm frühzeitig eine Sonderstellung in der Klasse einbrachte. Andererseits gab es an der Schule eine Jugendgruppe. Die Frage, wann es ihm am ehesten gut gegangen sei, kann er kaum beantworten: am ehesten als Jugendlicher. Die Frage, seit wann er die Zustände kenne, die seine Eltern als Psychose bezeichnen, weist er zurück. Auf eine Nachfrage hin kommt aber ungefähr diese Definition zustande: Halluzinationen im engeren Sinne kenne er nicht oder nur selten. Er habe sich immer mehr isoliert, zurückgezogen und versponnen. Immer wieder kommt die Formulierung, er habe »den Absprung verpaßt«, den Absprung ins eigene Leben. Er meint damit nicht nur den Auszug aus der elterlichen Wohnung, sondern auch die Entscheidung für einen Beruf bzw. für irgendeine Art Arbeit. Die Psychose erscheint zunächst als Ausdruck eines Zurückschrekkens vor dem nächsten Lebensabschnitt und Entwicklungsschritt.

Seine Eltern haben ihn schon vor langer Zeit zum Psychiater bringen wollen. Bis auf einen kurzen Kontakt zu einem Psychologen hat er aber jede Hilfestellung verweigert. Ich will wissen, was ihm die Kraft dazu gegeben hat. Er antwortet wieder mit einer Gegenfrage: »Wenn Sie jemand ins Kino zu *Rambo Folge 23* mitnehmen wollte, würden Sie doch auch ablehnen.« Er will mir wohl sagen, daß sich seine Ablehnung von selbst ergeben hat, aus tiefer Überzeugung oder Intuition. Gleichzeitig denkt er laut darüber nach, ob mit Hilfe der Psychiatrie manches für ihn hätte günstiger verlaufen können. Er macht deutlich, daß das Nein zur Psychiatrie kein Zeichen besonderer Stärke war, nicht unbedingt nur Vorteile brachte und nicht aus Übermut erfolgte.

Herr Gans spricht darüber, daß es ihm sehr schlecht gehe. Er macht das daran deutlich, daß er am Vortag jemanden besuchen wollte, das dann aber doch nicht getan habe. Solche Momente scheint es häufiger zu geben. Er erlebt sie als schwere Niederlagen. Bei alltäglichen Dingen stellen sich für ihn gleichzeitig sehr grundsätzliche Fragen, zum Beispiel, was überhaupt im Leben für ihn richtig und ob er überhaupt zu einem eigenen Leben in der Lage ist. Ich erzähle kurz von einer eigenen Krise, als kleine alltägliche Entscheidungen für mich nicht zu fällen waren, weil eine große Lebensfrage nicht zu beantworten war. Über diese Parallele kommen wir uns etwas näher.

Herr Gans denkt wiederholt laut darüber nach, ob es nicht besser gewesen wäre, das Gespräch mit mir zu vermeiden, ob er nicht besser bei seinem Vorsatz hätten bleiben sollen, heute morgen gleich wegzugehen: Trotz solcher Gespräche wie jetzt mit mir könne er doch nicht aus seiner Situation heraus, ich sei schon deren Bestandteil. Möglicherweise erlebt Herr Gans das Gespräch als Infragestellung und diese als Bedrohung.

Gratwanderung

Gemeinsam finden wir heraus, daß Nein zu sagen der vermeintlichen eigenen Sicherheit dienen kann, wenn eine größere Klarheit, die notwendig ist, um Ja zu sagen, noch nicht gegeben ist. Andererseits bedeutet auch eine negative Orientierung an dem, was zum Beispiel die Eltern wollen, eine Abhängigkeit. Ich möchte Herrn Gans nahelegen, den Zeitpunkt nicht zu verpassen, an dem ein Ja vielleicht schon möglich ist, unabhängig davon, was die Eltern befürworten. Der Gedanke, daß die Verweigerung eine Abgrenzung und damit eine Identifizierung mit sich selbst ermöglichen kann, wenn eine positive Identität (noch) nicht möglich ist, scheint ihm vertraut, jedenfalls leicht zugänglich. Negation und Abgrenzung erscheinen als Selbstschutz. Statt einer positiven ist nur eine negative Identifikation oder Orientierung möglich.

Mich beeindruckt die Gleichzeitigkeit, mit der er sich schließlich doch auf einen Kontakt mit mir einläßt *und* dabei genau dies bis zum letzten Moment in Frage stellt. Er scheint genau an der Schnittstelle zu stehen, wo die Verneinung als Selbstschutz allein nicht mehr funktioniert, vielleicht auch nicht mehr ganz notwendig, jedenfalls nicht mehr völlig überzeugend, eine positive Entscheidung für ein eigenes Leben aber noch nicht konkret abschätzbar ist, geschweige denn schon »trägt«. Die Psychose erscheint als eine eigensinnige Balance eigentlich unvereinbarer Gefühle und gegensätzlicher Situationen.

Beim Kaffee stellen wir fest, daß die katholische Jugendgruppe, von der Herr Gans spricht, die gleiche ist, die auch ich kenne. Das scheint die Grundlage dafür zu schaffen, daß er bereit ist, mit mir zusammen zu einer Einrichtung des betreuten Wohnens in seiner Nähe zu gehen. Ich biete Herrn Gans einen weiteren Kontakt an, betone mein Interesse, mache aber seine Initiative zur Voraussetzung. Zugleich bitte ich ihn um seine Zustimmung, daß ich ihm mögliche weitere Fragen per Brief stellen darf. Die Frage, ob und wie und wann er das Angebot des betreuten Wohnens in Anspruch nehmen oder jedenfalls näher kennenlernen will, bleibt bewußt offen und unausgesprochen. Dies ist das einzige Mal, bei dem ich der Versuchung erliege, einen Kontakt zu einer offenen Form der Betreuung zumindest anzubieten. Das Angebot erfolgt mit großer Vorsicht. Angenommen wird es nicht!

Interpretierende Zusammenfassung

Herr Gans ist überzeugt, den Absprung verpaßt zu haben. Er meint damit die Entscheidung für einen Auszug von zu Hause und für eine eigene Arbeit. Seine Beeinträchtigung ist vor allem sozialer Art. Im Gespräch wird deutlich, daß selbst alltägliche Entscheidungen große Mühe kosten. In diesem Zusammenhang dienen sein Rückzug und seine Verweigerung möglicherweise auch der Wahrung der eigenen Identität. Dabei wirkt Herr Gans wie auf dem Sprung von dieser eher »negativen« Orientierung hin zu neuen Ufern. Seine Ablehnung der Psychiatrie geschieht auf der Basis starker innerer Überzeugung, wobei er dies nicht als Stärke empfindet und sich der Nachteile bewußt ist. Sein Rückzug mag dem Schutz vor Verletzungen dienen. Vielleicht ist der familiäre Rahmen auch der einzige, in dem er seine Situation ohne Scham ertragen kann.

Herr Gans hat sich weitgehend isoliert, hat zwar keine oder kaum Halluzinationen, aber ausgeprägte wahnhafte Gedanken, die ihm alltägliche Entscheidungen zu großer Qual werden lassen. Seinen reduzierten Lebensraum scheint er wie durch ein Vergrößerungsglas zu erleben und mit Bedeutungen zu versehen. Deutlich wird, daß ihm in seiner Isolation die Orientierung an der Negation eher gelingt als die Orientierung an inneren Impulsen oder an äußeren Vorbildern. Bisher hat er keine psychiatrische Hilfe in Anspruch genommen. Er verteidigt diese Ablehnung nicht, da sie auch Leiden bedeutet, vertritt sie aber mit großer Selbstverständlichkeit. Zur 23. Folge von *Rambo* könne man nur »Nein« sagen.

Herr Gans hat eine sehr eigenwillige Balance von realer Abhängigkeit und innerer Verweigerung gefunden. Dabei strahlt er in seiner Verweigerung weitergehender Ziele seiner Eltern einen gewissen Charme aus. Er glaubt offensichtlich, so eher seine Identität wahren zu können. Die Grenzen zwischen negativer und positiver Orientierung sind bereits brüchig geworden. In vielerlei Hinsicht erscheint die Psychose als eine verlängerte oder wiederholte Pubertät.

»Stippvisite Psychiatrie« – Psychiatrie als peripheres Erlebnis

Die folgenden sieben Interviews rekonstruieren die Geschichte von langfristig psychoseerfahrenen Menschen, die nur sehr peripher mit der psychiatrischen Versorgung in Berührung kamen, sich im wesentlichen aber auf eigene Ressourcen stützten. Als »Prototyp« kann die Geschichte von Frau Hahn gelten.

Frau Hahn: »Verrückt, aber nicht blöd« – Psychose als Chiffre für ein ganzes Leben

Frau Hahn nimmt brieflich mit mir Kontakt auf, weil sie sich von einer Korrespondenz eine Stärkung ihrer Selbstheilungskräfte verspricht. Die zitierten Textpassagen stammen aus diesen Briefen.

Ringen um Orientierung

Frau Hahn wurde mit 42 Jahren zum ersten Mal psychotisch und erlebte danach weitere Episoden. Es kam zu einem kurzen Psychiatrieaufenthalt. Wegen angeblicher »Krankheitsuneinsichtigkeit« wurde von dort aus eine Entmündigung betrieben. Frau Hahn wehrte sich mit Erfolg dagegen und stabilisierte sich weitgehend aus eigener Kraft und mit Hilfe von Freunden. Frau Hahn stammt aus einer Familie, die sie als selbstverleugnend und leibfeindlich beschreibt. Die einzige selbstbewußte Person sei die Oma gewesen. Sie wurde Mutter, »ohne Frau gewesen zu sein«, wie sie meint. Kurz vor der Psychose trennte sie sich von der Familie und empfand dies als Befreiung. Für den Haushalt und ihre beiden Kinder blieb sie aus der räumlichen Distanz einer eigenen Wohnung zuständig. Ihren Beruf als Dolmetscherin übte sie verstärkt wieder aus.

Gegen die Anwendung des Begriffs »Psychose« auf ihre Krisen wehrt sich Frau Hahn. Sie versteht ihre Krise als ein Ringen um Orientierung und schlüsselt im einzelnen auf, welche Kräfte in ihr wirken: Gegen die »Alpträume im Wachzustand« setzt sie vor allem »Intuition und Verstand«. Gegen die »Veränderung von Denken und Wahrnehmung« setzt sie ihr Muttersein und ihren Glauben. Ihre »Verunsicherung zwischen Sein und Schein der Welt« bleibt dabei nicht philosophischer Natur, sondern bringt sie an den Rand des Suizids. Außerdem erlebt sie noch verschiedene Visionen von Aufträgen, die sie zu skurrilen Verhaltensweisen veranlassen, bis es ihr gelingt, diese Aufträge »symbolhaft zu interpretieren«.

Es folgten ein Besuch beim Hausarzt, eine Einweisung in die Psychiatrie und ein Antrag auf Zwangsgebrechlichkeitspflegschaft. Frau Hahn blieb nur wenige Tage in der Klinik. In der Folgezeit beobachtete sie an sich weitere Krisen mit körperlichen Symptomen, massiven Ängsten sowie Fremdheitsgefühlen. Sie will nach Überwindung der anfänglichen Unsicherheit dosiert versuchen, die Ereignisse aus sich heraus zu klären, will ihre Selbstheilungskräfte zwischen Sensibilisierung und Abgrenzung neu austarieren. Sie versteht unseren Briefwechsel als einen Versuch, sich über die Hintergründe ihrer Erfahrung klar zu werden. Sie möchte die Psychose nicht als »Geistesstörung« verstehen, sondern als »eine Chance, als eine Erfahrung, die für das Leben sehr bereichernd sein kann, wenn man den entsprechenden Reifegrad dafür entwickelt hat«. Nach ihrer Überzeugung werden die Selbstheilungskräfte dabei durch die Psychiatrie eher gestört.

Ein Jahr vor ihrer Krise hatte sich Frau Hahn von ihrem Mann getrennt, führte allerdings weiter seinen Haushalt und betreute dort auch die gemeinsamen Kinder. Die Lösung von der Ehe sei erleichternd gewesen. Der Rückzug und einige Mißverständnisse bei Freunden habe sie hingegen sehr belastet. Regelmäßig habe sie an »mentale Beeinflussung durch Hypnose« denken müssen, sich in eine Angst vor Vergiftung hineingesteigert, Suizidimpulse gespürt und sei schließlich zur Beruhigung der Verwandten freiwillig in eine psychiatrische Klinik gegangen.

Art und Ablauf der Unterbringung schildert sie in mehrfacher Hinsicht als fragwürdig. Die Diagnose »Psychose«, das Mehrbettzimmer, die neuroleptische Medikation (gegen ihren Willen) und schließlich die Beantragung der Zwangspflegschaft wirken in ihr nach. Mit Hilfe einer Rechtsanwältin und einer neuen mutigen Stationsärztin, die »sich mehr auf den Augenschein als auf die Akte verließ«, habe sie »den Zug« aufhalten können. Obwohl sie nun schon »seit mehreren Wochen nach der Entlassung ihren beruflichen und familiären Pflichten nachkommt«, sei der richterliche Beschluß noch nicht aufgehoben worden. Diese Tatsache bedingt wohl mit, daß sie sich so intensiv mit dem Geschehen beschäftigt. Sie ist überzeugt davon, daß der Moment der subjektiven Heilung immer zugleich ein Moment der subjektiven Gefährdung ist.

Ein fehlgeschlagener Versuch Mensch?

Von jeher sei sie »Sündenbock und Sorgenkind der Familie« gewesen, »überbehütet und ganz unselbständig«, und habe sich mit den katholischen Werten identifiziert. Die Schule habe sie abgesessen, ohne Anstrengung, aber mit großer Angst und immer wieder »zurückgezogen in eine Phantasiewelt«. Sie studierte Bibliothekswesen, »um möglichst wenig mit Menschen zu tun zu haben«. Sie heiratete aus Trotz und ohne Liebe und weil sie ein bißchen Achtung und Geborgenheit spürte. Sie versuchte sich zu arrangieren, auch mit ihren zwischen 1975 und 1978 geborenen Kindern. »Was Lebensfreude ist, wußte ich nicht. Ich kannte höchstens Vorfreude, die aber verschwand, wenn das ersehnte Ereignis da war . . . Ich hatte das Gefühl, daß ich Mutter geworden war, ohne Frau gewesen zu sein.«

Es kam zu einer schweren Depression. Sie fühlte eine große Leere und keine Liebe in sich, sah sich »verdammt, als ein fehlgeschlagener Versuch Mensch«. Immer weiter zog sie sich zurück. Die Gefühle für einen Freund ihres Mannes verdeutlichten ihr die Lieblosigkeit ihres Daseins und verstärkten die Konflikte. Eher zufällig geriet sie in eine Selbsterfahrungsgruppe und nach langem Zögern gezielt in eine Lebensberatungsstelle. 1988 wurde ein Tumor operiert. Trotz der komplizierten Situation nach der Trennung von ihrem Ehemann fühlte sie sich befreit: »Die Trennwand, die ich immer zwischen mir und der Natur, zwischen mir und anderen Menschen gespürt hatte, war verschwunden. Ich empfand mich jetzt als Mensch wie alle anderen, als Frau und als Teil der Natur.« Zum Problem wurde für sie nach einigen Monaten, daß »meine Mitmenschen, die mich während der Zeit meiner Ehe gekannt hatten, mich nicht mehr einordnen konnten, da ich mich sehr verändert hatte«.

Der Rückzug der anderen und ihr dadurch verstärktes Mißtrauen führten in eine neue Krise. In ihr selbst herrschte eine große Spannung zwischen einem vernichtenden Urteil über die eigene Vergangenheit und einer Zuversicht für die Zukunft. »An diesem Punkt setze ich den Beginn der Psychose an, als die Angst in Panik umschlug, als ich mich nicht mehr abbremsen konnte, als eine *Möglichkeit* für mich zu *der* Wirklichkeit wurde, Denken und Phantasie in Erleben umschlugen.« Bei Ausbruch der Krise verdichteten sich ihre Überlegungen hinsichtlich Telepathie und Hypnose zu einem paranoiden Erleben.

In der Psychose habe sie die »Vorstellung reiner Unschuld gehabt, die mit einem esoterisch mächtigen Feind kämpft«. Sie erklärt sich das Bild damit, daß sie begonnen hatte, ihr »negatives Selbstbild abzulegen«. Sie sei in die Erfahrungswelt der Psychose zwar durch Naivität, aber ohne Schuld geraten. Außerdem haben an der Oberfläche die Bilder einer Fernsehserie eine Rolle gespielt. Frau Hahn macht sich ein differenziertes Bild, sieht sich in ihrem psychotischen Erleben letztlich nicht grundlegend in Frage gestellt. Sie beherrscht das »Vokabular der Differenz« (Barham 1994) perfekt, kann sich zumindest ansatzweise von der Psychose distanzieren und auf ein partiell unabhängiges Selbst beziehen (vgl. JASPERS 1973).

Die philosophische Phase der Psychose
Mit der Psychose verbindet sie u. a. »spontane Erkenntnisse, eigentlich auch so etwas wie Intuition«. Die Erkenntnis ihrer Liebesunfähigkeit sei z. B. sehr unmittelbar aus dem Unterbewußtsein erfolgt. Später gab es, so erzählt sie, ähnlich gelagerte Glücksempfindungen. Ein »recht gutes Gespür für Menschen« habe sie immer gehabt, »entwickelt in der Zeit, als ich noch als Funktion der Bedürfnisse anderer Menschen lebte«. Zu Mitpatienten habe sie einige Male sehr schnell ein Vertrauensverhältnis entwickeln können, das beruhigend wirkte, so als könne sie »gesundbeten«. Intuition und Eingebung erlebt Frau Hahn als heilende *und* gefährdende Kräfte.

Frau Hahns Art zu denken hat philosophischen Charakter. Früher habe sie sich im Zusammenhang von Existenzfragen viel mit Philosophie beschäftigt, dies dann zugunsten einer »ethisch begründeten Lebensweise« zurückgestellt. Nun spricht sie von der »philosophischen Phase der Psychose« und meint damit ihre existentielle Form des Zweifelns. Was zuerst »als Denk- und Erkenntnisprozeß spiralförmig nach oben verlief, schlug in der Krise selbst in Entsetzen und Verzweiflung um. Ich erlebte, wie entsetzlich es ist, wenn man immer weiterdenken muß, es nichts Gewisses mehr gibt im Leben, alles sofort wieder in Frage gestellt wird. Daß man dann zu einem normalen Leben nicht mehr fähig ist, sondern ganz buchstäblich ein Opfer, ein Objekt des eigenen Denkens wird, ist doch klar.« Inzwischen habe sie es aufgegeben, die Motive anderer ergründen zu wollen: »Erstens kann ich die Motive eines anderen nie ganz ergründen, zweitens kann es gefährlich werden, zu tief zu denken, und drittens hat jeder Mensch ein Recht auf seine Masken, und es ist vermessen, sie herunterreißen zu wollen.« Ihr Denken erlebt sie als Risiko mit fließendem Übergang von existentiellen Fragen zur psychotischen Krise. Sie zitiert C. F. v. Weizsäcker mit dem Satz: »Philosophie ist immer ein wenig jenseits menschlichen Vermögens.«

Frau Hahn bezeichnet sich bis kurz vor Ausbruch der Krise als »Agnostikerin«. In ihrer akuten Vergiftungsangst habe sie dann Gott angerufen. Bestimmte Rituale, die ihr sonst leer vorkamen, gaben ihr jetzt Halt, so der Satz, den sie immer vor sich hinsagte: »Du mußt an das Gute glauben, sonst verzweifelst du am Leben.« Andere Religionen hätten die Verzweiflung noch vertieft, z. B. die Vorstellung, »immer wieder geboren zu werden, um in jedem Leben jedesmal mehr leiden zu müssen«. Frau Hahn schildert einen verzweifelten Kampf, einen inneren und auch äußeren Dialog, an dessen Ende sie »den gütigen und eben nicht grausamen Gott« beschwört.

Auch hinsichtlich ihrer anscheinend sehr akuten Suizidalität habe sich aus diesem neu entdeckten Glauben Halt ergeben. Das religiöse Paradigma erlaubt, psychotische Erlebnisse zu integrieren. Später wachsen erneut Zweifel am Glauben. Frau Hahn erinnert sich an ihre Selbstgespräche unmittelbar nach Ausbruch der Psychose. »Du mußt am Leben zweifeln, sonst *ver*zweifelst Du am Leben.« Das sei ein typisches Detail für ihr Psychoseerleben, meint sie: der bewußte Impuls, sich an den Glauben als Rettungsanker zu klammern. Dahinter käme das Unterbewußtsein, das »mir sagen wollte, daß diese Lösung eigentlich meinem tiefsten Wesen zuwiderlief«. Zwischen Glauben und Zweifeln sei eine individuelle Balance zu finden.

Manche Stellen in der psychiatrischen Fachliteratur erregen ihren Zorn, vor allem wenn die Fachleute sich so geben, als seien sie im Besitz der Wahrheit: »Wundert ihr euch dann noch, wenn ein Mensch, der sich in der Psychose als manipuliert erlebt, dies auch weiterhin tut? Oder wenn er in Schweigen verfällt, sich euch verweigert?« Dann spricht sie für andere Betroffene mit: »Wir merken, wofür ihr uns haltet, und dann tun wir euch den Gefallen und werden zu dem, als was ihr uns seht, werden Objekte, Objekte eurer Fürsorge.« Helfen könne aber nur, als »Subjekt behandelt zu werden, als Menschen mit Menschenwürde, die ein Recht darauf haben, ernstgenommen zu werden«. Geholfen habe ihr in der Psychiatrie auch die Erfahrung, daß sich Menschen »einfach auf derselben Ebene, wie ein Mensch zum anderen, verhalten«. Die Möglichkeit zu intersubjektivem Austausch erscheint Frau Hahn als Voraussetzung für Selbsthilfe.

Kindheitsmuster

Frau Hahn entwirft über zwanzig Seiten lang ein Bild ihrer Familie, schildert die Gegensätzlichkeit der Eltern mit der Oma als verbindendem Glied, die Herkunftsfamilien, die soziale Stellung der Familie. Die Oma schildert sie als »die einzige selbstbewußte Person in der Familie«. Die Beschreibung der Mutter gipfelt in dem Satz: »Heute meine ich, sie beherrschte die Kunst, ineffektiv zu sein, in höchster Perfektion. Ich habe es ihr lange Jahre nachgetan.« Sie habe wohl ein Junge sein sollen. Gefühle von Nähe und Wärme seien selten gewesen. »Bei uns gab's einen Kuß nur zu Weihnachten, aber deshalb hatten wir uns trotzdem alle lieb.« Die Ablösungsphase sei »für beide Seiten grausam gewesen. Wir zerfleischten uns gegenseitig.« Die Beziehung zum Bruder schildert sie als von Konkurrenz geprägt. Als vermeintlich Schwächerer sei der immer besser davongekommen. Frau Hahn analysiert als »Konstanten der Familiengeschichte: Leibfeindlichkeit, Widerspruch zwischen Anpassung und bewußtem Außenseitertum sowie Selbstverleugnung«.

»Die Psychose ist eine gewaltige Chiffre für mein ganzes Leben. Ausgelöst durch eine Situation, die einem nicht bewältigten, sehr früh und immer wieder erlebten Kindheitsmuster entsprach. Wobei ich solche Situationen, in denen ich mich als Objekt erlebte, wohl immer wieder gesucht und selbst herbeigeführt habe.« Symptome, die Frau Hahn aus früheren Lebenszusammenhängen wieder erkennt, sind: »Ängste vor Menschen, das Beobachten von Menschen, um herauszufinden, wie man reagieren muß, weil mir nichts in mir selbst das sagte, meine völlig unangemessenen Interpretationen von Situationen und unlogischen Verhaltensweisen, das ist alles typisch für Schizophrenie.«

»Gehen wir einmal davon aus, eine Familienstruktur, die der meinen ähnelt, sei schizophrenogen. Dann ist sie das deshalb, weil die Eltern des potentiell schizophrenen Kindes sich dazu zwingen lassen, normal zu sein, obwohl sie tatsächlich nicht normal sind. D. h., sie bekennen sich nicht dazu, Außenseiter zu sein, sie leben statt dessen Rollen, die nicht ihrem Wesen entsprechen. Wenn es aber von der Gesellschaft mit Ausgrenzung bestraft wird, wenn einer ein Außenseiter ist, anders ist, als es der Norm entspricht, dann ist doch im Grund diese Gesellschaft der Normalen, dann ist diese Normalität schizophrenogen.Trotzdem wage ich einfach mal ganz frech zu behaupten: Schizophrenogen sind Umstände, die ein kleines Kind in einer prägenden Phase wiederholt und sich stärker, als das vielleicht bei anderen Kindern der Fall ist, als hilfloses Objekt empfinden lassen.«

Sie selbst »nehme das Etikett ›paranoide Schizophrenie‹ gewiß nicht passiv-duldend, sondern als Herausforderung« an. Sie wolle sich eben an der Diskussion, was das sei, was ihr zugeschrieben wird, beteiligen: Ein endgültiges Wissen haben die Profis doch nach eigenem Bekenntnis auch nicht. Monokausale Erklärungen gebe es nicht. Erklärungen seien nur im Dialog zu finden. Die familiäre Normalität würde doch von der gesellschaftlichen geprägt.

»In der Psychose berühren sich die Gegensätze, während die normalen Erwachsenen das Gefühl für die Wahrheit der Paradoxien verloren haben. Ich glaube, in Traum und Psychose schlagen gedankliche Assoziationen in Erleben um. Jeder Mensch ist irgendwie gestört, hat seelische Probleme, nur daß manche Menschen aufgrund ihrer Persönlichkeitsstruktur und ihrer Geschichte und beim Auftreten bestimmter äußerer Bedingungen in diese Ängste so hineingeraten, daß das ›endogene‹ biochemische Prozesse auslöst. Psychose ist eine extreme Verdichtung von Erfahrungen.«

Frau Hahn vergleicht die kindliche und psychotische Wahrnehmung und kommt dann zu einem beeindruckenden Schluß: »Indem wir Schizophrenen uns zu unserer schizophrenen Identität bekennen, sind wir nicht mehr schizophren. Wir müssen das Paradoxe als zutiefst zu unserem Wesen gehörig annehmen, schätzen, lieben. Wir müssen uns selbst lieben; denn von Menschen, die sich in aller Öffentlichkeit dazu bekennen, verrückt zu sein, kann man doch nicht im Ernst behaupten, sie hätten kein Selbst.«

Frau Hahn formuliert eine paradoxe Wahrheit. Der Weg aus der Psychose führe durch sie hindurch. Die Identität bleibt auch in und neben der Psychose bestehen. Mit einem sehr ausgeprägten »Vokabular der Differenz« (Barham 1994) bewahrt sich Frau Hahn eine von der Psychose unabhängige Selbstwahrnehmung und bestätigt damit die Möglichkeit einer »positiven Anpassung« (Corin 1994), eines Annehmens der Psychose ohne Selbstaufgabe.

Pflege der Selbstheilungskräfte

»Die Funktion, die früher mein Panzer hatte, müssen jetzt mein Verstand und mein Wille übernehmen. Ich muß darauf achten, daß mein Alltag so durchwachsen, so abwechslungsreich wie möglich ist: vor allem darf ich nicht zu viel allein sein. Das geht auf den Geist und aktiviert die Räder im Kopf. Ich muß lernen, mich mehr ins Leben sinken lassen.«

Um sich selbst besser stabilisieren zu können, braucht sie bestimmte Voraussetzungen, Beschäftigung zum Beispiel: »Nach meiner Entlassung war ich mit Dolmetschen beschäftigt, für mich sicher die bestmögliche Beschäftigungstherapie: Meine geistige Aktivität wurde nicht gewaltsam unterbunden, aber der Inhalt war vorgegeben.« Sie braucht zudem Klarheit. Als sie versuchte, sich bei ihren Eltern zu erholen, vereinbarte sie dort zwei Regeln: »Bitte keine Vorwürfe! Bitte keine wie gut auch immer gemeinten Ratschläge, es sei denn, ich bitte darum!« Wichtig ist ihr eine vertraute Nähe: Sie war bei einer Freundin, die »reagierte, wie sie besser nicht hätte reagieren können. Sie nahm mich in den Arm, weinte mit mir, sprach mit mir über mein Erlebnis und führte mich dann ganz behutsam, ganz allmählich zu anderen Themen.« Die intellektuelle Umgehensweise, das Ausweichen eines anderen Freundespaares verstärkten eher ihre Angst und verursachten starkes körperliches Mißempfinden.

Frau Hahn wünscht sich mehr sachliche Informationen über Schizophrenie, und das nicht nur aus medizinisch-negativer Sicht. Gleichzeitig forderte sie auch sich selbst: »Ich muß mir mehr Selbstdisziplin aneignen, die fehlt mir noch! Nicht die Zwanghaftigkeit, in der ich so viele Jahr gelebt habe, aber auch nicht dieses Gehenlassen der letzten Zeit. Es muß eine Disziplin aus der Einsicht werden, daß die gut für mich ist.« Es komme darauf an, zu verhindern, daß Angst in Panik umschlägt. Eine mögliche Strategie sei, den angstmachenden Gedanken zu Ende zu denken.

Anstelle der fertigen Schemata der Psychiatrie brauche sie »einen vertrauten Menschen, mit dem ich sprechen kann, über das, was da gerade in mir vorgeht und mich ängstigt, liebevolle Zuwendung, Massage gegen die Verspannung im Hals, (menschliche und künstliche) Wärme , Entspannung in einer liebevollen, bedürfnisgerechten Atmosphäre (ein freundliches Zimmer, ein weiches Bett und ein bißchen Verwöhntwerden), Ablenkung im eigentlichsten Sinne, also ein langsames Weggelenktwerden oder mich selbst Weglenken von den eigenen Ängsten und Symptomen, Lachen, Alltag, Verbindung zum ›ganz normalen‹ Leben, möglichst durch Kinder, manchmal sogar irgendeine Tätigkeit, Spazierengehen in der Natur, beruhigende Musik entsprechend meinem jeweiligen Empfinden, Essen und Trinken, worauf ich Lust habe, und vor allem das Gefühl, ernstgenommen zu werden«.

Frau Hahn ist überzeugt, daß die Selbstheilungskräfte der ständigen Pflege bedürfen: »Es ist eine Illusion anzunehmen, das, was wir einmal errungen haben, sei damit schon endgültig in unserem Besitz, denn wer es nicht hütet, büßt es ein, und das gilt nicht nur für die Würde, sondern auch für das Selbstbewußtsein.« Schließlich schränkt sie die Chancen von Selbsthilfe wieder radikal ein: »Die Frage nach den Selbstheilungskräften wird noch mein Tod sein. Es war Hybris, anzunehmen, daß es Selbstheilungskräfte gäbe, alles ist Schicksal, und ich bin ihm hilflos ausgeliefert.« Es gibt keine allgemein und dauerhaft gültige Selbsthilfe, sondern nur ein ständiges Ringen widersprüchlicher Kräfte.

Frau Hahn erlebte in der Folgezeit nach der ersten Krise noch mehrere weitere und sehr tiefe existentielle Verunsicherungen. Nur einen Teil davon bezeichnet sie als Psychose: »Eine erneute Psychose kam, weil ich einen Teil meiner ersten Psychose noch nicht bewältigt hatte, nämlich die Versöhnung mit meiner esoterische Feindin: Immer noch empfinde ich alles, was sich meinem rationalen Verstehen entzieht, und auch das Irrationale in mir selbst, als beängstigend, bedrohlich. Habe wieder nicht genug Vertrauen ins Leben mit seinen Unbegreiflichkeiten gehabt.« Frau Hahn beschreibt im Zusammenhang mit der Verarbeitung weiterer Krisen eine Veränderung ihres Glaubens: »Da war wieder das Thema meiner ersten Psychose: ›Freiheit in Geborgenheit‹. Die Geborgenheit ist nur weniger eng geworden. Geborgen bin ich nur noch im Glauben an das Leben. Denn ich habe nun nicht mehr diese gefühlsmäßige Sicherheit wie nach meiner ersten Psychose, diesen kindlichen Glauben. Gott hat sich entzogen sagt mir, daß ich ihn nicht mehr außen, sondern in mir suchen soll.«

Wie sich Schizophrene und Therapeuten spiegeln

Die gutachterliche Auseinandersetzung ging in Folge der neuen Krisen weiter. Ein hinzugezogener Psychiater bestätigte zumindest die Diagnose:

Mit erneuten psychotischen Schüben sei zu rechnen. Es handle sich um eine Stoffwechselstörung des Gehirns, auf die der Wille keinerlei Einfluß habe. Diese Information löst neue Ängste in Abwechslung mit Gefühlen der Leere und Depressionen aus: »Ich bin so weit, daß schon der Gedanke: ›Was ist, wenn jetzt wieder die Angst kommt?‹, ausreicht, um eine Krise auszulösen.« Deshalb beschloß sie: »Ich muß etwas unternehmen, um diesem Teufelskreis von Angst und Depression zu entgehen. Ich muß gnädiger mit mir selbst umgehen, darf keine Wunder erwarten. Ich weiß ja, daß es sich um einen Entwicklungsprozeß handelt, der Zeit braucht, ich weiß, daß jede Entwicklung auch ihre Rückschläge hat, daß ich lernen muß, damit zu leben.« Die professionellen Erklärungsmodelle lösen in erster Linie Erschrecken aus.

Worin sieht sie die Schwierigkeiten mit den Therapeuten begründet? »Einer der Gründe für diese Schwierigkeiten ist wahrscheinlich, daß sie einander spiegeln. D. h., sie führen einander die eigenen Verhaltensweisen, die man nicht wahrhaben will, vor Augen. Beide haben ihren speziellen Code, mit dem sie sich Normalmenschen unverständlich machen. Beide neigen dazu, eine Möglichkeit für die Wirklichkeit zu halten. Beide verlieren über etwas Komplexem das Einfache aus dem Blick, sehen vor lauter Bäumen den Wald nicht mehr.« Frau Hahn ist überzeugt, daß Schizophrene und ihre Therapeuten sich einander in ihrer eingeschränkten Sicht der Wirklichkeit ähneln. Souverän benennt sie die Sprachbarrieren als einen beidseitigen Prozeß.

Nach Ausbruch der Psychose erlebte Frau Hahn mehrere Angstattacken, die sie mit Gesprächspsychotherapie und einem Anxiolytikum zu überwinden suchte. Als die Angst dennoch wiederkam, beschloß sie, das Medikament abzusetzen. »Ich wußte, daß es mir von nun an mehr schaden als nützen würde. Denn ich würde ja nun denken: Wenn ich trotzdem Angst bekomme, wie wird es mir erst ohne Medikament gehen?« Sie wollte »die Angst lieber mit Hilfe von Menschen bestehen«. Das Aufschreiben der eigenen Erlebnisse und die Gesprächspsychotherapie helfen, »immer mehr Heimat in mir selbst zu finden«. Als Psychohygiene betrachtet es Frau Hahn, »ein möglichst abwechslungsreiches, erfülltes Leben zu führen und auf die Bedürfnisse des Körpers zu achten«. Die Wirksamkeit von Medikamenten steht offenbar in einem komplizierten subjektiven Deutungsgefüge.

Parzival-Theorie

Frau Hahn beansprucht, am wissenschaftlichen Diskurs beteiligt zu werden. Sie bezeichnet sich als »Insiderin«, weil sie an sich selbst beobachtet habe, wie aus einem stärker bedürfnisorientierten Leben Selbstheilungskräfte erwachsen. Und das genau sehen Professionelle oft nicht, ohnehin sei deren Krankheitsbegriff fragwürdig: »Wenn ein Mensch in einer Psychose in extremer Weise und ihm selbst wohl nicht bewußt seine nicht bewältigte Lebensproblematik ausdrückt, also etwa seinen Konflikt zwischen Bindungsbedürfnis und Autonomiestreben oder sein negatives Selbstbild, so ist dies ein Hilfeschrei. Er braucht zunächst Interpretationshilfe für sein Psychoseerleben und dann faktische Hilfe bei der Bewältigung seines Konflikts. Wird er aber schlicht für krank erklärt und mit Medikamenten abgedämpft und lethargisiert, so wird er entwertet, reduziert und nicht ernstgenommen in seiner Problematik.« Krankheitsuneinsichtigkeit sei eine Form des Protestes gegen die Entwertung des psychotischen Erlebens als Funktionsstörung des Gehirns. Die üblichen Krankheitsdefinitionen schaden mehr als sie nützen, u. a. weil sie die Identität schwächen, anstatt sie zu stärken (vgl. Barham 1994).

Frau Hahn schließt genetische Aspekte der Psychose nicht aus. Zu ihren genetischen Anlagen zählt sie ihre Reizempfindlichkeit, ihren leichten Schlaf, ihre Kurzsichtigkeit, ihre starke Schweißbildung, ihre »Neigung, sich von Menschen mit starker Persönlichkeit aufsaugen zu lassen«, und ihre begrenzte Informationsverarbeitungskapazität. Die Hauptursachen ihrer Psychoseanfälligkeit seien aber in einigen Faktoren der Sozialisation bzw. der Familiensituation zu suchen, die Verwirrung und Unsicherheit hinsichtlich der eigenen Identität und hinsichtlich der Wahrnehmung erzeugten: »Emotionale Unterstützung gab es vor allem im Zustand der Krankheit oder Einsamkeit. Auch aus der Intelligenz ließ sich in diesem Klima verständlicherweise kein Selbstbewußtsein ableiten. Neugier war verpönt, die Umwelt behielt so den Charakter des Unergründlichen. So entstand in mehrfacher Hinsicht große Unsicherheit, für die sich die Familie zugleich als Schutz empfahl. Die Besonderheit wurde betont, im Guten wie im Schlechten, selbstverständliche Liebe war nicht zu spüren. Somit war sowohl die Selbst- als auch die Weltsicht leicht störbar.«

Gleichzeitig ist Frau Hahn überzeugt, Erb- und Umwelteinflüssen nicht hilflos ausgeliefert zu sein. Ihre Schutzmechanismen, die aber auch ins Negative umschlagen könnten, seien: Rückzug von anderen, um sich von Zeit zu Zeit auf sich selber zu konzentrieren, Flucht in die Religion, Anpassung an Erwartungen anderer, wo es nötig scheint, Beschäftigung mit Märchen, Mythen, Literatur und Philosophie sowie schließlich eine hohe Ehrlichkeit. Als »Grundlage für die spätere Entwicklung zum Besseren« entwickelte sie die Lebensmaxime, »ehrlich zu mir selbst zu sein«. Davon und von einer besonderen Gründlichkeit zeugt der gesamte Briefwechsel mit mir sehr eindringlich. Die Beziehung zu einigen wenigen Freundinnen, alle »ebenfalls Außenseiterinnen«, bildete zugleich eine dauerhafte soziale Basis.

Eindrucksvoll zeigt Frau Hahn auf, wie differenziert das Verhältnis von Symptomen und Coping-Strategien zu betrachten ist: Bewältigungsmechanismen sind nicht ein für allemal positiv wirksam, sondern können selbst zum Problem werden. Umgekehrt kann die Psychose veraltete Kontrollmechanismen auflösen helfen und aus Sackgassen herausführen. – Und warum ist sie nicht früher psychotisch geworden? »Die Tatsache, daß eine Psychose nicht schon früher ausbrach, erkläre ich mir z. T. mit den von mir selbst entwickelten Schutzstrategien, solange sie mir noch nicht mehr schadeten als nützten.«

Ringen um Sinn

Das Ringen um Sinn war für sie eine wesentliche Gegenkraft zur Psychose. »Die Tatsache, daß ich mich aus der Psychose befreien konnte, erkläre ich mir damit, daß es mir in der Psychose gelang, einen Kompromiß zu finden, mit dem ich mein altes außengesteuertes und mein selbststeuerndes Ich in Einklang brachte.« Diese Balance geschah auf mehreren Ebenen. Zunächst meint Frau Hahn ihr religiöses Erlebnis, als sie (als Objekt) den Auftrag von Gott erhielt, »sich selbst anzunehmen« (also Subjekt zu sein). Dieser paradoxe Kompromiß mußte zu einer weiteren Krise führen, weil die Religiosität ihr in ihren Zweifeln nicht wirklich entsprach, weil ein chronischer Streßzustand verbunden mit großer Dünnhäutigkeit fortbestand und weil akute Streßfaktoren hinzukamen. In der zweiten Psychose »entzog sich Gott, und ich war auf mich selbst und meine Mitmenschen zurückgeworfen«. Sie sieht darin einen Impuls zur Befreiung. Die Teilnahme an einer Selbsthilfegruppe für Psychiatrieerfahrene ließ sie schließlich erkennen, »welches mein Weg ist, um für mich selbst Sinn in eine sinnlose Welt zu bringen«.

Frau Hahn ist überzeugt, daß Psychosen nie nur *eine* Ursache und immer *einen* akuten Auslöser haben, also letztlich reaktiv-biographisch zu erklären sind. Auch gebe es keine »schizophrenogene Familie«, höchstens widersprüchliche Konstellationen, die aufgrund einer bestimmten Intensität auf ein konkretes Familienmitglied nicht förderlich, sondern destabilisierend wirken. Dagegen können die Schutzmechanismen wirken, die jeder Mensch kreativ entwickelt. Wenn diese sich verbrauchen oder im Zusammenhang mit Entwicklungsschritten und Reifungskrisen hinderlich werden, entstehen Krisen, die je nach Umständen religiösen, spirituellen oder psychotischen Charakter annehmen können. Es sei nicht selten, daß manche Menschen, gerade dann (meist eher kurz) psychotisch werden, wenn sie im Begriff sind, ihre »schizophrenogenen belastenden Faktoren und Anteile« durch allgemeine Reifung hinter sich zu lassen. In der Regel, so meint sie, gehe der Psychose ein längerer Prozeß über mehrere Generationen voraus: Eltern, die ihre Identität nicht zu leben wagen, geben dies in irgendeiner Form weiter. »Toleranz bzw. Respekt gegenüber der Eigenart eines jeden menschlichen Wesens« sei daher das wichtigste antischizophrenogene Element einer jeden Gesellschaft. In diese Haltung seien ausdrücklich auch »Mütter bzw. Väter, die ihre Kinder nicht so lieben können, wie sie es wollen«, einzubeziehen. Nur so sei Eltern und Kindern zu helfen.

Psychotisch wird also, wer sich in einer entscheidenden Phase des Lebens, der Kindheit, nur als Objekt fühlen konnte. Diese etwas paradoxe Formulierung führt hin zu einem Verständnis der Psychose als aktivem Prozeß: Frau Hahn sieht in ihrer Psychose eine existentielle Form des Zweifelns, eine Art Aufbäumen der Seele gegen objektivierende Umstände. Nicht zufällig sei, daß sie in dem Moment psychotisch wurde, als sie kurz vor dem Durchbruch zu einer neuen, gesünderen Lebensweise stand. Die Psychose störte und beschleunigte diese Entwicklung. Ähnlich erlebt Frau Hahn ihre eigenen ausgeprägten intellektuellen Fähigkeiten als Chance *und* als Risiko.

Interpretierende Zusammenfassung

Frau Hahn propagiert eine paradoxe Wahrheit. Ihre Aufforderung zu einem offenen Bekenntnis zur eigenen Schizophrenie sei hier noch einmal zitiert: »Indem wir Schizophrenen uns zu unserer schizophrenen Identität bekennen, sind wir nicht mehr schizophren: Wir müssen das Paradoxe als zutiefst zu unserem Wesen gehörig annehmen, schätzen, lieben. Wir müssen uns selbst lieben; denn von Menschen, die sich in aller Öffentlichkeit dazu bekennen, verrückt zu sein, kann man doch nicht im Ernst behaupten, sie hätten kein Selbst.« In diesem Gedanken wird die Idee vom »Vokabular der Differenz« (Barham 1994) als einer Sprache, die die eigene Sicht auf sich selbst nicht der Krankheit unterordnet, offensiv weiterentwickelt: Sich entschieden zur Psychose zu bekennen wird als Weg zur Integration der verrückten Wahrnehmung in das eigene Selbstkonzept und damit zur Aufhebung der Spaltung angesehen.

Im gleichen Sinne fordert Frau Hahn auch andere zur Akzeptanz auf: Wichtigster Ansatz zur Prävention von Psychosen sei, die gesellschaftlichen Voraussetzungen zu schaffen für »Toleranz bzw. Respekt gegenüber der Eigenart eines jeden menschlichen Wesens«.

Frau Hahn sieht in ihrer Psychose eine gewaltige Chiffre für das ganze Leben: Auf eine traurige gequälte Kindheit als Sündenbock und Sorgenkind zugleich folgte eine Ehe, die zwar nicht zuletzt durch zwei Kinder einen gewissen Halt, aber doch keine emotionale Erfüllung brachte. Als sie sich trennte und zwischen Pflichten und neu entdeckten Gefühlen zu zerreißen drohte, aktualisierte sich die Spannung zwischen Objekt- und Subjekt-Dasein. In ihrer Psychose erlebte Frau Hahn große Ängste, aber auch tiefe religiöse und philosophische Einsichten. Sie setzt sich mit ihrer Biographie intensiv auseinander und findet in und mit der Psychose zu einem beeindruckenden Selbstbewußtsein. Aus ihrer Sicht brach die Psychose genau zu dem Zeitpunkt aus, als sie ihre Lebensbedingungen in die eigenen Hände zu nehmen begann. So veranschaulicht sie an ihrer Biographie, wie sehr die Psychose in einem Entwicklungskontext steht, dabei Störung und Chance zugleich bedeutet.

Ebenso differenziert betrachtet sie Bewältigungsstrategien. Sie haben für eine bestimmte Situation und Zeit Gültigkeit, nicht dauerhaft und allgemein. Eindrucksvoll zeigt Frau Hahn auf, wie differenziert das Verhältnis von psychotischen Symptomen und Coping-Strategien zu betrachten ist. Selbsthilfemechanismen sind nicht ein für allemal positiv wirksam, sondern können selbst zum Problem werden. Umgekehrt kann dann die Psychose auch im Sinne einer Auflösung veralteter Kontrollmechanismen aus der Sackgasse herausführen und wie eine »Lösung« erscheinen.

Frau Hahn zeichnet ein differenziertes Bild der Psychose. Sie sieht sich in ihrem psychotischen Erleben letztlich nicht grundlegend in Frage gestellt. Sie kann sich ansatzweise und situativ von der Psychose distanzieren und auf ein partiell unabhängiges Selbst beziehen (vgl. JASPERS 1973).

Frau Fischer: Der Zaunkönig – »Kampf an der falschen Front«

Frau Fischer nimmt von sich aus Kontakt mit mir auf, indem sie mir mit Bezug auf ein von mir mitherausgegebenes Buch (BOCK U. A. 1990) zwei Manuskripte über ihre Psychoseerfahrung zuschickt. Unser Gespräch hat die Gestalt eines intensiven Briefwechsels.

Beischlaf der Buchstaben

Frau Fischer ist etwa 25 Jahre alt. Sie lebte zur Ausbildung zunächst allein in einer fremden Stadt: Berlin. Dort trat eine akute Verwirrung auf, so daß sie zu ihren Eltern zurückkehrte, der Vater ist Arzt. Sie hielt auch zu den Geschwistern Kontakt. Ihre Psychose erlebte sie zum Teil als Bewußtlosigkeit, zum Teil als Vision. Zeit- und Beziehungsebenen verschwammen. Eine große Rolle spielte das Wiedererleben einer früheren Liebesbeziehung. Frau Fischer reagierte stark körperlich, aß wenig, schlief wenig. Die psychotischen Wahrnehmungen waren stark körperbezogen, hatten zum Teil sexuellen oder hypochondrischen Inhalt. Frau Fischer lernte im Zusammenhang mit ihrer Krise zwar sporadisch verschiedene Ärzte kennen, meist Kollegen des Vaters, eine konsequente psychiatrische Behandlung kam aber nicht zustande. Sie bemühte sich um eine Psychotherapie, die allerdings nicht realisiert wurde. Der Rückhalt zu Hause und eine Umstellung ihrer beruflichen Ziele wirkten sich stabilisierend aus.

Im Rückblick betrachtet sie ihre Psychose als eine »viertägige Bewußtlosigkeit«. Sie telefonierte viel mit Bekannten, um die Lücken zu schließen, und hatte das Gefühl, daß durch diese hindurch andere Menschen zu ihr sprachen. Ihr ist bewußt, daß sie allzu viele Reize vermeiden muß. Im weiteren Rückblick entsteht ein Gefühl, »als müsse man sich zu jedem Lebensjahr erst mal überwinden«. In der Psychose erlebte sie Visionen ihres früheren Geliebten, der ihr in anderen fremden Personen »wiederbegegnete«.

Ihren früheren Geliebten hatte sie in einer Diskothek kennengelernt. Sie wurde schwanger, und es kam zur Abtreibung. »Ein Kind käme ihm jetzt ungelegen, hat er gesagt.« Sie erfährt schließlich, nur eine von mehreren Geliebten gewesen zu sein. »Wozu bloß hat die Schöpfung dem Mann ein Eigenleben gegeben«, zitiert sie ihr Tagebuch.

Kurz vor der Abtreibung erreichte sie die Nachricht, daß sie durchs Physikum gefallen sei. Berlin erschien ihr nun düster und grau: »Alles erinnerte mich an den unerreichbaren Geliebten. Ich wollte unbedingt weg.« Sie beschloß, nach München zu wechseln und Sprachen zu lernen. Übergangsweise arbeitete sie an einer Diakoniestation, litt aber bald unter Schlaflosigkeit. Vermittelt über eine Beratungsstelle, stellte eine Psychiaterin »ein psychosomatisches Zustandsbild mit Angst und Unruhe« fest und verschrieb ihr ein Schlaf- und Beruhigungsmittel. Sie sei (so) nicht therapiefähig. Frau Fischer erscheint gleichzeitig verankert in Realität und Traum. In einer Zeit massiver Enttäuschungen signalisiert die Psychose Umbruch.

Die Visionen wurden immer dichter, die seelische Wahrnehmung immer enger. »Wieder im Bett, drängte sich mir der Eindruck auf, die Wände kämen auf mich zu. Ich rang nach Atem. Es war kaum auszuhalten.« Auch das Gefühl, beobachtet zu werden, wurde immer stärker. Frau Fischer versuchte dann, einen Psychotherapeuten zu erreichen, erhielt aber in absehbarer Zeit keinen Termin. »Das Verlangen, mich vom Dach eines Hochhauses zu stürzen, drängte sich immer mehr auf. Nach Hause konnte ich nicht zurück. Mein Zimmer war von dem Pfeifenraucher (Wahn) verunsichert.«

In einem Wörterbuch stieß sie auf das Wort »Verrat«. Vorübergehend schien ihr die Situation damit erklärt und aufgelöst. Doch die Bilder kam wieder. Ihrer Schwester gegenüber sprach sie am Telefon von »LSD-Bildern«. Die Schwester kündigte an zu kommen. Die Nacht bis dahin verstärkte die Bilder. Die Vision eines Mannes, der sie verfolgte, beobachtete und im Begriff war, »in ihr Bett zu steigen«, verband sie mit einer Zeile von Nietzsche: »Was bist Du Narr vor Winters in die Welt entflohen dem Rauche gleich, der stets nach kälteren Himmeln sucht.« Frau Fischer telefonierte mit ihrem Vater; auch die Eltern kündigten ihren Besuch an. »Ich freute mich darauf. Jetzt wollte ich mich zur Ruhe begeben. Ich wünschte, daß mein Beobachter und seine Truppe verschwinden, doch sie wollten nicht gehen.« Endlich aß sie etwas. Das und ein leichtes Schlafmittel brachten Ruhe. »Ich wachte auf und fühlte mich wie neu geboren.« Sie deckte den Frühstückstisch für sich und den »Beobachter«, trank aus beiden Tassen. Nach dem Einkaufen unterhielt sie sich mit fiktiven Personen über diverse Krankheiten. »Wen interessiert das schon«, sagte ein Gegenüber. »Ich möchte wissen, was du hast, was du denkst, und was du fühlst«, antwortete Frau Fischer. Spürbar ist ein grundlegendes Gefühl von »Verrat«, das durch die häufigen Szenen- und Zeitenwechsel in ihrer Erzählung noch verstärkt wird. Auffällig und erstaunlich ist, daß alle Versuche einer Verankerung in professioneller Betreuung mißlingen.

Es kam zu einer skurrilen Situation. Frau Fischer erwartete die Eltern und bereitete sich gleichzeitig auf »ihre Heirat« vor. Mit einem fiktiven Partner besprach sie Details des künftigen Lebens. Die Eltern kamen, die Ebenen vermischten sich: Während sie gemeinsam essen gehen, erwartete die Tochter ihr Hochzeitsbuffet. Immerhin nahm sie zum ersten Mal seit langem etwas Nahrung zu sich. Die Mutter schlug ihr vor, mit nach Hause zu kommen. Frau Fischer wägte die bedrohenden und die beschützenden Aspekte der Männer ihrer Visionen lange ab und sagte dann zu. Minutiös beschreibt sie die Reisevorbereitungen. Auffällig ist, wie kunstvoll Frau Fischer zwei scheinbar unvereinbare Situationen gleichzeitig zu gestalten vermag.

Zu Hause angekommen, stellte sich eine gewisse Beruhigung ein. Doch die Visionen hörten nicht auf. »Ich kam nicht zu Schlaf. Ständig sprudelten Worte aus mir hervor. Gegen Morgen hielt ich es plötzlich nicht mehr aus. Ich ging zu meinen Eltern ins Schlafzimmer. Sie machten mir Platz, und ich legte mich zu ihnen. Das Gesicht meines Vaters schien sich vor meinen Augen zu verändern, es fiel in sich zusammen, wurde fahl. War er krank? In jungen Jahren hatte meine Mutter mir erzählt, daß er des öfteren untreu geworden war. Hatte er sich dabei etwas geholt und in die Familie getragen? War meine Mutter schon angesteckt? Noch vor Minuten hatte ich mich immer wieder gefragt, was ich wohl hätte, was mit mir los sei. Plötzlich war es mir völlig gleichgültig. Ich wollte wieder allein sein, ging ins Nebenzimmer und legte mich zu Bett. Ruhig erwartete ich mein Ende.« Ein intensives, anstrengendes Ringen um Eigenheit und Gesundheit kommt zum Ausdruck. Beschützende und bedrohliche Momente der Familie liegen untrennbar nah beisammen.

Ein befreundeter Arzt stellte nach kurzer Beobachtung die Diagnose »Affektpsychose«. »Ich konnte mit dem Begriff nicht viel anfangen. Außerdem hatte er mich ja gar nicht untersucht. Er ging wieder. Ich blieb an meinem Schreibtisch sitzen und quatschte weiter mit allen meinen guten und bösen Geistern. Plötzlich spürte ich am ganzen Körper ein Picken. Erfreut stellte ich fest: Ich fühle meinen Körper wieder.« Die Situation der Diagnose läßt jedes Ernstnehmen vermissen. Ihr Körpergefühl macht deutlich, wie lebendig die psychotischen Erlebnisse sind und wie nah sie ihr kommen. In der Auseinandersetzung mit ihrer Krankheit lehnt Frau Fischer den Begriff »Affektpsychose« ab, entscheidet sich für »Psychose nach Schock«, weil sie damit mehr Hoffnung verbindet. Sie vergleicht sich mit einem runden Spiegel, der durch einen Riß in zwei Hälften geteilt wird.

»Scheinbar am Ende angelangt, sagte ich, den Kampf der letzten Jahre überblickend, zu meinem ständigen Begleiter: Es hat sich nicht gelohnt.« Die Mühen um beruflichen Erfolg bezeichnet sie als Kampf an der falschen Front: »Hätte ich mich mehr um Zweisamkeit bemüht, wäre mein Leben erfüllter gewesen, kam es mir vor. An Gelegenheiten hatte es nicht gemangelt. Ich hatte mich zurückgezogen und vornehmlich im Lesen und Schreiben kommuniziert. Bekäme ich noch mal eine Chance, ich würde alles anders machen, dachte ich, so als ließen sich Entwicklungsjahre einfach über Bord werfen und als könnte man an einem anderen Punkt neu ansetzen.« Offensichtlich hielt die psychotische Wahrnehmung diese Illusion offen. Im nachhinein reflektiert Frau Fischer weiter: »Ich konnte nicht mehr ermessen, wie sehr man in seinen eigenen Strukturen gefangen ist.« Die Botschaft der Psychose, Beziehungswünsche ernster zu nehmen als bisher, hat auch weiterhin für sie Bedeutung. Sie erinnert sich, daß sie vor Jahren schon einmal festgestellt hatte, »daß ich in Gesellschaft beginne, mich zu erklären, zu verklären, dann zu verleugnen, ständig um Zuneigung kämpfend, bis ich dieses Spiel satt habe und mich zurückziehe als Gefangene in mir selbst«. Ihre Worte verdeutlichen ein starkes Bewußtsein der eigenen entwicklungspsychologischen Zusammenhänge.

Ein dadaistisches Gedicht wird für Frau Fischer zu einer Folie für Sexualität. Sie spricht vom »Beischlaf der Buchstaben«. Die heftigen Diskussionen mit ihrem »Beobachter« wechseln dann zum Thema Aids und weiter zu verschiedenen schweren Krankheiten, die Frau Fischer bei sich zu entdecken wähnt. Sie kommt auf Euthanasie zu sprechen und auf die Bedeutung von Mitleid für den, der mitleidet: »Das Mitleid des Menschen korrespondiert also mit der eigenen, nicht zugelassenen Leiderfahrung. Ich brauche dein Mitleid nicht, aber vielleicht brauchst du das Mitleiden, um dir den Zugang zum Lebensbejahenden, zu den Gefühlen der Freude, des Leides, kurz zum Lebendigsein zu erhalten.« Der wahnhafte Beobachter, ihr »Zaunkönig«, animiert zum Nachdenken über existentielle Themen.

»Ich lebte zum Ende stark in meinen Phantasien und war bei der Konfrontation mit der Außenwelt oft wie gelähmt, weil meine Erinnerung mir jede Menge Situationen eingab, die ich von der gegenwärtigen nicht mehr unterscheiden konnte, so daß ich nicht wußte, wie ich reagieren sollte.« In der Erinnerung an psychotische Erlebnisse sind Vergangenheit und Gegenwart stark vermischt. Auch in ihrer Schilderung mischen sich frühere und aktuelle Ereignisse.

Schlaflosen Nächten die Stirn bieten

Allmählich trat Besserung ein. Zwar fühlte sie sich nach wie vor beobachtet, manchmal auch bedroht, doch gelang es ihr, diese Wahrnehmungen in den Alltag zu integrieren. So entschied sie sich, ihre Ausbildung nicht in München, sondern in der Nähe des Elternhauses fortzusetzen. Bei einem Besuch ihrer Schwester in einer anderen Stadt schlief sie mehrere Tage nicht und entwickelte verstärkt einen »hypochondrischen Wahn«. Auf Drängen eines Arztes nahm sie Haldol: »Diese Tabletten wirken wie ein Hammer auf den Kopf, der jeden Gedanken, jede Regung verscheucht. Die folgenden Wochen und Monate sollte ich vornehmlich in völliger Leere in meinem Bett liegen. Selbst um mal einen Tee zu machen, reichten die Kräfte nicht aus. Meine jüngste Schwester bat mich, wenn es mal klingelt, nicht an die Tür zu gehen. Mein Zustand war ihr peinlich.« Doch die psychotischen Wahrnehmungen blieben Teil des Alltags und konnten nicht mehr so viel Eigendynamik entfalten. Frau Fischer setzte die Medikation auf eigene Faust ab und begann, wieder zu arbeiten. »Meine Geschichte sollte erst mit einer erneuten Schlaflosigkeit ein Jahr später und dem darauffolgenden Rückfall in die Psychose wieder weitergehen.«

In der neuen Krise hortete sie Süßigkeiten: »Ich überlegte und errichtete ein Waffelarsenal: Wenn jemand kommt und mir etwas anhaben will, erschlage ich ihn einfach mit der Waffel.« Sie verteilte die Waffeln im Zimmer, begann dann, um der »Abrüstung« willen, zu prüfen, »auf welche Waffel ich wohl verzichten könnte, ohne daß eine Lücke im strategischen Verteidigungssystem entstünde. Obwohl die Angst noch regierte, rüstete ich in der folgenden Woche vollständig ab.« Sie aß die Waffeln auf. Symbolische Handlungen scheinen in gewissem Maße eine Verbindung herstellen zu können zwischen der psychotischen Welt und der Welt realer Konflikte. In ihren Symbolen vermag Frau Fischer sich zu zeigen, ohne zuviel von sich preiszugeben.

Gespräche mit einer Kollegin des Vaters gaben Frau Fischer die Kraft, »weiteren schlaflosen Nächten die Stirn zu bieten«. Sie überlegte, zu einem Psychologen zu gehen, doch die Vorgespräche dazu bei einem Arzt verliefen deprimierend: »Ich müsse zwei Jahre Haldol nehmen, die Psychose könne immer wieder kommen. Eine Heilung gäbe es sozusagen nicht. Gespräche würden nicht viel bringen.« Eine Testreihe mit verschiedenen Fragebögen am Computer verärgerte Frau Fischer weiter. »Der Hammerwerfer hat mich regelrecht aus der Bahn geworfen. Das Rezept über Haldol zerriß ich kurzerhand. Die Bescheinigung, die ich für die Therapie brauchte, hatte ich immer noch nicht.« Eine Freundin übermittelte ihr die Meinung eines Professors, »daß die Psychosen oft nur in der Jugendzeit und später dann gar nicht mehr auftreten. Ich war unglaublich erleichtert, umarmte und küßte sie. Eine bessere Nachricht hätte sie kaum überbringen können.«

In den ersten Tagen nach dem Arztbesuch ging sie nicht zur Schule. »Als ich das letzte Mal da war, hatte ich den Eindruck, meine Mitschülerinnen sprechen auf zwei Ebenen. Einmal den Unterricht betreffend, zum anderen an meiner Phantasiewelt mitbastelnd. Ich hatte das Gefühl, sie treiben mich immer weiter in die Krankheit.« Dann nahm sie wieder am Unterricht teil. »Ich war da, befand mich aber ausschließlich in meiner Welt.« Ihr Termin beim Psychologen wurde vorgezogen. Sie wollte hingehen. »In der Schule hatte ich jedoch den Eindruck, der Psychologe sei schon gegenwärtig und ich brauche gar nicht mehr hinzulaufen. Ich kommunizierte rege mit ihm. Den Termin ließ ich sausen. Kurze Zeit später kam die Rechnung. Ich erklärte, mein Zustand habe es mir weder erlaubt hinzugehen noch abzusagen. Man erließ mir den Betrag. Ich machte keinen weiteren Anlauf, Hilfe von außen zu suchen, sondern versuchte allein und ohne Tabletten mit der Situation fertig zu werden.« Frau Fischer ist offensichtlich sehr empfänglich für alles, was die Perspektive ihrer Erkrankung betrifft, für Hoffnung wie für Skepsis. Gegenüber einer möglichen Therapie ist sie so ambivalent, daß sie das Gespräch mit einem Psychologen eher imaginär als real führt. Erschreckend ist aber auch, wie schwer ihr der Zugang zu therapeutischer Hilfe gemacht wird.

Doppelte Lebensführung

Frau Fischer lebte in zwei Welten, »in einer Welt mit Außenkontakt, in der ich vorgebe, etwas zu sein, was meinem Idealbild von mir entspricht, z. B. selbstsicher, zielbewußt, tatkräftig usw., und in einer Innenwelt, in der ich mich realistischer sehe, mit meinen Unsicherheiten, meinem Aussehen, Verhalten, die eigenen Worte betreffend. Diese Welt hat vielleicht zum Ausgleich mehr Platz für Phantasien und Träume. Bei stärkerem Frustrationserleben in der . . . nennen wir sie: Außenwelt, verlor ich den Zugang zu dieser, also die Fähigkeit zu springen, und blieb psychotisch in der Innenwelt, der Traumwelt gefangen. Mag sein, daß aus dieser doppelten Lebensführung im ›Normalzustand‹ die Spannung entsteht, die mich oft begleitete. Ich lernte, mich bei bestimmten Personen echter zu geben, und verspürte Erleichterung. Nur bei Menschen, die mir nicht vertrauenswürdig erschienen, griff ich auf das alte Verhaltensmuster zurück.«

Zu Hause kam es zu einer Auseinandersetzung über ihre Schulperspektive bzw. über ihre »vermeintliche Faulheit«. »In der letzten Psychose hatte ich mir spaßeshalber überlegt, wenn es mit der Berufsausbildung schiefgehen würde, könnte ich mir ja von einem Arzt meine Schlaflosigkeit bescheinigen lassen und dies als beste Qualifikation für einen Nachtwächterjob vorweisen. Jetzt war ich nicht zum Spaßen aufgelegt.«

Sie somatisierte und besorgte sich einen Krebsvorsorgeschein. »Zu Hause angelangt, hatte ich bereits ein verändertes Körperempfinden, fühlte ich in meiner rechten Brust deutlich einen dicken Knoten. Ich sah mich schon an Krebs zugrunde gehen, registrierte ein verändertes Körperempfinden, das mich an LSD-Erlebnisse erinnerte. Gut, dachte ich, andere kaufen sich eine Pille, um draufzukommen, ich kriege das umsonst. Es wird auch wieder vergehen. Zwei Tage verharrte ich äußerlich ruhig in meinem Zimmer, und siehe da, es ging ein bißchen zurück. Nun konnte ich aber nicht Ewigkeiten in meinem Zimmer ausharren und auf bessere Zeiten warten. Die Schule, das Leben ging weiter, und die Zeit lief mir davon. Ich beschloß, doch wieder Truxal zu nehmen, um den Genesungsprozeß zu beschleunigen.«

Als eine pflegebedürftige Tante in die Familie aufgenommen wurde, sprach Frau Fischer täglich zwei bis drei Stunden mit ihr. »Im großen und ganzen war ich durch ihre Gegenwart etwas ruhiger geworden.« Es läßt sie eher von ihren Stimmen abrücken, wenn sie mit einer neutralen Person statt mit einer aus der eigenen Familie spricht. »Eines Sonntags teilte ich meiner Mutter mit, daß in meinem Zimmer Stimmen auf mich einredeten. Ich hatte wieder Illuzinationen, eine Mischung aus Illusion und Halluzination. Sie sagte, sie habe jetzt die Schnauze voll und gehe, ihre Koffer seien schon gepackt, und wirklich, am Nachmittag war sie verschwunden. Ich tauchte endgültig in meine Ängste ab.«

»Auf Psychose war ich eine Künstlerin, die im Gespräch mit dem Beobachter ihr Werk schuf. Künstlerin zu sein war in der Psychose aber auf die Dauer kein Vergnügen. Ausgelaugt von der Schlaflosigkeit und der Gewichtabnahme, wollte ich mich ausruhen, doch das ständig präsente Publikum verlangte nach mehr. Auch kamen Journalisten, um im Privatleben und der eigenen Vergangenheit herumzuschnüffeln. Sie kannten keine Grenzen, jedes Detail war wichtig. Abhörgeräte waren in den Zimmern installiert.« Als sie befürchtete, eines dieser Geräte verschluckt zu haben, konnte ihr Vater, ein Arzt, sie eine Zeitlang durch Abtasten beruhigen. »Dann lief ich wieder gequält von Raum zu Raum. Überall diese Menschenmassen, die etwas von mir wollten. Ich wünschte mich zurückzuziehen, fand aber keinen Ort dafür. Nach einiger Zeit konnte es meinVater nicht mehr mit ansehen und fragte mich, ob er Dr. B. rufen sollte. Ich wußte mir auch keinen anderen Rat mehr. Mit der Spritze in meinem Arm suchte er erst mal die Ader. Es entstand ein riesiger blauer Fleck. Ich fragte mich, ob das die Rache für meine vormalige Ablehnung seiner Person als Therapeut sei. Abermals sollte ich in völliger Leere, von allen meinen guten und bösen Geistern verlassen, dahinvegetieren.« Frau Fischers Wahn hat deutlich zwei Seiten: Zwischen einer Anerkennung als Künstlerin und umfassender Bedrohung scheinen nur Nuancen zu liegen. Sie bezieht Informationen aus ihrer Umgebung sehr pointiert auf sich. Welche emotionale Färbung dabei überwiegt, ist manchmal kaum nachzuvollziehen.

Trotz aller Probleme schloß sie die Ausbildung erfolgreich ab. »In der Schule kämpfte ich mit dem Schlaf. Nachmittags reichte meine Kraft kaum zum Lernen. Bewegungslos lag ich in meinem Bett, und am frühen Abend, so gegen sechs Uhr, schlief ich meist schon ein. Trotz der Tabletten habe ich es geschafft, die Ausbildung mit der Note 2 abzuschließen. Heute bin ich berufstätig. Im allgemeinen habe ich Angst davor, wieder psychotisch zu werden, doch manchmal sehne ich mich auch nach diesem ekstatischen Zustand zurück: plötzlich wieder im Fahrwasser der Phantasie zu schwimmen, im Mittelpunkt der selbstgeschaffenen Welt zu stehen. Wäre da nur nicht die Sterbensangst, die diesen Zustand immer wieder durchbricht, so als gäbe es kein Danach.« Das Erleben in der Psychose ist nicht nur negativ, sondern hat ganz offenbar einen eigenen Reiz.

Interpretierende Zusammenfassung

Frau Fischer stellt bilanzierend fest, »in ihrem Leben an der falschen Front gekämpft zu haben«. Statt im beruflichen Ehrgeiz müsse sie sich wohl mehr bemühen, ihre Einsamkeit zu überwinden. In ihrer Psychose hat sie frühere Liebesbeziehungen wiederbelebt, frühere Enttäuschungen »korrigiert«. Den ekstatischen Anteil ihrer psychotischen Wahrnehmungen vermißt sie, will sich nun aber im realen Leben um etwas Adäquates bemühen. Für ihre Stabilisierung weitgehend ohne psychiatrische Hilfe macht sie den Rückhalt zu Hause und die Umstellung ihrer beruflichen Ziele verantwortlich. Sie ist außerdem überzeugt, daß das Aufschreiben ihrer Geschichte wesentlich zur Verarbeitung beigetragen hat. Unser ausführlicher Briefwechsel spielte dabei eine Rolle.

Frau Fischers Weg durch die Psychose ist von personifizierten Wahnvorstellungen und vom Verschmelzen von Vergangenheit, Gegenwart und Zukunft geprägt. Die Psychoseinhalte sind körperbetont und führen zur Erkenntnis, körperlichen Bedürfnissen und Beziehungswünschen mehr Raum geben zu wollen. Frau Fischer findet in ihrer Primärfamilie Rückhalt. Ihre Entscheidung, ihren Lebensmittelpunkt vorübergehend wieder dorthin zu verlagern, hält sie auch im nachhinein für richtig. In ihrer Schilderung entsteht das Bild von sorgsamen und doch klar abgegrenzten Beziehungen, die ihren kindlichen Bedürfnissen nach Aufmerksamkeit nachkommen und zugleich Orientierung bieten.

Vor diesem Hintergrund gelingt es Frau Fischer, ihre beruflichen Ziele umzustellen und ihrer besonderen Sensibilität anzupassen. Vereinzelte therapeutische Interventionen bleiben eher bedeutungslos. Als eine Form der Verarbeitung wählt Frau Fischer die mehr oder weniger einseitige Kommunikation mit einer imaginären Person und den Briefwechsel mit mir. Ihre Schilderung offenbart, wie subtil und vielfältig innere und äußere Bedingungen verflochten sind und wie sehr bestimmte Reaktionen nicht einfach von äußerlichen Anregungen und Interventionen abhängen, sondern von der inneren Selbstrekonstuktion beeinflußt werden.

Frau Isar: »Mit dem Geheimnis allein« – Kinderstimmen

Ich treffe mich mit Frau Isar zu einem Gespräch, das mir durch eine Informationsgruppe ihrer Tagesklinik vermittelt wird und noch vor ihrem späteren Beginn einer Behandlung liegt.

Weibliche und männliche Stimmen

Seit etwa sieben Jahren hat Frau Isar ausgeprägte Wahnvorstellungen. Die akustischen und zum Teil auch optischen Halluzinationen bieten ihr Abwechslung und Gesellschaft, machen ihr aber andererseits auch Angst. Bedrohlich wurden die Stimmen, als sie eine dringend notwendige Operation hinauszögerte. So kam es zu einem episodischen Aufenthalt in der Tagesklinik. Frau Isar ist von Beruf Chemotechnikerin. Zum Zeitpunkt der Erkrankung wurde sie arbeitslos und hatte kurz darauf einen Schwangerschaftsabbruch.

Frau Isar wohnt mit einem Bekannten zusammen. Eine neuroleptische Behandlung lehnt sie ab, komplementäre Behandlungsangebote ebenso. Nur die ambulante Nachsorge der Tagesklinik sucht sie – wohl wegen des sozialen Rahmens – gelegentlich auf. Ansonsten meidet sie nahe Kontakte und läuft viel »durch die Gegend«. Ihre psychotischen Wahrnehmungen hat sie beibehalten, sich mit ihnen weitgehend arrangiert.

Seit über zehn Jahren lebt Frau Isar mit psychotischen Wahrnehmungen. Im Gespräch steht für sie zunächst die damit verbundene Angst im Vordergrund: »Ich hab eigentlich immer unter Angst gelebt. . . Durch die Stimmen hab ich irgendwie kein inneres Gleichgewicht. Ich arrangiere mich dann irgendwie, und mein Freund oder Bekannter – ich weiß nicht, wie ich sagen soll – versteht das, glaube ich, überhaupt nicht.« In dieser Situation dient ihr der Freund als realistisches Gegengewicht. Über ihn versucht Frau Isar, sich zu vergewissern: »Eine Zeit lang hab ich bei jeder Kleinigkeit alles Mögliche nachgefragt. Ich war sehr unselbständig, hab bei jeder Kleinigkeit gefragt. Das gefiel ihm natürlich auch nicht. Er sagte: ›Warum fragst du mich immer?‹ Der hat auch irgendwie Angst vor diesen Stimmen.«

Besonders verunsichert ist Frau Isar, als die Stimmen selbst anfangen, Fragen zu stellen, z. B. ob sie ihr helfen können. Die Stimmen machen Angst und wollen helfen. Der Freund soll stützen, aber nicht fragen. Frau Isar scheint Beziehungen und Dialoge zugleich zu brauchen *und* zu fürchten.

Frau Isar unterscheidet die Stimmen nach dem Geschlecht: »Es sind meistens weibliche Stimmen. Und wenn ich mal irgendwas irgendwie ändern will, dann sind da plötzlich auch männliche Stimmen.« Frau Isar hat durch die Stimmen fast immer Gesellschaft. Gegen die Stimmen anzugehen hat sich aus ihrer Sicht nicht bewährt: »Eine Zeitlang bin ich dagegen angegangen, aber das war wohl auch nicht gut, denn dann bin ich ins Krankenhaus gekommen. Jetzt laß ich das lieber.« Andererseits werden die Stimmen so auch bedrohlicher und destruktiver. »Deswegen hab ich mich gar nicht mehr getraut, irgend jemanden um Hilfe zu fragen. Denen gefiel wahrscheinlich nicht, was ich gedacht habe. Dann haben die Stimmen auch immer so Sachen erzählt, auf die ich keinen Einfluß hatte.« Die Stimmen verbieten, die Situation in Frage zu stellen und Hilfe zu holen, gewährleisten zugleich eine immanente Stabilität. Brisant wurde diese Situation erst, als eine körperliche Behandlung wegen des Verdachts auf Darmverschluß anstand. Ihr rein psychologisches Denkmodell war plötzlich nicht mehr aufrechtzuhalten. Gegen die Stimmen anzugehen kann zur Klinikeinweisung führen, ihnen allen Raum zu lassen aber auch. Ob die Stimmen männlich oder weiblich sind, hängt von gewissen Umständen ab; grundsätzlich lassen sie sich nicht willentlich beeinflussen. Einerseits bieten sie Gesellschaft, andererseits werden sie mit der Zeit bedrohlicher.

Gegenkontrolle

Zur Gegenkontrolle beginnt Frau Isar Listen zu führen. Sie weicht sozusagen vor den Stimmen auf eine schriftliche Ebene aus: »Ich habe meine

Hausaufgaben und so etwas durchaus gemacht, allerdings mit Listen. Ich habe mir aufgeschrieben: Um 17 Uhr Blumen gießen, um 17 Uhr 30 dies machen, um 17 Uhr 45 jenes, halt, was ich so machen mußte. Dann hatte das für mich Gewicht, dann hab ich das auch versucht zu machen.« Mit eher zwanghaftem Verhalten versucht sie, die wahnhaften Eindrücke zu kontrollieren.

Frau Isar bringt Veränderungen in ihrem Leben mit den Stimmen in Verbindung, und zwar in überraschender Weise: »Als ich meinen Freund kennengelernt habe – das ist sechs Jahre her –, da war von einem Tag auf den andern die Umwelt mir gegenüber feindlich eingestellt. Die Stimmen, meine ich.« Auch daß sie keiner Arbeit nachgeht, hängt mit den Stimmen zusammen. »Wer immer im Haus ist, der ist irgendwie abhängiger von der Stimme, und wer einen Job hat, der ist nicht so abhängig.« Wenn viele Menschen um sie herum sind, werden die Stimmen nicht so laut, als wenn sie sich auf *einen* Menschen konzentrieren muß. Ablenkung besänftigt, Nähe fördert die Stimmen.

Als sie in einer Kur ist und diese ihr eigentlich gut bekommt, werden die Stimmen eher unangenehm. Angenehm hingegen sind sie am ehesten, wenn sie sich zu Hause darauf einrichtet. »Als ich in der Kur war, hab ich mich irgendwie wieder anders eingerichtet. Anschließend konnte ich manchmal zu Hause nicht mehr frühstücken. Ich bin ins Café gegangen, um zu frühstücken.« Hinsichtlich der Balance zwischen Einsamkeit und Kontakt funktionieren die Stimmen also im doppelten Sinn als Regulativ. »Eine Zeitlang hab ich mich darum gar nicht gekümmert; das war wohl auch nicht richtig. Als ich meinen Freund kennenlernte, hab ich das gemacht, was ich für richtig hielt, und hab mich sogar gegen die Stimmen gewehrt, bin auch böse geworden. Ohne Erfolg. Danach hab ich mich angepaßt. Auch wieder ohne Erfolg.« Frau Isar sieht die Stimmen als unvermeidlich an. Bei Nähe *und* Einsamkeit haben sie eine korrigierende Funktion.

Auf die Frage, warum sie wohl zu den Menschen gehört, die Stimmen hören, antwortet Frau Isar: »Vielleicht weil ich Arbeitslose und irgendwie alleine bin. Ich habe den Eindruck, daß die Stimmen um mich im Haus auch Kontakt suchen.« Frau Isar stellt fest, »daß die Stimmen einerseits Kontakt suchen, aber andererseits auch wieder an diesen Kontakt nicht so glauben und so etwas wie Konkurrenzdenken entwickeln«. Sie spürt ihre Unsicherheit in vielem, hat manchmal allerdings auch das Gefühl, daß die Stimmen sie fördern wollen oder ihr im Kontakt mit dem Freund den Rücken stärken. Die Stimmen suchen Kontakt und erschweren ihn gleichzeitig. Sie sind relativ weitgehend zu Personen geworden, die selbst Gefühle und Gedanken haben.

»Im Prinzip habe ich gar nichts gegen die Stimmen. Bloß manchmal machen mir die wirklich Angst. Weil ich dann resignieren könnte und mich irgendwie selbst aufgebe.« Dann spricht Frau Isar plötzlich von der Angst, die Stimmen könnten sich als Einbildung entpuppen, »als eine Einbildung, ein Reinfall zu meinen Ungunsten. Vielleicht habe ich Angst davor, daß ich mir selbst etwas einrede.«

Frau Isar hat Angst vor dem Wandel, vor der Unwahrheit und vor dem Wechsel zwischen Wahrheiten. »Doch man kann ja nicht immer die Wahrheit sagen, und es ist auch zu aufreibend, immer die Wahrheit zu sagen.« Ihr Versuch eines Resümees klingt dann so: »Also, ich halte das auch immer so, daß ich die Stimmen so behandelt werden . . . hab, als wenn der Gesprächsstoff richtig wär. Ich hab schon viel in der Richtung versucht . . . daß ich irgendwie. . . die haben vielleicht auch schon Einfluß auf mich . . .« Aktive und passive Redewendungen haben sich nun völlig vermischt.

Interpretierende Zusammenfassung

Für Frau Isar haben die Stimmen inzwischen einen menschlichen Charakter. Sie sind mal mehr, mal weniger anspruchsvoll, mal mehr, mal weniger eifersüchtig. Durch ihre Arbeitslosigkeit ist sie den Stimmen stärker ausgeliefert. Frau Isar versucht, um jeden Preis den Status quo zu erhalten. Bewegung bringt sie in ihr Leben, indem sie täglich kilometerweit spazieren geht. Unter Menschen zu sein läßt die Stimmen zumindest leiser werden. Sie spricht sehr selbstverständlich von ihren Stimmen. Lediglich der zeitliche Zusammenhang zu ihrem Schwangerschaftsabbruch verunsichert sie nachhaltig.

Frau Isar hat sich mit den Stimmen eingerichtet. Sie sind Bestandteil ihres Lebens, haben sich zu einem sozialen System verdichtet (Flick 1995) und dienen als eigener »Rahmen« (vgl. Goffman 1967). Sie haben Gefühle und Gedanken, sind selbst zu Personen geworden. Frau Isar hat Mühe, zwischen den verschwimmenden Ebenen der Realität und des Wahns zu vermitteln bzw. zu unterscheiden. Frühere Abschiede, möglicherweise auch der Schwangerschaftsabbruch, haben sie so nachhaltig geprägt, daß sie verbindliche Nähe meidet, an offenen sozialen Angeboten aber um so ausdauernder festhält. Vielleicht werden so schmerzhafte Themen ausgeblendet. Die Stimmen funktionieren als Korrektur gegenüber zu großer Nähe *und* Ferne. Der *soziale* Rückzug, den auch Frau Isar angetreten hat, wird in begrenztem Umfang *emotional* gefüllt. Ihr Lebenskonzept ist stabil. Erst eine Störung von außen macht die Psychiatrie akzeptabel.

Frau Jung: »Die Differenz kennenlernen« – Psychose als Bruch

Das Gespräch mit Frau Jung kommt eher auf Umwegen und beiläufig zustande. Ich hatte nicht mit der Möglichkeit eines direkten Gesprächs gerechnet. Immer wieder vergewissert sie sich, daß sie nicht abgehört wird, doch stößt eine Tonbandaufnahme zu meiner Überraschung nicht auf Widerspruch, vielleicht weil sie ihren und meinen Worten zusätzliche Bedeutung verleiht.

Das Leben als Kampf

Frau Jung wurde im Krieg geboren und ist heute 55 Jahre alt. Mehrere Jahre lebte sie an wechselnden Orten in fremder Betreuung, dann erst wieder im Haushalt der Mutter. Sie studierte Musik, mußte ihre Ausbildung aber wegen körperlicher Schwächezustände aufgeben. Inzwischen lebt sie allein in einer eigenen Wohnung und von Sozialhilfe. Eine ambulante Therapie brachte sie mit der Psychiatrie in Verbindung. Diese hat sie inzwischen in ein umfassendes Wahnsystem eingebaut, was sie gleichzeitig sozial beeinträchtigt und unabhängig von der Psychiatrie als Versorgungssystem hält.

Frau Jung befindet sich auf allen Ebenen ihrer Persönlichkeit in einer dauerhaften Auseinandersetzung mit sich selbst, in die jede Person, mit der sie zu tun hat, und jede Institution – insbesondere aber die Psychiatrie – unweigerlich einbezogen wird. Eine besondere Rolle spielt dabei eine andere, vermutlich fiktive Person: B. »Der Kampf war schon beendet, als man B. hinzuzog, eigentlich war die Sache schon entschieden.« Frau Jung sieht sich unmittelbar verfolgt. Sie verbindet diese persönliche Lage mit allen möglichen gesellschaflichen Konfliktebenen, z. B. mit Auseinandersetzungen in der »linken Szene«, in der aktuellen Philosophie, mit Kontroversen innerhalb der Psychoanalyse (etwa zwischen Jung und Freud) und mit aktuellen politischen Konflikten. Frau Jung demonstriert ihre intellektuelle Brillanz, indem sie mit den Namen hochgeistiger Autoren jongliert. Gleichzeitig vermittelt sie ein sehr unmittelbares Gefühl der Bedrohung, der sie dadurch zu entrinnen vermag, daß es gleich starke Kräfte gibt, die sie schützen. Sie inszeniert einen permanenten Kampf auf allen Ebenen und braucht dafür viel Kraft. Möglicherweise vermeidet sie so eine wirklich persönliche Dimension.

Unmittelbare Gegenspielerin ist immer wieder B.: »Das hat mit Begabung zu tun, wir sind in einem Projekt. . . wir beide. Uns haben sie ganz bewußt schon gegeneinander ausgespielt. Wir sind typmäßig so verschieden.« Gleichzeitig fragt sich Frau Jung laut, warum ihre Gegenspielerin ihr Leben kopiert. Sie spricht von ihrem Alter, ihren Kriegserlebnissen als

Kind und davon, daß ihr Vater bei der SS war, ganz so, als könne das die andere abschrecken. Doch die vollständige Distanzierung von sich selbst will nicht gelingen. Den eigentlichen Bruch habe die Gegenspielerin gehabt, »obwohl sie mich so fertig gemacht haben mit Chemie«. Frau Jung meint toxische Beeinflussung, lehnt jede Medikation ab. Der Kampf mit der Gegenspielerin wirkt wie eine permanente Auseinandersetzung mit sich selbst.

Sprachliche Differenzen

Eine weitere zentrale Person in den Schilderungen ist P., ein »bedeutender Intellektueller«, mit dem sie befreundet sei, der aber mehrere Frauen habe, die er fördert. »Die Grenzüberschreitung, die man auf einer sprachlichen Ebene macht, die hat er Frauen immer weitervermittelt.« Es gehe dabei auf einer individuellen Ebene um Psychosen: »Die Psychose ist ein Bruch, hat überhaupt nichts Krankes. Die ist nur die Differenz, die Differenz, die in der Sprache wirkt.« Je phantasievoller der Mensch sei, je schneller die Nerven arbeiten und je schneller die Reflexe sind, desto größer sei die Wahrscheinlichkeit von Brüchen und damit auch von Psychosen. Das eigene gedankliche Differenzierungsvermögen erscheint als Risikofaktor: »Das hängt auch sehr von der Umgebung ab und von dem eigenen Schutzmantel. Ich denke, jemand, der sehr stark ist, kann auch ganz stark zu Bruch kommen. Zur Psychose kommt es ja erst, wenn es um Macht geht.« Es gebe immer einen politischen Hintergrund, gehe immer auch um Hierarchie. Diese Formulierung erinnert an die Gedanken von Frankl, daß jeder seelische Konflikt eine Sinnkrise darstellt, die letztlich nur unter Berücksichtigung der gesellschaftlichen Dimension zu verstehen sei (Frankl 1987).

Die Beziehung zur Gegenspielerin ist sehr eng: »Was sie bei mir überwacht, erlebt sie doch mit. Wenn sie das jetzt mitmacht, verinnerlicht sie das doch auch. Dadurch, daß wir früher befreundet waren, habe ich ihre psychotischen Krisen mit abgefangen. Sie hat gute Freunde gehabt, aber das waren alle meine Freunde, die waren alle psychotisch, ich nicht. Ich bin es erst geworden, mir ist es vermittelt worden. Man kann das wirklich vermitteln, über Sprache.« Dann betont Frau Jung sehr vehement: »Nein! Ich habe keine Psychose im krankhaften Sinn; ich habe die Differenz kennengelernt.«

Die Psychose erscheint als sprachliche und soziokulturelle »Differenz«, bzw. sie wird durch sie vermittelt: Eine Psychose zu haben bedeutet, aus dem Kontext sprachlicher Selbstverständlichkeit herauszufallen. In der Person von Frau Jung werden die komplizierten Gedanken der französischen Strukturalisten lebendig.

»Wenn man in der Einheitsstruktur Familie groß wird, hat man keine Beziehung zur geschlechtlichen Differenz. Dann geht man dem nicht so nach.« Differenz äußere sich sprachlich, vor allem aber geschlechtlich: »Die Differenz ist die Kraft; die Kraft wird aber bestimmt über die geschlechtliche Differenz; das ist die Kraft unserer Sprache.« Frau Jung beteuert an dieser Stelle plötzlich die Bindung an ihre Mutter: »Ich habe aber auch irgendwo eine starke Bindung an meine Mutter, für die das wichtig war. Ganz entscheidend war, daß ich vom vierten bis zum sechsten Lebensjahr von meinen Eltern getrennt lebte, aber dadurch bin ich auch nicht ödipalisierbar; das hat damit zu tun, daß ich mich nicht kritisieren lasse.« Ich verstehe Frau Jung so, daß das Erkennen der Geschlechter eine Lösung von der Ursprungsfamilie voraussetzt. Möglicherweise berührt sie damit einen für sie bedeutsamen Zusammenhang.

Während der ersten Kindheitsjahre war die Mutter nach Hamburg gegangen, um dort zu arbeiten, nicht weil es ihr Spaß machte, »sondern weil es existentiell damals nicht anders ging. Ein Bruch war damals da bei mir. Ich habe einen Bruch als Kind erlebt, und ich habe ihn gut verkraftet. Aber ich bin immer anders gewesen als die anderen. Mit mir konnte man wie mit einem erwachsenen Menschen reden; ich hatte ja auch so viel erfahren.« Sie will das nicht nur als Leiden verstanden wissen, verbindet in ihrer Erinnerung an sich kämpferische und liebebedürftige Seiten. Sie steht zu ihren Brüchen, die sie aus ihrer heutigen Sicht nicht nur erlebt und ausgehalten, sondern auch »mitgestaltet« hat. Sie ist sich ihrer persönlichen biographischen Bruchstellen bewußt, ist überzeugt, diese nicht nur passiv, sondern aktiv erlebt zu haben. Auf sehr deutliche Weise beansprucht sie für sich die Grundannahmen menschlichen Handelns: Zweckbestimmtheit, Geschichtlichkeit, Symbol- und Sinnhaftigkeit (Davidson 1995).

Frau Jung schildert, daß sie nicht nur »sehr lange jung und sehr lange in einer Ausbildung«, sondern auch »sehr verschlossen und sicher manchmal schwierig war«. Den eigentlichen Bruch habe die Gegenspielerin erlebt und eine weitere Freundin, die auch psychotisch war. Mit 38 erlebte sie eine körperliche Erstarrung. »Bei mir war es extrem, daß der Kopf immer nach unten hing, daß der ganze Körper reagierte.« Sie empfindet einen Gegensatz zwischen ihrem beweglichen Geist und den versagenden körperlichen Kräften. »Wenn ich psychisch so beweglich bin, dann ist in dem Moment, wo man mir die Bewegung nimmt, alles in Frage gestellt, deswegen bin ich ja so erstarrt.« Aus dieser Perspektive werden Entwicklungslinien hin zu ihrem derzeitigen Erscheinungsbild sichtbar. Ihre geistige Beweglichkeit steht heute in einem krassen Mißverhältnis zu ihrer körperlichen Schwäche. An anderer Stelle formuliert sie dieses Mißverhältnis in umgekehrter

Richtung: Sie habe damals einerseits nicht genügend Selbstvertrauen gehabt, weshalb sie »keine Kritik vertragen konnte«, andererseits aber eine »ganz schnelle Auffassungsgabe«, aus der sie Sicherheit zog. Sie sei anerkannt worden, weil sie Dinge wahrgenommen habe, die andere nicht wahrgenommen hätten. Ihre sinnliche Wahrnehmungsfähigkeit war also größer, als sie selbst seelisch verkraften konnte. Dies Spannungsverhältnis ist auch heute noch spürbar.

Gehirnwäsche

Die Psychiatrie sieht Frau Jung als Überwachungssystem. Sie ist überzeugt, daß dort ein Archiv über sie existiert. Sie war in einer ambulanten Therapiegruppe für Borderline-Patienten und vor vielen Jahren einmal für kurze Zeit in einer Tagesklinik. Die Psychiatrie hat in ihrer subjektiven Wahrnehmung einen gewichtigen Platz, der über die reale Erfahrung hinausweist. »Ich bin eigentlich überhaupt kein Psychiatriefall.« Sie brauche eine Stärkung ihrer Konstitution wegen eines Rückenleidens und wohl auch wegen einer Muskelschwäche, aber sicher keine Schwächung ihrer Seele. Ihre Begabung sei hier »systematisch unterlaufen« und sie selbst »systematisch dorthin delegiert« worden. Frau Jung erlebt die Folgen ihres Erstkontakts mit der Psychiatrie zunächst einmal als negativ.

»Sie haben mir die Sätze aus dem Gehirn genommen, sie verdreht und dann haben sie sie mir wieder eingesetzt. Ich habe eine totale Gehirnwäsche hinter mir.« Frau Jung sieht sich als »zweihundertprozentig psychiatrisiert«. Deutlich wird, daß sie weniger eine institutionelle als eine begriffliche Psychiatrisierung meint, gegen die sie sich verzweifelt wehrt. Die Beeinflussung bekommt für sie eine konkrete chemische oder radioaktive Gestalt. Sie ist überzeugt, mehr oder weniger permanent *»gekeult«* zu werden – und das bei ihrer ohnehin schwachen Konstitution. Das sei doch »der helle Wahnsinn«. Frau Jung lastet der Psychiatrie an, »ihr soziales Netz unterlaufen« zu haben. In ihrem Erleben ist die Bedrohung durch Verfolgung so gegenwärtig, wie sonst keine reale Beziehung. Selbst als soziales Alibi mag sie die Psychiatrie nicht gelten lassen: »Man muß davon abgehen, das zu vertreten, was in der Psychiatrie gemacht wird.«

Mit ihrer Anordnung der Realität schützt sich Frau Jung vor einem Selbstbild, das sie nicht ertragen könnte. Mit ihrer intellektuellen Kraft greift sie gleichzeitig die Psychiatrie sehr berechtigt und erfolgreich an. Ohne Frage ist die von ihr überspitzt wahrgenommene Eindimensionalität wirklich anzutreffen. Indirekt stärkt sie so ihr Selbstbewußtsein: Je mächtiger die Bedrohung, desto wertvoller ihre Selbstbehauptung. In ihrem Kampf wird Frau Jung von P. unterstützt, sie betont aber gleichzeitig: »Ich habe mich auch selbst noch abgefangen, denn andere können mich auch nur schützen, wenn da was ist, was sie schützen können.«

Frau Jung erlebt sich als verfolgt und benachteiligt. Gleichzeitig wehrt sie sich mit großer intellektueller Kraft gegen jede psychiatrische Deutung ihrer Lebens- und Leidensgeschichte. Jeder Kampf erscheint als ein Lebenskampf um Identität. Frau Jung warnt vor den Auswirkungen von gesellschaftlichen Konflikten, die sie in engen Zusammenhang mit ihrem persönlichen Erleben bringt. In der Wahrnehmung möglichen Mißbrauchs entwickelt sie eine ungeheure und in der Grundaussage durchaus überzeugende Sensibilität. Auch das Gespräch mit mir ist zeitweilig in Gefahr, in diesen Kontext gezogen zu werden. Die Beziehung zu Frau Jung bedeutet in jedem Fall eine ständige Gratwanderung und Herausforderung, jegliche Fremdbestimmung zu vermeiden. Ihr auf theoretischer und philosophischer Ebene geführter Streit könnte dabei nebenbei die Funktion haben, ihre ganz persönliche und konkrete Unabhängigkeit zu stärken.

Interpretierende Zusammenfassung

Frau Jung hat ein Gefühl von Bedrohung und von Beeinflussung entwickelt, in dem die Psychiatrie einen zentralen Stellenwert einnimmt. Ein umfangreiches Wahnsystem hält diese Wahrnehmung aufrecht. Es wird genährt von der nüchternen Tatsache, daß ihr Kontakt mit der Psychiatrie, so vorläufig er auch war, tatsächlich und begrifflich ihr Leben beeinflußt und verändert hat. Gleichzeitig scheint ihre Auseinandersetzung mit der Psychiatrie als ein Überlebenskampf: Die Psychiatrie als Sparringspartnerin erlaubt ihr als vielleicht letzte Instanz das Erleben eigener Kraft. Der Wert ihrer Selbstbehauptung wächst mit der Zahl der »Feinde«. Ein überzeugender Zirkelschluß paranoiden Erlebens.

Man gewinnt den Eindruck, daß Frau Jung in den Fallstricken der ungeheuren Differenziertheit des Denkens stolpert: Die Selbstverständlichkeit, die sprachliche Verständigung voraussetzt, scheint zur Disposition zu stehen. Wenn die Mehrschichtigkeit der eigenen Wahrnehmung so ins eigene Bewußtsein rückt, wie hier dargestellt, dann bedarf es einer großen Kraft, das Aufgebrochene zusammenzuhalten.

Ihr auf theoretischer und philosophischer Ebene geführter Streit hat dabei möglicherweise auch eine unmittelbar praktische Funktion: In der konkreten Beziehung sichert sie so auch ihre ganz persönliche Unabhängigkeit. Die eigene Sicht auf sich selbst wird keinem Krankheitsbegriff untergeordnet. Frau Jung unternimmt enorme Anstrengungen, sich sprachlich hinsichtlich Selbstverständnis und Lebenskonzept von psychiatrischen Begriffen freizuhalten. Die Psychose erscheint als sprachliche und soziokulturelle Differenz, als Herausfallen aus dem Zusammenhang eines selbstverständlichen sprachlichen sozialen Konsenses, mit der Besonderheit, daß die Psychose nicht als eigene Erfahrung, sondern nur als Zuschreibung durch andere akzeptiert wird.

Herr Koch: »Synchron zum Radio« - Überleben als Steppenwolf

Das Gespräch mit Herrn Koch kommt eher zufällig zustande. Die ihn begleitenden Freunde möchten ihn bewegen, wieder in die Tagesklinik zu gehen, wo auch ich ihn kennengelernt hatte. Sein Aufenthalt damals dauerte nur kurze Zeit. Jetzt lehnt er jede Art regelmäßigen Kontakts ab, ist aber zu einem Gespräch mit mir bereit und läßt sich auch vom Tonband nicht irritieren.

Frei nach 386 K 75

Herr Koch ist ca. 25 Jahre alt. Er lebt mit mehr oder weniger kontinuierlichen psychotischen Wahrnehmungen ohne jegliche professionelle Unterstützung und in einer völlig isolierten, äußerlich schwierigen Situation, zuletzt in einem Abbruchhaus. Er lebt von alten Vorräten aus dem Keller des Hauses, macht sich Tee aus Elbwasser, backt aus Mehl und Wasser Brot. Seine Schilderungen sind drastisch. Er scheint ein Überlebenstraining zu absolvieren. Gelegentlich jobbt er auf einem Bauernhof, hat ansonsten kaum soziale Kontakte. Bis 1989 hat er zumindest zeitweilig bei den Eltern gewohnt. Eine Zeitlang hatte er eine eigene Wohnung. Als ein Amtsarzt bestellt wird, läuft er davon. Die Eltern haben jede Kontrolle und jede Einflußmöglichkeit verloren. Zwei ehemalige Schulfreunde sehen ihn noch gelegentlich. Sie sind es auch, die den Gesprächskontakt herstellen. Herr Koch wirkt ungepflegt, aber unter Berücksichtigung seiner Lebenssituation nicht verwahrlost. Er redet lebhaft, z. T. wirr und sprunghaft, voller Symbolik und antwortet nicht immer unmittelbar auf meine Fragen.

Er freue sich auf eine Jubiläumsfete, sagt er. Zu existentiellen Sorgen anderer äußert er: »Also, im Moment bin ich auch ein bißchen abgespannt, weil ich Wochen ohne Tee oder Kaffee oder was gelebt habe. . . die Müdigkeit hab ich auf Vorrat beseitigen wollen.« Herr Koch hat in letzter Zeit vermutlich wenig gegessen und nach seinen eigenen Worten kaum geschlafen. Ich will wissen, wovon er lebt. »Ich hab mir überlegt, ich hab ab Montag . . . hab ich . . . kann ich arbeiten. . . kann ich mich. . . Ich leb ohne Einkommen – frei nach 386 K 75 statt 450 oder was.« Herr Koch befindet sich offensichtlich in einer Extremsituation ohne festen Wohnsitz, ohne Einkommen, ohne regelmäßiges Essen und Schlafen. Er vermittelt dabei eine Art Endzeitstimmung, ohne eigentlich ängstlich zu sein: »Ich muß noch bis diesen Monat klarkommen; das hängt alles an einem einzigen Verwandten. Das ist eine Argumentation, die mich von der klassischen Argumentation des Westens, in dem sich die Glaubensbekenntnisse zugunsten des Monopols . . . « Die Endzeitstimmung hilft ihm, psychische Reserven zu mobilisieren. Der Existenzkampf gibt seinem Tun Sinn und gibt ihm einen Rahmen, der zugleich psychotisch anmutet und eine umfassendere Dekompensation verhindert.

»Daß ich nicht abkratze . . . offiziell halt, daraus hab ich Unterstellungen entwickelt, daß ich einfach. . . so viel, ja, das ist so. . . Ballast, daß ich. . . also keinen freien Schritt hatte . . . « Nicht abkratzen, Unterstellungen, Ballast, kein freier Schritt: Die Wortwahl vermittelt den Eindruck des Überlebenstrainings. Dann erzählt Herr Koch überraschend, daß er gerade in einer Barlach-Ausstellung im Jenisch-Park war: »Das erste freie Ding seit langer Zeit. . . so Möglichkeiten, nebenher, Kultur oder was auch immer . . . was Entspannendes, unter Leuten zu sein.« Unter Menschen gehen zu können bedeutet ihm also doch noch so etwas wie Freiheit.

Viele komplizierte Sätze belegen seinen Wunsch, als Person ernstgenommen zu werden: »Wenn Sie mich nicht ernst nehmen können, weil ich irgendwie Angst habe davor, mich mit meinem tatsächlichen unproduktiven Tagesablauf zu identifizieren.« Der Satz bleibt völlig offen. Seine Angst vor dem Vorwurf eines unproduktiven Tagesablaufs läßt ihn offenbar erst recht in die Psychose fliehen.

Traum und Bewußtsein vermischen sich. Der Traum vermittelt Kontakte. Die Gefühle der Bedrohung wirken tagsüber fort. »Wenn ich die Nacht durchmache und wenn ich mich dann morgens gegen zwei Uhr, wenn ich mich halt hinlege, denke ich mir: Okay, jetzt legst du dich hin, damit du quasi unter Leute kommst, weil du dann in deinem Alptraum abschalten kannst, weil du dann entspannen kannst, ohne mit dir alleine zu sein. Also das ist ein Alptraum, den ich im Kopf habe, der, wenn ich mich entspanne, sich in einer undimensionalen Verschiebung meiner Hände und Füße über mich hinaus äußert. Und dann kann ich nur noch aufpassen, daß ich das nicht innerlich mit Assoziationen über mich, über andere Leute in Verbindung bringe. Dann muß ich unter Leute . . . Und dann hab ich höllische Angst, daß irgend jemand irgendwas von mir wollen könnte, daß ich dann irgendwie die Relation verliere, was der andere Mensch quasi an Eingriffsmöglichkeiten hat in einer Situation, in der ich über ihn eine Macht haben könnte.« Die Grenzen zwischen (Alp-)Traum und Wirklichkeit sind offensichtlich ebenso fließend wie die Körpergrenzen. Kontakt bedeutet Beeinflussung in die eine oder andere Richtung, ist hingegen lebensnotwendig und macht zugleich höllische Angst. Der Alptraum bietet mehr Möglichkeiten der Entspannung als die Wirklichkeit, in der der Machtkampf unausweichlich ist.

»Also ich sehe mich eigentlich mehr auf einem antiautoritären Zweig.« Der Gedanke, daß er bestrebt sein könne, »allen Mächten zu entgehen«, wird von ihm bestritten, andererseits sieht er sich selbst als »Steppenwolf«. Herr Koch lehnt Psychopharmaka für sich ab und begründet das mit der eigenen Unzugänglichkeit: »Die Wirkung von Psychopharmaka bedeutet für mich, daß ich nicht genau weiß, was mit mir ist, wie weit ich dann beeinflußt bin.« Er will sich von nichts und niemandem beeinflussen lassen. Diese Haltung wirkt wie die Flucht auf eine einsame Insel als letzte Zufluchtsstätte bedrohter Identität.

Vertrauen ohne Kontakt

Sozial ist er recht isoliert und deutet schlechte Erfahrungen im Arbeits- und Privatbereich an. Dabei sind seine Formulierungen umständlich und mißverständlich: »Ich hab dermaßen viel Vertrauen in alle gesetzt, die ich bisher kannte in den letzten zwei Jahren, ohne mit ihnen weiter Kontakt aufzunehmen oder auch zu glauben, daß das irgendwie für mich einen positiven Erfolg haben könnte.«

Zu einer möglichen Arbeit sagt er: »Was nimmt ein Arbeitgeber sich an Frechheiten raus, da kann der behaupten, er hätte nicht gesagt oder zugestimmt . . . Das fing damit an, daß ich eine Nervenschwäche hatte, 1989, und selbst mein jüngster Bruder sich in Simulationen verlor.« Vertrauen ist für Herrn Koch zu einer hochkomplizierten Angelegenheit geworden. Er deutet verschiedene weitere Enttäuschungen an.

Gedanklich setzt er sich viel mit seinen Eltern auseinander. Sein Bemühen um Loslösung bestimmt viele Psychoseinhalte. »Ich bin zu Hause ausgezogen und hab alleine gelebt und manchmal Schwierigkeit unterzu. . . Also ich schaffe unbewußt immer wieder den Überblick und sag mir, daß ich dann irgendwie in Konflikt geraten würde mit meinen Alten, und wenn ich mir das vorstelle, dann kriege ich ein ganz schlechtes Gewissen. Ich möchte doch gut sein wie meine Mutter; das ist genau wieder dieses Klischee, es ist ganz einfach.« Gleichzeitig beschreibt er als für sein Überleben wesentlich, daß es ihm gelinge, diese Konflikte aus dem Bewußtsein zu drängen: »Das muß ich völlig abschalten, um klar zu denken.« Die Psychose erscheint als Ausweg aus dem Konflikt zwischen eigenen und fremden, zwischen inneren und äußeren Erwartungen. Die Psychose hilft zugleich, den Konflikt aus dem Bewußtsein zu drängen, ohne ihn wirklich loszuwerden. Ein Überblick ist eben nur noch »unbewußt« möglich.

Auf die Frage nach Enttäuschungen in den letzten beiden Jahren kommt folgende Antwort: »Ich bin eigentlich mehr dabei gewesen, mein vorheriges

Leben zu sammeln. Also ich denke, ich brauche eine gewisse Zeit, um mich zusammenhängender zu übersetzen, weil ich synchron denke zum Radio, weil ich mir das halt so angewöhnt hab. Ich sitz einen Tag über da, denke, und dann mach ich . . . und dann . . . toller Tag. Und das muß halt irgendwie so sein. Ich meine, jeder Mensch braucht irgendwie was aus einer gewissen Tarnung heraus, aus einer gewissen Deckung.« Das Radio hat eine große persönliche Bedeutung gewonnen: »Ich lebe alleine und laß mich vom Radio inspirieren, und das versetzt mich in die Stimmung weiterzudenken, das als positiven Verstärker mitzunehmen, so daß ich nicht darum trauern würde, mit anderen Leuten nicht in Kontakt zu sein. Das hat irgendwie mit zuviel Enttäuschung zu tun, die ich nicht aufarbeiten kann.« Sich am vorherigen Leben oder am Radio zu orientieren, ist für Herrn Koch kein Gegensatz. Er ist überzeugt, Zeit und auch eine gewisse »Tarnung« zu benötigen.

Stolz eines Pilgers

Herr Koch scheint in seinen Gedankenspielen nach Sicherheit zu suchen: »Also, wenn ich mir sage, ich bin zu verklemmt, dann gehe ich unter Leute, und wenn ich von den Leuten immer wieder denselben Kram zu hören kriege, dann ist irgendwie alles . . . das Synchron-Denken, das alles völlig funktionsfähig zu machen. Aber ich bin eigentlich mehr in der Hoffnung, das wieder hinzukriegen.« Die eigene Verklemmung, das Synchrondenken der anderen, Funktionsfähigkeit oder Hoffnung: es wird nicht deutlich, welches Prinzip für Herrn Koch noch Gültigkeit hat. Drogen schließt er als Ausweg aus, er sucht nach einem anspruchsvollen moralischen Weg: »Bloß nicht, indem ich mich so weit entspanne, daß ich körperlich wach bin, aber geistig schlafe. An sich hatte ich mir überlegt, auch weiter auf einem vollkommen moralischen Weg zu argumentieren. Logisch, das schließt natürlich das Selbstbewußtsein im Umgang mit handelsüblichen Drogen, Kaffee, Tee, Zigaretten, aus.« Herr Koch lehnt nicht nur die Wirkung von Drogen auf seinen Körper ab, er will überhaupt keine körperliche Entspannung, bei der der Geist auf der Strecke bleibt. Seine Enthaltsamkeit und Einsamkeit erinnern an eine (unfreiwillige) Pilgerreise.

Mehrfach taucht der Begriff »Rechtfertigung« auf: »Ich hab es noch nicht zusammengekriegt, mir ein tragfähiges Netz aus Bekannten zusammenzuklötern, weil ich halt alle Karten auf den Tisch gelegt habe bisher, auch immer wieder in der Not war, mich rechtfertigen zu müssen, da ich irgendwie unerlaubt mich unterstützen lassen würde. Das ist sozusagen dieser Schlag in der finanziellen Argumentation. Wenn ich arbeite, dann muß ich eine Rechtfertigung haben, daß ich mit dem Betrieb irgendein Gespräch zu führen berechtigt bin.« Die Angst, sich rechtfertigen zu müssen, bezieht sich auf das soziale Netz, auf materielle Unterstützung und auf den Gedanken zu arbeiten. Arbeit setzt Gesprächsbereitschaft voraus. Die Aushilfsarbeit, die er zuletzt gemacht hat, nennt er »Splitterkram«. Es wird vorstellbar, daß allzu absolute Normen seine Restfähigkeiten »zersplittern«.

Auf die Frage, was für und was gegen Psychiatrie spreche, stellt er zwei Aspekte einander gegenüber: »Die Psychiatrie schafft Verbindungen zwischen Leuten in ähnlicher Problemlage und hat für mich genau diese unselige Subjekt-Objekt-Relation.« Er könne nur da ehrlich anfangen, über sich zu reden, wo er sagen könne: »Ich hab bis '88 alles mögliche verdrängt und hab dann irgendwie eine Menge überlegt. Ich möchte einfach was nachholen. Und dann bin ich ein bißchen blind vorgegangen.« Er möchte nicht, daß seine aktuellen Erlebnisse einfach nur abgelehnt werden. Herr Koch deutet in diesem Zusammenhang an, daß er sich von niemandem etwas schenken lassen will: »Meinen Komplex gegenüber meinem Bruder . . . dann bin ich in eine Falle gestolpert . . . An sich hatte ich mich immer selbst verköstigt. Bis '88 hab ich mir von jemandem irgendwas schenken lassen.« In diesem Zusammenhang wundert es dann auch nicht mehr, daß Herr Koch das zum Abschluß des Gesprächs angebotene Mittagessen in der Tagesklinik ablehnt. Nicht nur, daß er weiteren Kontakt mit der Psychiatrie nicht will, das Angebot berührt auch seinen Stolz und seine Unabhängigkeit. Sein Stolz läßt ihn Abstand halten zur Psychiatrie.

Interpretierende Zusammenfassung

Er nimmt sich selbst als einsamen Steppenwolf wahr. Er befindet sich in einer extremen Situation, die an ein Überlebenstraining erinnert. Mit seinen asketischen und moralischen Begriffen erweckt er den Eindruck einer Pilgerreise. Trotz existentieller Not lehnt er die Psychiatrie wegen »dieser unseligen Subjekt-Objekt-Relation« ab, will sich »von niemandem etwas schenken lassen«. Auf diese symbolische Weise versucht er, sich seine Unabhängigkeit zu beweisen. Herr Koch befindet sich in einer Situation, die ihn zugleich bedroht und ihn seine Existenz als Grenzerfahrung spüren läßt.

Herr Koch hat sich in immer größere Isolation zurückgezogen. Inzwischen ist sie so umfassend, daß er sein inneres Erleben letztlich niemandem mehr mitteilen kann. Im Umkehrschluß sind seine Sprach- und Denkstörungen inzwischen so ausgeprägt, daß eine Überwindung der Einsamkeit nur schwer und punktuell möglich ist. Er versucht offensichtlich, gesellschaftlichen Normen und familiären Ansprüchen zu entkommen. Gleichzeitig wird deutlich, wie sehr er darin verhaftet ist. Rechtfertigungen spielen für ihn eine große Rolle. Er scheint unter großem Druck zu stehen und versucht, genau diesem Druck durch seine Lebensweise zu entgehen. Die Psychose erscheint als Ausweg aus dem Dilemma, sich mit seinem »unproduktiven Leben« identifizieren zu müssen.

Herr Koch versucht, sich bewußt von niemandem beeinflussen zu lassen und scheint doch genau zu wissen, daß er der allgegenwärtigen Beeinflussung (z. B. durch das Radio) niemals entgehen kann. Sein inneres Ringen um Identität findet Ausdruck in seinem Kampf um die äußere Existenzsicherung. Dieser Kampf wird immer bedrohlicher und erfüllt dennoch die Funktion, die eigenen persönlichen Grenzen wenigstens auf diese extreme Weise zu spüren.

Frau Lahn: Als Seele, nicht als Körper – Erleben ohne Grenzen

Das folgende Protokoll mit Frau Lahn basiert auf handschriftlichen Aufzeichnungen, da sie mich darum bat, kein Tonband mitlaufen zu lassen. Der Kontakt kam über die Tagesklinik zustande, an die sie sich zum ersten Mal und nur sporadisch wendete.

Seelen-Leben

Frau Lahn hört seit vielen Jahren Stimmen. Sie ist ca. 25 Jahre alt. Nach ihrem Auszug bei den Eltern wohnte sie erst in einer Wohngemeinschaft, jetzt wohnt sie allein. Seit mehreren Jahren meditiert sie viel, erst als Schülerin von Bhagwan, dann als Brahmanin. Sie wechselte damit von einer eher körperbetonten zu einer eher asketischen Philosophie. Entsprechend bemüht sie sich jetzt, »als Seele, nicht als Körper zu leben«. Aufgrund ihrer Lebensweise kam sie in stärkere Isolation, es folgten aggressive Ausbrüche, die sie nicht zu integrieren wußte, und schließlich ein immer stärker psychotisches Erleben.

Einsam zu sein und Stimmen zu hören hängt für Frau Lahn eng miteinander zusammen: »Vor zwei Jahren bin ich in eine Wohnung gezogen, alleine. Ich habe nur noch meditiert und habe mich so immer mehr aus dem Körper herausgezogen. Die Stimmen gehörten Menschen, mit denen ich vorher zusammengelebt habe. Dann kam Ärger mit dem Vermieter hinzu und mit den Nachbarn, weil ich zuletzt zu laut geworden bin. Im Center bei den Brahmanen habe ich Hausverbot bekommen, weil ich dort auch zu laut wurde. Ich hatte dann einen Termin bei einem Nervenarzt, habe es aber nicht geschafft hinzugehen. Am Schluß hörte ich Stimmen, die immer bedrohlicher wurden. Schließlich bin ich ins Krankenhaus in die Aufnahme gegangen. Dort erzählte ich der Ärztin von den Stimmen, die mir zuletzt sagten, ›Spring aus dem Fenster‹.« Ihr Stimmenhören wird erst in der Isolation bedrohlich.

Der soziale Bezug sei früher stabiler gewesen: »Vorher habe ich in einer Wohngemeinschaft gewohnt, die sich auf Bhagwan bezog und esoterisch eingestellt war. Ich war nie allein, nie auf mich gestellt. Psychischer Druck konnte sich so immer verlagern.«

»Ich sehe mich als Seele, nicht so sehr als Körper. Ich glaube an eine Wiedergeburt. Je mehr man meditiert, desto reiner wird die Seele. Wenn man seelenbewußt lebt, kann man sich von schicksalhaften Bindungen lösen. Den Körper gilt es hinter sich zu lassen. Wenn ich ganz in Stille war, ganz aus meinem Körper gezogen, war das eher angenehm. Die Kontakte, die sich ergaben zu den Stimmen, die Stimmen selbst, die waren manchmal unangenehm.« Eine Enttäuschung brachte Frau Lahn aus ihrer Ruhe: »Ich habe mit zwei Menschen zusammengelebt, einem Mann und einer Frau, die sagten von sich, daß sie im Zölibat leben. Aber die haben das gar nicht eingehalten. Dadurch hatte ich ein sehr gespaltenes Gefühl vor allem zu dem Mann. Ich war wohl auch enttäuscht.« Die Psychose erscheint als Versuch, als Seele zu leben, um Enttäuschungen des körperlichen Lebens hinter sich zu lassen.

Frau Lahn fühlt sich in der Psychose mit anderen Menschen und mit anderen Zeiten verbunden. »Seit vier Jahren höre ich Stimmen. Ich konnte auch lange schon Gedanken auffangen von anderen Leuten. Manche Erlebnisse, manche Bilder waren sehr schön, sie wirkten wie Bilder aus der Vergangenheit oder aus der Zukunft, mit schönen Farben. So habe ich manchmal das ganze Universum vor mir gesehen, so weit habe ich mich aus meinem Körper herausgelöst.« Wechselwirkungen werden weltumspannend. »Was einem in den Stimmen begegnet, hat man selber vielleicht in einem früheren Leben mal geäußert. Wenn die Freunde mich durch die Stimmen beschimpft oder bedroht haben, so habe ich wahrscheinlich früher ähnliches ihnen zugedacht. Von den Hopi-Indianern kommt das Bild: Wenn man einem andern in den Hintern tritt, so geht dieser Tritt einmal um die Erde und kommt unweigerlich auf einen selber wieder zurück.« Diese Zusammenhänge sind für sie nicht angenehm oder unangenehm, sondern eine Tatsache. Diese Sicherheit bestimmt dann auch ihre soziale Situation. Das spirituelle Leben habe sich immer weiter intensiviert. Ihre soziale Repräsentation, ihr System von Werten und Orientierungen erscheint stabil. Sie hat sich einen Rahmen geschaffen, in der ihr reale Enttäuschungen wenig anhaben können.

Frau Lahn spricht von ihren Belastungen im normalen Leben: »Ich war nicht immer allein, ich war ein kommunizierendes Wesen. Ich habe auch einen Beruf: Erzieherin. Ich habe nur diese Doppelbelastung durch das Kindergeschrei und die zusätzlichen Stimmen nicht mehr gut ausgehalten.

Seit 1987 bin ich Erzieherin, erst habe ich zeitweilig in einer Familie gearbeitet, dann in einem Kindergarten.«

Frau Lahn meditierte zunächst bei Bhagwan, wechselte dann zu Brahmanen und will seither zölibatär leben. »Seitdem ich einen Brahmanen kennengelernt habe, gehe ich viel spazieren, alleine, erlebe viel Stille. Ich hab es dann nur nicht mehr ausgehalten, mußte mich zuletzt an andere wenden, weil ich es nicht mehr ausgehalten habe. Da sind Gefühle durchgebrochen, mit denen ich nicht alleine fertig wurde, zum Beispiel Wut, Trauer, Liebeskummer, Anhänglichkeit. Unbestimmte Gefühle sind das, die sich gemeldet haben, aus der Kindheit oder auch aus früheren Leben.« Im Alleinsein haben sich die Gefühle verselbständigt. Offensichtlich erklärt sie sich auch die als Psychose definierten Krisen als Ausbruch von Gefühlen aus früheren Zeiten.

Loyalitätskonflikte

Schon früh fühlte sie sich zwischen Mutter und Vater zerrissen. »Mit diesen esoterischen Dingen habe ich mich auch schon in der Familie beschäftigt. Das ist so etwas wie ein roter Faden. Mit meiner Mutter habe ich viel über alles, was ich erlebte, gesprochen, habe immer beide Seiten beleuchtet mit ihr. Die inneren und die äußeren Wandlungen bedingen sich. Auch wenn meine Mutter selber nicht meditiert hat, sie war mir doch in dieser Entwicklung sehr nah und sehr zugeneigt. Mein Vater war einer dieser typischen Väter, die eigentlich keine Kinder haben. Arbeit und Zeitung, das war alles in seinem Leben. Erst hatte ich eine innige Beziehung zu ihm. Dann, ich war vielleicht zwei Jahre alt, war er über zwei Monate weg. Das war sehr schmerzhaft. Ich hatte das Gefühl, mich entscheiden zu müssen, und war mir dann sehr sicher, mich für meine Mutter zu entscheiden. Mein Vater war ja nicht erreichbar. Als er zurückkam, entstand eine schizophrene Situation für mich. Wem sollte ich gefallen? Ich habe ja nicht so viel Selbstwillen gehabt. Ich war mir sicher, einem entsprechen zu müssen, und wußte nicht, wem und wie ich es recht machen sollte. Vielleicht ist das das Ödipusproblem.« Frau Lahn erlebte sehr früh einen tiefen Loyalitätskonflikt, hat ein starkes Bewußtsein familiärer Spannung. Ungewohnt deutlich sieht sie sich als Kind vor die Wahl zwischen Mutter und Vater gestellt. Ihre Aufgabe ist, zu gefallen.

»Das Gefühl hatte ich immer schon, daß ich jemand bin, der sich an einem anderen orientieren muß.« Da der Vater häufig auf Montage war, wurde die Beziehung zur Mutter immer enger. »Außerdem hat das sehr weh getan, als mein Vater plötzlich weg war. Zwei Monate sind für ein kleines Kind eine lange Zeit.« Frau Lahn trennt zugleich zwischen der Beziehung zu Mutter oder Vater und zwischen Seelen- oder Körperleben.

Auf diesen Zusammenhang angesprochen, sagt sie: »Ich war nicht seine Ehefrau. Ich war eher ganz eng mit meiner Mutter verbunden. Sie war halt Hausfrau, stand ganz zur Verfügung.« Offensichtlich steht der Vater für Körper- und die Mutter für Seelenleben.

Inzwischen ist die Mutter verstorben. Die Frage, ob der Tod der Mutter und die Geburt der Stimmen in einem zeitlichen Zusammenhang stehen, weist sie zuerst zurück, macht dann aber deutlich, daß sich die Mutter anfangs häufiger in den Stimmen äußerte: »Früher ja, jetzt eher weniger. Manchmal ruft sie mich zur Räson oder gibt mir durch ihre Lebenserfahrung die Richtung an. Andererseits hat sie eine Kinderstimme, denn sie ist ja jetzt erst acht oder neun, nicht einmal ganz. Wenn die Seele sich direkt nach ihrem Tod einen neuen Körper gesucht hat, können Sie sich ja ausrechnen, wie alt sie ist.« Weder Vater noch Mutter boten Orientierung. Beim Vater assoziiert Frau Lahn körperliches Erleben, vielleicht auch Verlangen, die Stimme der Mutter erscheint als Kinderstimme. Ihr Loyalitätskonflikt wirkt in der Spaltung von Körper und Seele fort.

Enttäuschung

Frau Lahn war erschrocken, als sie im Krankenhaus hörte, ihre Störung sei eine »halluzinatorische Psychose«. Sie distanziert sich von diesem Begriff und von ihrem Erschrecken gleich wieder und sagt, daß das wohl nichts anderes bedeute, als Bilder zu entwickeln. Ihre eigene Benennung verbirgt sie in folgender Aussage: »Ich bin damals im Beruf mit den Kindern nicht richtig fertig geworden. Die Gefühle haben sich dann in Bildern geäußert, vor allem der Kummer.« Die professionelle Diagnose löst Erschrecken aus und läuft dem Bemühen um integrative Deutung zuwider.

Enttäuscht ist sie öfter über die Lebensweisen anderer. »Ich war enttäuscht, daß die anderen nicht so rein lebten, wie ich es gewünscht hätte, insbesondere mein Bruder, der für mich eine große Bedeutung hatte.« Dem Bruder gegenüber habe sie sich manchmal »wie ein Kind gefühlt, manchmal auch gleich alt. Eigentlich war er älter, aber ich habe mich ihm manchmal gleich gefühlt.«

»Generationskonflikte kenne ich nicht. Ich begegne den Menschen, so wie sie eben sind. In der Wohngemeinschaft waren Ältere und viele Jüngere. Daß jemand zu mir sagt, ich bin 60 Jahre, ich habe mehr Lebenserfahrung als du, so und so mußt du es machen, das kenne ich gar nicht.« Sind nur die Generationskonflikte oder auch die Generationsgrenzen aufgehoben?

Frau Lahn glaubt an Wiedergeburt. Sie ist überzeugt, daß der Stellenwert von Sexualität im Laufe der Zeit abnimmt: »Je mehr Leben man hat, desto weniger wichtig werden solche Dinge. Das müssen Sie sich so vorstellen wie in einem einzelnen Leben auch: Irgendwann tut man sich zusammen, bekommt vielleicht Kinder, dann wird man älter, ist mehr für sich, zwar auch in der Familie, aber weiter davon entfernt, und die Gefühle bekommen eine andere Bedeutung. So ist es wohl über mehrere Leben hinweg auch.« Frau Lahn ordnet sich in eine Entwicklung ein, die über Generationen geht. Ihr komme die reife asexuelle Rolle zu. Die Psychose erscheint zugleich als Ausdruck dieser sterilen Ordnung, aber auch als Auflehnung dagegen. Freude siedelt sie nur noch jenseits des Körpers an, im »Seelenbewußtsein«.

Frau Lahn erklärt ihre Empfindungen ausschließlich im Rahmen von Religion und Philosophie. Den Begriff Psychose lehnt sie ab, wie jegliches medizinisches Behandlungskonzept. Ihre Orientierung auf das Seelenleben hat ein starkes religiös-meditatives Fundament. In diesem Ausnahmezustand fühlt sie sich befreit von zeitlichen und räumlichen Grenzen und spürt eine Verbindung zur Vergangenheit wie auch zur ganzen Welt. Diesen Zusammenhang empfindet sie nicht automatisch als Bedrohung, sondern zunächst als eine Art Aufgehobensein. Erst im Zusammenhang mit realen Konflikten, also wenn ihr Konzept an Grenzen stößt, verändert sich die emotionale Färbung des Geschehens.

Interpretierende Zusammenfassung

Möglicherweise trägt die religiöse Orientierung mit dazu bei, daß Frau Lahn die Stimmen, die sie hört, und schließlich die Psychoseerfahrung, die sie macht, weitgehend integrieren kann. Das spirituelle Erleben entzieht sich für Frau Lahn jeder Bewertung, ist für sie eine Tatsache, die ihr Sicherheit gibt, zumindest solange noch ein Mindestmaß an sozialen Kontakten vorhanden und der Bezug zum realen Leben nicht ganz verloren ist. Sie hat sich einen Rahmen geschaffen, in der ihr reale Enttäuschungen wenig anhaben können. Ihre »soziale Repräsentation« (Flick 1995), ihr System von Werten und Orientierungen erscheint stabil. Zugleich braucht sie ein Mindestmaß an sozialen Kontakten, um sich mit ihren besonderen Wahrnehmungen aufgehoben zu fühlen. Das bieten ihr spirituelle Zusammenhänge in ihren verschiedenen Facetten. Erst als in diesem realen Leben zusätzliche Enttäuschungen geschehen, wandelt sich der Tenor der Stimmen.

Frau Lahn steht immer wieder vor der schwierigen Aufgabe, das Maß ihrer sozialen Kontakte zu balancieren. Sie braucht und will reale soziale Kontakte, begrenzt die Nähe aber zugleich, indem sie das Seelische über das Sinnliche stellt. Gleichzeitig bleibt ihr Seelenleben von den realen Beziehungen und vom körperlichen Erleben abhängig, läßt sich auch durch noch so große Anstrengungen und Meditationen nicht vollkommen lösen.

Die Psychose erscheint als Kompromiß, vielleicht auch als Korrektiv zur Meditation. Die Stimmen sind sinnlich *und* bedrohlich, männlich *und* weiblich, lassen Vater *und* Mutter zu Wort kommen, den Vater eher körperlich bedrohend, die Mutter eher kindlich-moralisch.

Auffällig ist in diesem Zusammenhang, daß sie erst in einer eher körperorientierten, später in einer eher geistigen Gemeinschaft Halt sucht, also von einem Extrem ins andere wechselt und so nur schwer zu einer Integration oder Balance beider Anteile findet. Möglicherweise wiederholt sie an dieser Stelle einen kindlichen Konflikt. Ihr asketisches Leben und die sich ausbildenden Wahrnehmungsverzerrungen könnten als Folge dieser Aufspaltung interpretiert werden, gleichzeitig auch als ein Versuch, dem Konflikt zu entgehen.

Frau Mohn: »Ich will siegen« – Doppelcharakter einer Psychose

Das Gespräch mit Frau Mohn fand im Krankenhaus statt und wurde von Frau Nina Lanzoni geführt, die mich bei einigen Gesprächen unterstützt hat.

»Barfuß wie Jesus«

Mit 15 Jahren wurde Frau Mohn zum ersten Mal psychotisch. Nach Abbruch einer höheren Schule arbeitete sie sechs Jahre lang als Sekretärin, danach machte sie eine Umschulung. Nach einer frühen Heirat folgte eine schnelle Scheidung. In ihrem 26. Lebensjahr starb ihr Vater, der selbst mehrmals wegen einer Psychose-Erkrankung in psychiatrischer Behandlung war. Frau Mohn war daraufhin 18 Monate lang psychotisch, ohne psychiatrische Hilfe in Anspruch zu nehmen. In der Folgezeit kam es zwar zu Behandlungsepisoden, doch blieben die Psychiatrieaufenthalte Stippvisiten. Sie waren geprägt von einem besonderen Stil der Inanspruchnahme.

»Die ersten Stimmen habe ich gehört mit 15 Jahren. 1985 ist mir eingefallen, ich sei Jesus. Da war ich Jesus und bin im Winter barfuß durch die Gegend gerannt, wie der Teufel.« Schließlich hatten ihre Füße eine dicke Hornhaut. Stimmen habe sie außerdem später gehört, z. B. als sie wegen Diebstahls in U-Haft war. Da habe sie sich mit ihrem verstorbenen Vater unterhalten.

Sie berichtet von dem »ersten Nervenzusammenbruch«, von ihren Wahnvorstellungen. Sie ging zum selben Arzt wie der Vater. Der Vater, der die gleiche Krankheit hatte, verhinderte eine Aufnahme ins Krankenhaus: »Ich konnte nicht mehr essen. Wir hatten ein Wochenendhaus in T., wo natürlich Autos auf der Straße am Haus vorbeifuhren. Ich bildete mir immer ein, daß die auf mich aufpassen und, wenn sie blinkten, mir Zeichen geben würden. Dann ging ich zu dem Arzt, der gesagt hat: ›Kauf dir ein Tagebuch oder sprich deine Gedanken auf Tonband.‹ Der hat mir auch Medikamente gegeben, und eines Tages konnte ich den Kopf nicht mehr bewegen. Dann hat mein Daddy mich ins Auto gepackt und ist zu dem Arzt gefahren, der meinte: ›Tut mir leid, ich lehne jede Verantwortung ab, ich habe überdosiert‹ und schickte mich ins Krankenhaus. In der Klinik wollte man mich in die Geschlossene stecken! Zum Glück hat mein Vater protestiert: ›Sie haben wohl einen Knall! Sie stecken mein Mädchen ja wohl nicht mit 15 Jahren in die Geschlossene! Die kriegt einen Knacks fürs Leben!‹ Wir sind zu einer Ärztin gefahren, die gut war und bei der wir beide dann lange in Behandlung waren, ich von 1973 bis 1985.« Die Überzeugung, die gleiche Krankheit wie der Vater zu haben, bedeutet für Frau Mohn eine Beruhigung und gibt ihr Gelassenheit, ebenso, daß sich ihr Vater gegen ihre Psychiatrisierung wehrte.

»Ich habe meinen Vater kurz danach verloren, er war 60 Jahre alt, hier im Krankenhaus. 1985 habe ich auf eigene Faust in meiner neuen Wohnung und mit meinem neuen Freund zusammen sämtliche Tabletten und Arztbesuche abgesetzt. Mein Vater war verstorben, das war der Knick, von da an ging es abwärts, denn er fehlte mir, weil wir eine Sprache sprachen.« Zwischen Vater und Tochter bestand ein besonderes Einvernehmen. Als er starb, gerieten ihre sozialen Strukturen ins Wanken. Auch ihre Ehe geriet in Turbulenzen. Im Rahmen ihrer Umschulung stand zudem eine Prüfung bevor: »Je näher die Prüfung rückte, desto dünner wurde ich. Ich bin 1,73 m groß und habe 48 Kilo gewogen. Ich konnte nichts mehr essen.« Als ein internistischer Arzt sie nicht aufnehmen wollte, sondern sagte, ihre Beschwerden seien seelischer Natur, sei sie sehr aufgebracht gewesen. »Und dann kriegte ich eine Psychose, habe meine Wohnung aufgelöst, sämtliche Möbel verschenkt. Mein Mann schlief für einige Zeit wieder in meiner Wohnung und hat alles mitgemacht.«

Rasante Aufstiege und Stürze

Ihr Mann bringt sie schließlich gemeinsam mit dem Bruder ins Krankenhaus. Frau Mohn beklagt sich über zu hohe Medikationen: »Die verdammten Ärzte haben mich auf Lithium eingestellt. Ich bin völlig mechanisch rumgelaufen, ich konnte kaum die Zigarette halten. Außerdem habe ich mich ständig fallen lassen, damit mich jemand auffängt. Ich war so fertig, ich sah aus wie 40, völlig eingefallen, habe 43 Kilo gewogen und gefressen wie ein Scheunendrescher, aber es nützte alles nichts.« Ähnlich klagt sie über Haldol. Ihre psychotische Symptomatik besteht weitgehend unabhängig von der Dosierung. Als man massiver in ihr Leben eingreifen will, läuft sie davon. »Sie haben noch einen Psychologen auf mich angesetzt. Ich war zu meinem Mann zurück gegangen.« Frau Mohn findet Stabilisierung eher außerhalb der Psychiatrie, fliegt mit ihrer Mutter nach Kreta und beginnt anschließend eine neue Arbeit.

»Dann habe ich gewechselt in eine riesige Firma, auch wieder als Assistentin der Geschäftsleitung, bekam ein Supergehalt, doch dann wurde ich manisch. Ich habe viel Mist gebaut, so daß der Chef an einem Freitag meinte, ich solle nach Hause gehen und am Montag zu ihm kommen. Ich habe das ganze Wochenende nur geschlafen. Mittlerweile hatte ich eine teure Dachwohnung im Haus neben meiner Mutter, 30 Quadratmeter hatte alleine das Wohnzimmer, dazu Diele, ein nagelneues Badezimmer, alles in lindgrün, mit schrägen Wänden und Ablage, eine Küche, in der man sitzen konnte, und ein Schlafzimmer. Naja, ich habe mich Montag gar nicht erst gemeldet, kriegte eine fristlose Kündigung während der Probezeit, wurde sofort beurlaubt. Das Gehalt lief weiter bis Dezember '87.«

»1988 ging es dann richtig los: drei Monate U-Haft in Berlin wegen Diebstahls, gestandenem Diebstahl. Außerdem geriet ich immer zu den falschen Ärzten. Die Frau Dr. A. gab mir nur Medikamente und führte nie Gespräche. Schließlich ging ich zu Dr. B., und das Arschloch hat mich immer auflaufen lassen, der hat mich nie ins Krankenhaus gebracht, der hat mir nie Tabletten gegeben, sondern hat mich auflaufen lassen mit der Begründung: ›Mädchen, du mußt lernen, selber aus der Scheiße zu kommen‹. Das war die Holzhammerkur.« Frau Mohn ringt um eine Position zwischen Ablehnung und Anerkennung ihrer Behandlungsbedürftigkeit. Sowohl Über- wie Unterdosierung gereichen ihr zum Schaden.

Frau Mohn schwärmt von einer Ärztin, die sie nach sechswöchigem Krankenhausaufenthalt innerhalb eines dreiviertel Jahres wieder zum Schlafen und zum Essen gebracht habe. »Danach war ich mit meiner Mutter zwei Wochen auf Kreta. Dort habe ich einen anderen Mann kennengelernt und habe meinem ›Adios‹ gesagt. Das war zuviel für ihn, diesmal habe ich ihn nicht zurückgeholt, naja, die Scheidung eingereicht, und im Oktober '88 wurden wir geschieden. Auf Unterhalt habe ich verzichtet, ich hätte 800 Mark gekriegt. Dann ging es weiter bergab. Aber auch, weil ich den falschen Arzt hatte.« Frau Mohn wechselt in dieser Zeit häufig die Ärzte, um schließlich wieder bei ihrer ersten Ärztin zu landen.

Eigenwilliges Leben

Frau Mohn beklagt sich über die Nebenwirkungen der Medikamente genauso wie über die »Holzhammermethode« des Arztes, der sie ohne Medikamente lernen lassen wollte. Wirklich beeinflußbar erscheinen ihre Symptome kaum. Sie verbringt lange Zeiten mit extremen Stimmungsschwankungen und mit paranoid-halluzinatorischen Symptomen. Dabei macht sie eine Unterscheidung: Die Zeiten mit Depressionen erscheinen ihr subjektiv schwerer, führen aber seltener zu massiver Behandlung. Von der Manie hingegen sagt sie heute, daß sie sie im Griff habe. »Ich bin heute so weit, daß ich gelernt habe, sie, sobald sie anfängt, sich einzuschleichen, zu stoppen.« Das wichtigste Warnsignal sei, nicht mehr schlafen zu können. Oft genüge es ihr dann, wenige Tage gezielt ins Krankenhaus zu gehen. Dabei hat Frau Mohn einen sehr eigenen Stil, die Psychiatrie quasi als Wochenendgast in Anspruch zu nehmen.

Auf die Frage, wie sie mit Stimmen und Wahn zurechtkomme, antwortet sie: »Das war meistens kein Problem, weil ich zur gleichen Zeit auch manisch war.« Umgekehrt war sie in den manischen Zeiten am ehesten bereit, ihren Eingebungen und Stimmen zu folgen. Frau Mohn hält mit Hilfe der Stimmen Distanz zu den Lebenden und Kontakt zum verstorbenen Vater. Die verschiedenen Aspekte ihrer Erkrankung stehen in komplizierter Wechselwirkung. Mit der Psychose läßt sich die Depression, mit der Manie die Psychose aushalten bzw. kontrollieren.

Frau Mohn bleibt immer nur sehr kurz im Krankenhaus. Sie schildert den typischen Ablauf so: In der Manie hört sie Stimmen. Oder es kommen ihr Worte, meist Schimpfworte gegenüber nahen Verwandten, in den Sinn, ohne sie kontrollieren zu können. Irgendwann geht sie für kurze Zeit ins Krankenhaus, setzt aber die Medikation schnell wieder ab und verschwindet auch schnell wieder. Dann kommt häufig der Absturz in die Depression. Manchmal kommt jedoch auch alles gleichzeitig: »Die Manie ist kein Problem mehr, da gehe ich gleich ins Krankenhaus. Was überhaupt nicht geht, ist die Depression. In diesem Jahr bin ich wieder sehr depressiv geworden, hatte Wahngedanken und wollte aus dem Fenster springen. Auf der Station haben sie mich mit Medikamenten psychotisch, manisch und depressiv an einem Tag gemacht. Ich bin fast gestorben. Da habe ich 600 mg Truxal bekommen, an einem Tag, ich bin fast gestorben.« Frau Mohn hat einen sehr eigenen Stil entwickelt, die Psychiatrie nur kurz in Anspruch zu nehmen. Mit und in ihrer schizoaffektiven Erfahrung hat sie zu einem besonderen Selbstbewußtsein gefunden: »Ich habe diese Kraft, ich will auch siegen.«

Die Stimmen können sehr massiv werden und von ihr Handlungen fordern wie »Spring aus dem Fenster«. Ihre Antwort darauf ist dann sehr pragmatisch: »Ich gehe zum Telefonhörer oder mache sonst irgend etwas, egal was. Ich verlasse die Wohnung. Oder ich hole mir jemanden.« Mit ihrer Mutter kann sie inzwischen gut über die Stimmen reden. »Meine Mutter war immer für mich da, egal wie manisch ich war. Mein Bruder zieht sich dann total zurück, zur Zeit hat er sich auch zurückgezogen.« Ihr Freund gibt ihr in dieser Frage nicht soviel Halt, weil er prinzipiell gegen Medikamente und Klinik eingestellt ist. Zu einigen Mitarbeitern, die sie sporadisch betreuen, hat sie einen sehr persönlichen Kontakt.

Meistens bedeuteten die Wahnideen für sie »Katastrophe«. »Das einzige, was vielleicht mal nützlich war, war, als ich dachte, ich sei Jesus und könne den Menschen helfen. Da brachte mir mein Freund aus Tunesien Fatimas Hand mit, und ich konnte mir was wünschen, und alles ging in Erfüllung.« Frau Mohn wünscht sich Rückhalt vor allem in dem Sinne, daß Menschen da sind, ohne sie in eine bestimmte Richtung zu beeinflussen.

Auf die Frage nach lebensbegleitenden Konflikten spricht Frau Mohn vom Alter: »Ja, ich habe Angst vor dem Altwerden. Meine Mutter wird diesen Monat 65 Jahre. Wenn ich die verliere, bin ich mutterseelenallein.« In der nächsten Zeit will Frau Mohn eine Kur machen. Sie betont gleichzeitig, daß sie keine Krankheit habe: »Nach meiner Meinung sind das Probleme und Konflikte, mit denen man nicht fertig wird, und dann flüchtet man sich in die Depression oder in die Manie, und das liegt bei mir alles in der Kindheit begründet.« Frau Mohn hat zur Psychiatrie eine sehr persönliche, fast private Beziehung aufgebaut. Es scheint, als ob sie nicht nur über die Krankheit, sondern auch über die Behandlung Verbindung zu ihrem verstorbenen Vater hält. Sie hat mit der Klinik eine besondere Regelung getroffen, die ihr so etwas wie einen Gast-Status verleiht. Sie kann sicher sein, auch nur für wenige Stunden aufgenommen und nach ihren Bedingungen behandelt zu werden. Daß man nicht mehr versucht, sie zu beeinflussen, ist ihr wichtig, bedeutet für sie Achtung. Sie hat eine sehr eigenwillige Haltung zu ihrer Erkrankung und zur Psychiatrie. Die Behandlung dieser Familie hat eine gute Tradition hervorgebracht.

Frau Mohn lebt sprunghaft und vermittelt doch das Gefühl, die Fäden selbst in der Hand zu haben. Sie sieht sich nicht einfach als Opfer ihrer Erkrankung, sondern nutzt ihren Spielraum und bleibt sich selbst dabei treu. Die verschiedenen affektiven und kognitiven Aspekte ihrer Psychose sind in ihren Augen kunstvoll miteinander verwoben.

Ihr Selbstwertgefühl wird nicht ausschließlich von ihrer Psychoseerfahrung geprägt. Ihre Energie reicht für eigenwillige widersprüchliche Lebensentwürfe. Ihren Vater nutzt sie als Vorbild. Er hilft ihr, die Angst vor Psychose und Psychiatrie zu reduzieren. So findet sie mit Hilfe der Erfahrung ihres Vaters zu einem sehr eigenwilligen, keineswegs passiven Stil. Wie ein Gast nutzt sie die Psychiatrie für gelegentliche Stippvisiten. Kriterium für eine eventuelle Medikation ist nicht, die Symptome zu beseitigen, die sie weitgehend in ihr Selbstkonzept integriert hat. In ihre Behandlung läßt sie sich nicht hineinreden, prägt und nutzt die Psychiatrie auf ihre

Weise. Krankheit und Behandlung gestaltet sie sehr persönlich. Sie scheint weder ihre Symptome noch die Psychiatrie im eigentlichen Sinne zu bekämpfen, sondern läßt beiden Spielraum. Wenn sie Stimmen hört, dann scheinen diese noch eine besondere Funktion zu haben. Sie hört vor allem die Stimmen von Verwandten und reguliert auf diese Weise Nähe und Distanz. Die Verbindung zum Vater bleibt so auch noch nach seinem Tod erhalten. Die übrigen Verwandten kann sie mit den Stimmen auf Distanz halten.

Interpretierende Zusammenfassung

Für Frau Mohn sind die verschiedenen Aspekte der Erkrankung sinnhaft verwoben. Die biographische Bedeutung ihres besonderen Erlebens könnte sein, daß ihr so eine besondere Nähe zum verstorbenen Vater erhalten bleibt. Die ist jedenfalls nicht mit Angst besetzt. Beide scheinen eine Akzeptanz der Erkrankung entwickelt zu haben, die in Frau Mohn fortwirkt. Das macht ihre Position gegenüber der Psychiatrie relativ stark. Ihr Selbstbewußtsein erlaubt ihr auch, Einflußnahme im antipsychiatrischen Sinne abzuwehren.

Die kognitive und die affektive Komponente der Psychose beeinflussen sich gegenseitig: Die Halluzinationen helfen, die Depressionen auszuhalten oder zu vertreiben. Die manischen Anwandlungen lassen wiederum die Halluzinationen in den Hintergrund treten. Grundlegend für ihren besonderen Stil im Umgang mit Psychose und Psychiatrie ist anscheinend die Verarbeitung der Psychoseerfahrung ihres Vaters: Frau Mohn vermittelt nicht den Eindruck einer traumatischen Erfahrung. Jedenfalls gelingt es ihr, ihren Vater mit und in der Erkrankung als Vorbild zu nutzen. Beide hatten eine gemeinsame vertraute »Sprache«. Und diese Sprache scheint von einem Vokabular der Differenz bestimmt zu sein: Fragen nach Sinn und Lebensweise werden nicht in erster Linie aus der Krankheitsperspektive gestellt und beantwortet. So hat die Familie Mohn offensichtlich über mehrere Generationen hinweg einen sehr eigenwilligen Umgang mit psychotischer Erfahrung entwickelt.

Herr Nil: »Durchschnittsaggression« – Gast in der Psychiatrie

Das folgende Gespräch kommt eher beiläufig zustande. Eine Tonbandaufnahme ist nicht möglich. Die Aufzeichnungen sind im nachhinein protokolliert. Herr Nil kommt zufällig in der Klinik vorbei, auf der Suche nach einem Bekannten. Er spricht mit aggressiver Stimme, scheint einen Konflikt mit einem Herrn meines Namens zu haben, beteuert aber, daß ich nicht gemeint sei. Eigentlich will er eine Tasse Kaffee. Wie sich später herausstellt, taucht er häufiger in verschiedenen psychiatrischen Einrichtungen auf, in der Regel als Gast.

Wir sitzen in der Küche. Herr Nil nimmt mein Interesse gerne auf und erzählt mit großer Selbstverständlichkeit aus seinem Leben. Er gebraucht manchmal ungewöhnliche Formulierungen, spricht besonders dann eine »dienstliche« Sprache und von »Pflichten«, wenn es um seine nur ihm zugängliche Realität geht.

Die Psychose, ein »dienstliches Geschäft«

Herr Nil ist ein etwas gedrungener kräftiger Mann im Alter von ungefähr 45 Jahren, mit dunklen Haaren und Vollbart. Nach etwa fünf Jahren Wohnungslosigkeit bewohnt er inzwischen eine eigene kleine Wohnung und lebt von Sozialhilfe. Eine Berufstätigkeit liegt lange zurück, ebenso frühere Bindungen und Beziehungen sowie Hobbys. Herr Nil lebt mehr oder weniger kontinuierlich in einem Wahnsystem, das er aber meist geschickt mit der realen Welt in Einklang bringt. Psychiatrische Hilfe oder komplementäre Betreuung lehnt er weitgehend ab.

Anfangs spricht er von seiner langjährigen Aufgabe, als Agent des Springer Verlages die *taz* überprüft zu haben. Umgekehrt sieht er sich von Agenten eines Plattenverlages verfolgt, die ein Interview von ihm wollen. Ende der 60er Jahre sei er als Musiker aufgetreten. Von Beruf sei er Maurer. Ende der 70er Jahre wurde er Frührentner. Man habe ihm die Rente damals aufgrund der allgemeinen Arbeitslosigkeit »angeboten«. Die Psychose ist für ihn ein »dienstliches Geschäft«, eine Gelegenheit, sich Bedeutungen zuzulegen. Damit vermittelt sie ihm eine soziale Repräsentation als Arbeitnehmer, die ihm in der Realität verloren gegangen ist.

Herr Nil lebt seit etwa zwei Jahren alleine in einer kleinen Wohnung in einem entfernteren Stadtteil Hamburgs. Eine Betreuung lehnt er ab. Nach einem Kurzaufenthalt im zuständigen Krankenhaus seien Menschen vom Betreuten Wohnen bei ihm gewesen. Die würden sich aber nicht richtig um die Wohnung als solche kümmern, eher allgemein über ihn bestimmen wollen. Deshalb lehnte er ab. Mit der Wohnung komme er auch allein zurecht. Menschen näher an sich heranzulassen, sei ohnehin nicht seine Sache. Der Stadtteil sei allerdings voller Aggressionen: Manchmal müsse er sich die ersten Meter von seiner Wohnungstür oder die letzten bis dorthin regelrecht durchkämpfen. Die Kriminalität sei hoch. Bordellwohnungen in seiner Nachbarschaft stellen für ihn ein besonderes Ärgernis dar. Außerdem gebe es viele »Asylanten«. In seinem Erleben gibt es einen existentiellen »Kampf bis zur Haustür«.

Quellen der Aggression gebe es viele in der Gesellschaft: Er erwähnt den Alkohol, die Jugendlichen, die sich absondern, und die Altenclubs, die niemanden unter 60 zulassen. Offensichtlich fühlt sich Herr Nil altersmäßig in einem Zwischenstadium und nirgendwo richtig zugehörig. Er betont, daß er seit einiger Zeit keinen Alkohol mehr trinke, nur noch Kaffee und formuliert indirekt, daß er keinen sozialen Bezugsrahmen hat. Die gelegentlichen punktuellen Besuche in psychiatrischen Einrichtungen sind wohl aus diesem Defizit heraus begründet. Aggressionen sind für Herrn Nil ein wichtiges Thema. Er stellt eine genaue Tagesrechnung auf. Durchschnittlich habe er täglich drei Stunden hoher Aggression, meist gegen Abend.

Als ich ihn direkt darauf anspreche, wie er mit seinen Psychosen zurechtkomme, blockt er weder die Frage noch den Begriff ab, sondern antwortet klar: Er spreche eher von »Wahnsinn«, und Wahnsinn sei für ihn ein Zustand höchster Aggression. Bisher habe er es aber immer geschafft, rechtzeitig in eine der verschiedenen Einrichtungen zu gehen, allerdings nur für Stunden, allerhöchstens für Tage und eigentlich nur, um auszuschlafen, denn diesen Zuständen gehe immer Schlaflosigkeit voraus. Aggressionen sind für Herrn Nil ein gewohnter Zustand, Psychosen deren Gipfel.

Ansonsten definiert er Psychosen als Zeiten völligen Mißverstehens. Ob Mißverständnisse bei ihm auch vorkämen, will ich wissen. Ja, schon, sogar gar nicht so selten. Doch das liege daran, daß er ohnehin eher Einzelgänger sei und daß andere sich eigentlich nie lange genug die Mühe machten, ihn zu verstehen. Das Mißverstehen ist für ihn Ausdruck fehlenden Engagements in der Beziehung, was an ihm und an anderen liegen kann. In klarer einfacher Sprache reduziert Herr Nil Psychosen auf ein Problem der Verständigung. Im Zusammenhang von Verstehen spricht er auch von seinem Verhältnis zu Frauen, die er »die Interessentinnen« oder »die Weiblichen« nennt. Denen sei es bisher nicht gelungen, ihn lange zu binden oder zu fangen. Die längste Beziehung dauerte immerhin zehn Jahre. Dann hätten beide festgestellt, daß er doch mehr Einzelgänger sei. Dieses Selbstverständnis ist bei Herrn Nil deutlich ausgeprägt.

Ich will wissen, wie er es schafft, weitgehend ohne professionelle Hilfe zurechtzukommen, von den Zeiten als Gast einmal abgesehen. Er habe immer etwas um die Ohren, meint er. Einige Male spricht er von »Arbeit«, sieht sich als Angestellter nicht nur von Medienkonzernen, sondern auch von einem großen Bauunternehmen. Sein Hobby ist die Musik. Er nennt einige einschlägige Lokale, ist offensichtlich bestens informiert. Zur Zeit sammelt er Musik, vor allem aus den 60er Jahren, kommentiert sie ausführlich und schickt seine Ausarbeitungen an verschiedene Verlage. Er ist überzeugt, daß Agenten aus der Musikbranche seit längerer Zeit schon hinter ihm her sind wegen eines Interviews. Seine Zeit als aktiver Musiker komme aber erst wieder im Rahmen eines internationalen Meetings im kommenden Winter. Herr Nil spricht über diese Zusammenhänge mit großem Ernst und Eifer. Mehr sei er noch als Erfinder tätig: Er zeichne Meßinstrumente vor allem für die Raumfahrt. Seine Arbeiten seien sehr gefragt. Beruf, »Berufung« und Psychose sind untrennbar ineinander verwoben. Vergangenheit und Gegenwart, Realität und Irrealität sind nicht zu trennen. Das psychotische Erleben bedeutet »Erfüllung«, es verstärkt und entlastet sein Alleinsein.

Interpretierende Zusammenfassung

Herr Nil kommt ausschließlich als »Gast« in die Psychiatrie. Er trinkt hier Kaffee, wie andere es in Kantinen tun. Sein Wahnsystem füllt ihn aus. Soziale Zusammenhänge leben überwiegend aus der Vergangenheit heraus. Die Psychose überträgt ihm diverse Pflichten. Sie gibt ihm Bedeutung. Bei der Schilderung seiner diversen beruflichen Aufgaben verändert sich seine Sprache und sein Gehabe. Die aktuellen Lebenszusammenhänge, z. B. seinen Stadtteil, erlebt er als aggressiv. Meist gelinge es ihm, seine »Durchschnittsaggression« in der Balance zu halten. Die psychotischen Wahrnehmungen erscheinen in diesem Zusammenhang als eine Art Regulativ, als Zustand höchster Aggression und als Anlaß, sich oder andere rechtzeitig zu schützen.

Herr Nil lebt offensichtlich mehr oder weniger dauerhaft in einer Phantasiewelt, mit der er die Wirklichkeit erfolgreich kontrolliert. Die Welten sind nicht zu trennen. Seine individuellen Bedenken und die gesellschaftlich erfahrbaren Aggressionen sind untrennbar verbunden. Bei seiner Gratwanderung am Rande des Wahnsinns als dem Zustand höchster Aggression spielt die Psychiatrie nicht die klassische Rolle. Es scheint ihm zu gelingen, die Psychiatrie punktuell und als Gast zu nutzen, also in einer Weise in Anspruch zu nehmen, die ihn gleichzeitig ausreichend schützt, sein besonderes Selbstbewußtsein aber nicht in Frage stellt. Herr Nil ist in seiner Psychose außerordentlich geschäftig, ohne i. e. S. manisch zu sein. Etwas um die Ohren zu haben, bezeichnet er ebenso als seinen Selbstschutz. Der Inhalt seiner Psychose bedeutet zugleich ihren Ausgleich. Sie füllt ihn mit einer Bedeutung, die er sonst nicht mehr hätte. Die psychotischen Verkennungen erscheinen als geschlossenes System, das reale soziale Zusammenhänge weitgehend ersetzt, mit einem Mindestmaß an Kontakten aber auch durchaus kompatibel, auf dieses Mindestmaß vielleicht sogar angewiesen ist. Seine Balance gelingt, wenn er im Wahn geschäftig durch bestimmte offizielle Gebäude läuft, hier und da einige Sätze austauscht, ohne allzu sehr aufzufallen.

Der Zusammenhang zwischen Psychose und Aggression ist Herrn Nil bewußt. Er bezeichnet den Wahnsinn als einen Zustand höchster Aggression, dem er mit seiner ungebundenen Lebensweise zu entgehen sucht. Gleichzeitig legitimiert der Wahnsinn, sich in Krisen rechtzeitig Hilfe zu holen.

»Aversive« - Psychoseerleben nach negativer Psychiatrieerfahrung

Die hier dargestellten sechs Geschichten haben gemeinsam, daß die Gesprächspartner- und partnerinnen vor langer Zeit einmal stationäre psychiatrische Versorgung in Anspruch genommen haben, diese jetzt aber trotz fortbestehendem oder erneut auftretendem psychotischen Erleben meiden.

Herr Olk: »Demütigung durch Mitleid« - Selbstverständliche Stimmen

Der Kontakt mit Herrn Olk kommt über eine Verwandte und das Psychoseseminar zustande.

Stimmenhören als sozialer Kompromiß

Herr Olk ist 30 Jahre alt, lebt zurückgezogen mit seiner Mutter und seiner Schwester in einer gemeinsamen Wohnung. Sein Vater war Akademiker und starb durch Suizid, als Herr Olk zehn Jahre alt war. Im 18. Lebensjahr während des Studiums in einer anderen Stadt wurde Herr Olk zum ersten Mal psychotisch. Damals war er zum ersten und einzigen Mal auch in stationärer psychiatrischer Behandlung. Vorangegangen war ein Prozeß von Vereinsamung und innerer Entfremdung, der sich in seiner sozialen und politischen Entwicklung spiegelte und in der Psychose fortsetzte. Seitdem hört er mehr oder weniger kontinuierlich Stimmen, stellt wahnhafte Bezüge her und hat zeitweilig auch paranoide Vorstellungen. Diese Phänomene existieren unabhängig von einer gelegentlichen niedrigen neuroleptischen Medikation. Seinen psychotischen Wahrnehmungen versucht er mit Rauchen und Spielen, vor allem aber mit brillanten Denkleistungen zu begegnen. Die Familie bildet einen relativ geschlossenen Schutzraum. Die Beziehungen zu Mutter und Schwester sind stabil im doppelten Sinne: Sie halten ihn und machen eine Veränderung unnötig.

Herr Olk sieht sich durch die Stimmen in Frage gestellt, ist ihnen aber nicht völlig ausgeliefert. Er hat es nicht in der Hand, auf sie zu verzichten. Sie stehen ihm gegenüber, repräsentieren etwas anderes, das ihn verneint, etwa die Nachbarn, vor allem aber »die Normalität«. »Gnadenlose Begegnung mit der Normalität« nennt Herr Olk das. Die Stimmen ermöglichen ihm eine Auseinandersetzung, ohne seine Isolation aufzugeben, und geben ihm ein Gefühl von Existenz. Er hat ein sehr emotionales Verhältnis zu seinen Stimmen: »Ich versuche eben immer wieder, die Stimmen mit meinem Charme zu becircen. Das geht dann auch eine Weile gut, ist allerdings meistens erkauft mit einem ziemlich harten Rückschlag.« Er sieht sich in einem Dreieck von Stimmen, Rauchen und Medikamenten, wobei er das Rauchen als »Treibstoff« für seine Arbeit ansieht und die Stimmen als gegeben hinnimmt. Am ehesten glaubt er, auf die Medikamente verzichten zu können.

Herr Olk erkennt durchaus das Bemühen der anderen – Mutter, Schwester und Nachbarn –, ihn zu verstehen. »Doch der Versuch der Normalität und der Normalen, einen zu verstehen, geht fehl, weil er einen irgendwie verfehlt, einen nicht trifft, weil der irgendwie vorbeigeht.« Und auf die Frage, ob er denn verstanden werden möchte, antwortet er: »Ich glaube, daß es mir nicht schaden würde, verstanden zu werden, weil Stimmenhören an sich nichts Unehrenhaftes ist. Es ist nichts, dessen ich mich zu schämen hätte, es ist ja im Grunde für mich etwas Normales. Albern ist nur, daß daraus etwas Unnormales gemacht wird. Warum nehmen die Leute es nicht als etwas ganz Selbstverständliches?« Ganz offensichtlich besteht ein Vermittlungsproblem zwischen der Innenperspektive, der subjektiven Erfahrung, und der Außenperspektive bzw. der äußeren Situation. Da die anderen die Selbstverständlichkeit der Stimmen nicht annehmen können, kann ihr Bemühen um Verstehen nur fehlgehen. Das (vergebliche) Bemühen der anderen kennzeichnet die eigenen persönlichen Grenzen. Die Stimmen ziehen eine Grenze, die ihm wichtig ist. Sie scheinen gleichzeitig seine Eigenheit zu gefährden *und* zu bewahren.

Zuerst sind die Stimmen ganz »reell«, so daß ein distanzierendes Benennen gar nicht möglich ist. »Ich habe mir eben gesagt, da unten auf der Straße steht das Mädchen, das ich liebe, steht das Mädchen, das ich früher geliebt habe, steht mein früherer bester Freund, und sie sind alle zusammengekommen, um hier unter meinem Fenster über mich zu reden und von dir etwas zu erwarten. Und dich gleichzeitig zu verurteilen. Ich habe das als etwas Wirkliches empfunden.« Herr Olk erlebt die Situation besonders durch seinen Freund als »Verneinung meiner Männlichkeit«, wobei zwar der Auslöser ist, daß er »diese Frau nicht bekommen hat«, als Stimme allerdings artikuliert sich nicht die Frau, sondern der Freund und Konkurrent. Herr Olk versucht rückblickend sinnhafte Zusammenhänge in seinen Erfahrungen zu konstituieren und greift dabei auf ihm bekannte theoretische, möglicherweise psychoanalytische Diskurse zurück. Jedenfalls deutet er an, daß sich in dieser Dreieckskonstellation sozusagen sein Ringen um sexuelle Identität gespiegelt habe. Er zog sich dann vollkommen von allen

Kontakten zurück: »Deshalb hörte ich eben auch die Stimmen, um überhaupt irgend jemanden zu hören in diesem Bereich des Rückzuges. Und gleichzeitig hörte ich Stimmen, die mich verdammten, weil ich mich zu rückgezogen hatte.« Die Psychose löst den Ausgangskonflikt und setzt ihn zugleich fort. Die Stimmen bedingen und kompensieren den sozialen Rückzug.

Die Bezeichnung »Psychose« hat Herr Olk »mit Erstaunen gelesen, nie auf mich bezogen, nie interessiert: Ich hab mir gesagt, wie wollen diese Leute, die das gerade zehn Minuten besprechen und dann dieses Wort auf mich anwenden, überhaupt wissen, ob das für mich paßt?« Herr Olk begegnet jeglicher psychiatrischen Interpretation mit tiefem Mißtrauen. Er bezeichnet die Psychiatrie insgesamt als »Fehlinterpretation«. Eigentlich sei es »um einen über drei Tage gestreckten epileptischen Anfall« gegangen. Eine epileptische Anfallsbereitschaft liegt tatsächlich vor und hat sich zu diesem Zeitpunkt auch aktualisiert. Herr Olk verteidigt seine Normalität mit einer starken Rhetorik und mit hohem intellektuellen Aufwand. Wenn er medizinische Kategorien philosophischen Verstehensansätzen unterordnet, so geschieht das mit einer beeindruckenden Brillanz.

Mitleid als Demütigung

Wie kann nun Herr Olk mit den Stimmen leben? Er setzt sich mit ihnen inhaltlich auseinander: »Ich setze eben voraus, daß sie sich immer nur wiederholen, daß sie mich einschüchtern wollen, daß sie mir aber sachlich eigentlich gar nichts zu sagen haben. Das heißt, ich fühle mich im Intellektuellen überlegen. Ich setze voraus, daß sie eben unrecht haben, weil sie keine Argumente haben und weil auf der argumentativen Ebene mir niemand Eindruck machen kann, der sich immer nur wiederholt. Zum Beispiel höre ich ein Mädchen, daß neben uns wohnt, jetzt bereits seit einem Jahr die Formulierung von sich geben, sie habe Mitleid mit mir.«

Gegen das Mitleid und die damit verbundene »Demütigung« - später gebraucht er sogar das Wort »Folter« - setzt Herr Olk seine intellektuelle Brillanz und seinen »argumentativen Monolog«. In diesem Konflikt betrachtet er auch die Psychiatrie und die Medikamente skeptisch: »Das ist so, als ob man gegen ein Regime kämpft, das einen unterdrückt, und man dabei von einer Partei unterstützt wird, die einem auf eine solche Weise hilft, daß es einem extrem unangenehm ist.« In diesem Zusammenhang kommt Herr Olk wieder auf das Dreieck Rauchen, Medikamente und Stimmen zu sprechen. »Das Pfeiferauchen setze ich gegen die Stimmen ein, um die Ruhe zu bewahren.« Die Stimmen seien wichtiger als die Medikamente. Sie spiegeln seine Stärken und Schwächen. Herr Olk versucht, die Stimmen als rationalen Diskurs zu betrachten bzw. sie durch Reduktion auf das Rationale aus der Welt zu schaffen. Das Pfeiferauchen steht symbolisch für sein Bemühen, Ruhe zu bewahren. Die Psychiatrie und die Medikamente verstärken die emotionale Unterlegenheit!

»Ich ziehe Kraft aus der Zukunft, aus der Gewißheit eines langen Lebens.« Sein aktuelles Selbstwertgefühl empfindet Herr Olk als zu niedrig. Er leidet »unter den Umständen, die mich stützen«, speziell unter der finanziellen Abhängigkeit von der Mutter. Am Auszug aus der gemeinsamen Wohnung hindern ihn u. a. die Stimmen, die das von ihm fordern. Solange er seine Eigenheit aus dem Widerstand gewinnt, steckt er in einer Zwickmühle. Als Ausweg wünscht er sich mehr Natürlichkeit: »Ich glaube eher, daß eine gewisse Natürlichkeit, die ich aber noch nicht erreicht habe und die man eigentlich auch nicht erreichen kann, die sich nur einstellen kann auf eine Weise, die man vielleicht nie begreifen würde, daß eine gewisse Natürlichkeit mein Selbstwertgefühl stärken würde. Natürlichkeit bedeutet für mich, daß man ein gewisses Verhältnis zu den anderen Menschen gewinnt, durch das man sie achtet und das es ihnen ermöglicht, einen selbst zu achten.«

Herr Olk kämpft gegen seine Abhängigkeit. Ziel seiner eigenen Entwicklung ist Natürlichkeit als Grundlage für eine wechselseitige Achtung um seiner selbst willen. Die Psychose behindert dabei und dient zugleich als Prüfung. Die Abhängigkeit in der Gegenwart schwächt, die Gewißheit eines langen Lebens gibt Kraft.

Entdeckung der Langsamkeit

Auf die Entwicklungslinien der Vergangenheit angesprochen, spricht Herr Olk von einem »langsamen Prozeß der Entfremdung, Vergeisterung und Vereinsamung«. Aus seiner Sicht ging seine soziale Vereinsamung mit der Entwicklung eines geistigen Interesses »für Christentum, Kommunismus, Literatur und vegetarisches Leben« einher. Er vergleicht diesen Prozeß mit dem Leben seines Vaters als Philosoph. »Philosophie ist für mich sozusagen die uneingestandene Leidenschaft; mein Vater war ein Intellektueller und ist daran existentiell gescheitert. Er hat keinen Job gekriegt und hat mehr oder weniger deshalb Selbstmord begangen, weil er niemanden mehr kannte, mit dem er hätte philosophieren können. Das heißt, auf diesen banalen Umstand kann sich die Existenz eines Philosophen reduzieren. Wenn er keine Umgebung mehr hat, in der er mit anderen philosophieren kann, wird für ihn das Leben mehr oder weniger zur Hülle.«

Herr Olk studiert Literaturwissenschaften, interessiert sich dabei aber auch für Philosophie. Literatur bezeichnet er als einen Schutz vor der Philosophie: »Ja, ein Schutz oder eine Maske ist es vielleicht, eine Maske, hinter der man vielleicht doch wieder seinen Weg geht. Langsamer vielleicht, vielleicht kommt es mir darauf an, mich langsamer fortzubewegen als mein Vater, um nicht mit einem solchen Jubelschrei in die Tragödie hineinzustürzen, wie es bei ihm war, für den sich am Anfang alle Wege ebneten, der im unglaublichen Tempo studierte, der seine eigene Theorie entwickelte, sein eigenes System aber dann eben schon ganz früh fällig war und schon mit 41 Jahren Selbstmord machte. Ich versuche also, den Weg zu verlangsamen, nicht nur um dieses verlangsamte Tempo länger zu leben, sondern auch um vielleicht über eine im Leben eines jeden Menschen kritische Zeit hinwegzukommen. Denn wenn ich dann erst mal fünfzig bin, dann mache ich auch kein Selbstmord mehr, dann hab ich es geschafft. Dann resigniere ich ein bißchen, dann sage ich mir, das meiste liegt schon hinter mir, warum soll ich Selbstmord machen, man muß nur über die erste Zeit hinwegkommen.« Langsamer zu sein als der Vater erscheint als Überlebensstrategie. Die Psychose bewahrt vor dem endgültigen Scheitern. Sie verlangsamt alle Prozesse der Auseinandersetzung, an denen aus seiner Sicht der Vater scheiterte. An einer anderen Stelle konkretisiert Herr Olk diese Langsamkeit als eine soziale Eigenschaft. »Ich ziehe mich immer wieder zurück, weil ich irgendwie nicht dazu komme, mich in einer Diskussion, an der mehr als zwei Personen beteiligt sind, zu artikulieren.« Im Vergleich mit seinem Vater gelingt es Herrn Olk, seine Langsamkeit und seinen Rückzug positiv zu bewerten.

Herr Olk hat in früheren Jahren zwei kleine Romane mit z. T. autobiographischem Charakter geschrieben. Seine Außenseiterrolle, seine Ängste spielen darin eine große Rolle. »Das hat mich überrascht, und ich bringe das irgendwie in Zusammenhang mit der Einsamkeit, in der ich mich damals schon befand. Ja, ich hab anscheinend damals auch schon so eine fragliche oder fragwürdige Außenseiterrolle gespielt, war ein Außenseiter, der sich in den Straßen von Hamburg herumtrieb, sozusagen ein Ast, der leicht gebrochen werden kann. Das hat mich überrascht, als ich das wieder las. So wie einer der ganz trockenen Äste, die schon lange daliegen, aus denen schon jedes Wasser gewichen ist und die sehr hart sind, aber die eben deshalb auch leicht brechen können.«

Charmante Spiele

Heute sieht sich Herr Olk »als einen Menschen, der eigentlich ziemlich große Fähigkeiten hat und der auch ziemlich originell ist, der aber so viele Handicaps hat durch die Medikamente, durch die Stimmen, daß er eigentlich das alles nicht weitergeben kann oder nicht von sich geben kann.« Seine Ängste haben heute eher mit »Peinlichkeiten« zu tun, z. B. mit der Angst, von »Backfischen« ausgelacht zu werden. Das Schreiben bedeutet heute für ihn »ein charmantes Spiel mit seiner Geliebten«, wobei offen bleibt, ob eine konkrete Person oder die Tätigkeit an sich gemeint ist. Beim Schreiben versucht er, Charme zu entwickeln, wo vorher Angst war. Er sieht Gemeinsamkeiten zwischen sich und einem Autor, mit dem er sich schon seit vielen Jahren (u. a. im Rahmen seiner Dissertation) beschäftigt. »Er muß irgendwie von Anfang an gewisse Gemeinsamkeiten mit mir gehabt haben. Vielleicht ist es aber auch so, daß ich seitdem seinen Manierismus und seine Infantilität ein bißchen kopiere ihn, mit so einem gewissen Mut kopiere, so als ob ich die Welt herausfordern wollte oder mal sehen wollte, wie die darauf reagieren.« Das Schreiben bringt Lust, erlaubt Anlehnung und trägt so zum inneren Gleichgewicht bei.

Ich spreche mit ihm über seine Zukunftsvorstellungen. »Ich weiß nicht, ich hab ja eigentlich immer gedacht, ich wollte Lektor werden. Und dann hat man mir gesagt, das würde zu mir nicht passen, ich hätte auch keine Beziehungen, es wäre sehr unwahrscheinlich. Mir fiel aber eigentlich nichts anderes ein. Heute denke ich, entweder ich werde Lektor, oder ich muß mal sehen, was es sonst noch gibt, von dem ich vielleicht gar nichts weiß. Und wenn ich nichts finde, dann mache ich eben irgendwas, was mit Literaturwissenschaft gar nichts zu tun hat.« Aber was? »Bäckergeselle oder irgendeine Aushilfsarbeit, die vielleicht ganz niedrig bezahlt wird. Dann lebe ich vielleicht in einer ganz billigen Wohnung und komme gerade so eben über die Runden.« Außerdem, hier bekommt das Gespräch eine ironische Wendung, möchte Herr Olk »möglichst viele Frauen haben, die Übergangsschwelle zu den Frauen möglichst niedrig halten, viel Geld«. Es fallen nun Stichworte wie »Leben der High Society«, »Luxusjacht«, »Monte Carlo«, »Spielcasino« usw.

Herr Olk schließt diesen Ausflug mit einer Ausführung über das Spielen: Spielen sei für ihn »Selbstbehauptung, der Beweis, daß man mehr wert ist als andere. So, glaube ich, hat es angefangen. Nur habe ich mir leider immer bewiesen, daß ich weniger wert bin, weil ich im Spielen eigentlich nie der große Gewinner war. Nur beim Wetten habe ich immer besser gewettet als andere. Das Wetten war dann meine Bestimmung.« Herr Olk spielt mit den Worten, gibt dem Gespräch eine ironische Wendung und vemittelt so eine spielerische Beliebigkeit von Zukunftsvorstellungen.

Interpretierende Zusammenfassung

Herr Olk erlebt die Stimmen als selbstverständlich, als Teil seines Beziehungsgefüges und eng mit diesem verflochten. Sie stellen ihn in Frage und geben ihm zugleich ein Gefühl von Existenz. Er versucht gegenüber den Stimmen, eine unabhängige Position zu behaupten, indem er sich ihnen als argumentativ überlegen erweist. Er kompensiert die Psychose auf hohem intellektuellen Niveau. Wenn die Stimmen jedoch emotional reagieren, ihn zum Beispiel bemitleiden, dann demütigt ihn das. Er leidet unter seiner Abhängigkeit von der Mutter, schätzt seine Berufschancen realistisch schlecht ein und befreit sich aus diesen Zwängen zeitweilig durch Glücksspiel. Im Gegensatz zu seinem Vater, der an seinem Beruf verzweifelte und Selbstmord beging, will er »langsamer« leben. Die Gewißheit eines langen Lebens gibt ihm Kraft. Sein Ziel ist Natürlichkeit, worunter er wechselseitige Achtung versteht. Die Psychose ist dabei zugleich Hindernis und Prüfstein.

Herr Olk sucht Selbstgewißheit in einer Welt des Scheins und konfrontiert sich selbst mit schwierigen Maßstäben: »Der Wert eines Menschen liegt darin, daß er sich nicht in Frage stellen läßt und seiner selbst gewiß ist.« Gleichzeitig bekennt er »sein Vergnügen am Aufenthalt im Bereich des Scheins, in der die Selbstwahrnehmung verloren geht«. Hinter seinen abstrakten Formulierungen wird ein ganz persönliches Ringen um Selbstverständnis und um Selbstverständlichkeiten spürbar.

Die Stimmen stellen für Herrn Olk einen Kompromiß dar zwischen, nur auf sich bezogen oder in Kontakt mit anderen zu sein. Er führt Auseinandersetzungen, ohne seine Isolation aufgeben zu müssen. Die Psychose versteht er als einen Versuch, sein Lebenstempo zu verlangsamen, um so nicht im Suizid zu enden wie der Vater. Sie erlaubt ihm eine Identifikation mit dem Vater, ohne dessen Schicksal zu teilen.

Die Familie, die vor allem aus Mutter und Schwester besteht, bildet einen notwendigen Schutzraum, den er mit der Psychose zugleich aufrechterhält, manchmal auch strapaziert und dem er im Dialog mit den Stimmen entkommt. Er benutzt seine intellektuellen Fähigkeiten zu einer rationalen Argumentation und bleibt so in einem inneren Dialog mit den Stimmen. Seine intellektuelle Brillanz erlaubt ihm, die Stimmen in Schach zu halten. Gegenüber seinen emotionalen Projektionen fühlt er sich ohnmächtig und unterlegen. Da die Psychiatrie und vor allem die Medikamente seine emotionale Ausdrucksfähigkeit weiter beeinträchtigen, empfindet er sie als »falsche Freunde« in der Auseinandersetzung mit seinen Stimmen. Herr Olk verfügt über einen außerordentlich differenziertes Vokabular (Barham 1994). Seine Sicht auf sich selbst ist den Begriffen der Krankheit eindeutig übergeordnet. Herrn Olk gelingt es, eine positive Selbstbewertung der eigenen Langsamkeit und des eigenen sozialen Rückzugs aufrechtzuhalten und äußere Anforderungen an Schnelligkeit und beruflichem Erfolg zu relativieren. Das hilft ihm, weitgehend ohne psychiatrische Hilfe auszukommen.

Herr Pril: Wunder im Kopf – »Unterdessen zerbrach mein Leben«

Den Kontakt zu Herrn Pril hat eine Bekannte aus dem Psychoseseminar hergestellt. Er ist auf das Gespräch vorbereitet und beginnt sofort, von seinen beiden Psychosen zu sprechen.

Verrückt, ohne aufzufallen

Herr Pril hat Psychosen mit und ohne Psychiatrie erlebt. Er ist ca. 35 Jahre alt, lebt alleine in einer eigenen Wohnung und ist von Beruf Informatiker. Seine Arbeit verlor er aufgrund einer Indiskretion des Arztes während seiner ersten Psychose. Er war wie seine Geschwister tief religiös und deutete auch die Psychose zunächst als religiöses Erlebnis. Er habe gemerkt, daß sich sein Zustand veränderte, daß sich etwas »Befremdliches und Besonderes« ereignete, und wertete das Erlebnis als »ein religiöses Phänomen«. Er glaubte, »vom Heiligen Geist erfüllt zu sein«. Beim ersten Mal sei er »dann doch auffällig geworden und in die Psychiatrie gekommen«. Inzwischen ist er weltlicher orientiert. Aufgrund schlechter Erfahrungen bemühte er sich, die zweite Psychose ohne psychiatrische Behandlung zu überstehen. Daß das erfolgreich gelang, hat ihn selbstbewußter gemacht. Lange Zeit begriff er sich als Einzelgänger. Inzwischen sucht er bewußt Kontakt zu Menschen, die ähnliche Erfahrungen gemacht haben wie er.

Beim zweiten Mal versuchte Herr Pril bewußt, alleine zurechtzukommen. Entscheidend ist für ihn, den Alltag zu überstehen, ohne aufzufallen. Die Unauffälligkeit gibt ihm Sicherheit. »Als ich dieses Jahr merkte, daß ich wieder in den gleichen Zustand geriet, habe ich mir gesagt, ich will einfach versuchen, das alleine durchzustehen. Mit der Psychiatrie war ich nicht zufrieden, da habe ich mich nicht wohl gefühlt, und ich wollte versuchen, das so durchzustehen. Tatsächlich habe ich mich auch nicht isoliert, sondern bin unter Menschen gegangen. Und ich habe die Feststellung gemacht, daß meine Mitmenschen es nicht erkannt haben, daß ich psychotisch war. Ich konnte das also verbergen. Ich habe meine Gedanken für mich behalten und nur über alltägliche Dinge gesprochen. Ich konnte das trennen, ich konnte meine Ideen und Gedanken, die ich hatte, für mich behalten und konnte zum Beispiel in einen Laden gehen und einkaufen, ich konnte in der U-Bahn sein und mit dem Schaffner sprechen usw. Als niemand etwas merkte, war ich überzeugt, daß vielleicht die Psychose etwas ist, was es schon immer gegeben hat und zum Menschsein dazugehört, daß es das vielleicht schon vor tausend, zweitausend, dreitausend Jahren gegeben hat.« Entscheidend für die eigene Bewertung ist die

Reaktion der anderen. Unauffälligkeit erlaubt ihm ein anderes Selbstverständnis.

Religiöse Erscheinungen standen für Herrn Pril am Anfang seiner psychotischen Erfahrungen. Sein Körper reagierte mit starkem Zittern, als ein Prediger für ihn betete. Er selbst war bei einem Gottesdienst in der Lage, in einer fremden Sprache zu sprechen, konnte die Bibel zitieren, ohne sie genau zu kennen. Er bezeichnete diesen Zustand noch nicht als Erleuchtung, »weil das Bewußtsein fehlte«, nur als Erscheinung, später auch als Offenbarung und als »Wunder in meinem Kopf«. Angst habe er nicht gehabt. Erst nach einer mehrtägigen Glaubenskonferenz seien ihm die eigenen Fähigkeiten unheimlich geworden. Als er nach Hause fuhr, um sich auszuruhen, fühlte er sich vom Radio aus angesprochen. Seine drei Geschwister seien im Gegensatz zu den Eltern auch gläubig. Das Bekenntnis zu den Zeugen Jehovas »war aber natürlich eine Provokation«. Für Herrn Pril hatten seine Erlebnisse religiöse Bedeutung. »Ich wußte nicht, daß es Psychosen gibt.«

Reale Bedrohung

Bei der Arbeit spürte Herr Pril, daß er sich nicht konzentrieren konnte. Der Chef habe gemerkt, daß »etwas nicht stimmte«. Mit der »Wahnidee, daß ich AIDS-Kranke heilen könnte«, sei er zum Gesundheitsamt gegangen und bekam dort zusätzlich »Verfolgungsideen«, brachte den Tod des Politikers Uwe Barschel mit der Christenverfolgung unter Herodes in Verbindung – und sich mit Hilfe eines Sozialarbeiters in die Psychiatrie.

Bei der ersten Psychose wehrte sich Herr Pril nicht gegen die Psychiatrie. Er registrierte erst vor Ort, wo er sich befand, konnte mit Haldol zumindest schlafen, nachdem er offensichtlich mehrere Tage durchgehend auf den Beinen gewesen war. In der ersten Nacht träumte er, in einem Zimmer eingesperrt zu sein und mit dem Kopf gegen die Wand zu stoßen, um sie zu durchbrechen. Seine Wahnideen vergingen jedoch schnell. Er habe sie auch nicht vermißt, wußte sie aber »in seiner Erinnerung gut aufgehoben«. »Statt dessen bekam ich diese Bewegungsunruhe, konnte dann nicht sitzen, nicht stehen, nicht gehen. Das wurde immer schlimmer und auch mit Akineton nicht viel besser.« Herr Pril wurde nach Hamburg verlegt. Eine Bekannte sagte ihm, er habe eine Psychose. Er beklagt sich, daß niemand über die Hintergründe der Krankheit mit ihm gesprochen habe, auch nicht über den Zeitpunkt der Entlassung, auf die er immer wieder vergeblich gehofft habe. »Das war für mich ganz unberechenbar. Und schließlich hatte ich den Glauben, daß man mich da eben auf unbestimmte Zeit festhalten wollte.«

Die realen Lebensumstände wurden in dieser Zeit nicht berücksichtigt.

»Unterdessen zerbrach mein Lebenzusammenhang. Die Wohnung sollte verkauft werden, und mein Chef hatte von der Krankheit erfahren und wollte mir kündigen. Von diesen Nachrichten wurde mein Lebensmut natürlich nicht gerade größer.«

Seine Arbeit als Programmierer verlor Herr Pril. »Meine Firma hat mir gekündigt. Es hatte sich herumgesprochen, daß ich in der Psychiatrie gewesen war. Die Projektleiter wollten nicht mehr mit mir zusammenarbeiten und hatten Angst um ihre Projekte. Und: Wer will schon gerne mit einem ›Irren‹ zusammenarbeiten? Ich habe dann noch einen Anwalt eingeschaltet, und das Ganze ist schließlich, vor einigen Tagen erst, auch zu meinen Gunsten zu Ende gegangen.« Herr Pril meint damit einen Vergleich. Seine Worte klingen distanziert verständnisvoll. Erst zu einem späteren Zeitpunkt unseres Gesprächs wird deutlich, wie wütend er vor allem über diverse Indiskretionen ist. Datenschutz war offensichtlich nicht gewährleistet.

Der Weg hinaus

Herr Pril sollte in ein psychiatrisches Wohnheim ziehen, wollte aber nicht, nachdem Bewohner bei einem Gespräch dort die Einrichtung mit einem Krankenhaus gleichgesetzt hatten. Er lernte eine Patientin aus einer Tagesstätte kennen. »Ich wußte gar nicht, daß es psychisch Kranke gibt, die draußen wohnen.« Als er daraufhin ausriß, in seine Gemeinde fuhr und zu Hause übernachtete, habe man ihn mit der Polizei geholt und auf eine geschlossene Station gebracht. Von einer Mitpatientin wurde er dann über seine Rechte aufgeklärt. Er begann, sich damit auseinanderzusetzen, und ließ sich schließlich gegen den Willen der Ärzte entlassen. Er hielt sich zu diesem Zeitpunkt selbst »noch für krank, aber für deutlich besser, als die Ärzte mich wahrscheinlich hielten. In meiner Wohnung zu leben, das traute ich mir ohne weiteres zu.« Die diversen Therapien und die ständige Hilfe beim Bettenmachen usw. - »das langweilte mich schon alles. Ich wollte wieder selber etwas tun.«

Rückblickend betrachtet sich Herr Pril als »Einzelgänger«. Die Psychose habe ihm deutlich gemacht, daß er sich mehr um seine sozialen Kontakte kümmern mußte: »Ich bin in meine Wohnung gefahren und hatte keine Betreuung. Ich habe mir dann selber alles organisiert: Treffpunkte für psychisch Kranke kennengelernt, einen Tanzkursus gemacht, in Chören mitgesungen, einen Computerclub mitgegründet . . . Ich hatte schon gelernt, daß irgendwo in meinem Leben etwas falsch sein muß, daß ich davon wahrscheinlich krank geworden bin. Ich wollte mir jetzt Hobbys suchen und Betätigung, bei denen ich nicht alleine war.« Herr Pril zieht aus der Psychose die Lehre, daß Isolation krank macht.

Die zweite Psychose erlebte er anders. »Ja, und dann kam in diesem Jahr wieder eine Psychose. Ich hab die Vorzeichen nicht bemerkt. Es waren auch wenige, und es waren vor allen Dingen etwas andere Vorzeichen, darum habe ich sie ja auch nicht erkannt. Aber als ich es dann merkte, da steigerte sich das wieder sehr schnell in eine Psychose.«

Er macht die Erfahrung, daß er allein zurechtkommen kann: »Die Ärzte haben unrecht gehabt. Ich mußte nicht im Krankenhaus sein, ich bin auch in meiner eigenen Wohnung zurechtgekommen. Keiner hat das geglaubt: Meine Eltern haben nicht an mich geglaubt, meine Ärzte haben nicht an mich geglaubt, aber ich habe es trotzdem geschafft, in meiner Wohnung alleine zu leben. Ich hab mir alles selber aufgebaut: die Freundschaften, die Hobbys, den Wochenplan, und jetzt werde ich es auch alleine schaffen, die Psychose zu überstehen. Ich hatte keine Lust, mich wieder einsperren zu lassen.« Mut hat ihm das Buch *Auf der Spur zum Morgenstern* von Sophie Zerchin gemacht: »Diese Frau hat auch ihre letzten beiden Psychosen ohne Medikamente überstanden, und da habe ich mir gesagt: ›Ich probiere das jetzt auch.‹« Herr Pril schrieb die damaligen Vorzeichen auf. Er habe seine Gewohnheiten verändert. Bei einem Spaziergang habe er angefangen, laut mit seinem Vater zu sprechen, »als ob er neben mir gehen würde: ›Warum bist du eigentlich so streng gewesen?‹ Dann fing ich an, auch zu meinem himmlischen Vater zu sprechen.« Die Psychose erscheint als Teil des Ablösungsprozesses vom Vater.

»In beiden Psychosen hatte ich den Eindruck, als würde ich Antworten auf meine Fragen bekommen, manchmal überraschende oder irgendwelche merkwürdigen Antworten. Ich weiß nicht, wo die hergekommen sind. Ich habe in der ersten Psychose fest daran geglaubt, daß die Antworten von Gott kommen, aber in der zweiten Psychose habe ich dann geglaubt, daß sie irgendwo aus dem Unterbewußtsein kommen. Mein Denken verlief dann eben stundenlang in Form von solchen Frage-Antwort-Spielen.« Psychotisch war für Herrn Pril die Absolutheit, mit der der Prozeß ablief. Er schlief nicht und hatte keinen Appetit mehr. »Das kannte ich ja schon vom letzten Mal.« Einige wenige seiner sozialen Kontakte blieben bestehen in dieser Zeit. Mit Menschen, die Psychosen kannten, habe er eher darüber sprechen können als mit anderen.

Gratwanderung

»Ich wollte auch herausfinden, wie ich zurechtkomme mit anderen Leuten. Es muß doch irgendwie möglich sein, mit dieser Krankheit zu leben ohne Psychiatrie, und das wollte ich ausprobieren.« Das klingt ein bißchen nach einer Art sportlichem Ehrgeiz.

Er vergleicht beide Psychosen und betont: »Beide Male hatte ich diese Dialoge, Schlafstörungen und rege Phantasien. Ängste hatte ich in diesem

Jahr nicht. Halluzinationen hatte ich in diesem Jahr sehr viel mehr als im letzten Jahr. . . oder Illusionen, ich weiß nicht, wie man das genau nennt.« Herr Pril schildert ausgeprägte Sinneshalluzinationen und Orientierungsstörungen. Er konnte etwa Schilder nicht mehr erkennen, Buchstaben nicht mehr lesen. Die Psychose beschreibt er als eine Gratwanderung. »Ich wußte ja schon, daß man in der Psychose Halluzinationen haben kann. Und wenn ich da so merkwürdige Sachen gesehen habe, habe ich die auch als Halluzinationen erkannt. Aber ich wußte nie genau, was jetzt richtig und was falsch ist. In Gedanken hab ich dann das Wort ›Sinnestäuschung‹ ausgesprochen, weil ich die Vorstellung hatte, daß mein himmlischer Vater mich hören und ich ihm sagen kann, daß ich durchschaue, was er mit mir macht.« Herr Pril unternimmt angestrengte Versuche der kognitiven Kontrolle. Bei der Integration der fremden Erlebnisse hilft ihm sein Glaube.

Auf die Frage, wie er es geschafft habe, alleine den Spannungsbogen zwischen den Realitäten zu halten bzw. wieder herzustellen, kommt eine verblüffende Antwort: »Ja, vielleicht weil ich in meinem Leben immer viel alleine gewesen bin und alles alleine gemacht habe. Ich habe meine Studien alleine geschafft und meine Diplomarbeit alleine geschrieben. Ich habe Sportarten betrieben, bei denen man alleine ist: Radtouren von einer Länge von über 400 Kilometern und einer Dauer von bis zu 24 Stunden. So lange saß ich auf dem Fahrrad und habe getreten, bis ich angekommen war. Vielleicht war es ein ähnlicher Ehrgeiz und eine ähnliche Kraft, die mir beigestanden hat, daß ich auch die Psychose, die stundenlangen Halluzinationen und so etwas aushalten konnte.« Das Alleinsein bedeutet also gleichzeitig Schwäche und Stärke, Handicap und Ressource.

Sein Einzelgänger-Dasein erklärt er so: »Ich glaube, daß ich anders war als meine Geschwister und daß meine Eltern mich oft nicht ernstgenommen haben. Ich war mit meinen Gedanken immer meinen Eltern voraus.« Herr Pril erlebte die Schule als Freiheit, die Familie als Enge, beides zusammen als zwei Welten. Der Vater sei »Klassenkämpfer« gewesen mit einem Haß auf Akademiker. Auch in religiöser Hinsicht gibt es unüberbrückbare Gegensätze in der Familie. Alle Kinder sind religiös im Gegensatz insbesondere zum Vater. Herr Pril erklärt sich das so: »Unser Vater hat da zu Hause richtig regiert. Wenn man dann von zu Hause weggeht, entsteht erst mal ein Loch. Den übermächtigen Vater hat man dann nicht mehr. Vielleicht sucht man dann eben unbewußt nach einem anderen übermächtigen Vater, und das kann eben der himmlische Vater sein.« Die Psychose erscheint als Ausdruck dieser Ambivalenz, vielleicht auch als Kompromiß. Herr Pril lehnt es jedenfalls ab, die Psychose ursächlich den

Eltern anzulasten und mit der Erziehung zu begründen. Auch ihnen billigt er zu, »im guten Glauben« gehandelt zu haben.

Enttäuscht hingegen ist Herr Pril von der Psychiatrie, weil sie zuwenig Hoffnung vermitteln würde. »Ich habe dort erfahren, daß man mich für krank hielt, und die Ärzte glaubten, daß ich krank wäre, und dann glaubten es schließlich auch meine Eltern und meine Geschwister. Und allein schon dadurch, daß ich dort war, und durch die Mitpatienten ist man »krank«. Selbst wenn ein Gesunder da reingeht, halten ihn gleich alle für krank. Irgendwie vermittelt die Psychiatrie zuwenig Hoffnung.« Herr Pril weist auf die höchst verschiedenen Hilfsangebote für psychisch Kranke von den Scientologen über die EA-Gruppen bis zu den verschiedenen Kirchengemeinden hin und meint: »Jeder hat so seine eigenen Vorstellungen von Gesundheit und psychischer Gesundheit.« Auf die Frage, was ihm am meisten geholfen habe, antwortet er schmunzelnd: »Ich mir selbst.«

Interpretierende Zusammenfassung

Herr Pril versteht seine Psychose zunächst als religiöses Erlebnis. Die entsprechenden sprachlichen Begriffe genügen ihm. Seine Glaubensgemeinschaft gibt ihm sozialen Rückhalt. Er kann seine Erlebnisse mitteilen. Im biographischen Zusammenhang bedeutet seine Religiosität für ihn u. a. Auflehnung und Abgrenzung gegenüber dem Vater. Zur psychiatrischen Behandlung kommt es, weil er fremden Menschen gegenüber auffällig wird. Mit der psychiatrischen Behandlung aber ist er unzufrieden, auch weil sie seine realen Lebensbedingungen nicht genügend berücksichtigt und für die Zukunft Hoffnung erstickt.

Bei der zweiten Psychose ist sein Bestreben vor allem, nicht auffällig zu werden. Daß ihm das gelingt, gibt ihm verlorenes Selbstbewußtsein zurück. Die Psychose begreift er nun als einen Wendepunkt, als einen inneren Aufbruch. Er ist überzeugt, den religiösen Hintergrund für die Integration seiner Erlebnisse nicht mehr zu brauchen und will sich nun auch aus dieser Abhängigkeit lösen. Daß er die zweite Psychose durchleben konnte, ohne daß andere eingriffen, führt ihn zu der Sichtweise, »daß Psychosen zum Menschsein gehören«. Stimmen zu hören ist für ihn eine Form des Denkens. Inzwischen hat er im Kontakt zu anderen Psychoseerfahrenen zum ersten Mal Solidarität erlebt und sieht sich seitdem selbstbewußter und anderen gegenüber aufgeschlossener. Individuelle und kollektive Selbsthilfe hält er für entscheidend im Umgang mit Psychosen.

Der sprachliche und soziale Rahmen der Religion erweist sich über längere Zeit als ausreichend, um das fremde Erleben zu integrieren. Zum Kontakt mit der Psychiatrie kommt es erst aufgrund sozialer Auffälligkeit gegenüber fremden Menschen, die seine Religion nicht teilen. Entsprechend setzt er bei der Psychose alle Kraft ein, um nicht auffällig zu werden. So gelingt es ihm, die zweite Psychose allein durchzustehen.

Seine Psychose- und Psychiatrieerfahrung verarbeitet Herr Pril, indem er bewußter als vorher soziale Kontakte pflegt. Herr Pril weiß, daß seine lange Einsamkeit ihn besonders verletzbar gemacht hat. Entsprechend bemüht er sich nun auch präventiv um Kontakte und findet Gemeinschaft u. a. beim Verband der Psychiatrieerfahrenen. Gleichzeitig hat Herr Pril erkannt, daß seine Erfahrung im Alleinsein auch eine Stärke ist, die ihm ermöglicht, in der zweiten Psychose ohne Hilfe zu bleiben. Seine Einsamkeit ist also Achillesferse und Erfahrungsschatz zugleich. Sein Erleben, sich mit und durch die Psychose von innerer familiärer und religiöser Abhängigkeit befreit zu haben, wirkt überzeugend. Die Widersprüchlichkeit psychotischen Erlebens kommt so exemplarisch zum Ausdruck. Die Psychose erscheint nicht als abstrakte Krankheit, die es zu bewältigen gilt, sondern als Teil eines individuellen Entwicklungsprozesses, bei dem gesund- und krankmachende Aspekte komplex verwoben sind. Gleichzeitig mit deutlichen psychischen und sozialen Einbußen wachsen Kräfte, die Herrn Pril eine neue Selbst-Konstruktion und ein neues Lebenskonzept ermöglichen.

Herr Quer: Rote Strahlen, weiße Fäden – »Ich fühlte alles mit dem Körper«

Herrn Quer kenne ich aus dem Zusammenhang der Tagesklinik. Zu Beginn seiner Erkrankung war er auch einmal in stationärer Behandlung. Inzwischen meidet er psychiatrische Institutionen weitgehend, kommt nur gelegentlich zu einem »persönlichen« Gespräch, um sich seiner Wahrnehmungen zu vergewissern.

Vom Weggehen der Gedanken

Herr Quer ist etwa 35 Jahre alt und leidet unter andauernden psychotischen Wahrnehmungen, seit er vor etwa zehn Jahren aus seinem osteuropäischen Heimatland nach Deutschland kam. Damals ging seine Ehe auseinander. Heute lebt er allein, hat aber aus einer neuen, inzwischen getrennten Beziehung einen Sohn. Herr Quer hat sein Studium abgebrochen. Er lebt von Sozialhilfe und von einem Zuverdienst aus seiner Tätigkeit in einer Sozialstation. Er besitzt eine große Körpersensibilität. Er »beantwortet« psychologische und soziale Phänomene vor allem mit seinem Körper, das heißt mit Schmerzen. Ein Teil seiner psychotischen Wahrnehmungen, Halluzinationen und Ängste deutet er als Folge der Schmerzen.

Andererseits haben die Wahnvorstellungen politischen Inhalt. Politische Informationen aus Fernsehen oder Radio insbesondere zum Ost-West-Verhältnis haben für ihn eine unmittelbar persönliche Bedeutung bis hin zu massiven paranoiden Vorstellungen. Seine Biographie bzw. die Geschichte seiner Familie, vor allem die politische Tätigkeit seines Vaters liefern dafür einen Erklärungshintergrund. Zu Beginn der Erkrankung war Herr Quer mehrfach in stationärer und teilstationärer Behandlung mit, laut Aktenlage, eher schlechter Prognose. Inzwischen lebt er mit Selbstmedikation seit über zehn Jahren weitgehend ohne psychiatrische Hilfe. Die psychiatrische Terminologie hat für ihn allerdings eine große Bedeutung.

Herr Quer spricht von seinem Körper, von seinen Schmerzen, seinen magischen Kräften, vom »Weggehen der Gedanken« und »vom Festhalten des Gehirns«. Körperempfinden und Gefühle sind untrennbar verbunden, wobei unklar bleibt, ob ein vergangener oder gegenwärtiger Zustand gemeint ist. In Beziehungen hat er das Gefühl, »als ob jemand meine Seele auffrißt«, oder daß er umgekehrt das gleiche tut, z. B. bei seinem Sohn. Seine Erklärung ist rational nachvollziehbar: Jeder Mensch hat eine Aura und je nach eigener Stimmung auch Einfluß auf andere Menschen. Seine Reaktionen bleiben angstvoll und das aus seiner Sicht weitgehend unabhängig davon, ob er Glianimon einnimmt oder nicht.

»Die Kopfschmerzen fühlen sich an, als ob etwas aus mir ausgesaugt wird.« Bisweilen könne die bloße Frage »Was ist mit dir los?« ungeheure Schmerzen verursachen. Die Schmerzen sind für ihn wie ein siebter Sinn für die Ausstrahlung eines anderen Menschen, für Nähe oder Distanz. Die Wahnideen folgen zeitlich den Schmerzen. Und alles zusammen ist stark von dem abhängig, was er für »Gesundheit« hält. Seine Wahrnehmung geschieht vor allem über seine Körperempfindungen: »Ich fühle alles mit dem Körper.« Schmerzempfindungen und Wahnvorstellungen stehen in enger Wechselwirkung.

Wenn Herr Quer findet, daß er »ein wunderbarer Mensch« sei, klingt das nicht ironisch, aber auch nicht wirklich überzeugt. Im selben Atemzug betont er, »er dürfe sich nicht einmischen in Familienangelegenheiten«, und meint damit vor allem seine eigene Familie: »Ich muß nur gut und lieb sein.« Spürbar wird eine starke narzißtische Kränkung, die er als solche auch benennt. Möglicherweise stehen seine in der Psychose verselbständigten Körperwahrnehmungen in Zusammenhang mit dieser ausgeprägten Form der Zurückhaltung aus den eigenen Angelegenheiten.

Empfindlichkeitsanfälle

Herr Quer gibt ausführliche und verwirrende Auskünfte über den Zusammenhang von neuroleptischer Medikation, Körperschmerzen und Wahnvorstellungen. Mal erweckt er den Eindruck, es bestehe ein therapeutischer Zusammenhang, an anderer Stelle sieht er seine Empfindlichkeit durch höhere Dosierung eher verstärkt. Auf jeden Fall gibt es äußere Belastungen, die das Gleichgewicht stören und unabhängig von Medikamenten »Empfindlichkeitsanfälle« hervorrufen. Offensichtlich haben Medikamente für ihn eine große psychologische Bedeutung, wirken trotz oder wegen seiner großen Körpersensibilität eher vermittelt über seine Seele: »Etwas« zu bekommen bedeutet Anerkennung und Krankheitsgewinn.

»Vielleicht ist es der starke Wunsch, mal gesund zu sein.« Dies ist die Antwort auf meine direkte Frage, wie er es schaffe, ohne (stationäre) Psychiatrie auszukommen. Die Frage erfüllt Herrn Quer mit Mißtrauen, vielleicht weil er seine Krankheit in Frage gestellt sieht, und er meint, sie sei so von niemandem zu beantworten. Er fürchtet, daß ich es ihm offensichtlich nicht gönne, wenn es ihm gut geht. »Aber wahrscheinlich wäre es nicht so gut, wenn ich es weiß, denn dann würde ich ja wahrscheinlich diese Kraft zerstören. Wenn ich in der Lage bin, mir etwas einzubilden, dann kann ich mir auch einbilden, daß diese Kraft nicht mehr hilft, und dann ist sie zerstört.« Herr Quer ist überzeugt, daß ihn zuviel Bewußtsein hinsichtlich seiner Selbstheilungskräfte in seinem seelischen Gleichgewicht eher stört als fördert.

Herr Quer sucht weiterhin nach äußeren Einflüssen auf seinen Zustand. »Wahrscheinlich gibt es tatsächlich etwas Reales, daß irgendwie die Gedanken beeinflußbar sind. Ich hab auch oft das Gefühl, ich denke nicht meine Gedanken, sondern die Gedanken werden mir aufgezwungen.« Somatische Erklärungen stehen für ihn im Vordergrund und haben eine beruhigende Funktion: Die Herzoperation könne bewirkt haben, daß er jetzt stabiler ist. Die Schmerzen könnten mit einer Entzündung zu tun haben.

»Wenn ich nahe an einem Menschen stand, habe ich das körperlich gefühlt, also die Angst. Ich konnte einem Menschen nicht nahe kommen. Ich mußte immer weglaufen. . . mußte weglaufen, um alleine für mich zu sein.« Für Herrn Quer liegen Macht und Ohnmacht nahe beieinander. Im Gespräch gibt er mir die Verantwortung, seine Vorstellungen als Wahn zu bezeichnen. Er ist überzeugt: »Wahnvorstellungen entstehen oft aus der Reaktion anderer Menschen, aus Angst vor deren Reaktion, z. B. wenn sie sich abwenden.« Umgekehrt habe ich den Eindruck, daß Herr Quer anhand der Reaktionen auf seine Wahnvorstellungen prüft, ob die anderen es ernst mit ihm meinen. Seine Wahnvorstellungen haben eine regulierende Funktion: Nähe kann Gefahr bedeuten, Wahn kann Nähe abhalten.

Immer wieder geht es Herrn Quer um die Bedeutung der Ost-West-Spannung für seine psychotische Wahrnehmung. Früher war die Psychiatrie in politische Spannungen verwoben und waren die Psychosen politischen Inhalts. Die Spannung zwischen West und Ost war für Herrn Quer unmittelbar körperlich und seelisch spürbar. Breschnew im Fernsehen stellte eine psychische Bedrohung dar. Auf der Straße waren rote Strahlen zu sehen. Aus der Tagesklinik führten weiße Fäden und zeigten den Weg. Er selbst war in der Lage, Krankheiten aufzunehmen und in Richtung UdSSR zu schicken. »Die politischen Veränderungen könnten also dazu geführt haben, daß es mir ein bißchen besser geht.« Die politische Entspannung hat offenbar eine unmittelbare persönliche Dimension, in dem sie Herrn Quer hilft, Vergangenheit und Gegenwart zu versöhnen.

»Ich sehe, daß in Deutschland eigentlich die Menschen nicht unterscheiden können, was falsch und was richtig ist.« Er vergleicht die Erlebnisse in seiner Heimat in Osteuropa mit denen in Deutschland und wirkt letztlich heimatlos: »Ich bin dort drüben erzogen worden, und zwar dazu, nicht zu lügen, die Wahrheit zu sagen und zu versuchen, immer gut und lieb und nett zu den Menschen zu sein. Darin sehen wir die Wertvorstellung für einen Menschen. In dem Sinne bin ich erzogen worden, und das heißt ja: das Gute zu belohnen und das Schlechte zu bestrafen.« Herr Quer vergleicht die Klarheit der Situation in seinem Geburtsland und in Deutschland mit dem Märchen von Gold- und Pechmarie, wobei mir nicht klar wird, wo er Gold und Pech ansiedelt. Der Wechsel nach Deutschland bedeutete für ihn in jedem Fall eine Verunsicherung seiner moralischen Werte.

Das erste psychotische Erlebnis nahm Herr Quer in einem Studienkolleg in Deutschland wahr. Kopfschmerz und Angst ließen ihn aus dem Raum laufen. Die Hände des Lehrers bekamen magische Gewalt. Ein Mitschüler, ein Grieche, wollte sich ihm nähern, doch etwas Unsichtbares habe ihn umgepustet, so daß dieser sich lustig machte. Bei einem Besuch in Bulgarien fürchtete er, von seiner Mutter vergiftet zu werden. In der Folgezeit wechselten sich Studium und Aufenthalte im Krankenhaus ab. Ein Arzt diagnostizierte Schizophrenie. Seine eigene Definition lautet: »Das Herz konnte das alles nicht ertragen.« Was er mit »alles« meint, bleibt offen. Offensichtlich ist, daß Nähe für ihn bedrohlich wurde.

Unvermittelt kommt Herr Quer auf den Gedanken zu sprechen, daß er eine Gehirnwäsche über sich ergehen lassen mußte. Er vergleicht seinen Gesundheitszustand früher und heute, bezeichnet die Psychiatrie als »Waschmaschine für Gedanken«. Die Psychiatrie bedeutet für ihn auch eine (politische) Gefahr.

Interpretierende Zusammenfassung

Herr Quer hat eine äußerst sensible Körperwahrnehmung. Schmerzen und Verspannungen haben für ihn inzwischen eine Signalwirkung nicht nur im Hinblick auf eine mögliche psychotische Dekompensation, sondern mehr noch im Hinblick auf die alltägliche Balance von Nähe und Abstand zu anderen Menschen. Entsprechend hat er ein eher somatisches Krankheitsbild. Häufig interpretiert er psychotische Wahrnehmung als Folge von körperlichen Störungen und Schmerzen. Die Halluzinationen können aber für ihn noch einen anderen Sinnzusammenhang haben: Herr Quer sieht sich als Seismograph für politische Zusammenhänge und Konflikte im Ost-West-Verhältnis, die in seiner Biographie eine Entsprechung haben. Er fühlt sich im Loyalitätskonflikt und sieht sich auch in kultureller Hinsicht als heimatlosen Grenzgänger. Daß er nicht voll leistungsfähig ist, bedeutet für ihn eine ständige Kränkung. Insofern bringt ihm die psychiatrische Terminologie Entlastung. Herr Quer schwankt zwischen Leistungsbeweisen und Versorgungswünschen und hat dabei in seiner Krankheit eine Form der Balance gefunden.

Die Schilderungen von Herrn Quer werden von zwei Themen bestimmt, von seiner Beziehung zu Frauen und von seiner kulturellen und politischen Heimatlosigkeit. Zu dem einen Themenkomplex gehören die psychotischen Vorstellungen, gegen seinen Willen verheiratet, aber auch von der Mutter vergiftet zu werden, zum anderen die Angst vor politischer Verfolgung und vor persönlichen Auswirkungen der politischen Situation zwischen Ost und West.

Beide Lebensbereiche berühren sich, wenn Herr Quer beispielsweise homo- und heterosexuelle Anteile auf Deutsche und Bulgaren aufteilt. In seiner kulturellen und möglicherweise auch sexuellen Ambivalenz scheint der mit der Psychose verbundene Rückzug stabilisierend zu wirken. Angesichts eines ausgeprägten medizinischen Krankheitsbildes und deutlichen Krankheitsgewinns erstaunt dennoch seine Bereitschaft und Fähigkeit, weitgehend ohne psychiatrische Behandlung zu bleiben. Möglicherweise will Herr Quer eine stärkere Einflußnahme und insbesondere subtile Deutungen der Psychiatrie vermeiden. Die Balance, die Herr Quer zwischen ehrgeizigen beruflichen Zielen und ausgeprägten Versorgungswünschen gefunden hat, wirkt stabil.

Herr Riese: Anspannung und Entspannung – »Situation Psychose«

Der Kontakt zu Herrn Riese ergibt sich über das Psychoseseminar. Anlaß des Gesprächs ist zunächst der Suizid seiner Lebensgefährtin. Er blickt zurück auf seine Psychosen, auf sein Leben mit dieser Frau und schildert dabei vor allem, welche Bedeutung sein christlicher Glauben für ihn hat. Aufgrund der Spontanität des Gesprächs war eine Tonbandaufnahme nicht möglich.

Religion statt Psychose

Herr Riese ist ca. 25 Jahre alt, lebt nun allein, ist von Beruf Informatiker und hat nach längerer Arbeitslosigkeit inzwischen wieder Arbeit gefunden. Seine Psychose brach aus, als sich sein Bruder das Leben nahm. Zu diesem Zeitpunkt war er 18 Jahre alt. Mehrmals ist er seitdem psychotisch geworden, mit und ohne psychiatrische Behandlung. Mit der Psychose verbindet er sowohl schreckliche Erlebnisse als auch einen Zustand großer innerer Beweglichkeit, der für ihn große Anziehungskraft besitzt. Herr Riese lebte einige Jahre mit der erwähnten Lebensgefährtin zusammen, die sich nun in einer Psychose unvermittelt das Leben nahm. In dieser Situation findet Herr Riese Rückhalt vor allem in seinem Glauben. Er ist von der katholischen Kirche zu einer kleinen christlichen Glaubensgemeinde gewechselt. Die »unmittelbare Begegnung mit Jesus« gibt ihm Kraft.

Herr Riese versucht, sich mit Hilfe seiner Gemeinde im Namen Jesus von der Kraft der Psychose zu lösen. »Ich habe gelernt zu beten, unter Anleitung, aber freiwillig. Ich habe gelernt zu sagen: ›Hiermit löse ich mich im Namen Jesu von der Kraft der Psychose.‹ Danach kam etwas unendlich Schönes, etwas, das ich früher sicher noch als Psychose gedeutet hätte. Ich spürte Jesus. Er war mir zugewandt. Ich habe dann einen Grundkurs des Glaubens besucht.« Glaube und Psychose sind für Herrn Riese verschiedene Deutungen für dasselbe Erleben. Herr Riese erlebt sich dabei überwiegend als Herr der Entscheidung. »Das Ergebnis ist nicht entscheidend. Der Wille ist wichtig. Ich hänge nicht mehr an der Psychose, schon gar nicht an dem Wort. Jetzt hänge ich an Jesus.« Woher aber kam die Kraft zu dieser Entscheidung? »Aus dem Glauben, das Christsein hat mich stabilisiert.« Das Bekenntnis zu Jesus gibt ihm innere und äußere Sicherheit. Der religiöse Diskurs schafft einen mitteilbaren Interpretationshintergrund für sein psychotisches Erleben und hilft so, die eigene Isolation aufzuheben.

Psychosen wie Urlaub

»Ich habe weiterhin Psychosen erlebt, aber wie einen Urlaub, und ich habe das Gefühl, da bin ich durch.« Zu diesem »Urlaubserleben« hat Herr Riese einen eigenen Text verfaßt. Er schafft sich darin einen eigenen begrifflichen Rahmen, der Distanzierung zuläßt. Herr Riese bezeichnet die jetzt noch auftretenden Krisen, mit oder ohne psychotische Wahrnehmungen, als »reaktive Krisen«. Den »Stempel ›endogene Psychose‹« lehnt er ausdrücklich ab. Er ist sich des Zusammenhangs seines Leben bewußt und spürt sich selber mit dem Leben verbunden. Mit der Zeit der Psychoseerfahrung haben seine innere Sicherheit und seine Integrationskraft zugenommen.

Herr Riese bezeichnet seine Psychosen als einen »Zustand totaler Entspannung – mit allen Risiken«. Er meint damit eine völlige Entgrenzung der eigenen »Reichweite«. »Ich kann dann Texte verstehen, die ich gar nicht kenne. Habe ein offenes Ohr für alles. Habe offene Augen. Vor allem das mit den Augen macht mir dann manchmal Angst, denn eigentlich bin ich ja kurzsichtig. Und das macht vermutlich auch seinen Sinn, daß ich kurzsichtig bin. Denn schon im Normalzustand strömen megabyte-weise Eindrücke auf mich ein.« Die Psychose bedeutet für ihn, der allgemeinen Überflutung durch Information noch stärker als sonst ausgesetzt zu sein. Eine beruhigende, den biologischen Rhythmus stabilisierende Wirkung schreibt er der Alltagsstruktur zu. »Langes und regelmäßiges Schlafen und regelmäßiges Essen nehmen mir die Angst vor der Psychose.«

Den Beginn seiner Psychose macht er an einem traumatischen Erlebnis fest, auch wenn das wahnhafte Erleben erst später einsetzte. »Bis zum 18. Lebensjahr war es mir unmöglich, mich zu entspannen. Die erste Psychose kam mit dem Tod meines Bruders. Da durfte es mir schlecht gehen. Da hatte ich das Recht, anders zu sein. Da brauchte ich nicht mehr auf meine Kosten zu lachen.« Das traumatische Erlebnis wird zugleich als Befreiung von aufgestauten inneren Zwängen angesehen. Der Tod des Bruders legitimierte ein befreiendes Anderssein.

»Ich habe immer schon das Evangelium in Büchern gesucht.« Die erste Psychose sei im Zusammenhang mit dem Buch *Ich bin o.k., Du bist o.k.* gekommen. Diese Art Bibel der Transaktionsanalyse habe zu einer starken Entspannung im psychotischen Sinne geführt. Damals sei er nicht in psychiatrischer Behandlung gewesen. Auf die Entspannung folgte oft Traurigkeit und Depression. Mehr oder weniger bewußt setzte Herr Riese Bücher auch ein, um Psychosen auszulösen. »Ich habe dann Bücher von Reich gelesen, dann kam die Hammerpsychose.« Vor allem aber dienen ihm Bücher als Brücke zwischen dem eigenen Erleben und den öffentlich verfaßten Vorstellungen. Vor der Einbettung in die Religion dienten sie ihm als Spiegel und erster Ausweg aus der inneren Isolation.

Herr Riese versteht die Psychose als mehr oder weniger bewußte Zuspitzung des Erlebens, vergleichbar einem nicht ernsthaften Suizidversuch. »Ich habe es öfter darauf angelegt, die Situation zuzuspitzen, um endlich etwas zu erleben, um zu erfahren, was Sache ist. Ähnlich verhält es sich bei meinen Selbstmordversuchen. Ich wollte es nur mal wissen, wollte mein Blut endlich mal fließen sehen. Die Kategorien Richtig und Falsch sind da nicht angemessen.« Die Psychose bedeutet eine Verunsicherung üblicher Anhaltspunkte, zugleich einen Versuch, das Leben selbst zu spüren und sich physisch seiner selbst zu vergewissern.

Durch Erfahrung unabhängig

Herr Riese hat die Psychose auch beim ersten Mal ohne Psychiatrie erlebt. Ob die Psychiatrie ins Spiel kommt oder nicht, hängt nach seiner Meinung von Zufällen ab. Zunehmende Psychoseerfahrung mache von der Psychiatrie unabhängig. »Einmal ist die Psychose immer das erste Mal. Beim zweiten Mal hat man schon die Erfahrung vom ersten Mal. Und beim 15. Mal hat man die Erfahrung von 14 Malen, dann braucht man die Psychiatrie nicht mehr.« Gegen die stigmatisierende Wirkung der Institution setzt Herr Riese die zur Verselbständigung drängende Kraft der eigenen Erfahrung.

Für Herrn Riese ist nicht die Person, sondern die Situation psychotisch. »Man kann auch in Freiheit verrückte Gedanken haben: Sie, ich, jeder. Wenn man sich mit seinem Gegenüber nicht mehr verständigen kann, dann wird es kritisch. Wenn das Gegenüber ein diensthabender Arzt ist, ganz egal, wie die Situation zustande gekommen ist, und wenn ich nur noch *Momo* oder *Die unendliche Geschichte* im Kopf habe, der diensthabende Arzt aber nur noch seine Neuroleptika im Kopf hat und nur noch darüber nachdenkt, wie er mir die geben kann und daß die mir helfen sollen, und wenn er sie dann gibt ohne kooperatives Sprechen – das ist eine Psychose. Eine Psychose braucht nicht lange zu dauern: eine Stunde vielleicht nur, denn die Psychose ist gleich das Arztgespräch. Danach fühlt man sich in der Klinik, so wie man sich eben fühlt.« Herr Riese definiert die Psychose dialogisch, nicht als Eigenschaft, sondern als Situation. Die Psychose ist für ihn in erster Linie eine Vermittlungsproblematik. Die Psychiatrie erscheint in seinem Fall vor allem institutionell und zwanghaft strukturiert. Ein befriedigender Dialog erscheint als nicht möglich.

»Vor meiner ersten Psychose habe ich ein ganzes Frottee-Handtuch vollgeweint. Eigentlich ein schönes Gefühl. Danach hatte ich das Gefühl, als ob die Kurzsichtigkeit zurückgegangen sei.« Herr Riese betont mehrfach, daß er dem Verhältnis von Entspannung und Anspannung große Bedeutung beimißt. Er beruft sich dabei auf W. Reich und ist überzeugt, daß sich die psychischen Erinnerungen im Körper niederschlagen und sich auch die Entspannungen körperlich bemerkbar machen. Für Herrn Riese besteht in der Psychose eine besonders enge Verbindung zwischen Körper und Seele.

Die Psychosen, die er innerhalb oder außerhalb der Psychiatrie erlebt hat, seien im wesentlichen gleich gewesen. Bei der ersten Einweisung sei mehr Angst im Spiel gewesen, aber weniger vor der Psychose als vielmehr vor der Psychiatrie. »Die Angst ist groß, weil man ja nicht weiß, was da auf einen zukommt. Ich hatte soviel Angst, ich konnte gar nicht mehr reden.

Ich habe mich dann nur mit Zeichensprache verständigt. Mein Vater hatte mich immer gewarnt, zu einem Psychiater zu gehen.« Beängstigend sei, daß man nicht richtig aufgeklärt würde am Anfang. Als er bei sich ein Verdrehen der Augen feststellte als Nebenwirkung von Medikamenten, sei er erst recht in Panik geraten. Er habe dann gedacht, Psychose sei, wenn sich die Augen verdrehen. Herr Riese vermutet, daß der mangelnden Bereitschaft der Ärzte zur Information ein Mißverständnis zugrunde liegt: »In der Psychose ist man doch hellwach. Man ist dankbar für Informationen. Man nimmt ohnehin alles gleichzeitig wahr.«

Karma-Theorie

Herr Riese glaubt an eine überirdische Ordnung und bezeichnet diese als Karma. »Vielleicht ist es so, daß man das, was man nicht lernen will, dann gewaltsam lernen muß.« Dieser Gedanke sei nicht nur auf die Psychiatrie, sondern auch auf das Psychoseerleben selbst anzuwenden. »Ich habe mich nie getraut, mich an einen Psychologen zu wenden, bis ich es mußte.« Seine Psychose versteht Herr Riese als Karma, als Botschaft, zu lernen, was man vermeiden wollte.

Er freut sich, inzwischen so sprechen zu können, daß andere ihm gerne zuhören. Er kann auch annehmen, daß ich ihm gerne zuhöre. Früher habe er Sätze gebildet und wieder verworfen. Jetzt fließen die Gedanken in Worte. Diese Veränderung schreibt er u. a. auch der durchlebten Psychose zu. Sie bedeute für ihn einen Zugewinn an Erfahrung, Kompetenz und Ausstrahlung.

Herr Riese kommt darauf zu sprechen, daß er auch mal die Anwandlung gehabt habe, Jesus zu sein. Zum Glück sei das ja nicht der Fall. Er könne nicht, was Jesus getan hat. Bei der Beerdigung seiner Freundin habe er sich niedergeworfen und gebetet: »Laß mich noch leben; ich hänge noch an meinem Leben.« Herr Riese betont: »Mein Gott ist größer als alle anderen. Er hat meine Bitten gehört. Ich darf so lange leben, wie ich will.« Er spüre Gott im Gebet. Beten sei ein Dialog, der körperlich zu spüren sei. Deutlich wird, wie körperlich lebendig Jesus in seiner Vorstellung ist. Herr Riese unterscheidet seine jetzigen Erfahrungen deutlich von der Zeit des katholischen Glaubens. »Damals habe ich niemanden getroffen, der Jesus wirklich gekannt hat.« Seine persönliche, unmittelbare religiöse Erfahrung vermittelt ein Gefühl der Herausgehobenheit. Beides zusammen, die körperliche Erfahrung und der nach außen vermittelbare Dialog, der leichter zu ertragen ist als der ausschließlich innere Disput, scheint die psychotische Erfahrung ersetzen zu können.

Vor Gott bekannte Herr Riese auch seine »Schuld« am Tod der Freundin. Gutes zu unterlassen sei auch Schuld, meint er. »Da sind so viele Geschenke, die wir uns noch hätten machen können.« Gleichzeitig weiß er, daß sie sich viele Geschenke gemacht haben und daß er sie vom Tod nicht abhalten konnte. Jesus habe ihm die Schuld abgenommen. Er sei in der Nacht des Todes mit Jesus zusammen gewesen. Der Glaube hält und entlastet ihn, so daß der neue Schicksalsschlag nicht in die Psychose führte.

Interpretierende Zusammenfassung

Für Herrn Riese ist die Psychose in erster Linie situativ bestimmt, sie ist Ausdruck eines Vermittlungsproblems: Psychose ist, wenn man anderen nicht erklären kann, was in einem vorgeht, wenn es keine gemeinsame Sprache und also keine Verständigung gibt. Das gilt auch für den Ort der Psychiatrie. Die Psychiatrie ist, wenn der Psychiater nicht zuhört, sondern lediglich seine Neuroleptika im Kopf hat. Außerdem hat Herr Riese ein sehr körperliches Psychoseverständnis. Er bezeichnet die Psychose als Zustand totaler Entspannung und Entgrenzung sowie großer Überflutung. Schlafen und Essen haben im guten und im schlechten einen großen Einfluß auf den Verlauf. Er verbindet mit der Psychose einerseits schreckliche Erlebnisse – vor allem aufgrund des tiefen Mißverstehens mit seiner Umgebung. Angst habe er vor allem vor der Psychiatrie gehabt, mehr als vor der Psychose. Andererseits erlebt er die Psychose auch als einen Zustand großer innerer Beweglichkeit, der große Anziehungskraft besitzt. Daß er inzwischen Psychosen ohne psychiatrische Hilfe überstehen kann und auch schwere Schicksalsschläge ihn nicht aus der Bahn werfen, führt er auf seinen Glauben zurück. Die unmittelbare Begegnung mit Jesus, die er seit seinem Wechsel von der katholischen Kirche in eine kleine Glaubensgemeinschaft genießt, gibt ihm Halt und hat die Psychose weitgehend entkräftet.

Herr Riese hat für sein psychotisches Erleben eine eigene Sprache gefunden. Schriftlich und mündlich kann er inzwischen seine inneren Wahrnehmungen und Konflikte hervorragend in Worte fassen. Seine »Begegnungen mit Jesus« sind für ihn so unmittelbar und körperlich fühlbar, daß diese Wahrnehmung schon psychotisch anmutet. Statt ihn zu verunsichern, gibt ihm diese Begegnung aber Halt und nimmt dem psychotischen Erleben weitgehend seinen Schrecken. Das besondere innere Erleben wird mitteilbar und damit auch leichter integrierbar. Glaube und Psychose sind für Herrn Riese verschiedene Deutungen für dasselbe Erleben. Die Sinnstruktur des Glaubens gibt ihm dabei mehr Halt und Orientierung als die medizinische Denkweise. Vor allem gelingt ihm so, das eigene Selbst nicht der Krankheit unterzuordnen. Verunsicherungen in der Selbstwahrnehmung haben im religiösen Kontext nicht unbedingt eine negative Bedeutung und können im Zusammenhalt der kleinen Glaubensgemeinschaft aufgefangen werden.

Der Tod des Bruders gab einen legitimierten Interpretationsrahmen für abweichendes Handeln und Erleben - ähnlich wie später der Kontext der Religion. Eine Zwischenstufe stellt seine Erfahrung mit Büchern dar. Herr Riese braucht eine Vermittlung zwischen dem privaten eigenen Erleben und dem öffentlichen äußeren Interpretationskontext, eine sprachliche Vermittlung und eine Brücke heraus aus der eigenen Isolation. Als er das mit Hilfe seiner Religion und seiner relativ kleinen Glaubensgemeinschaft erreichen kann, kann er auf psychiatrische Interpretation und Hilfe verzichten. Die Vermittlung zwischen eigener Erfahrung und öffentlicher Artikulation macht ihn von der Psychiatrie unabhängig und enthebt ihn auch dem psychotischen Erleben.

Frau Sorge: »All das hat mich nicht zerbrochen« - Die Bettlerin vom Gänsemarkt

Frau Sorge kenne ich aus dem Psychoseseminar, an dem sie allerdings nur gelegentlich teilnimmt, sowie von einer längeren Bahnfahrt zum ersten bundesweiten Treffen der Psychiatrie-Erfahrenen. Das Gespräch findet in der Wohnung von Frau Sorge statt. Der folgende Text beruht auf einem Gedächtnisprotokoll.

Die einzige Überlebende

Frau Sorge ist über 60 Jahre alt, Mutter einer inzwischen erwachsenen Tochter und lebt alleine in einer eigenen kleinen Wohnung in einem Hochhausviertel. Sie wurde 1933 als Tochter eines Försters in Ostpreußen geboren. 1942 wurde sie »verschickt«, durchlief mehrere Kinderheime und sah ihre Eltern und Geschwister nie wieder. Mit 11 Jahren wurde sie verschüttet und überlebte als einziges von mehreren Kindern. Seit etwa diesem Zeitpunkt hat sie akustische und optische Halluzinationen. Für sie sind das »ihre« Kinder, die weiterleben. Zugleich mildern die Halluzinationen die Schrecken der Ereignisse und vielleicht auch die »Schuldgefühle« als einzige Überlebende. Ihre »Reise« durch immer wieder neue Heime führte schließlich auch in die Psychiatrie. Als sie schwanger wurde, begann sie, mit intensiver Hilfe ihrer Vormünderin, ein eigenes Leben aufzubauen. Sie fing an zu malen und ist inzwischen auch als Künstlerin bekannt. Seit vielen Jahren kommt sie weitgehend ohne psychiatrische Hilfe zurecht. Sie hört weiter Stimmen, die sie nur gelegentlich mit Medikamenten eindämmt, und hat guten Kontakt zu kirchlichen Selbsthilfegruppen.

Früher war sie länger bzw. häufiger in der Psychiatrie, jetzt lehnt sie psychiatrische und auch medikamentöse Behandlung weitgehend ab. Kontakt hat sie allerdings gelegentlich zu einer Ärztin des zuständigen psychiatrischen Dienstes. In bestimmten Situationen nimmt sie auch Medikamente, wägt aber vorher den Reiz der Stimmen und die Nachteile der Medikation sorgfältig ab. Frau Sorge hat guten Kontakt zu verschiedenen Kirchenkreisen, nimmt z. B. regelmäßig an einer Gruppe der »Aktion seelisches Leiden« teil. Sie lebt zwar allein, hat aber eine gute Beziehung zu ihrer Tochter und ihren Enkelkindern. Das Malen ist für sie eine wichtige Ausdrucksmöglichkeit, womit sie zudem gelegentlich Geld verdient.

Frau Sorge erzählt, sie habe über zwanzig Geister in ihrer Wohnung. Sie bringen Leben, lassen sie aber manchmal auch nicht schlafen. Sie vergleicht diese Geister mit Kindern, für die sie verantwortlich ist, die sie aber auch überanstrengen können. Ihre Wahnvorstellungen erlebt sie zugleich als Bedrohung, Überforderung und als Lebensinhalt, als willkommene Gesellschaft. Den Begriff »Psychose« verwendet sie nur selten. Für sie geht es um lebende Gestalten, die in ihrem Alltagsleben eine wesentliche Bedeutung übernehmen. Die Psychiatrie spielt für ihr Selbstverständnis eine völlig untergeordnete Rolle.

Kultur der Straße

Einen Teil ihres Lebensunterhalts bestreitet Frau Sorge durch Betteln. Sie erzählt von den Plätzen, an denen sie steht, um zu betteln. Hier kennt sie einen Laden, dort einen Imbiß. Hier ist man freundlich zu ihr, dort bekommt sie Kaffee. Hier geben die Menschen gerne etwas Geld. Dort haben sie selber nichts. Frau Sorge ist zu allen freundlich, und entsprechend ist das Echo. Aus ihren Worten entsteht das Bild einer herzensguten, bunten, rundlichen Frau mit großer Ausstrahlung. Sie selbst versteht sich als Bettlerin und als Künstlerin. Sie malt u. a. mit Filzstiften auf Plastiktüten oder -folien und hat einen sehr eigenen Stil.

Frau Sorge war in vielen Heimen und später immer wieder lange in psychiatrischen Krankenhäusern. Sie erlebte eine sehr invasive Psychiatrie, lernte andererseits von Mitpatienten lesen und schreiben. Eine Kinderärztin wurde ihre Vormündin und nahm sie, als sie ein Kind erwartete, zu sich in die Wohnung. Ihr Leben änderte sich. Die eigene Verantwortung für ein reales Kind und die Unterstützung der Vormündin ließen sie zunehmend selbständig werden. Sie lernte malen und dann auch, mit den Stimmen zu leben. Das Malen stärkt ihr Selbstbewußtsein.

Als »Bettlerin vom Gänsemarkt« hat Frau Sorge ein zusätzliches Zuhause auf der Straße. Gelegentlich fährt sie nach Paris, um dort ein paar Wochen unter den Clochards zu leben. Es scheint, daß sie überall schnell Gleichgesinnte findet. Das Malen hilft Frau Sorge, die Geister zu bannen. Ihre innere Kraft und die Akzeptanz der Umgebung helfen, mit den Stimmen bzw. Geistern zu leben. Die Kultur der Straße entspricht ihrer immer wieder spürbaren Umtriebigkeit. Ihre Ungebundenheit erscheint als Gegenkultur, vielleicht zugleich als ein Stück Fortsetzung ihrer wechselhaften Heimkarriere. Mit ihren Stimmen und Geistern eckt sie hier nicht an. Nicht zuletzt ist die Straße auch ihr bevorzugter Verkaufsraum für ihre Bilder.

Frau Sorge spricht mit großer Selbstverständlichkeit von ihren Stimmen, mal als Geister und mal als Kinder. Beide Aspekte halten sich die Waage und bedeuten gleichzeitig potentiell Angst und Sorge. Die »Geister« tragen Namen. Sie bedrohen und entlasten. Sie bedeuten Gemeinschaft und Verantwortung. Die »Kinder« sind ihr Lebensinhalt. Nur auf Nachfragen bringt Frau Sorge die Erlebnisse mit ihren Kriegserfahrungen als Kind in Zusammenhang. Die Erlebnisse als Kind im Krieg begründeten auch ihre Heim- und Psychiatriekarriere. Erst als Frau Sorge ein Kind erwartet, helfen ihre innere Kraft und die äußeren Umstände, nach langer Hospitalisierung ein eigenes Leben zu beginnen. Wichtigstes Mittel, die Halluzinationen zu bannen, wird das Malen. Die Stimmen der Kinder, die neben ihr ums Leben kamen, leben in ihr und durch sie fort. Diesen Zusammenhang formuliert sie auch mit Worten und Bildern.

Interpretierende Zusammenfassung

Frau Sorge lebt mit chronischen, sich immer wieder aktualisierenden akustischen und optischen Halluzinationen. Die manchmal geisterhaften, manchmal kindlichen Wesen sind selbstverständlicher Teil ihrer Person und ihres Alltags. Die biographische Bedeutung dieser Wahrnehmungen formuliert sie vor allem über ihre Bilder: »Ihre Kinder« stehen für ihre im Krieg mit ihr zusammen verschütteten Leidensgefährten. Ihre Wahrnehmungen relativieren also ihr Kriegstrauma, das quasi am Anfang ihrer Leidensgeschichte stand. Es scheint so, als ob Frau Sorge ohne »ihre« Kinder, die sie am Leben hält, selbst nicht weiterleben kann. Sie hat ein in sich rundes Lebenskonzept gefunden, in dem ihre psychotischen Wahrnehmungen integrierter Bestandteil sind. Frau Sorge hat sich als Bettlerin und Malerin einen Namen gemacht. In beiden Repräsentationen ist Platz für ihre besondere Art der Wahrnehmung und für ihr Malen als Forum dieser Wahrnehmung. Die Kultur der Straße reflektiert ihr Bedürfnis nach Ungebundenheit und bietet eine Form der nachlässigen Toleranz. Gleichzeitig prägt sie ihre unmittelbare Umgebung durch ihre warmherzige Ausstrahlung. Sie geht auf Trebe, setzt damit vielleicht ein Stück ihrer Heimkarriere fort und entgeht zugleich jeglicher Eingemeindung. Die Gemeinschaft von Menschen mit ähnlicher Erfahrung gibt ihr Halt, wobei mit gleicher Erfahrung nicht die des psychiatischen Patienten, sondern die des gesellschaftlichen Außenseiters gemeint ist. Psychiatrische Hilfen hatten und haben nur eine periphere Bedeutung. Die Halluzinationen als solche überdauern und bleiben von psychiatrischen Interventionen unberührt. Sie sind für Frau Sorge nicht Gegenstand psychiatrischer Bezeichnung, sondern lebendige Personen. Durch die Übernahme der Verantwortung für ein eigenes Kind und durch die Entdeckung ihrer schöpferischen inneren Kraft wird sie von psychiatrischen Institutionen weitgehend unabhängig.

Frau Schön: Grenzgängerin - am Rande des Existenzminimums

Auch Frau Schön kenne ich aus dem Psychoseseminar. Das Gespräch mit ihr kam eher beiläufig zustande. Eine Tonbandaufnahme war nicht möglich. Als sie die schriftliche Fassung ihrer Geschichte sieht, lehnt sie die Veröffentlichung ab und bittet mich, sie nicht in das Buch aufzunehmen. Sie schreibt dazu: »Lassen Sie mir meinen Raum - haben Sie Mut zur sichtbaren Lücke. Löschen Sie den Text bis auf die anonymisierte Überschrift. Sie verzichten dabei auf ein wenig Forschung, beziehen aber zugleich Position. Die Löschung zeigt die notwendige Grenze der Forschung: Sie hat immer zurückzustehen, wo das Wohl des Menschen - in diesem Fall meines - gefährdet ist. Bitte erweisen Sie mir die Ehre, kein Objekt der Forschung, sondern deren und Ihre Grenze zu sein.«

»Spätnutzer« - Einweisungen nach langer Psychoseerfahrung

Die acht Gesprächspartner dieses Abschnitts haben über mehrere Jahre psychotische Wahrnehmungen erlebt, ohne die Psychiatrie in Anspruch zu nehmen. Bestimmte Veränderungen oder Ereignisse führten dann aber doch zu einem engeren psychiatrischen Behandlungskontakt. In der Regel ergeben sich die im folgenden dargestellten Gespräche im Rahmen einer psychiatrischen Klinik oder Tagesklinik.

Frau Stein: Die Familie der Stimmen - Ein Doppelleben

Das Gespräch kommt auf Vermittlung des zuständigen Arztes zustande. Frau Stein wirkt erleichtert, endlich einmal über ihre zurückliegende Einsamkeit sprechen zu können.

Ein zerbrochenes Gefühl

Frau Stein wurde im Krieg geboren und ist etwa 50 Jahre alt. Sie war verheiratet, hat zwei Kinder, verließ aber ihre Familie sehr unvermittelt zugunsten eines unabhängigen, spirituellen Lebens. Sie lebt heute alleine in einem Mietshaus. Im nachhinein betrachtet, kann sie nicht mehr einschätzen, ob sie durch die Trennung von der Familie psychotisch wurde oder es vielleicht schon vorher gewesen ist. Über mehrere Jahre lebte sie völlig von der Außenwelt zurückgezogen, und sie hörte Stimmen. Ihre Nachbarn waren in ein Wahnsystem eingebunden. Einen sah sie als Psychoanalytiker, von dem sie sich kontrolliert, allerdings auch geschützt fühlte. So lebte sie ohne jede psychiatrische Behandlung, bis sie schließlich kaum noch Nahrung zu sich nahm. Ein über den geschiedenen Mann informierter Arzt konnte sie in diesem Moment ohne großen Aufwand bewegen, in eine Klinik zu gehen.

»Die Depression führt mich am weitesten weg von mir. Die Depression schützt vor der Erinnerung. Die Erinnerung kommt in Schüben. Sie ist mir dann zu nah. Das Empfinden ist noch ärger. Die Gefühle von dieser einen bestimmten Sache, der Abschied von der Familie, begegnen mir jetzt, schmerzliche, sehr zerbrochene Gefühle.« Im Rückblick hatte die Psychose eine Zeitlang die Funktion eines Kompromisses zwischen Erinnerung und Depression.

»Ich habe meine Familie verlassen, mit einem ganz zerbrochenen Gefühl. War ich schon krank? Habe ich die wesentlichen Überlegungen gar nicht zugelassen? Als die Trennung dann endgültig sein sollte, habe ich nicht mehr den Willen, nicht mehr den Lebenswillen gehabt, mich durchzusetzen. Und in dieser meiner Art liegt auch das gebrochene Gefühl. Aber darf ich mich daran erinnern? Gibt es solche Gespräche? Monatelang war ich abgeschlossen und alleine. Wenn ich auf die Straße gegangen bin, war das wie ein Spießrutenlaufen. Ich habe alles auf mich bezogen und gedacht, alle wissen über mich Bescheid.«

Frau Stein fragt sich, ob sie in der Psychose die ganze furchtbare Bedrohung, die sie im Krieg erlebt hat, noch einmal durchleben mußte, um sie dann loszuwerden. »Ich habe mir erklärt, daß ich etwas wiedererlebe, das ich als Kind schon mal in der kleinen Stadt, in der ich aufgewachsen bin, erlebt habe: daß Jungen mich verfolgen, daß ich in bestimmte Geschäfte nicht reingehen darf, daß ich da wieder rausgeworfen werde. Ich bin im Krieg geboren. Es war für mich schrecklich als Kind, weil ich keine Hilfe hatte, keine Hilfe bekam, auch nicht von meiner Mutter. Irgendwie klappte das überhaupt nicht, diese Kommunikation zwischen ihr und mir, und ich mußte immer alles alleine aushalten. Ja, das war meine Erklärung, meine Überlegung, daß das einen Zusammenhang hat und daß ich das Schwere und Furchtbare daran noch mal durchleben muß, um das Ganze endlich loszuwerden.« Frau Stein gibt der Psychoseerfahrung einen tieferen Sinn, indem sie Parallelen zu Kriegszeiten zieht. Sie hofft, in einem kathartischen Prozeß nun beide Schicksalsschläge verarbeiten zu können.

Rückblickend bezeichnet sie ihre psychotischen Erfahrungen als Doppelleben. »Ich hatte lange Zeit den Eindruck, mit mir würde Psychoanalyse gemacht.« Diese wahnhafte Vorstellung einer Betreuung ließ sie zwar einerseits ihre Ängste aushalten, doch wurde sie zugleich andererseits zunehmend einsamer. »Ich bin nur noch rausgegangen, wenn es gar nicht mehr anders ging. Bin über zwei, drei Jahre sehr abgemagert.« Ihre Wahnwelt existierte lange Zeit unabhängig von den wenigen verbliebenen realen Bezügen: »Ich hatte in meiner Wohnung, wenn ich allein war, ein anderes Leben, als wenn jemand da war. Ein richtiges Doppelleben.« Die Psychose erscheint als massive Störung *und* zugleich in Ansätzen als Vehikel ihrer Bewältigung.

Menschen und Mauern

In den Stimmen äußerten sich Erinnerungen an bestimmte Menschen aus der Familie (Ehemann, Söhne, die Mutter) und täuschten eine gewisse Gemeinschaft vor. »Wenn ich allein war, hörte ich die Stimmen, und zwar immer von Menschen, die ich kenne. Wenn ich Besuch hatte, gab es nur ein

Geräusch, das mir anzeigte, daß er (der nachbarliche ›Psychoanalytiker‹) mich hörte. Ich denke, daß es klar ist, daß man in so einer Wandlungszeit noch mal mit seiner Vergangenheit konfrontiert wird. Zum Teil habe ich in die Stimmen reingelegt, was mir wichtig war, wobei mir das erst hinterher bewußt wurde.« Die Stimmen trennten sie von ihrer realen Familie und halfen zugleich, eine Verbindung zu halten. Die Stimmen bildeten selbst eine Art familiäre Gemeinschaft, in die sie eingebunden war und die sie zugleich in Grenzen autark machte. Die Familie der Stimmen artikulierte die Stimmen der Familie.

Frau Stein interpretiert heute die Stimmen als eine notwendige Konfrontation mit früheren Erlebnissen. »Ich habe daran geglaubt, daß ich ganz allein sein und mich mit diesen vergangenen Erlebnissen konfrontieren muß, um das aufzuarbeiten. Eine Wiederholung, Prüfung oder eine Art Psychoanalyse. Und dann habe ich Zustände gehabt, da mußte ich auch alleine sein.« Der Psychose wird die Funktion einer Art Aufarbeitung zugesprochen.

Die Stimmen brachten Frau Stein schließlich dazu, immer weniger zu essen. »Ich habe immer weniger gegessen, wog immer weniger. Ich wollte nur noch ganz bestimmte Kost, bis ich immer schwächer wurde und kaum noch gehen konnte. Ich wurde immer weniger.« Die Psychose wirkte zugleich auf Seele und Körper.

Hilfe kam schließlich von außen. Sie anzunehmen fiel im ersten Moment gar nicht schwer. Ihr Ehemann hatte irgendwann einen Arzt gerufen. »Der war sehr vorsichtig, hat mich nicht bedrängt. Daß überhaupt mal ein ernsthafter Mensch gekommen ist und ein klares Wort gesagt hat, das hat eigentlich schon genügt. Ich war nicht verzweifelt. Es war wie ein Übergang noch. Die Verzweiflung kam erst im Krankenhaus.« Frau Stein befand sich in einer labilen Balance, in einem »Gesamtzustand von Erschöpfung und Nicht-mehr-Wollen«. Ein winziger Impuls konnte eine wesentliche Veränderung bewirken. Wenig Kraft im richtigen Moment genügte. Die Bereitschaft des Arztes zuzuhören, seine ruhige und beruhigende Art ermöglichten ihm, eine mehrjährige Isolation zu durchdringen.

»Erst hatte ich Angst, in eine Anstalt zu kommen, doch dann hat mir Mut gemacht, daß der Arzt meinte, ich werde wieder nach draußen gehen können. Auf das Kranksein habe ich mich dann einfach eingelassen, ohne lange zu gucken; aber ich wollte es eigentlich nicht.« Eine rückwirkende Erkenntnis war ihr erst später möglich. »Wenn ich die Einsicht zugelassen hätte, daß ich die ganze Zeit krank war, die ganze Zeit vor mich hingelebt, mich total zurückgezogen und mir mein Leben zerstört hatte, dann wäre ich sehr verzweifelt gewesen. Das hab ich erst später im Krankenhaus ganz allmählich erkennen müssen. Das ist eine sehr harte, bittere Erkenntnis, daß ich ganz alleine bin; da ist nichts und niemand.« Frau Stein brauchte einige Zeit, um sich der eigenen Situation bewußt zu werden. Nur allmählich ist die Erkenntnis der eigenen Einsamkeit zu verkraften.

Durch die Psychose erlebte Frau Stein eine Art Zeitverschiebung. Sogar ihr Alter nimmt sie erst im Rückblick aus der Psychiatrie heraus plötzlich wieder realistisch wahr. »Die Wahrheit zuzulassen war furchtbar. Das ging erst, als ich hier in der Klinik war. Immerhin sind hier Menschen und schützende Wände. Ich mußte erkennen, daß ich fünfzig Jahre alt bin und daß meine Wohnung aber eingerichtet ist, als würde ich noch studieren. Ich wollte dann auch von der Szenebekleidung weg und ein bißchen anders aussehen, ein bißchen mehr zur Frau hin. All das ist noch heute etwas, das mich fast zerreißt.« Die Psychose bedeutet eine veränderte Zeitwahrnehmung. Die Wahrheit erfordert vorübergehend schützende Menschen und Mauern.

Interpretierende Zusammenfassung

Frau Stein hat mit »ganz zerbrochenem Gefühl« ihre Familie verlassen, um unabhängig zu leben. Im nachhinein überlegt sie, ob die Psychose schon damals wirkte oder ob sie sie erst später vor der Erinnerung schützte. In ihrer Abgeschiedenheit entwickelte sie ein Wahnsystem. Die Stimmen, die sie nur hörte, wenn sie allein war, waren überwiegend die von Verwandten und Bekannten. Sie umgab sich mit einer künstlichen Familie. Ihre abgeschiedene psychotische Situation erlebte sie als Prüfung, glaubte an eine Wiederholung zum Beispiel der Ängste aus ihrer Kriegskindheit. Sie glaubte, diese früheren Erfahrungen noch einmal durchleben zu müssen, um sie loszuwerden. Schließlich wurde ihr Leben immer asketischer, bis sie vor Schwäche kaum noch gehen konnte. Der Moment des Zusammenbruchs fiel mit der Erkenntnis zusammen, daß auf die jahrelange Prüfung wohl doch keine Erhörung oder Erlösung mehr folgen würde. Erst im Krankenhaus wuchs die »bittere Erkenntnis«, die ganze Zeit krank gewesen zu sein. Die Zerstörung ihres bisherigen Lebens anzusehen, diese Wahrheit zuzulassen, erforderte Menschen und schützende Mauern um sie herum. Die Angst davor, die Verluste zu realisieren, könnte die Psychose aufrecht erhalten haben. Ein Teufelskreis, der im subjektiven Erleben die Zeit stillstehen ließ.

Frau Stein erlebt die Psychose zunächst als spirituelle Prüfung mit der wahnhaften Vorstellung, eine Psychoanalyse zu durchlaufen. Sie glaubt, allein auf sich gestellt, frühere Ängste und Konflikte neu durcharbeiten zu können und zu müssen. Das Vergebliche dieses Mühens läßt sie (körperlich) zusammenbrechen und macht sie bereit für eine relativ undramatische

Einweisung in die Psychiatrie. Die Klinik fördert das Entstehen eines Krankheitsbewußtseins im doppelten Sinne. Frau Stein lernt hier, welche ihre »Krankheit« im medizinischen Sinn ist. Und sie kann sich jetzt die Erkenntnis leisten, daß, mitbedingt durch die Krankheit, ein Teil ihres Lebens radikal verändert wurde. Menschen und Mauern schützen sie vor der eigenen Verzweiflung. Was so lapidar »Krankheitsbewußtsein« genannt und als Voraussetzung von Therapie gefordert wird, bedeutet für Frau Stein einen mühsamen und langfristigen Prozeß voller Enttäuschungen. An dieser Stelle wird eine gewisse Spaltung sichtbar: Die Trennung von der Familie erscheint nur noch krankhaft und überhaupt nicht mehr dynamisch bedingt. So muß offen bleiben, wie der Prozeß hätte enden können, wenn Frau Stein in ihrer wahnhaften Psychotherapie einen realen Therapeuten zur Seite gehabt hätte.

Frau Tang: Abgrund und Ekstase – Die Sucht nach Absolutem

Frau Tang kenne ich vor allem durch telefonischen Kontakt und vermittelt über einen Beitrag für das Buch *Stimmenreich* (Bock u. a. 1992). Persönlich teilgenommen hat sie am Psychoseseminar allerdings nie, weil sie zuviel Angst hatte. Von Zeit zu Zeit ruft sie an und erzählt von einem Liebeswahn und ihrer Angst, anderen zu schaden. Oder sie spricht von ihren bösen Seiten. Dann stellen wir gemeinsam fest, daß das Böse zum Menschen gehört und seine Freiheit ausmacht.

»Wer den Engel will, macht das Tier«

Frau Tang ist ca. 40 Jahre alt. Sie heiratete früh, wurde aber wieder geschieden und hörte in der Zeit der Scheidung erstmalig Stimmen. Als Schülerin war sie sehr leistungsorientiert und lebte – wie sie heute sagt – in einem engen Korsett von Regeln. »Ich war eine ziemlich gute Schülerin, und dadurch wurde mir vieles in der Schule nachgesehen.« Die Tendenz, etwas Besonderes zu sein, sei auch in der Familie vermittelt worden.

Sie studierte Medizin, wollte Psychiaterin werden, konnte ihren Beruf aufgrund der Psychoseerfahrung aber nicht ausüben. Drei Jahre lang war sie produktiv psychotisch, ohne sich in Behandlung zu begeben. Sie lebte bei ihren Eltern und suchte einen Ausdruck ihrer selbst in kreativen Tätigkeiten. Später kam es zwischenzeitlich zu einer Einweisung und zu einer psychiatrischen Behandlung. Inzwischen wohnt sie in eigener Wohnung und lebt von einer Erwerbsunfähigkeitsrente. Sie schreibt und malt gerne, ist relativ gut sozial integriert, hat Freunde, die sie in Not zumindest telefonisch gut erreichen kann. Im Vergleich zu jetzt sei sie früher sehr einsam gewesen. Psychotische Zustände kennt sie nun seit etwa zwanzig Jahren.

Mit 16 Jahren hatte Frau Tang ihren Mann kennengelernt, der sie »praktisch überrollt« habe. Sie fühlte sich »in keiner Weise in Ordnung«, spricht von ihren Komplexen und diffusen Ängsten. Nach dem Medizinexamen sei sie »von ihm weggekrochen mit letzter Kraft, und während ich im Scheidungssaal saß, fing ich an, Stimmen zu hören«. Ihr Mann sei ihr fremd geblieben.

Ihre Psychose versteht Frau Tang inzwischen als eine Art »Versteckspiel vor sich selbst«, sieht sich im Zwiespalt zwischen Gut und Böse. Jetzt hat sie aber Abstand zu ihrem psychotischen Erleben, kann darüber philosophieren. »Ich habe zu Anfang gedacht, ich wäre jemand, der die Welt erlösen könnte, habe solche Vorstellungen gehabt und war davon auch wirklich besessen. Und das schlug regelmäßig um in eine Phase, in der ich mich als ganz böse erlebte und als ganz furchtbar.« Sie findet sich wieder in einem Zitat von Pascal: »Der Mensch ist weder Engel noch Tier. Wer den Engel will, macht das Tier.«

»Ich glaube, daß ich diese Ambivalenz zwischen Gut und Böse gar nicht richtig verinnerlicht hatte und daß mich immer dieses Bedürfnis trieb, ganz besonders gut sein zu müssen. Dafür habe ich mich gezwiebelt und unter Druck gesetzt, so daß das immer in so etwas fast Tierisches umschlug. Während ich mir jetzt sage, daß ich sowohl gut als auch böse bin und daß in mir ganz viel Böses steckt. Ich muß diese Ambivalenz irgendwie aushalten und täglich damit leben. Seit dieser Einsicht fühle ich mich einigermaßen gesund, und ich glaube, daß das die Ambivalenz ist, in der jeder Mensch steckt.« Frau Tang definiert in diesem Zusammenhang ihr Paranoidsein als eine Art Projektion: »Das ist ja was ganz Komisches: Man fühlt sich als Opfer und ist eigentlich Täter. Man hat das Gefühl, alle anderen um einen herum wären Frevler und seien böse, und in Wirklichkeit ist man selbst derjenige, der die Normen sprengt und der über das Ziel hinausschießt und andere vor den Kopf stößt und all diese Dinge tut. Das wird einem aber gar nicht gewahr. Also ist es eigentlich ein Versteckspiel vor sich selbst.«

Gut und Böse zu integrieren, das fällt Frau Tang schwer und ist für sie zugleich Voraussetzung für Heilung. Ihre »Paranoia« versteht sie als Projektion böser Anteile. Die Psychose erscheint als Zuspitzung einer Ambivalenz, die eigentlich jeder Mensch auszuhalten hat.

Psychose als Sucht

Frau Tang fühlt sich in der Psychose zwischen »Abgrund und Ekstase«. Ihren Liebeswahn bezeichnet sie als »tolle Psychose«. Den Begriff »Psychose« verwendet sie erst rückblickend. Das »Gefühl, geliebt zu werden«, bedeutete für sie einen Zustand voll »Wonne« und »Ekstase«, in den sie sich »flüchtete wie eine Süchtige«. Die Frage, ob sie die Zustände auch bewußt herstellen konnte, verneint sie. Sie beschreibt eher einen Automatismus in die andere Richtung: »Dann irgendwann kamen Zweifel auf, und die Einsicht schlug um. Ich sagte mir: ›Ich bin ganz böse‹.« Diesen Gegenzustand nennt sie »Abgrund«. An »Einsicht in die Krankhaftigkeit meines Zustandes« habe es in beiden Fällen bisher gemangelt. Auch im nachhinein kann sie mit dem Begriff »Krankheit« nicht viel anfangen, sondern sucht auf eine hochreflektierte Art eher nach einem philosophischen Begründungszusammenhang.

Psychiatrische Hilfe wollte sie in den »Glückszuständen« nie, in den »anderen Zuständen« manchmal schon. »Dann hat man mich mit Haldol vollgedonnert.« Im Liebeswahn suchte sie einen Psychiater auf, allerdings als Kollegin und Frau, nicht als Patientin. Ihr Liebeswahn erwuchs aus einer Einsamkeit. »Das Alleinsein habe ich erst mühsam lernen müssen.«

Sie bezieht sich auf einen Aufsatz von G. Bateson und ist überzeugt, daß »die Psychotiker sehr viel Verwandtschaft mit dem Alkoholiker haben, mit dem Süchtigen. Und ich denke, daß wir auch in diesen Zuständen das Absolute suchen, diese Radikalität, dieses Aussteigen aus dem Normalen. So wie ein Alkoholiker eigentlich auch erst an dieses Ende kommen muß, indem er dann einsieht: ›Ich bin am Ende‹, so denke ich, mußte auch ich einsehen, daß ich nicht anders bin als andere Menschen, weder besser noch böser, sondern einfach ein sündiger Mensch, ein gefallener Mensch wie alle anderen auch.« Auf diese Weise sei die extreme Haltung, nur sich als gut und die anderen als schlecht anzusehen (oder umgekehrt), sowie die damit verbundene Einsamkeit und Beziehungslosigkeit etwas aufzuheben gewesen. Sie kommt auf den »immer schon bestehenden Wunsch, etwas Besonderes zu sein« zu sprechen und auf ihre Orientierungslosigkeit. »Ich wußte wenig über andere Menschen, wußte wenig davon, was in ihnen vorgeht, und fand mich auch überhaupt nicht zurecht. Die Welt erschien mir als Chaos.« Die Suche und die Sucht nach dem Extremen erscheint als Versuch, Ordnung zu schaffen und Orientierung zu ermöglichen.

Die guten Vorsätze nach den kritischen Zuständen »haben immer viel Energie verbraucht«. Aus der Enge herausgeführt habe sie eher die Einsicht, »ein schlechter Mensch zu sein«, die Einsicht, »daß es sich viel besser lebt, wenn man um seine menschlichen Schwächen weiß«. Die Vernunft, die man zwischen den psychotischen Zuständen anwendet, sei »nur eine instrumentelle Vernunft, die dazu dient, das, was an Natürlichem in einem steckt, zu unterjochen«. Herr über die Psychose zu werden sei so unmöglich, wie mit dem Alkohol zu ringen. Frau Tang zielt damit auf eine der Grundregeln der Anonymen Alkoholiker. Es komme letztlich darauf an,

»sein eigenes Menschsein zu akzeptieren«. Akzeptanz von Schwäche sei Voraussetzung für (Selbst-)Hilfe – bei Psychosen wie bei Sucht.

»Diese Erkenntnisse, die ich jetzt habe, daß wir eben Menschen sind, die in der Spannung zwischen Gut und Böse stehen und von diesen Extremen keinen Gebrauch machen sollten, die hätte man mir auch als Kind vermitteln können.« Intelligenz sei eben doch »keine Garantie, ein halbwegs normales Leben zu führen«. Im nachhinein sehe es so aus, »als hätte ich Mißbrauch damit getrieben«. Ihre Intelligenz sei arrogant und »mit Dummheit und Torheit verbunden« gewesen. Zur Korrektur fehlte ihr ein reflektierender Rahmen.

Eine unfreiwillige Ideologie

Frau Tang legt auf diese Weise nahe, in Wahn nur eine Steigerung ihrer Intelligenz zu sehen. Es entwickelt sich ein Disput über vergleichbare Zustände der Realitätsausblendung. Neben der Parallelen zwischen Psychose und Sucht sieht Frau Tang noch eine Parallele zwischen Psychose und Ideologie. »Im Wahn ist man ja auch sehr überzeugt, daß die eigene Realität die allein verbindliche ist.« Der ständige Kreislauf zwischen Glücks- und Schuldgefühlen sei unausweichlich gewesen. »Wenn ich diesen Glückswahn hatte, dann machte es mir höllische Angst zu erfahren, daß das nicht die Realität sein könnte.«

Der Frage nach ihrer aktuellen sozialen Situation, ihrem Zusammenleben mit anderen weicht Frau Tang aus, indem sie erneut auf ihre »wilden Halluzinationen im Gefühlsbereich, im optischen und akustischen Bereich« zu sprechen kommt, die auch heute noch manchmal vorkommen. Man könne auch »nicht erwarten, daß sie von heute auf morgen weggehen«, meint sie. Es scheint mir, daß sie das Weggehen nicht einmal wünscht. »Ich glaube, daß man gar nicht umhin kann, als all das, was man da erlebt hat in diesen Zuständen, zu übernehmen.« Ihre Halluzinationen erscheinen als Kompromiß zwischen Einsamkeit und sozialem Angewiesensein.

Viele Jahre lang nahm Frau Tang keine Medikamente. Seit zwei Jahren akzeptiert sie eine Depotspritze, die sie auch noch weitere zwei Jahre lang einnehmen will. Emotionale Stabilisierung findet sie eher bei Menschen, die selbst Psychosen kennen, weil die nicht so sehr mit Angst reagieren, wenn sie von psychotischen Erlebnissen spricht. Sie beschreibt sehr liebevoll die Bedeutung einer Brieffreundschaft mit einer ihr wesensverwandten Frau.

Mit dem Wahn sei es wie mit dem Bösen. Es begegne einem in immer neuen Varianten. »Es wird immer verrückter, und je mehr man versucht, es mundtot zu machen, um so verrückter wird es. Man hat eigentlich nur die Möglichkeit, es ganz gelassen zur Kenntnis zu nehmen und zu sagen: ›Dich kenne ich doch schon‹.« Frau Tang propagiert einen offensiven Dialog mit dem Wahnsinn (Bock u. a. 1992a).

Ich will wissen, warum sie so viel Mühe habe, sich zu orientieren, und in die Nähe der Psychose gerät. Sie sei, meint sie, früher überangepaßt gewesen. Durch die Psychose »sei das enge Korsett gesprengt worden«. Die Orientierungslosigkeit war die Folge. Zwischen beiden Polen suche sie mühsam nach Orientierung. Die Psychose erscheint ihr im Rückblick als Korrektiv der Überanpassung.

Frau Tang hat drei Jahre mit deutlichen Halluzinationen, maniformen Zuständen und Erlösungswahn ohne psychiatrische Betreuung bei den Eltern verbracht. Sie macht ihre ungeheure Energie dafür verantwortlich, daß sie damals nicht ins psychiatrische Krankenhaus kam. »Das war für mich eine ganz tolle Zeit. Ich war zwar fürchterlich paranoid und habe darunter auch schrecklich gelitten, aber ich habe gemalt rund um die Uhr: riesige Wandgemälde und alles mögliche. Ich war ungeheuer kreativ. Wenn ich nicht gemalt habe, habe ich geschrieben. Ich dachte, ich müßte die Welt retten und hatte deshalb pausenlos zu tun. Ich habe kaum geschlafen, denn das konnte ich mir gar nicht leisten, ich mußte ja arbeiten.« Sie lacht.

»Ich habe das als sehr befreiend erlebt. Überhaupt, das ist etwas, was erst jetzt allmählich wiederkommt nach all der Zeit der Orientierungslosigkeit, daß es nämlich auch jetzt für mich noch etwas zu tun gibt und daß ich allmählich wieder weiß, wofür ich arbeiten kann. Und das war damals ganz klar. Dieses Gefühl, etwas ganz Wichtiges zu tun, das hatte ich. Das war ein tolles Gefühl, in Farben sich auszudrücken und auch in Sprache, das hat mir unheimlich gut getan.« Die Versuchung, »im Wahn zu bleiben und sich den schmerzhaften Prozessen mit der Umwelt nicht mehr zu stellen«, sei ziemlich groß gewesen. Sie habe sich aber letztlich dem Wahn nicht überlassen, weil »mir der Preis zu hoch war«.

Inzwischen könne sie sich »mit der Menschheit eher solidarisch fühlen«, weil sie selbst ihre Arroganz in Zweifel ziehe und so etwas wie ein Mittelmaß habe finden können. Die Solidarität mit anderen wirkt heute als Gegenkraft zur »arroganten Einsamkeit der Psychose«.

Interpretierende Zusammenfassung

In der Psychose erlebt Frau Tang das Gute und das Böse in sich absolut. Das findet unter anderem Ausdruck in Liebeswahn-Vorstellungen und in der Angst, anderen zu schaden. Ihre Psychose versteht sie im biographischen Sinne als eine notwendige Korrektur von früher Überanpassung (Köttgen 1988). Auf dem Umweg über die Psychose sei sie nun mühsam zu eigener Orientierung gekommen. Die eigene Intelligenz sei ausgeprägter gewesen als die sozialen Kontakte, da sei eine Korrektur unumgänglich gewesen. Das psychotische Erleben sei keineswegs nur negativ gewesen und habe zeitweilig den leeren Raum der Isolation gefüllt. Frau Tang vergleicht ihr Schwanken zwischen den extremen Wünschen, gut oder schlecht zu sein, mit dem Selbstbild einer Süchtigen. Akzeptanz des Mittelmäßigen und Menschlichen sei für sie ein Weg zur Eindämmung der Psychose geworden. Der Kampf darum sei aber nie zu Ende.

Frau Tang hat eine »Krankheitseinsicht« gefunden, die eher philosophischer als medizinischer Natur ist. Ihre intellektuellen Fähigkeiten, von denen sie glaubt, daß sie ihr früher als einseitige Eigenschaft geschadet haben, kommen ihr bei der Kompensation zugute. Der Schutz der Primärfamilie und ihre kreativen Fähigkeiten ermöglichten ihr über drei Jahre lang den »sozialen Kompromiß der Psychose«. Der Doppelcharakter der Psychose in ihrem Leben wird sehr deutlich. Das Zerstörerische und das Befreiende stehen unvermittelt nebeneinander. Ihre Orientierungslosigkeit war durch das enge Korsett ihrer Kindheit nur mühsam kaschiert, so wie ihre soziale Einsamkeit hinter ihrem intellektuellen Leistungsvermögen und der damit möglichen Arroganz nur schlecht versteckt war. Für Frau Tang ist die Psychose die Zuspitzung eines Zustands, den jeder Mensch auszuhalten hat, des Zustands der Ambivalenz zwischen Gut und Böse, zwischen Wünschen und Möglichkeiten, zwischen inneren Erkenntnissen und äußeren Ansprüchen.

Herr Unger: »Nicht zwei Herren dienen« - Die Machtprobe

Das Gespräch mit Herrn Unger wird über seinen behandelnden Arzt vermittelt. Eine Tonbandaufnahme des Gesprächs erlaubt er sofort, kommt aber zweimal darauf zu sprechen. Daß ich seine Worte festhalte, läßt ihn einige Male genauer abwägen, was er sagt. Die Visionen im Detail zu schildern, das sei ihm verboten. Es scheint, als sei das für ihn eine Art Verrat.

Mormonische Visionen

Herr Unger hat lange mit »Visionen« im Alltag gelebt, ist jetzt zum ersten Mal in psychiatrischer Behandlung. Er freut sich, nun auf eine offene Station verlegt zu werden. Zeitweilig redet er fast beschwörend auf mich ein. Als er merkt, daß ich sein religiöses Anliegen ernst nehme, wird er zunehmend gelassener. Er bezeichnet sich als Mormone. Im Gespräch stellt sich heraus, daß er schon vor vielen Jahren in diese Religionsgemeinschaft ein-, kurz darauf aber wieder austrat. Der Kontakt zum *Buch Mormon* kam 1963 über einen Kollegen bei der Seefahrt zustande, der ihm das Buch schenkte. Getauft wurde er 1980, also erst 17 Jahre später.

Da den Mormonen Sonntagsarbeit verboten ist, gab Herr Unger die Seefahrt auf und nahm eine, wie er betont, gute Arbeit bei einem Großschlachter an. »Im Grunde genommen ist mir das enorm schwer gefallen, weil ich, ohne mich loben zu wollen, eine sehr gut angesehene Person war.« Die Religion gibt Halt und verlangt Opfer, die auch destabilisierend wirken. Seine »Visionen« waren im religiösen Rahmen integrierbar. Psychosen entwickelten sich erst, als Herr Unger mit seinem Glauben in Konflikt kam, so daß er jetzt plant, wieder in die Glaubensgemeinschaft einzutreten, weil er sich davon Halt verspricht.

»Ich selber kann nur sagen, daß ich mit meinen Visionen gut gelebt habe, bis eben diese . . . diese Psychosen eingetreten sind. Ich hatte keinerlei Benachteiligung im Arbeitsleben, keinerlei Benachteiligung im Umgang mit Menschen, im Gegenteil. Ich bin damals Mormone geworden und bin aber wieder ausgetreten.« Er vergleicht seine Visionen mit denen des Religionsgründers. »Diese Kirche, die hat er gegründet aufgrund von Visionen, an die auch ich glaube.« Seine eigenen Visionen bedeuten für Herrn Unger weder Beeinträchtigung noch Auffälligkeit, weil sie in den Kontext seiner Religion eingebunden sind.

Die erste »Eingebung« hatte er schon vor 30 Jahren. »Das war aber nur ein Bruchteil von einer Millionstel Sekunde, das heißt, es war ohne Zeit hinweg.« Die Religion habe ihn inwendig geprägt: »Weil ich dann das *Buch Mormon* las, habe ich mit meinem inneren Körper, meiner Psyche auch eine Überwindung vorgenommen. ›Wer überwindet, dem wird gegeben‹, das sind die biblischen Worte.« Ausführlich über die Visionen zu sprechen, empfindet Herr Unger als Verrat: »Diese Visionen sind heilig für mich, die sind so heilig. Sie würden mich dann verdammen, wenn ich von den Visionen wichtige Dinge sage, weil in diesen Visionen ist direkt zu mir gesprochen worden. Man kann das nicht ›Stimmen‹ nennen, ich höre keine Stimmen, sondern das sind Visionen, die real sind.« Die Visonen werden von Herrn Unger als heilig geachtet. Sie erlauben ihm eine symbolische Form der Vermittlung.

Zwei Wahrheiten

Herr Unger erklärt die Wandlung der Visionen in Psychosen mit einer Vernachlässigung des Glaubens: »Ich selber habe einen Fehler gemacht, indem ich religiöse Bücher vernachlässigt und mich mit Einstein und mit Stephen Hawking beschäftigt habe. Aber das hat mich fasziniert, das ist auch eine Wahrheit. Es gibt sozusagen zwei Wahrheiten: Eine, die ist von Gott inspiriert, und eine, die ist von Menschen inspiriert. Die von Menschen inspirierte, das ist immer die metaphysische. Viele Religionen bestehen durch metaphysische Lehren. Die Metaphysik zu überwinden ist unmöglich, das kann nur durch ein Wunder geschehen, durch Gott, der alles in allem schafft. Und Gott, die Vorstellung Gott, die kann kein Mensch besitzen, die kann er nur empfangen.« Herr Unger empfindet einen tiefen, für ihn unlösbaren Loyalitätskonflikt zwischen Gott und den Menschen, zwischen seinem Glauben und der Wissenschaft, zwischen religiösen und weltlichen Büchern bzw. Wahrheiten.

Herr Unger beschäftigt sich viel mit dem Tod, doch Suizidgedanken verbietet sein Glaube. »Die Endzeit spielte bei mir, in meinen Visionen eine enorme Rolle, Endzeit, eschatologische Weltvorstellung und solche Begriffe. Niemals hatte ich den Wunsch nach einem Suizid, weil es mir zu gut ging im Leben. Im Gegenteil, ich bin ein Mensch, der das Leben sucht und nach Dingen strebt, die unsterblich sind, die Unsterblichkeitserlebnisse.« Er meint damit u. a. die Visionen und beruft sich darauf, daß auch ein Psychiater ihm damals bescheinigt habe, es sei alles in Ordnung.

Allmählich kam es zu einem Übergang zur Psychose. »Im Urlaub unternahm ich noch mal den Versuch, das *Buch Mormon* zu lesen. Das habe ich dann aber gelassen, weil ich einen Astronomieatlas fand. Den habe ich mir gekauft. Dieser Atlas war für mich eine große Erleuchtung. Und das muß mich schließlich aus der Bahn geworfen haben. Es ist nichts verworfen von Gott, was menschlich ist. Es dreht sich ja alles ums Gute. Die Technik, alles ist richtig. Aber der Mensch, der einmal Visionen hat, kann nicht, und das weiß ich aus dem jetzigen Erlebnis, zwei Herren dienen.« Vision und Psychose spiegeln für Herrn Unger die biblischen Kräfte, sind Werke des Erzengels bzw. des Teufels. »Es gibt zwei Herren. Die Bibel ist aufgebaut mit Luzifer und Michael. Und Luzifer ist eine gewaltige Person, eine Person, die im Buch bei den Mormonen ganz deutlich beschrieben wird, wie ein Mensch, der das Reich an sich reißen will. Luzifer ist mir erschienen. Und daher ist bei mir die Psychose ausgelöst worden.« Zwischen Erzengel und Luzifer gibt es keinen Kompromiß, es sei denn die Psychose.

Minutiös beschreibt Herr Unger die Konkurrenz der beiden Bücher. »Ich habe das *Buch Mormon* auf meinem Schreibtisch immer weiter zur Seite geschoben, weil mich das Buch von Stephen Hawking plötzlich so interessierte. Das geht bis zum Big Bang, bis zum Urknall. Da gibt es keinen Gott. Vor dem Urknall war eben ein anderer Urknall. Es geht immer um die Frage: Was war davor? Diese Frage ist in der Religion gelöst. Zu Hause habe ich das Buch genommen und mit einem Rotstift unterstrichen, und das *Buch Mormon* kam immer mehr zur Seite. Ich habe kaum noch gegessen. Aber das Schlimme war, daß ich zum Urlaubsende hin nicht mehr geschlafen habe.« Für Herrn Unger fällt die Entwicklung der Menschheit mit der eigenen Entwicklung zusammen. Das Nachdenken über den Urknall bedeutet zugleich eine existentielle Verunsicherung der eigenen Selbstgewißheit.

Herr Unger schildert seine letzten Versuche, sich zu retten: »Ich habe noch zwei Tage lang gearbeitet, dann kam das Wochenende. Ich wollte unbedingt die Mormonen sprechen. Leider ist kein Kontakt zustande gekommen, was ich sehr bedauerte. Keiner hat begriffen, was los war mit mir.« Das ganze Wochenende über hatte er nicht geschlafen. Letztlich passierte nichts Schlimmes, »weil es sozusagen doch noch eine Art Gutartigkeit war«. Aber Luzifer hatte Macht über ihn, »so daß ich dann in geistige, psychologische Welten gekommen bin, die unnatürlich, die falsch sind«.

Der Einweisungsgrund ist letztlich banal: »Ich bin dann von der Polizei abgeholt worden, weil ich meine Musikanlage zu laut gemacht hatte. Ich habe eine 1000-Watt-Musikanlage und viele Lautsprecher. Und dadurch sind die Nachbarn natürlich alarmiert worden.« Das Krankenhaus sei eine Hilfe gewesen, weil er wieder Menschen um sich hatte, wieder essen konnte bzw. mußte. Dem Krankenhaus schreibt er eine sehr persönliche Wirkung zu. »Ich stecke in einer Person, und diese Person ist durch meinen Aufenthalt hier tatsächlich langsam besiegt worden. In dieser Hinsicht ist das Krankenhaus sehr gut gewesen.« Das Krankenhaus bewirkt vor allem die Wiederherstellung dieses alltäglichen Lebensrhytmus'.

Was hat, will ich wissen, Herrn Unger die Kraft gegeben, mit diesen mächtigen Einflüssen zurechtzukommen. »Die Visionen selbst, das waren Kraftbringer.« Er versucht, die Visionen genauer zu charakterisieren: »Die Visionen selber sind seit Menschengedenken in sich widersprüchlich, um Gott ganz zu erreichen. Gott stellt sich dem Menschen persönlich vor, aber nicht so, wie wir es wünschen, ganz anders. Die erste Vision, die ich hatte, die war so was von Herrlichkeit, das kann man sich nicht vorstellen, daß es mir wie Musik aus dem Himmel heraus vorkam.« Die visionären Erlebnisse bzw. psychotischen Erfahrungen kosten *und* bringen Kraft. Sie tragen sich gewissermaßen selbst.

Interpretierende Zusammenfassung

Herr Unger unterscheidet genau zwischen seinen Visionen, die er als Zugang zu Gott bezeichnet, und seiner Psychose, in der er in Luzifers Hände geriet. Visionen sind religiöse Eingebungen, deren Inhalt heilig ist. Psychosen erwachsen aus einem inneren Zweifel an Gott und sind das Werk Luzifers. Herr Unger spricht von zwei Wahrheiten, einer von Gott inspirierten und einer menschlichen Wahrheit. Religion und Metaphysik lagen in seiner Person im Streit. Solange er als Mormone nur Gott diente, war seine Welt einsam und relativ starr, aber stabil. Als ihn die physische Welt in Gestalt einschlägiger Bücher über die Urgeschichte der Erde anzog, war das eine Versuchung und die Psychose die Antwort. Es sei eben nicht möglich, zwei Herren zu dienen. Begriffe wie Ordnung und Charakter haben für ihn eine große Bedeutung. Psychose setzt er gleich mit der Aufgabe von Verantwortung.

Zur akuten Krise trug bei, daß Herr Unger an einem Wochenende nicht schlafen und essen konnte und sozial isoliert blieb. Er wirkt auch sonst eher einsam. Seine Religionsgemeinschaft hat deshalb für ihn eine große Bedeutung. Herr Unger sieht sich als Perfektionist. Im Gespräch bemüht er sich sehr, sich mir verständlich zu machen. Ihm ist offensichtlich selber wichtig, die zurückliegende Krise einordnen und innerlich ablegen zu können. Er überlegt zwar, wieder Mormone zu werden. Es wird aber deutlich, daß die »menschliche« Welt und damit auch die Psychose durchaus ihre Anziehungskraft behalten.

Erst scheint es so, als habe Herr Unger in seiner Religion genug Halt gefunden, um seine Visionen als solche ertragen und integrieren zu können. Die Religion bietet ihm Sprache und soziale Gemeinschaft, um sich mit seinen besonderen Erlebnissen anderen mitteilen zu können. Er stellt die theoretische und lebenspraktische Beschränktheit dieser Welt in Frage und gerät dabei in Unsicherheit. Es geht in seinem Konflikt nicht nur um theoretische Erklärungsmodelle für die Entstehung der Welt. Ihn lockt die reale, materialistische Welt, die menschliche Wahrheit. Seine Zerrissenheit erinnert an Faust. Seine eigenen in der Religion bestätigten inneren Maßstäbe für Quantität und Qualität der sozialen Beziehungen stehen in Frage, also das, was Corin (1994) »positive withdrawal«, angemessenen sozialen Rückzug nennt. Außerhalb des geschützten sprachlichen und sozialen Rahmens seines Glaubens und ohne einen alternativen Rahmen kann er seine Erlebniswelt nicht mehr genügend ordnen. Im letzten Moment einer sich entwickelnden Psychose fehlen Herrn Unger dann die Bindungen und alltäglichen Rituale, die ihn halten könnten.

Noch eine andere Interpretation ist denkbar: Vielleicht war die Aufgabe seines ersten Berufs als Schiffskoch ein zu großes Opfer an die Religion. Vielleicht haben seine Zweifel an der Religion also einen lebenspraktischen Hintergrund. Jedenfalls fällt es schwer, sich Herrn Unger mit seinen religiösen Visionen, seiner Empfindsamkeit und seiner Liebe zur Musik in Lärm und Hektik einer Großschlachterei vorzustellen. Die Psychose hätte dann die Funktion, eine neue »Entscheidung« zu ermöglichen zwischen zwei vorstellbaren Lebenskonzepten. Dabei erscheint wahrscheinlich, daß sich Herr Unger auf die Religion rückbesinnt, sich also für das einfache Weltbild und für geordnete soziale Beziehungen entscheidet. Der Gesprächsverlauf legt nahe, daß er sich bereits entschieden hat: Die Psychose erscheint als Werk Luzifers. Sie ist damit sprachlich bereits gebändigt. Seine Religion läßt Raum für den Gegenspieler Gottes und für die Versuchung des Menschen.

Frau Vogel: »Eingebung des Schutzengels«

Der Kontakt zu Frau Vogel kommt über die Informationsgruppe einer Tagesklinik zustande. Ohne Umschweife beginnt sie zu erzählen.

Flutendes Unterbewußtsein

Frau Vogel ist ca. 35 Jahre alt und lebt seit vielen Jahren mit ihrer psychotischen Symptomatik, weitgehend ohne psychiatrische Hilfe. Sie hat sich gegen eine Therapie entschieden. Ihre Mutter war und ist esoterisch orientiert. Sie selbst stand zuerst Bhagwan nahe, jetzt ist sie Anhängerin des Taoismus. Seit acht Jahren hat sie akustische Halluzinationen. Erst waren es vor allem Geräusche, die sie aus allen möglichen Gegenständen heraus wahrnahm. Seit einigen Jahren haben sie sich zu Stimmen verdichtet. Psychotherapieversuche haben an der Symptomatik wenig geändert.

Frau Vogel mußte ein Kunststudium im Ausland trotz einiger Erfolge aus finanziellen Gründen abbrechen. Die Rückkehr nach Hamburg bedeutete für sie eine große Enttäuschung, denn sie mußte dann als Handelsvertreterin tätig sein – eine Arbeit, die ihr eher unangenehm war. Sie arbeitete schließlich noch als Redaktionsassistentin in dem Verlag ihres Onkels. Heute lebt sie, finanziert vom Krankengeld, allein in einer eigenen Wohnung.

Anfangs formierten sich nur bestimmte Frequenzen aus elektronischer Musik zu Worten und Stimmen, später waren alle möglichen Geräusche beteiligt. Frau Vogel zieht eine Verbindung zum Unterbewußtsein: »Ich glaube schon, daß es mit der Art der Musik zu tun hat, weil ich nur immer diese elektronischen Töne als Stimmen gehört habe. Das hat sich dann verloren und war in diesem Jahr sehr unterschiedlich. Ich hatte auch Zeiten, wo ich in allen Geräuschen Stimmen hörte. Es war zum Verrücktwerden. Wenn ich über die Treppe hinaufging, hörte ich in meinen Schritten irgendwelche Stimmen. Ich hörte durch den Wind Stimmen. Es war, als wäre mein ganzes Unterbewußtsein überall hingeflutet.« Stimmen aus dem Unterbewußtsein schallen wie ein Echo von überall her zurück.

Ausgangspunkt ihrer Halluzinationen war eine Schallplatte. »Dann fing es plötzlich an, daß ich ganz leise Stimmen hörte. Ich hielt mir die Ohren zu und war damit einverstanden, diese Stimmen zu hören. Ich dachte, das ist ja schön, ich höre jetzt mal, was mit mir los ist. Ich habe das ganz auf die leichte Schulter genommen. Ich habe mir immer die Ohren zugehalten und zugehört, was ich so hörte. Auf einmal nahm das immer schlimmere Dimensionen an, so daß ich nicht mehr schlafen konnte und die Stimmen als Töne durch meinen ganzen Körper fühlte. Das war schon schrecklich.« Die Stimmen spürt sie erst im Kopf, dann im Körper und kann sie dann auch durch Zuwendung nicht mehr kontrollieren.

Verarbeiten konnte sie die Stimmen nicht mehr, da sie ununterbrochen andauerten und nicht mehr abzuhalten waren. Zwischen der unbewußten Ich-Persönlichkeit und dem ich-bewußten Menschen sei etwas zwischengeschaltet. Zu entschlüsseln seien die Phänomene nicht mehr: »Da hat sich mein Unterbewußtsein irgend etwas genommen und hat etwas daraus gebastelt.« Frau Vogel sieht einen klaren Zuammenhang zwischen Stimmen und Lebenssituation: »Ich merke, je ruhiger ich bin, je mehr Probleme von mir ich gelöst habe, desto besser komme ich gegen diese Stimmen an. Die Tabletten halfen mir überhaupt nicht.«

Mutters Geister

Anfangs ordnete Frau Vogel die Stimmen Schutzengeln zu. »Ich dachte, das wären Schutzengel. Manchmal dachte ich auch, das sei meine innere Stimme, die ich so ganz selten mal in meinem Leben gehört habe, als wenn man plötzlich so etwas wie eine Eingebung hat: Ich muß jetzt aber unbedingt dies und jenes tun, weil das gut ist, weil das richtig ist. Wobei ich das Wort ›Eingebung‹ schon ein bißchen vorsichtig handhabe. Ich würde immer sagen, daß es etwas ist, was von mir kommt.«

Als Kind glaubte Frau Vogel intensiv an Geister. Ihre Mutter habe ihr Geister nahegebracht: »Das war eine Katastrophe für mich. Ich hatte natürlich furchtbare Angst vor Geistern. Erst spät habe ich mir das abgewöhnt, habe mir vieles durchdacht und hab es beiseite gelegt. Ich dachte nur, ich sei ein religiöser Mensch, aber das war ich eigentlich gar nicht.«

Die Geister sind für Frau Vogel das Erbe der Mutter: »Mutters Geister«.

Die hohen Töne seien anfangs eher beruhigend gewesen, die Stimmen später sehr beeinträchtigend. »Ich konnte gar nichts mehr machen. Ich war immer nur im Kampf gegen diese Stimmen, war dabei, Wege zu suchen, Lösungen zu denken und Lösungen auszuprobieren. Ich habe dann rausgefunden: Je weniger ich denke, je weniger ich überlege und je mehr ich handle, desto eher konnte ich das bewältigen. Nur Musik konnte mich ablenken.« Ihre Gegenstrategie war »unmittelbares Handeln und Denken«. Außerdem bemühte sie sich mehr und mehr darum, die Stimmen zu verstehen. »Das zweite war, daß ich mir das angehört und versucht habe, das irgendwie zu verstehen, was da passierte.«

Einerseits stört die Psychose die Unmittelbarkeit des Denkens und Handelns. Andererseits ist sie Anlaß, eben diese Unmittelbarkeit anzustreben.

Bei dem Versuch, den Stimmen genau zuzuhören und sie zu verstehen, habe sie dann plözlich Ereignisse aus der Kindheit gehört, die sie völlig vergessen hatte. Sie habe Stimmen insbesondere von Frauen gehört und von »allen Religionen, die man sich vorstellen kann«. Sie erlebte das als »Prüfung, die es zu überstehen galt, um zu sich zu finden«. Ein richtiges Verstehen der Stimmen sei nicht möglich gewesen. Die Psychose erscheint Frau Vogel als Störung, Prüfung und als Weg zu sich selbst.

Einigen Verwandten und, nach langem Zögern, auch einer Freundin hat sie eher von den Tönen als von den Stimmen erzählt. »Meine Mutter dachte wohl zuerst, ich würde heilig werden oder sonstwas.«

Frau Vogel schwankt in ihrer Selbstgewißheit. »Ich konnte immer wieder sehen, daß *ich* das war. Ich konnte immer mehr sehen, daß das doch Material von mir war, was da bearbeitet wurde in meinem Leben.« Dann hingegen zweifelte sie wieder. »Ich kann eben die Trennlinie nicht finden: Was habe ich aufgenommen und mir eingeredet und was ist wirklich von mir?«

Um die Abgrenzung zur Religion der Mutter habe sie sehr ringen müssen. Sie wollte »sich freimachen von so dunklen zwielichtigen Glaubensformen« und fand zum Taoismus. Das Stimmenhören raubte ihr allerdings viel Energie. »Ich fühle mich müde dadurch, ich habe das Empfinden, daß meine Persönlichkeit aufgefressen wird. Wenn die weg sind, die Stimmen, dann bin ich so wie immer und reagiere, handle und denke auch wieder so wie früher. Aber wenn die da sind, dann werde ich immer, immer schwächer und verliere auch immer den Bezug zu meinem Körper, so, als würde ich mich auflösen.« Das ständige Stimmenhören kann Selbstgewißheit, Körpergefühl und Energie beeinträchtigen.

Rücksicht auf andere

Frau Vogel will die Stimmen loswerden. Aber sie hat sie auch schon vermißt. Das erklärt sie sich damit, daß sie so isoliert gelebt habe. 1988/89 begann sie zweimal eine Psychotherapie. »Ich fing immer an zu weinen und wußte nicht, was ich hatte. Ich konnte meine Gefühle nicht in Worte fassen.« Jetzt kann sie sagen: »Ich fühlte mich einsam und unverstanden, hatte Schwierigkeiten, Kontakt zu anderen herzustellen, weil ich schüchtern bin.«

Der Gedanke, sich an die Klinik zu wenden, entstand schließlich dadurch, daß der Druck in der Familie sehr groß wurde. »Ich merkte, wie alle sich Sorgen machten. Ich merkte, daß ich die anderen belastete.« Die anderen »waren nervös und hatten Angst und machten sich Sorgen. Und ich habe gesagt: ›Ich kann nicht mehr, helft mir.‹ Die konnten mir natürlich nicht helfen, und so habe ich dann gemerkt, daß das keinen Sinn hatte. Ich mußte in die Klinik oder zu einem Arzt, der sich damit auskennt. Ich hatte mir die Stimmen angewöhnt, ich mußte sie mir auch wieder abgewöhnen.«

Mal hofft Frau Vogel auf die Hilfe von außen, mal spricht sie von einem Gewöhnungsprozeß. Die Stimmen machen die anderen besorgt und bilden zugleich eine Art Gegengewicht. Die Psychiatrie erwägt Frau Vogel eher aus Rücksicht auf die Familie. Sie kommt auf die Wirkung von Medikamenten zu sprechen. »Ich habe Beruhigungsmittel (Tavor) genommen, deswegen bin ich ins Krankenhaus gekommen.« Sie kommt nicht wegen ihrer psychotischen Wahrnehmungen, sondern wegen Medikamentenmißbrauchs in die Klinik.

Frau Vogel ist unsicher, wie lange sie in der Lage sein wird, mit den Stimmen zu leben. »Ich weiß es nicht. Das Komische ist, je schlimmer das wird mit den Stimmen, desto mehr hänge ich eigentlich am Leben. Das einzige Problem ist der Schlaf und daß ich unkonzentriert werde.« Es gebe aber auch noch die umgekehrte Wirkung: »Wenn ich das schaffe, intensiv zu leben, dann kann es sein, daß das weggeht.«

Auch in der Klinik hört Frau Vogel Stimmen, und zwar »bei jeder kleinen Veränderung, die mir Angst macht«. Die Stimmen sind anstrengend, mildern allerdings andererseits die Einsamkeit und bieten manchmal sogar eine gewisse Orientierung. Wenn sie sich mal ganz wohl fühlt, taucht plötzlich die Frage »Wie werde ich glücklich?« auf und stellt so eine »Opposition« zum eigenen Erleben dar. Das Glücksgefühl werde dann gestört. Oder wenn sie gerade an einen bestimmten Menschen denken muß, zielen die Stimmen auf andere Menschen ab, die ihr weniger bedeuten. Mit der Konsequenz, daß »aus mir irgendwann eine unsagbare Liebe hervorbricht und ich alle Menschen liebe und alle Menschen als gleich liebenswert ansehe«. In der Verallgemeinerung gehen die konkreten Gefühle verloren!

Denkt sie an nahestehende Personen wie ihren Bruder, ihren Freund, einen Therapeuten oder ihre Großmutter, wird sie sofort traurig. Mit dem Therapeuten verbinde sie Schmerzen, meint sie. Zwischen ihren beherrschten Gedanken und den plötzlichen Gefühlen fühlt sie sich wie auf zwei Personen aufgeteilt: »Als wäre ich zwei Personen, so ein unsagbarer Gegensatz ist das für mich.« Sie trennt die Personen in »starke aktive« und »schwache, vielleicht anlehnungsbedürftigere und schüchterne«. Auf die

Frage, welche Person in ihr denn die Stimmen höre, meint sie, befreit lachend: »Die in der Mitte! . . . Ja, irgendwas scheint mich zusammenzuhalten.« Es gibt eine Mitte zwischen den Extremen. Das Stimmenhören bildet (inzwischen) ein (neues) Zentrum.

Interpretierende Zusammenfassung

Frau Vogel hört Stimmen, die sie Geistern zuordnet und als ein Erbe ihrer esoterischen Mutter ansieht. Die Entwicklung ihrer besonderen Wahrnehmungen geschieht langsam und wirkt in ihrer Schilderung fast harmonisch. Andererseits können ihre Stimmen Tagesablauf und Nachtschlaf erheblich stören. Durch Tabletten lassen sie sich nicht beseitigen. Eine Psychotherapie half nur kurzfristig. Veränderungen aller Art verstärken die Stimmen.

Manchmal erlebt Frau Vogel sie auch als anregend. Sie ist dann überzeugt, daß sich ihr »Schutzengel« bzw. ihre innere Stimme zu Wort melden. Manchmal verschieben sich auch die Zeiten, und die Stimmen scheinen aus der Vergangenheit oder aus der Zukunft zu kommen. Frau Vogel hat komplizierte Gegenstrategien entwickelt, die ihr gleichzeitig helfen, gesünder zu leben. Wie sie sagt, stehen die Stimmen neben ihr und zwingen sie immer wieder, um ihre Mitte zu ringen. Frau Vogel will die Stimmen loswerden, hat sie aber auch schon vermißt, weil sie ihr die Einsamkeit ertragen helfen.

In ihrer beruflichen und persönlichen Entwicklung hat Frau Vogel einen prägenden Bruch erlebt: Sie studierte im Ausland Kunst, war auch erfolgreich. Doch trotz ihr nahestehender Förderer fehlte das Geld, um sich durchzusetzen. Dieser Bruch wirkt in ihr nach.

Sie ist von Kindheit an für Übersinnliches sensibilisiert. Stimmen hörte sie erst, nachdem ihre künstlerischen Ambitionen fehlschlugen und sie nach Hamburg zurückkehren mußte. Sie beschäftigt sich mit Esoterik und verschiedenen Religionen. Die Stimmen scheinen einen Kompromiß anzubieten, allein und doch nicht isoliert zu sein. Möglicherweise helfen sie, die neue, nüchterne Realität zu ertragen. Auf komplizierte Weise halten die Stimmen sie zu gesundem Leben an, zugleich aber auch in einem gewissen Autismus gefangen. Die Fähigkeit, Stimmen zu hören, hat sich Frau Vogel bereits weitgehend zu eigen gemacht, d. h. als Ausdruck ihrer Person akzeptiert. Wenn die Stimmen sie jedoch über lange Zeit beschäftigen, dann fühlt sie sich in ihrem Körpergefühl verunsichert, in ihrer Selbstsicherheit beeinträchtigt und wichtiger seelischer Energien beraubt. In diesem Zusammenhang kam es dann auch zum Medikamentenmißbrauch und auf diesem Umweg schließlich zur Einweisung in die Psychiatrie.

Herr Weber: Gleichzeitigkeit der Gegensätze – »Das Eindimensionale halten Psychotiker nicht aus«

Der Kontakt zu Herrn Weber kommt zustande, nachdem er während eines Klinikaufenthalts in einem Fragebogen der Voruntersuchungen bekundete, Psychosen auch außerhalb der Klinik erlebt und Interesse an einem Gespräch zu haben.

99 % Sachverhalt und 1 % Emotion

Herr Weber ist 36 Jahre alt und wohnt derzeit in einem Wohnheim. Er hat zwei Psychosen ohne psychiatrische Hilfe erlebt und in der dritten Krise die psychiatrische Hilfe erst sehr spät in Anspruch genommen. Er hält sich für neurotisch und psychotisch, hat jedenfalls schon vor Ausbruch der Psychosen Therapien gemacht. Herr Weber studierte und arbeitete dann bei der Post. Seine Arbeitsstelle konnte er lange Zeit halten, indem er Putzdienste und Funktionen als Sicherheitsbeauftragter übernahm und so legitimiert war, ständig zu kontrollieren. Schließlich »dekompensierte« er, weil seine emotionalen Bedürfnisse und seine emotionale Unsicherheit niemandem mehr zugänglich waren. In diesem Zusammenhang beklagt er, wie unzureichend unsere Sprache für psychotisches Erleben ist.

»In der Klinik selbst war ich wohl nicht mehr in der Lage, selber einen Willen auf die Beine zu stellen. Das ist aber an sich noch nicht psychotisch. Da war ich in einer ruhigen Glocke drin, wenn Sie so wollen. Da gab es keine Bewegungsrichtung oder Aktivität. Ich habe mich die ganze Zeit eher von einer Anstrengung ausgeruht, davon, völlig isoliert zu leben und Traumüberschwemmung zu haben und auch Ängste in meiner Wohnung zu haben. Ich konnte nicht normal Aktivitäten planen und durchführen.« Die Psychose signalisiert ihm vor allem Erschöpfung und Überforderung. Mehrmals betont er, daß er »arbeitsmäßig« überfordert war, unter hochgradigem Kontaktmangel litt und vor Erschöpfung nahezu handlungs- und planungsunfähig war.

Herr Weber erlebte seine paranoiden Ängste vor allem an seinem Arbeitsplatz bei der Post. Anfangs fand er noch eine rationale Begründung in der Rivalität mit einem anderen Mann. »Ich habe die Angstdimension aus der Vorgeschichte verstanden. Es ging darum, daß ich in ein Mädchen verliebt war, sie aber schon einen Freund hatte. Jetzt hatte ich Angst, daß der Freund mich aus Rivalitätsgründen umlegen würde, aus einem Haßcharakter heraus.« Die Angst bestimmte ihn schließlich immer mehr. Er vermutete hinter den Wänden Gefahren, mußte sich ständig versichern, konnte das aber verdecken, indem er Putzdienste übernahm. Herr Weber entwickelte ein ungeheures Schutzbedürfnis. »Das war eine psychotische

Art und Weise, damit umzugehen«, stellt er fest. Er monierte bei der Arbeit verschiedene Geräte, Feuerlöscher, Werkzeug usw. In seiner »übertriebenen Angstart« fehlte ihm aber ein »Ansprechpartner, der diese Angstdimension empfangen konnte«. Man habe sachlich auf ihn reagiert, sei allerdings auch gelegentlich »genervt« gewesen, mit der »emotionalen Dimension konnte niemand umgehen«. Auch wenn ihm der Begriff »psychotisch« von früheren Erfahrungen her geläufig war, so war Herr Weber doch in seinem Erleben gefangen.

Lange Zeit konnte Herr Weber kompensieren. Es sei so gewesen, »daß der Wille immer noch ganz weit integriert war, nämlich der Wille zur Arbeit. Ich konnte die Angsterlebnisse und Angstgefühle noch mit dem Willen harmonisieren.« Daß er »ausrastete«, sei erst passiert, als er in einer ohnehin sehr konfliktreichen Situation auch noch beleidigt wurde. Erst habe er die Polizei rufen wollen, dann aber selber zugeschlagen. Ihm sei schwarz vor Augen geworden. »Dann sind die Ich-Dimensionen weggerutscht.« Die eigene, durchaus nachvollziehbare aggressive Reaktion ließ ihn dekompensieren.

Herr Weber vermißte damals eine angemessene emotionale Reaktion: »Ein normaler Mitmensch oder ein Freund würde sagen: ›Du hast eigentlich Angst jetzt, was ist denn mit dir?‹ So ist aber nicht reagiert worden – das wäre adäquat gewesen –, sondern eben sachlich. Und dann geht es natürlich seelisch so weiter. Aber solche Dimensionen werden mit ›Du hast ja wohl 'ne Klatsche‹ abgetan. Dann entstehen Tabus, verbale Tabus. Was eigentlich sprachlich notwendig gewesen wäre, hätte ich nur über Tabus erreichen können.« Ausnahme sei eine Ausländerin gewesen, bei der trotz sprachlicher Barrieren das emotionale Verstehen wesentlich größer gewesen sei. Herr Weber ist dann, nachdem wieder irgendein Werkzeug nicht in Ordnung war, »ausgestiegen aus dem Betrieb, einfach nicht mehr hingegangen«.

Ein Versuch, das Ganze mit Hilfe einer Therapeutin zu bewältigen, sei sehr schnell gescheitert, weil sie genausowenig von Betriebsabläufen verstand, wie die Gewerkschaft von emotionalen Problemen. Diese »Spaltung« sei sehr schmerzhaft für ihn gewesen. Noch auswegloser wurde die Situation, als dann auch im privaten Bereich Geräte nicht in Ordnung erschienen und er damit aber nicht ernstgenommen wurde. Seinem Anliegen, »99 % Sachverhalt und 1 % Emotion« zusammmenzubringen, konnte niemand nachvollziehen, so daß er sich »wie ein psychisch Kranker behandelt« fühlte. Herr Weber mußte mit »Druck« in die Klinik gebracht werden, war dann aber nach der »wahnsinnigen Anstrengung« eher erleichtert, sich ausruhen zu können. Der Arzt habe immerhin eine klare Einschätzung und eine handfeste Sprache gehabt. Andererseits sei er mit vielem nicht einverstanden gewesen, und es seien noch viele Fragen offen.

Soziale Isolation

Unabhängig von der Psychose hält sich Herr Weber auch für neurotisch. Vor Ausbruch der Psychose habe er deshalb Therapien begonnen, u. a. eine psychoanalytische Therapie und eine Musiktherapie. Während eines TZI-Seminars sei er das erste Mal psychotisch geworden. »Entscheidend dafür ist völliger Kontaktmangel. In einer Beziehung oder einer Freundschaft sind diese emotionalen Dinge geborgen. Für mich ist eine feste Freundschaft eigentlich eine Voraussetzung, um wieder in einem Betrieb arbeiten zu können, weil ich die emotionalen Dinge, wie ich gemerkt habe, sonst nicht richtig unterbringen kann. Ich würde die Sachlichkeit gar nicht durchhalten.« Man kann neurotisch *und* psychotisch sein. Entscheidend für den Übergang ist das Ausmaß an sozialer Isolation. Um mit Psychoseerfahrung arbeiten zu können, braucht man einen Freund.

Vor den erwähnten Konflikten an der Arbeitsstelle ist eine für Herrn Weber wichtige Beziehung zerbrochen. Mehrfach wiederholt er, die Arbeit und das Emotionale müßten ausgewogen sein. »Ja, zumindest müßte ich dann meine sprachlichen Fähigkeiten erweitern und mehr Mut haben, zu sagen, wenn ich Angst habe. Ich müßte die gewohnten Sprechqualitäten und -inhalte erweitern, nicht übergehen, erweitern um die emotionalen Dinge. Das wäre bestimmt ein guter Psychoseschutz, die Gefühle zu äußern: ›Ich habe Angst‹, ›Ich habe Unruhe‹, ›Mir ist flirrig zumute‹ oder solche Dinge. Aber dazu fehlt auch ein Empfänger-Du, wenn Sie so wollen, also jemand, der in der Lage ist, das zu empfangen. Da gibt es in unserem Kulturkreis nicht so besonders viele geeignete Personen, die das überhaupt positiv empfangen können, zumindest sind es nicht die Typen, die dynamisch und zielgerichtet ihre Arbeit vollziehen.«

Um die Psychose zu kompensieren, ist eine Sprache zu entwickeln, die Emotionales und Sachliches integriert. Notwendig sind »Empfänger«, die diese Sprache verstehen!

»Die Psychose in der Klinik ist wie ein Ruheball gewesen. Die Psychose in der Außenwelt dagegen hat einen unwahrscheinlichen Drive, also eine Fahrt, eine unwahrscheinliche, nicht willentlich gelenkte Fahrtrichtung. Hier in der Klinik habe ich zum Beispiel auch gar keine Angstreaktionen gehabt, hier war die Psychose geborgen, ich fühlte mich einfach geborgen. Hier brauchte ich ja nichts zu wollen.« Und das empfindet Herr Weber als erlösend.

Herr Weber fordert dazu auf, sich in der Psychose mehr am Körper als am Willen zu orientieren. »Eine Psychose kommt zustande, wenn die Planung überhaupt nicht mehr mit dem Unbewußten auf einen Nenner zu bringen ist. Diese Ich-Dimension, die sich am Willen, an Planung und an Zielen fest macht, die wird dann weggeschoben. Ein psychotischer Mensch ist eigentlich von Ängsten gesteuert. Ich bin von Ängsten gesteuert gewesen und hatte dann ein ganz anderes Verhältnis zum Körper.« – »Trotzdem ist da immer noch eine Restrealität, aber die ganzen Emotionen gehen in den Körper rein, während sonst die Emotionen ja reflektiert und in Sprache umgesetzt werden. Das fließt. Das sind die Bewegungen wie bei einem Tiger.« Allerdings sei das Verhältnis zum Körper »reiner« als bei einem Tier. Daß die Gefühle direkter in den Körper statt in den Kopf und in die Sprache eingehen, empfindet Herr Weber als rein und natürlich. »Das ist überhaupt nichts Krankes.« In der Psychose überwiegt ein unmittelbares Körpergefühl.

»Ich habe mich nicht hingesetzt und habe gesagt, ich habe Angst, sondern ich bin weggerannt, genau wie ein Tier, das flüchtet.« Für Herrn Weber waren die Psychose und die durch sie veränderten körperlichen Reaktionen eine Möglichkeit, die Angst umzusetzen und loszuwerden. Er unterbricht an dieser Stelle sogar das Gespräch und macht die Art seiner Bewegung im Moment der Psychose vor. Die körperliche Kondition sei unglaublich. Herr Weber spricht von »unmittelbarer seelischer Körperlenkung«. »Was da passiert, sind diese Gefühlswellen, die in den Körper abfließen. Das lauscht irgendwie mehr nach innen. Die ganze Körperlenkung ist seelisch und kommt nicht vom Willen. Das Ich ist von der Willensdimension befreit – und das kann auch sehr erholsam sein. So was mal zu durchleben ist gar nicht unbedingt negativ.« In der Psychose hat Herr Weber eine besondere körperliche Kondition. Die »seelische Körperlenkung« ist erholsam.

Vom Ende der Sprache

Die psychotische Phase sei »zum Teil unheimlich kreativ« gewesen. »Die Psychosen haben sich eher an Gegenständen als an Menschen festgemacht, die Emotionen waren auf Gegenstände fixiert.« Herr Weber beklagt, daß für solche Erlebnisse unsere Sprache nicht ausreicht. »Und dann war ich nicht in der Lage, die seelischen Dimensionen in die Sprache umzusetzen, weil die Kompetenz der Sprache einfach nicht weit genug reicht.« Man müsse die Sprache weiter entwickeln, »daß auch Psychotiker in die sprachliche Kultur integriert werden können«. Dabei haben Symbole für ihn eine besondere Bedeutung.

Herr Weber unterscheidet für sich fünf Psychosen, von denen ihn eine mit der Psychiatrie i.e.S. in Berührung brachte. Auf die Frage, was die Psychiatrie im Umgang mit Psychosen lernen müsse, antwortet er: »Erst mal fand ich die Sprache von Herr Doktor A. sehr solide und handfest.

Aber ich glaube, daß man auch auf Medikamente verzichten könnte, wenn man die Sprachdimension erweitern würde, also versucht, diese psychotischen Elemente noch mehr in Sprache und in Bildern rüberzubringen, so daß eine Psychose meinetwegen mal mit einer bestimmten Farbe oder so etwas ausgedrückt werden kann.« Die Sprache müsse sich mehr Anregungen bei der Literatur holen, empfiehlt Herr Weber.

Auch mich bringt Herr Weber an die Grenze meiner Sprachfähigkeit. »Bestimmt ist es richtig, daß der Psychotiker erst mal in eine Ruhephase kommt. Aber dann sollte er auch in eine Phase kommen, in der er sich aus der Ruhe heraus wirklich ungehemmt sprachlich, malerisch, tänzerisch zum Ausdruck bringen kann. Angenommen, ich ginge öfter mal tanzen, dann wäre ich bestimmt weniger psychotisch. Das ist ja das Problem, daß der Mensch irgendwie eindimensional geworden ist, weil er in der Arbeitswelt funktionieren muß. Dann wird er eindimensional und weiß überhaupt nicht mehr, was er mit seinen anderen Sinnen noch vielfältiges anderes herstellen kann, um sich mitzuteilen. Gerade das Eindimensionale halten die Psychotiker nicht aus.« Die Psychose macht Herrn Weber deutlich, wie »mehrdimensional« Menschen eigentlich sind. Nach einer Ruhepause ist die Chance zum unmittelbaren sprachlichen, malerischen, tänzerischen Ausdruck wichtig.

Herr Weber konkretisiert seinen Gedanken am Beispiel der Musik. »Musik ist ein aufhebendes Moment, was die Psychose betrifft. Da sind die Klänge, die Schwingungen, die für das Ohr hörbar und nach dem Hören auch verbalisiert sind. Man kann viele Schwingungen, die Psychotiker haben, der Musik entnehmen.« Plötzlich bezieht sich Herr Weber direkt auf mich: »Ich habe mit Ihnen das Gefühl einer Ausstrahlung wie beim Dur-Akkord. Aber da ist auch eine Dissonanz mit drin. Ich habe so eine dynamische Ausstrahlung zu Ihnen. Während Sie auf mich mehr einen Moll-Akkord rüberbringen. Wenn Sie diese sphärischen Sachen irgendwie artikulieren, dann kommt was anderes dabei heraus.« Musik kann Psychosen entgegenwirken. Moll und Dur sind für Herrn Weber Symbole für verschiedene Ebenen der Beziehung zu anderen und der Verständigung über Psychosen.

In einer Psychose manifestiere sich eine »Gleichzeitigkeit der Gegensätze«. Das Entscheidende beim Psychotiker sei, daß »sich zwei Dimensionen von Ausstrahlung widersprechen, die eigentlich paradox, aber trotzdem da sind. Da hört auch die Sprache auf, noch irgend etwas greifen zu können. Damit kommen die anderen nicht klar: entweder ist jemand ruhig, oder jemand ist unruhig.« Der Psychotiker sei aber in ungestümer Ruhe oder in gleichförmiger Unruhe. Die Gleichzeitigkeit mache den anderen zu schaffen: »Die wissen überhaupt nicht, wie die Begegnungsform aussehen soll.« Ein psychotischer Zustand läßt sich nie mit nur einem Begriff benennen, ist immer ein Zustand »dazwischen«.

Interpretierende Zusammenfassung

Herr Weber hat zunächst ein großes Sicherheitsbedürfnis, das sich immer weiter verselbständigt und sich immer weniger durch konkretes Tun beruhigen läßt. Er bringt das mit einem privaten Dreieckskonflikt in ursächlichen Zusammenhang. Er schildert sich selbst als sehr anhänglich. Insbesondere möchte er Arbeitsanforderungen und emotionale Bedürfnisse »unter einen Hut« bringen. Für entscheidend hält er, sich mit seinem innersten Erleben noch mitteilen zu können. Daß dies nicht möglich gewesen sei, habe wesentlich zum Ausbruch der Psychose beigetragen. Sprache spielt für ihn eine große Rolle. In einer Psychose herrsche ein anderes Sprachgefühl. Von der Psychiatrie fordert er, sich für diesen größeren Sprachraum zu sensibilisieren. Außerdem müsse für das veränderte Körpergefühl, das er als halbbewußt bezeichnet, besondere Ausdrucksmöglichkeiten geschaffen werden.

Für Herrn Weber ist seine Psychose Ausdruck einer Mehrdimensionalität. »Das Eindimensionale halten Psychotiker nicht aus.« Emotionale und sachliche (arbeitsbezogene) Kategorien sind in Verbindung zu bringen. Und notwendig ist ein Gegenüber, dem das innere Erleben mitgeteilt werden kann. Gäbe es in diesem Zusammenhang eine differenziertere Sprache für Zwischentöne, wäre manche Psychose überflüssig. Voraussetzung der Psychose war für Herrn Weber Einsamkeit. Eine Psychose allein zu erleben bedeutet eine ungeheure Anstrengung. Schließlich war die Psychiatrie notwendig, weil erst so wieder Ruhe und Geborgenheit möglich waren.

Daß in der Psychose ein besonderes Körpererleben möglich ist und eine andere Sprache zum Ausdruck kommt, unterstreicht ihre besondere Bedeutung. Das muß die Psychiatrie stärker berücksichtigen. Dafür brauche sie Anregungen eher aus der Literatur als aus der Medizinwissenschaft. Die Gleichzeitigkeit der Gegensätze und die Vielschichtigkeit des Erlebens in einer Psychose wurden Herrn Weber schließlich zu anstrengend. Er bedauert, daß die Sprachdimensionen bisher nicht weit genug entwickelt sind, um psychotische Erfahrungen zu integrieren. Dann hätte er die Psychiatrie nicht gebraucht. Mit seinen eigenwilligen Formulierungen und sehr präzisen Wünschen bestätigt Herr Weber die Notwendigkeit der schon öfter angesprochenen »Sprache der Differenz« (Barham 1994): Gemeint ist eine Sprache, die die eigene Sicht auf sich selbst unabhängig von Krankheitskonzepten hält und Fragen nach Sinn und Selbstkonzept fördert, anstatt sie fürsorglich einzudämmen. Diese Distanz behält Herr Weber auch, als er in der Psychiatrie vorübergehend Ruhe und Geborgenheit sucht und findet.

Er behält genug Distanz, um Ratschläge für eine ehrliche Beziehung zwischen Patient und Therapeut zu erteilen.

Frau Xaver: »Dreieinhalb Jahre nicht auf der Erde« - Verlust der natürlichen Ordnung

Der Kontakt zu Frau Xaver ergibt sich über die Tagesklinik, an die sie sich nach einer über dreijährigen unbehandelten Psychose gewendet hatte.

Die Erscheinung des Zwillings

Frau Xaver ist ca. 40 Jahre alt. Sie ist verheiratet und hat einen 12jährigen Sohn. Inzwischen ist die Familie auseinandergebrochen, und Frau Xaver ist zu ihrer Mutter gezogen. Der Psychose voran ging eine Phase intensivster Meditation, in der sie sich unter anderem als »Medium« ferngesteuert von einem Hausarzt erlebte. Aus ihrer Sicht brach die Psychose aus, als diese Zeit der Prüfung keine Auflösung fand. Insgesamt herrschte in ihr über mindestens drei Jahre ein Ausnahmezustand mit einer sehr eigenen Wahrnehmungs- und Gedankenwelt und mit vor allem optischen Halluzinationen. Inzwischen (zwei Jahre nach dem Gespräch) lebt Frau Xaver mit ihrem Sohn wieder in einer eigenen Wohnung.

Am Anfang spürte Frau Xaver eine Bewußtseinserweiterung. »Aus mir sind plötzlich Dinge gekommen, die ich vorher gar nicht wußte. Erst nachher hab ich es mir erklären können, und zwar mit esoterischer Literatur. Ich bin der Meinung, daß ich eine Zwillings-Selbsterscheinung erlebt habe, die so deutlich war, daß es ganz schwer fällt, es anschließend wieder zu reproduzieren und zu erzählen. Weil in dem Moment, wo diese Medialität in einem drin ist – das ist ja meistens nachts –, ist die Kraft, die bioenergetische Kraft so stark, daß sie nicht nur aus einem Menschen allein kommen kann.« Zwischen medialem Erleben und Psychose zu unterscheiden ist ihr wichtig. »Da muß ich einen Schnitt machen, muß zwischen Psychose und diesem medialen Erleben unterscheiden. Das Psychotische war durch diese Medialität entstanden, das ist mir mittlerweile klar.« Die Psychose veränderte u. a. die Wahrnehmung, z. B. wurden schwarz-weiße Konturen überstark. Das mediale Erleben sei so gewesen, »als würde man bewegt wie eine Puppe«. Daß es außerhalb ihrer selbst reale Einflüsse gibt, die sie nicht erklären kann, hält sie nicht für krankhaft. Zwischen medialem Erleben und Psychose besteht für sie ein fließender Übergang.

Frau Xaver faßt ihre Erfahrung in dem Satz zusammen: »Ich war dreieinhalb Jahre nicht auf der Erde.« Das »mediale Erleben« hat Frau Xaver dreieinhalb Jahre lang massiv beeinflußt. Sie betrieb intensiv Yoga, ernährte sich fast ausschließlich von Reis, wog nach ihren Worten nur noch

72 Pfund und hatte eine »enorme Energie«. Sie habe teilweise stark unter Streß gestanden, »weil die Gedanken mich hin- und hergescheucht haben. Es hat mir aber nichts ausgemacht, denn ich bin mir nie alleine vorgekommen. Ich habe während der Zeit der Psychose alles verloren, weil ich die Telepathie - so habe ich es immer genannt - nicht auf die Erde gestellt habe. Ich bekam keine Beweise, die mir gezeigt hätten: das da hast du nun gemacht, da ist das Endresultat, nein, ich stehe vor einem Scherbenhaufen.« Frau Xaver hat in dieser Zeit viel verloren: »Meine Familie, mein Kind, meine Ehe, meine Tätigkeit als Hausfrau und Mutter, meine Wohnung, mein Zuhause . . . alles.« Sie hat wertvolle Schmuckstücke an die Adresse ihres Hausarztes geschickt, woher nach ihrer Annahme die Telepathie kam. Der habe ihr »viele Affirmationen gegeben«, aber nie eine konkrete Antwort. Sie bringt ihn im nachhinein mit den Scientologen in Verbindung, doch sei ihr der genaue zeitliche Zusammenhang verloren gegangen. Für Frau Xaver stehen beide Seiten ihrer Psychoseerfahrung unverbunden nebeneinander: Enorme Energie und existentielle Wahrnehmungen sowie hohe soziale Verluste.

»Ich habe große Existenzängste und dadurch, daß ich alles verloren hab, habe ich auch meine natürliche Ordnung nicht mehr. Außerdem empfinde ich, daß meine Familie ziemlich grausam ist zu mir.« Damals in der Psychose habe sie »immens viel Kraft und Klarheit gehabt, Klarheit im Geist«. Im Vergleich dazu gehe es ihr im Moment sehr schlecht: Die dreieinhalb Jahre sei sie in einem Ausnahmezustand gewesen. »Da war das immer so, als wenn ich eine Freudsche Analyse machen würde, weil viele Kindheitsgeschichten rausgekommen sind.« Wie hat, will ich wissen, die »natürliche Ordnung« vorher ausgesehen? »Ja, ich war eigentlich Perfektionistin, habe alles ganz ordentlich gehabt, sortiert, viel gekocht, war eine gute Hausfrau.« Inzwischen lebt sie bei ihrer 78jährigen Mutter, der inzwischen 12jährige Sohn in einem Kleinstheim und der Mann bei seiner Freundin. Den Beginn des Umbruchs beschreibt sie so: »Ich hatte merkwürdigerweise ab und zu so wàs ähnliches wie Ohnmachtsanfälle. Das kannte ich vorher überhaupt nicht. Es waren zwar keine richtigen ›Anfälle‹ in dem Sinne, aber es kam mal vor, daß mir mein Kreislauf total versagte. Erst nachher ist mir klar geworden, daß das Fernhypnose gewesen sein muß. Ich habe einmal zwei Tage lang im Bett gelegen, habe nichts zu mir genommen, kein Essen und kein Trinken, und sah das als Übung an.«

Wie auf zwei Gleisen

Frau Xaver hörte Gedanken und Stimmen, u. a. auch die, daß sie sich von ihrem Mann trennen solle. Ihre Psychose ging mit einer grundlegenden und nachhaltigen Veränderung ihres Weltbilds einher.

Im nachhinein hadert sie mit den Stimmen und ist überzeugt, daß ihr der Entschluß von außen eingegeben wurde. »Das war ein Fremdentschluß, auf jeden Fall, also hundertprozentig. Ich habe immer wieder Appelle losgelassen, daß man mir helfen möge, weil ich ganz klare Fremdbewegungen in mir fühlte, aber kein Mensch hat was gemacht, weil ich ansonsten in meinem Leben nicht auffällig war in irgendeiner Form. Man hat ja immer gesagt, die wird sich schon wieder beruhigen.« Die hätten »genauer zuhören und sich vielleicht mal etwas einfallen lassen sollen, was das eigentlich sein konnte«. Aus ihrer Sicht habe das Ganze mit »schwarzer Magie« zu tun gehabt.

Frau Xaver ordnet Hilfe nicht dem Medizinbereich zu: Sie hätte einen Spezialisten gebraucht, der sie »zurückgeführt« hätte. Sie meint damit eine Mischung aus Rückführung in die eigene Seele sowie in die eigene Vergangenheit, erwähnt in diesem Zusammenhang auch »Rebirthing«. Die Frage, warum gerade sie betroffen war, beantwortet sie mit einer Rechtfertigung: »Ja, das ist vielleicht nicht die wichtige Frage. Ich habe das erlebt, und warum gerade ich, weiß ich nicht. Man kann Bücher darüber lesen, daß es so was gibt, und warum gerade ich . . . ich hab dreieinhalb Jahre so erlebt, mehr kann ich dazu nicht sagen. Ich habe sie erlebt; ich habe sie mir nicht ausgedacht.« Für sie sei das ein »fließender Übergang von der Normalität in dieses andere Körpergefühl« gewesen. Sich diesem Bereich zu nähern, z. B. durch starke Meditation, sei nicht allein aus ihrem Willen geschehen. Wie es zu ihrer Entscheidung kam, begründet sie dann aber doch: Sie habe »immanente Transzendenz, totale Durchlässigkeit und Klarheit« erreichen wollen. Rausgekommen sei statt dessen ein »völliges Durcheinander«. Klarheit hat auch jetzt im Rückblick und für die Gegenwart für Frau Xaver eine große Bedeutung. Um zwischen Fremdeinflüssen und eigenen Impulsen zu unterscheiden zu können, hätte sie Hilfe gebraucht.

Über lange Zeit fühlte sich Frau Xaver »wie auf zwei Gleisen«. Einerseits fühlte sie sich nicht so schlecht in ihrem entrückten Zustand, andererseits spürte sie zeitweilig große Angst, wenn ihr ins Bewußtsein rückte, daß ihr Wichtiges im Leben verlorenging. Statt der erstrebten Durchlässigkeit nahm die Angst immer mehr zu. Im nachhinein spürt sie die Notwendigkeit, das Vergangene chronologisch zu ordnen, traut sich das aber im Moment noch nicht zu und ist eher erschrocken: »Was macht man mit einem solchen kaputten Leben? Kann man das mal alleine leben, kann man das? Ich kann nicht mehr aufräumen. Alles, was ich in die Hand nehme, macht mir Angst, wenn die Erinnerung kommt.« Die Psychose erscheint wie ein Teufelskreis: Die Entrückung läßt die Verluste nicht spüren. Diese aber lassen sich nur verarbeiten, wenn die Erinnerung bewußt wird.

Ent-Täuschung

Viel Vertrauen hatte Frau Xaver zu ihrem Hausarzt. »Der wußte viel über die enge Beziehung zwischen mir und meinem Sohn. Dem habe ich auch erzählt von den Gedanken, die mich leiten bzw. erleuchten.« Die erleuchtenden Gedanken traten dann in den Hintergrund. Der Hausarzt wandte sich ab. Ihr Bild dazu: »Der Teufel machte sich aus dem Staub.« Doch die »wahnsinnige Angst« wurde stärker, bis Frau Xaver keine Luft mehr bekam. In einem allgemeinen Krankenhaus wurde dann die Diagnose »paranoide Psychose« gestellt. Frau Xaver erlebte diesen Zustand vor allem als eine veränderte Wahrnehmung, was Farben und Konturen betrifft, eine »totale Konturenschärfe oder Tiefenschärfe«, die für sie sehr anstrengend war. Die Angst stellte sich ein, als niemand kam, um ihr zu sagen: »Also, wir sind jetzt den telepathischen Weg zu Ende gegangen, und soundso sieht es nun auf der Welt aus. Du hast deine Aufgaben so gut gelöst, wie du es konntest, und nun erzähle ich dir die ganzen Zusammenhänge.« Nach dreieinhalb Jahren Übergang, Probe, Meditation hoffte sie auf die Auflösung – die nicht kam. Statt dessen machte sich eine große Enttäuschung breit. Als erstes gingen die »erleuchtenden, leitenden« Gedanken verloren. Dadurch wurde der Zustand schmerzhaft. Die Prüfung fand keine Auflösung. Erst die Zeit bewirkte die große Ent-Täuschung.

Frau Xaver hat Verluste erlitten, etwa ihre Ehe. Dabei verändert sich die Färbung ihres psychotischen Erlebens. »Ich habe erst im nachhinein erkannt, was eine Ehe eigentlich ist, daß man so was nicht einfach aufs Spiel setzen sollte.« Zur Trennung sah sie sich durch die Stimmen *gezwungen*. Bei einer Ehe könne es die große Liebe geben oder einfach nur Liebe. Erstere sei sehr selten: »Wenn man die große Liebe nicht hat, dann hat man den Partner lieb in irgendeiner Form, hat auch Gewohnheiten, ist aufeinander abgestimmt. Ich glaube, wenn man dann genügend Disziplin an den Tag legt, braucht man sich nicht zu trennen, dann lebt man das, was lebbar ist, gemeinsam.« Frau Xaver beginnt zu weinen. Sie hat in den letzten drei Jahren nach der großen Liebe und nach dem großen Glück gesucht. »Ich hab ganz deutliche Wonnegefühle gehabt in meinem Körper. Das kann man überhaupt nicht wiedergeben oder beschreiben; das ist einfach ein wohliges, weiches Gefühl, es hat etwas mit Babysein zu tun. Ich habe von selber Orgasmen gekriegt, von selber, ohne irgendwas zu tun, einfach so, mitten am Tag. Ich wußte nicht, wie das geht, wie das kommt.« Frau Xaver hat etwas gefühlt, was ihr vorher fehlte, hat in der Psychose (auch) Glücks- und Liebesgefühle erlebt und eine Erweiterung des Horizonts erfahren.

An weiteren Konflikten in ihrem Leben erwähnt Frau Xaver, daß sie sich in der Sorge um ihren Sohn häufig von ihrem Mann im Stich gelassen fühlte. Die Beziehung zu ihrem Sohn sei sehr eng. »Wir beide haben wahrscheinlich auch eine gute Sternenkonstellation, wir verstehen uns sehr gut.« Ihr Sohn blieb nach der Trennung von ihrem Mann erst einmal bei ihr, bis sie »aufgrund dieser Medialität« mehrmals nicht vor Gericht erschien und der Richter dafür sorgte, daß der Junge erst zum Vater und dann in ein Heim kam. Die Besuchssituation damals sei für sie schwer auszuhalten gewesen.

Frau Xaver möchte »ihr Leben wieder in die Hand nehmen«. Sie möchte wieder berufstätig sein, am liebsten im Umweltschutz, nachdem sie ihren Beruf als Chemielaborantin bei der Geburt des Sohnes aufgegeben hatte. Sie weiß um die Mühen, die noch vor ihr liegen. Doch sei die Arbeit für ihr Leben ein wichtiges Standbein. Zur Zeit fühlt sie sich gegenüber Bruder und Mutter als fünftes Rad am Wagen. »Ich bin natürlich überhaupt nicht mehr anerkannt, weil ich nichts mehr habe. Ich bin kein eigenständiger Mensch mehr.« Sie kenne das von früher, damals habe es immer geheißen: »Och, die geht am Rand mit.« Frau Xaver war von der Klinik aus zu ihrer Mutter gezogen. Sie hat jetzt Distanz zu ihrem psychotischen Erleben und will wieder eigene Entscheidungen treffen. Andererseits prägen die Erlebnisse während der Psychose die Richtung des weiteren Weges.

Interpretierende Zusammenfassung

Lange Zeit hält Frau Xaver ihren Ausnahmezustand für ein spirituelles Durchgangsstadium. Diese innere Gewißheit bricht erst zusammen, als die Auflösung und Belohnung der ungeheuren Spannung immer länger auf sich warten lassen. Beim Übergang von »medialem Erleben« in Psychose hat sie große Angst, vor allem weil sie die Macht der Fremdbestimmung nicht einschätzen kann. Andererseits gibt es auch Phasen des Glücksgefühls, des angenehm gesteigerten Körperempfindens und der körperlichen Lust. Sie trauert dem Verlust ihrer Ehe und Familie nach, glaubt andererseits, durch die Psychose erkannt zu haben, daß sich die Ehe überlebt hat und vielleicht nur so eine Trennung möglich war. Im Rückblick fühlt sie sich im »Niemandsland«, schmiedet aber Pläne für einen neuen, eigenen Aufbruch.

Einerseits macht Frau Xaver deutlich, wie verloren sie sich ohne »natürliche Ordnung« fühlt. Die Psychose hatte für sie einen enorm hohen sozialen Preis. Daß sie auch im nachhinein überzeugt ist, ferngesteuert worden zu sein, könnte auch bedeuten, daß sie sich diesen Verlust anders nicht verzeihen kann. Im Rückblick wird die Doppelfunktion der Psychose deutlich, die sie isolierte, vor den Folgen der Isolation dann aber wiederum auch schützte. Gleichzeitig wird die biographische Bedeutung der enormen Verunsicherung deutlich: Meditation und Psychose führten zu eigenen Werten und Zielen, zu einer Erweiterung des Bewußtseins und auch zu einer Vertiefung des Körperempfindens. Frau Xaver gibt zu erkennen, daß sie versuchen will, diese neuen Erkenntnisse und Gefühle in ihre weitere Lebensplanung einzubringen. Insofern bedeutet die Psychose für sie bei allen Verlusten auch einen Gewinn, bei aller Verunsicherung auch die Chance neuer Orientierung. Der fließende Übergang von spirituellen existentiellen Sinn-Krisen zu Psychosen wird in der persönlichen Erfahrung von Frau Xaver deutlich belegt.

Herr Yps: »Rohstoff, mit dem ich zu arbeiten habe« - Krankheit als Herausforderung

Herr Yps kam nach einem Suizidversuch in eine stationäre psychiatrische Behandlung, wodurch der Kontakt entstand. Das Gespräch in der Klinik führte Frau Lanzoni.

Leben ohne Rückkopplung

Herr Yps ist bei seinem ersten Psychiatrieaufenthalt 27 Jahre alt. Bereits sechs Jahre vorher erlebte er sich zum ersten Mal während einer Reise als »erleuchtet«, hatte danach mehrere extreme Stimmungsschwankungen und wurde schließlich psychotisch. In seinem 16. Lebensjahr unternahm seine Mutter ihren ersten Selbsttötungsversuch. Zwei Jahre später starb sie durch Suizid. Mit Hilfe von Freunden und der Familie gelang es Herrn Yps zunächst, seine Schwankungen zu balancieren. Dazu trugen auch seine Reisen bei.

Herr Yps schildert im Rückblick das Erleben erster Veränderungen im Jahr 1986: Am Anfang stand die Lösung vom Elternhaus, der Bezug einer eigenen Wohnung, die Trennung von einer Freundin und der Beginn des Zivildienstes. »Da fühlte ich mich total frei, ohne Rückkopplung, das war der Hintergrund. Dann habe ich im Urlaub Bücher gelesen wie *Ich bin Ich*, darin wird ein Selbstbefreiungskampf geschildert, und da merkte ich zum ersten Mal, daß ich einen starken Energieschub bekam. Das Ding dabei war, daß ich im nachhinein das Gefühl habe, damals die Realität verloren zu haben, daß ich mich reingesteigert habe in das Gefühl, ich sei jetzt der Auserwählte. Ich wollte nach Hause gehen und meinen Vater schnell umerziehen. Das war natürlich recht naiv, weil ich nur aus diesem Gefühl heraus, ich sei nun in einer guten stabilen Verfassung, auf die Idee kam, die Welt verändern zu wollen, so ungefähr.« Die verschiedenen Abschiede bewirken eine innere Loslösung mit Freiheits- und Hochgefühlen als direkte Folge oder auch als Kompensation des Schmerzes. Der damit verbundene Verlust an Bezügen erhöht noch die Gefahr, sich zu verlieren.

»Ich war fest davon überzeugt, daß ich das Richtige tue, daß ich mich selbst befreit habe und daß ich den Weg weitergehen will. Da kamen Ideen, die ich auch heute noch irgendwie habe, die ich auch heute noch schön finde. Ich bin Buddhist, und das spielt immer eine Rolle. Eine Idee war, als Mönch bettelnd durch die Städte zu gehen, im Grunde gar kein Geld zu brauchen und sozusagen meine Ware anzubieten, nämlich mit Leuten zu reden und dafür mit Essen und so weiter versorgt zu werden. Solche Pläne hatte ich.« Herr Yps hat damals schon für diesen Zustand den Begriff »Höhenflüge« verwendet. Die Reaktion seiner unmittelbaren Umgebung zitiert er mit den Worte: »Was will der bloß, vielleicht entgleist das.« Seinen Vater zitiert er mit der saloppen Bemerkung: »Ich kann's nicht fassen, mein Sohn ist Jesus.« Die Wahrnehmungen der Umgebung sind krasser und vielleicht auch realitätsnäher als die eigenen.

An den emotionalen Absturz hat Herr Yps keine genaue Erinnerung. Er weiß noch, daß ein plötzlicher Beziehungsabbruch für ihn mit Schuldgefühlen verbunden war. »Ich war nach einer Unterbrechung wieder in Hamburg und hatte dann total den Depressiven, den Traurigen, den Handlungsunfähigen. Das war so ein depressiver Schub.«

Das sei dann am Schluß »richtig in Wahn übergegangen«. Herr Yps studierte später Illustration. Zwei Semester sei er nur so »langgeschlichen«, hatte Angst vor Menschen, um dann im dritten Semester wieder einen »Energieschub« zu bekommen. Die Reaktionen der anderen hatten dabei noch Einfluß, z. B. als ein Mitstudent ihn »vorführen«, ein anderen ihn »anmachen« wollte. Seine Alltagssituation wird von völlig verschiedenen Ausstrahlungen gekennzeichnet.

Reisen – nach oben und unten

Herr Yps hat die Erfahrung gemacht, daß sich auf Reisen die vorhandenen Stimmungslagen verstärken. »Die Depression ist dann in Afrika wieder richtig hochgekommen. Ich merkte, was ich eigentlich für ein gebrochenes Verhältnis mit Menschen hatte, wie wenig begeisterungsfähig ich teilweise bin. Da habe ich mich total reingesteigert, so daß ich nur noch im Hotel blieb anderthalb Wochen lang und dann zurückflog.« Herr Yps macht sich »totale Selbstvorwürfe«, sieht dann »keine Rechtfertigung mehr, daß ich da bin«. Im anderen Extrem muß er dagegen ankämpfen, »nicht dauernd andere zu beeinflussen und sich ihnen aufzudrängen«. Grundsätzlich sieht er sich so: »Das macht mir schon Sorgen, daß ich zum Teil so unkontrolliert bin, daß ich gar nicht richtig merke, daß ich in eine Phase gerate, in eine depressive oder manische; das beeinflußt mich sehr.« Seine Reisen verstärken die jeweilige Stimmung und damit auch die Gefahr.

Herr Yps geht zu verschiedenen Ärzten, stellt dann schließlich fest: »Ich weiß gar nicht so genau, ob ich mir überhaupt helfen lassen will.« Von vielen Menschen in seiner Umgebung kommen Vorschläge. »Vier, fünf Leute, die ich eingeweiht hatte, hatten Ideen, aber keiner wußte, was das Richtige sein könnte. Es war für uns alle ein Rätselraten, was jetzt zu machen sei. Ich habe mich dabei allerdings stark zurückgehalten.« Meditation habe für ihn eine hohe Bedeutung. Attraktiv sei die Buddhistische Schule, die sei Psychologie, Philosophie und Religion in einem. »Am meisten geholfen hat mir meine Mitbewohnerin, durch die Gespräche, die sie mit mir geführt hat, durch ihre Nähe. Sonst ging es mir eigentlich ziemlich finster, total extrem. Ich hatte auch noch einen zweiten Selbstmordversuch. Ich weiß auch nicht, was da sonst noch Hilfe spenden kann. Viele Gespräche drehten sich ständig im Kreis, aber nach einem Gespräch fühlte ich mich regelrecht ausgelutscht, irgendwie besser. Das hielt aber nicht lange an.« Die Gespräche wirken nie lange, drehen sich im Kreis.

Vom Nutzen der Psychose

Herr Yps zweifelt am Krankheitskonzept, ist aber dennoch vom Nutzen der Psychiatrie überzeugt. Sie bedeutet für ihn eine Unterbrechung des Gewohnten. »Vorher habe ich die Depression nie richtig ernstgenommen. Auch heute habe ich immer wieder das Gefühl, gar nicht krank zu sein. Ich habe es nie richtig für möglich gehalten, daß das eine Krankheit ist, gegen die man auch mit Medikamenten angehen muß. Man kann sagen, für mich war es das einzig Richtige, hier in der Psychiatrie zu landen, ich wüßte nicht, wie es sonst weitergegangen wäre. Ich hätte mich immer weiter im Kreis gedreht, ich mußte also erst einmal einen ›Stabilisator‹ kriegen.« Dabei spielt für Herrn Yps auch eine Rolle, sich gegen seinen Vater durchzusetzen. »Das sagen auch alle meine Angehörigen inzwischen, die haben dieses ›Tabu‹ Psychiatrie verloren. Am Anfang drehte mein Vater fast durch: ›Was hast du alles erzählt? Die lassen dich auf ewig hier.‹ Mein Vater ist für mich auch immer noch ein Problem, der ist sehr einnehmend und von sich selbst sehr stark überzeugt. Da bin ich ziemlich sensibel, gleichzeitig gibt er mir eigentlich rein gar nichts.« Die Psychiatrie hilft hier, die eigene Situation ernstzunehmen.

Herr Yps bezeichnet sich selbst als »verhaltensgestört«. Er sei Konflikten früher immer aus dem Weg gegangen, habe Beziehungen abgebrochen, wenn es Schwierigkeiten gab, »seien es jetzt Mann-Frau-Beziehungen, da ganz extrem, oder andere Beziehungen, die zum Teil nur sehr oberflächlich, gefühlskalt waren. Da habe ich mich dann mal total reingesteigert und habe mich als Teufel gesehen.«

»Ja, ich könnte jetzt philosophisch sein und sagen, das sei mein Karma«, er lacht, »wie jeder eine Aufgabe bekommt, an der er zu arbeiten hat. Wenn ich ganz nüchtern darüber nachdenke, dann ist das meine Krankheit, mein Problem. Ich muß damit fertig werden. Wenn man es noch weiter denkt, ist mir das selbst zuzuschreiben, von meinen diversen Leben vorher. Das ist mein Potential, mein Rohstoff, mit dem ich zu arbeiten habe. Das wäre eine Erklärung, für mich.« Zum anderen habe es immer in seiner Familie Depressionen gegeben. »Mütterlicherseits sind Depressionen vorhanden. Meine Mutter hat sich auch umgebracht mit Tabletten. Ihre Mutter hat sich umgebracht. Davon der Bruder hat sich aufgehängt. Die eine Schwester ist seit zwanzig Jahren in der Psychiatrie. Der Vater ist aus dem dritten Stock gesprungen. Diese Familie ist schon so ein bißchen betroffen davon. Aber ich weiß nicht, das ist mir dann auch ein bißchen zu einfach, zu sagen, daß das erblich sei.« Herr Yps sieht seine Erkrankung als Ausdruck einer (familiären) Hypothek *und* als Herausforderung bzw. Karma.

Momentan zieht Herr Yps sein Studium in Zweifel. »Im Moment ist mir mehr danach, daß ich einen Job annehme als Fahrer, irgendwie so etwas, um einen geregelten Rhythmus zu kriegen. Ich muß einfach ruhig werden.« Herr Yps vergleicht sich mit anderen und zieht dann einen überraschenden Schluß: »Ja, ich merke immer noch, daß ich nicht gerade sprudle vor Aktivität. Ich beobachte viel die Freunde und die Menschen und merke oft, wie einfältig ich mir vorkomme, daß ich nichts aus mir mache oder mir die Situation verschönere. Ich möchte spontaner werden und dankbarer, im Grunde bin ich sehr undankbar, auch dankbar, daß ich noch da bin: Grundsätzlich bin ich doch froh, daß ich noch da bin!« Die Psychose verweist Herrn Yps auf existentielle Fragen, auf die Vergewisserung der eigenen Existenz, die Dankbarkeit zu leben, auf Entscheidungen nach dem eigenen Gewissen und die Notwendigkeit von Hoffnung.

Interpretierende Zusammenfassung

Herr Yps sieht seine extremen Stimmungsschwankungen, in denen auch seine Wahrnehmung »entgleist«, als Ausdruck und Kompensation von Trennungsschmerz. Schon der Alltag spiegelt diese Schwankungen, und während seiner Reisen werden sie noch deutlich verstärkt. In solchen Phasen dienen die Reaktionen der anderen als Korrektur der eigenen Wahrnehmung. Gegenüber Hilfen von außen besteht lange eine hohe Ambivalenz. Das hat möglicherweise auch mit dem Suizid der Mutter und den erheblichen Belastungen in ihrer Familie zu tun. Daß sein Vater psychiatrische Hilfe eindeutig ablehnt, ermöglicht ihm, sie anzunehmen und so aus seiner Sicht seine Unabhängigkeit unter Beweis zu stellen. Schließlich empfindet er den Psychiatrieaufenthalt als Chance, den Kreislauf von ständiger Anstrengung und Erschöpfung zu durchbrechen. Gleichzeitig bezeichnet er die Krankheit als Karma, sieht in ihr eine Herausforderung und nicht nur eine Störung. So hat er für sich einen Kompromiß gefunden. Er kann Hilfe annehmen und vermeidet die Gefahr, sich der eigenen Verantwortung zu entziehen. Mit seiner Mischung aus spiritueller und medizinischer Sprache kann er sich in beide Richtungen verorten und behält dabei seine innere Beweglichkeit. Er besinnt sich schließlich auf das Leben an sich und auf seine Dankbarkeit zu leben.

Herr Yps reist gerne und viel. Auch die Tatsache, daß sich auf Reisen seine Stimmungsschwankungen deutlich verstärken, hält ihn nicht davon ab. So führt er ein äußerst anstrengendes Leben und sehnt sich zunehmend nach Ruhe sowie danach, Verantwortung für sich abzugeben. In seiner ambivalenten Haltung gegenüber Hilfe von außen setzen sich seine Stimmungsschwankungen fort. Die Ablehnung des Vaters gibt dann den umgekehrten Ausschlag.

In der Person von Herrn Yps begegnen sich zwei extreme Krankheitskonzepte, das des Karmas und das der familiären Belastung oder Vererbung. Beide Aspekte könnten den manischen bzw. depressiven Anteilen seiner Erkrankung entsprechen. Für die eine Seite steht eher die Mutter, die sich das Leben nahm, und ihre Familie, die in vielfältiger Weise psychisch belastet war. Für die andere, der Psychiatrie abgewandte Seite steht eher der Vater. Vielleicht besteht eine Gemeinsamkeit beider Positionen darin, daß sie zunächst Distanz zu möglicher professioneller Hilfe schaffen. Erst der eigene Selbsttötungsversuch hat die Spannung so existentiell zugespitzt, daß eine von außen verordnete Krankenhausbehandlung dann auch von innen annehmbar erschien. Sein kombiniertes Krankheitskonzept bewahrt ihn vor einer passiven Patientenrolle. Die spirituelle Karma-Theorie beläßt Verantwortung bei ihm.

Frau Zahn: »Hure Babylons« - Die Integration des Bösen

Das Gespräch mit Frau Zahn kam im psychiatrischen Krankenhaus zustande und wurde ebenfalls von Frau Lanzoni geführt.

Evangelisation

Nach dem Tod des Vaters wurde Frau Zahn im 23. Lebensjahr zum ersten Mal psychotisch. Voraus gingen eine intensive Beschäftigung mit Märchen sowie religiöse Erlebnisse verbunden mit Zwangsgedanken, Versündigungswahn und Wahnvorstellungen, in denen sie sich als »Hure Babylons« erlebte. Frau Zahn setzte mit ihrem Pädagogikstudium aus und arbeitete statt dessen als Verkäuferin. Nach der Konvertierung zum katholischen Glauben und dem Umzug nach Hamburg kehrte eine deutliche Entlastung und Beruhigung ein. Fast 20 Jahre arbeitete sie als Religionslehrerin mit andauernder Wahnsymptomatik. Erst nach der Berentung kippte die Balance. Zum Psychiatrieaufenthalt führte jedoch nicht der Wahn, sondern die Sucht.

Frau Zahn schildert ihre Studienschwerpunkte und ihre Beziehung zu einem Professor. Ihr Interesse an tiefenpsychologischer Märchenforschung hatte den Kontakt gebahnt. Vor einer persönlichen Beziehung bekam sie Angst und Schuldgefühle. »Ich weiß nicht, was das war, ich hatte wohl Schuldgefühle, daß das nicht in Ordnung war. Ich hatte aber auch Angst, das zu verlieren, was ich vorher hatte, nämlich die Beschäftigung mit der Märchenforschung.« Sie lag dann drei Monate lang im Bett, schaffte es aber, ihre Arbeit zu beenden. Die Intensität ihrer Gefühle erinnert sie an Märchen.

»Ich kam in einen Zustand der Regression, in dem ich nicht mehr weiter wußte, apathisch war und nichts mehr tat, keinen Ausweg mehr sah, nur rumlag. Da habe ich beim Hören der *Johannispassion* von Johann Sebastian Bach ein religiöses Erlebnis gehabt. Ich habe die Leidensgeschichte Jesu, also Jesus als Erlöser und Messias erkannt. Das war ein sehr intensives Erlebnis. Da kamen mir die Tränen. So wurde ich weitergeführt zu einer ›Evangelisation‹ und habe mein Leben, wie das da üblich ist, in frei-evangelischen Kreisen an Jesus Christus übergeben.« Zuerst war dieser Schritt erleichternd: »Das war erst ein Erlebnis, was echt war, daß mir jemand begegnet, der mich annimmt, der mir hilft, der diese Situation ändert, in der ich war, diese Gefangenheit.« Später aber bekam sie Angst vor der religiösen Bedeutung des Bösen. »Durch diese Märchenauseinandersetzungen hatte ich keine Befürchtungen; da war das Böse, der Schatten, integriert, ich hatte keine Angst davor, eigentlich. Nun raste diese ganze Sache von Hölle und Teufel auf mich zu, und da habe ich wahnsinnige Ängste bekommen.« Den neuen religiösen Impulsen sah sie sich völlig ausgesetzt. »Die sagen: ›Was voher war, das war der Teufel, da habe ich in Sünde gelebt, jetzt erst kommt das wahre Leben, das Leben mit Jesus Christus.‹ Ich war da zu sehr drin, so daß furchtbare Ängste einsetzten, Zwangsgedanken. Als ich dann über die Hölle las oder die Sünde gegen den Heiligen Geist, habe ich mir eingebildet: Die begehe ich bestimmt. Dann kamen natürlich Zwangsgedanken, Lästerungen. Immer wieder habe ich mir eingebildet, ich hätte diese Sünden begangen, also wirklich Gott gelästert, das wurde immer schlimmer.« Während das Böse im Märchen gebunden war, wird es durch den persönlichen Bezug im Rahmen einer Freikirche ungehindert zur Bedrohung.

Ihre Zwangseinweisung in die Psychiatrie bringt Frau Zahn mit ihrer kirchlichen Einstellung in Zusammenhang. »Ich bildete mir ein, ich sei die

›Hure Babylons‹.« Sie lacht. »Die in der Gemeinde haben dann das Krankenhaus angerufen. Ich machte natürlich einen schlechten Eindruck und bekam eine Zwangseinweisung. Ich war noch in betender Haltung und sagte dann: ›Ich bin doch nicht verloren, ich bin doch nicht verloren.‹ Die dachten natürlich, daß es ganz schlimm mit mir aussieht. Am Bett einer Mitpatientin habe ich noch gebetet. Dann haben sie mich angeschnallt, das war schlimm. Ich war ganz unschuldig. Ich habe sonst niemandem etwas getan. Ich wollte die nur retten, weil die auch im Sterben zu liegen schien. Das waren ganz furchtbare Erfahrungen.« Frau Zahn bezieht die psychiatrischen Zwangsmaßnahmen auf ihre religiöse Einstellung. Als »Hure Babylons« genießt sie keine Narrenfreiheit, sondern fühlt sich als Märtyrerin.

Auf Umwegen erfuhr ihre Familie, die in Bremen wohnt, von der Situation. Ihr Bruder holte sie nach Bremen, wo man anders mit ihr umging. Der Arzt dort habe ihre Märchenerfahrung und ihre religiöse Einstellung besser berücksichtigen können. »Mein Arzt in Bremen hat mich besser behandelt. In Hamburg haben die mich für ganz verrückt erklärt, überhaupt nicht angenommen als Persönlichkeit, daß ich als Person auch eine Würde habe, irgendwo noch heil, noch gesund bin, ich habe ja selbst alles gewußt, was ich tat. Da waren diese wahnsinnigen Ängste und Zwangsgedanken, aber es war nicht so, daß ich vollkommen ›weg‹ war.« Das Gefühl, angenommen zu werden, war entscheidende Voraussetzung für therapeutische Fortschritte.

Arbeitserfahrung

Bei der Entlassung bekam sie den Rat, »erst einmal vom Studium abzusehen und lieber etwas Praktisches zu tun. Da habe ich dann Schuhe verkauft ein halbes Jahr lang. Ich merkte zwar, daß es mir nicht gut ging, aber die schlimmsten Zwangsgedanken haben mich nicht mehr so beherrscht. Ich wußte, ich konnte das verbergen. Ich wußte, daß das eine Krankheit ist. Ich brauchte dem nicht so nachzugehen. Dann habe ich gewagt, das Studium weiterzumachen.« Ihre Bewältigungsstrategie bestand aus einer Mischung eigener Bewußtheit: »Ich wußte, daß das Krankheit ist«, und Verbergen: »Ich wußte, das ist krank, das darf keiner sehen«. Die ihr verordnete Krankheitseinsicht hatte also einen sehr eigenen Charakter.

Schließlich brachte ein junger Mann sie in Verbindung mit dem katholischen Glauben. »Das waren gesunde Menschen, nicht wie die ›Freikirchen‹, die gleich mit dem Teufel anfingen. Dann habe ich mich damit auseinandergesetzt, ganz intellektuell, das war nicht so suggestiv wie früher. Ich konnte jetzt meinen Verstand gebrauchen, das tat mir gut.« Aufgeben wollte und konnte sie die Religion nicht. »Das hat mir gut getan, mich damit auseinanderzusetzen, das nicht in Wahnbereiche zu verschieben. Es hätte mich sowieso nicht losgelassen, aufgegeben hätte ich es nicht.« In der Kirche erlebt sie Geborgenheit. Die Religion hat eine tragende Funktion.

Frau Zahn wurde Religionslehrerin an einer katholischen Schule. »Ich erhielt eine siebte Klasse. Ich fühlte mich einerseits ganz gesund, andererseits noch krank, wußte aber die Krankheit zu verbergen. Ich machte einen sehr aktiven Eindruck trotz der Tabletten, da es eine geringe Dosis war, auch einen sehr eifrigen Eindruck. Das stimmte aber gar nicht, denn ich lag viel im Bett und saß viel rum und rauchte am Wochenende, wenn keiner da war. Das habe ich immer verborgen. Ich bin da also voll hinein gestiegen, habe alles mit Schreibmaschine vorbereitet, die Schulleiterin war ganz beeindruckt, aber das konnte ich nicht lange durchhalten. Das war mein Leistungsdenken, ich *muß* was leisten, furchtbar übertrieben sogar, sonst setzen Schuldgefühle ein. Dann habe ich gar nichts mehr richtig getan. Da fing schon an, daß mein Arbeitsleben ein bißchen gebrochen war. Ich hatte immer stärkeren Leistungsabfall. Allerdings habe ich das lange verdecken können, habe auch guten Unterricht gemacht. Im Umgang mit den Schülern hatte ich wirklich Gaben. Bin mit den Schülern besser umgegangen als mit mir, habe im Religionsunterricht ein gutes, positives Gottesbild vermittelt, nichts von dem Krankhaften. Ich wußte ganz genau, was gesund ist. Aber die Leistungsabfälle nahmen trotzdem zu. Ich war innerlich mit meiner Kraft am Ende.« Die Arbeit gab Kraft, raubte aber zugleich die letzten Reserven.

Zunehmend führte sie ein Leben, das wesentlich von der beruflichen Anstrengung geprägt war. »Ich habe auf vieles verzichten müssen. Solange die Woche dauerte, war ich ganz in der Schule. Ich wußte, daß ich mich auf den Beruf konzentrieren und dafür ganz da sein mußte. Dafür bin ich am Wochenende, freitags, wenn ich nach Hause kam, völlig zusammen gesackt.« Ähnliches galt für den Jahresrhythmus. »In den Ferien war das so: Am ersten Tag der Ferien bin ich zu Hause praktisch in ein Loch gefallen, und am Schulanfang kam ich wieder hoch – das war quälend. Die Depression war furchtbar nach der langen Anstrengung, die man immer hochhalten mußte, ein quälender Zustand. Ich wußte nicht, was besser war: diese Anstrengung oder das Quälende anschließend, obwohl ich ja eigentlich Freizeit hatte, die schönen Lehrerferien, in denen andere verreisen.«

Anstrengung und Erschöpfung hielten sich bei aller Qual die Waage.

»Meine Kollegen haben mich geschätzt, die haben mich nicht als krank angesehen, auch später, als ich auffälliger wurde, als ich es nicht mehr verbergen konnte, haben sie mich immer für gesund gehalten und lediglich gesagt: ›Du schluckst einfach zuviele Tabletten.‹ Ich war immer voll integriert.« Deutlich wird hier auf beiden Seiten ein Wertesystem, wonach Integration Gesundheit voraussetzt.

In der Familie lief es anders. »Ich habe ein Doppelleben geführt in der Familie, habe mich gesund gezeigt, nur Gutes über die Schule berichtet und habe nie über das Religiöse gesprochen. Das habe ich für mich behalten. Meine Mutter hat wie eine Löwin um mich gekämpft und wollte mir alles Religiöse wegnehmen, mir die Bibel wegnehmen und alles, was ich aufgezeichnet hatte. Ich fühlte mich schon fast von zu Hause verfolgt.« Der Vater war vorher gestorben. »Mein Vater, sagt meine Mutter, hätte das nicht mehr erleben dürfen, daß ich nun katholisch wurde, aber die anderen haben das als positiv gesehen , weil ich nun im Dienst war.« Ihr Bruder habe sie »rausgeholt« aus der Psychiatrie, zugleich aber von ihr geredet als von seiner »schizophrenen Schwester«.

Der Hang nach unten

»Ich habe einen Sog empfunden, eine Anziehungskraft, wenn man es mal nicht religiös sieht. Bis vor kurzem habe ich das nie jemandem erzählt. Hier haben nämlich viele einen religiösen Wahn. Ich hatte immer diesen Hang in die Katastrophe. Schon als Kind hatte ich einen Hang nach unten, empfand die Anziehungskraft des Bösen, des Selbstzerstörerischen – das war sehr stark ausgebildet. Ich habe mit diesem Abgründigen, Zerstörerischen auch ein bißchen gespielt. Das hat sich in der Psychoseerkrankung, im religiösen Wahn fortgesetzt, daß ich eben meinte, ich sei verloren, ewig verdammt und sei sogar die ›Hure Babylon‹, von der da die Rede ist in der Offenbarung des Johannes. Deshalb rate ich jedem: ›Rührt das bloß nicht an, da wird man irre von.‹

Ich hatte also eine große Phantasietätigkeit, der ich zuviel Raum gegeben habe. Mich beherrscht ein zu strenges Über-Ich, aber wenn ich mich auf der anderen Seite zu wenig beherrsche, dann kriege ich immer Schuldgefühle. Ich fühlte unwahrscheinliche Zwänge in mir, eine Grundveranlagung war da. Durch das religiöse Erlebnis, durch den Kram mit der Hölle hat das Nahrung gekriegt, so daß meine Intelligenz das nicht mehr verarbeiten konnte.« Frau Zahn hat eine beeindruckend differenzierte Selbstwahrnehmung und erlebt einen fließenden Übergang von religiösen Wahrnehmungen zum psychotischen Wahn.

Auf die Frage, ob mit ihrer besonderen Art der Wahrnehmung auch Positives verbunden war, veweist Frau Zahn auf ihren »klaren Geist« und ein »Gefühl der Erfülltheit«. »Im Glauben habe ich auch sehr viel Schönes erlebt: die Musik von Bach, neue Freunde, gesunde Freunde, Christen, einen Pastor, seine Gemeinde – daran war vieles echt. Ich spürte, ich bin beschützt und behütet, und es gibt diesen Gott, und er liebt mich, und ich liebe ihn, und ich hatte eine solche Liebe empfunden und konnte es auch weitergeben. Ich hatte Gewißheit.« Ihre Bildung ist für Frau Zahn Erfolgserlebnis *und* belastende Herausforderung. Nicht als krank angesehen zu werden bedeutet ihr viel. »Die kranken Anteile habe ich vor denen verborgen, das konnte ich. Dieses Krankhafte habe ich doch meistens für mich behalten. Die anderen, die Freunde haben nur das Gesunde in dem Glauben bei mir gesehen, das war schon Erfüllung für mich.« Frau Zahn selbst nimmt sehr genau ihre kranken und gesunden Anteile wahr und beschreibt detailliert deren Dynamik.

Sie zweifelt an ihrer Integrität. »Damals habe ich unter dem Geheimnis gelitten, daß wohl niemand wußte, was mein großes Leid war. Ich dachte immer, vielleicht war es ja auch eine Depression. So ganz kann ich es noch nicht glauben. Ich weiß bis heute nicht, ob es nun eine Krankheit ist oder ob ich wirklich richtig faul bin. Dabei habe ich immer an *Goldmarie und Pechmarie* gedacht, daß ich die Pechmarie bin, daß ich bestraft werde, weil ich so faul bin, weil ich die Äpfel abpflücke«, sie lacht, »und nicht das Brot aus dem Ofen nehme, und das ist bis heute nicht weg. Es ist immer nur kurz weg, wenn mein Psychologe mir sagt, ich solle mich nicht mehr beschimpfen.« Frau Zahn kann verschiedene Bedeutungen gleichzeitig gültig sein lassen und hat eine ausgeprägt differenzierte Sprache.

Humor und Selbstheilung

Frau Zahn ist inzwischen berentet, arbeitet seit fünf Jahren nicht mehr. Auf die Frage, wie ihr Alltag jetzt aussieht, antwortet sie: »Ich bin wieder in eine Einseitigkeit geraten wegen der Berufsunfähigkeit und habe mich wieder auf das Religiöse versteift. Ich habe mich also sehr mit Theologie befaßt, weil mir das so viele Erfolgserlebnisse beschert hatte, bin also jeden Tag zur Heiligen Messe gegangen, habe viel geschrieben. Dann fing das an mit diesen Aufputschtabletten. Ich habe dieses Antriebsmittel genommen, weil ich eigentlich keinen Antrieb hatte und weil ich doch irgendwie was leisten wollte. Ich habe es immer nachts genommen, wenn ich nicht schlafen konnte, weil ich schlechte Träume hatte, und habe mich damit aufgepeitscht und an den theologischen Artikeln geschrieben. Dieses Zwangsdenken kam wieder hervor und machte mir Vorwürfe, dieses Versündigungsdenken irgendwelcher Art, immer das gleiche.« Inzwischen habe sie einen jungen Priester kennengelernt, der ihr mit Humor begegnet und ihr damit auch zu mehr Abstand verholfen hat. Diesen Vorgang bezeichnet sie als »eine Art Selbstheilung«. Auf Station werde die Distanz erleichtert, »weil hier ja fast alle einen religiösen Wahn haben«.

Die Abhängigkeit von Aufputschmitteln hat sie fast vier Jahre lang vor allen Menschen verborgen halten können. »Ich dachte immer, ich schaffe es alleine. Nur gebeichtet hab ich es. Man hat mir immer geraten, damit aufzuhören. Dann begegnete ich diesem jungen Kaplan, der sagte ganz klar: ›Sie brauchen ärztliche Hilfe. Sie sind süchtig.‹ Ich dachte, ich darf jetzt auf Gott vertrauen, nicht auf Menschen, aber der Kaplan sagte: ›Sie brauchen ärztliche Hilfe, Gott hilft nur durch Menschen.‹ Der war ziemlich energisch, das war ganz gut, und der hat das dann auch ein bißchen in die Hand genommen.« Energische Klarheit im richtigen Moment bringt die Entscheidung. In die Psychiatrie führt erst die Sucht, nicht die Psychose.

Frau Zahn schildert den mühsamen Entscheidungsweg bis zu diesem Punkt. »Ich muß richtig psychisch Signale ausgesandt haben, daß mir alle Welt half. Dann fühlte ich mich irgendwie geschützt. Ich wußte: Jetzt hast du Hilfe, jetzt tust du das, was die Ärzte dir sagen und brauchst nicht mehr allein bestimmen. Schon am ersten Tag durfte ich raus, die hatten Vertrauen zu mir. Ich habe ja die Leiden der Psychiatrie bewußt auf mich genommen. Früher war Psychiatrie für mich was Schreckliches, deshalb war ich ja lange Jahre nicht in der Psychiatrie, eigentlich erstaunlich für so eine Diagnose, aber jetzt hat mir das geholfen.« Verantwortung auch einmal abgeben zu können, das erscheint letztlich als Entlastung.

Frau Zahn hatte nach der Bekehrung die Entscheidung getroffen, »zölibatär zu leben«. Dabei sei sie eine attraktive Frau gewesen und habe wohl in dieser Hinsicht viel verdrängt. »Mit 32 oder 33 Jahren kam dann aber das Natürliche durch.« Sie habe dann zwei Beziehungen intensiv gelebt. Deutlich wird ein tiefer Konflikt zwischen »dem Natürlichen« und ihrem strengen Pflichtgefühl.

Paradoxerweise habe sich die Krankheit als hilfreich erwiesen. Sie habe nun Hilfe erfahren und sei im Glauben bestärkt worden. Sie fühle jetzt wirklich, daß dieser Gott es gut mit ihr meint. Der Wahn falle mehr von ihr ab. Der Glaube trage sie wieder, wobei der Kaplan sehr zur Seite stehe. Sie müsse sich nicht mehr nur auf sich verlassen. Auch müsse sie nicht mehr unbedingt ins Berufsleben zurück, habe dabei auch keine Schuldgefühle mehr. »Ich will mein Leben, ja, aber ich will es im gesunden Gleichmaß gestalten, auch Leib muß dabei gemeint sein. Viele Freunde habe ich zuletzt vernachlässigt, möchte aber nicht mehr so viel um mich kreisen wie in der letzten Zeit.« Sie habe wieder erfahren, »daß ich da Gaben habe, ganz natürlich und gesund reagieren kann, mit Humor, und das meine pädagogischen Fähigkeiten noch da sind«. Die soziale Bezüge gewinnen neben der Arbeit deutlich an Priorität.

Ihr Rat an die Psychiatrie lautet: Es werde zuwenig therapeutisch gemacht und gebe zuwenig Zuwendung. Im direkten Umgang gebe es noch zuviele »hierarchische Strukturen und Gebaren«. Hilfreich sei, wenn man auf Station mal bei den Schwestern Platz nehmen darf oder umgekehrt die sich zu einem setzen, einfach mal »zwei Minuten mit gesunden Menschen zusammensitzen«. Frau Zahn fordert mehr Zuwendung und Normalität.

Interpretierende Zusammenfassung

Während »das Böse« im Märchen gebunden ist, wird es durch das Bekenntnis zur Freikirche zur Bedrohung. Die enge Gemeinschaft wird nicht als besonders intensiver Halt empfunden, sondern als emotionale und intellektuelle Einengung. Die Konvertierung zum katholischen Glauben knüpft wieder an das Märchenhafte an und läßt die Religion zur tragenden Bedingung werden, die partiell Psychiatrie ersetzen kann. Der neue Beruf als Religionslehrerin bringt Bestätigung und Belastung. Der gesamte Lebensrhythmus über Tag, Woche und Jahr wird von dieser Gratwanderung geprägt. Gegenüber Familie und Kollegen führt Frau Zahn ein »Doppelleben«. Erst nach der Berentung gerät die innere Balance wieder ins Wanken. Der weitgehende Verzicht auf Partnerschaft wird nun spürbar. Dennoch führt nicht das Wahnerleben, sondern erst eine inzwischen entstandene Tablettenabhängigkeit in die Psychiatrie. Bei deren Bewertung unterscheidet Frau Zahn genau zwischen einer akzeptierenden, verstehenden und einer distanzierenden diagnostischen Haltung.

Frau Zahn lebt mit ihrem Wahn über 20 Jahre lang ohne psychiatrische Hilfe. Eine frühe kurze Psychiatrieerfahrung wirkt abstoßend. Im katholischen Glauben findet sie eine Vorstellungswelt und einen sprachlichen Rahmen, der ihr erlaubt, auch sünd- und wahnhafte Seiten zu integrieren. Frau Zahn gestaltet ihr anstrengendes Doppelleben konsequent: Vor anderen hält sie ihre innere Spannung verborgen. Im eigenen inneren Zeitrhythmus braucht sie jeden freien Moment zur Erholung. Die Isolation nimmt sie in Kauf. Der Beruf gibt ausreichend Bestätigung. Der damit zusammenhängende Verzicht tritt erst nach der Berentung in den Vordergrund. Es ist also kein Zufall, daß sich nun auch die Bedingungen für die Annahme psychiatrischer Hilfe ändern. Frau Zahn nimmt die Gleichzeitigkeit ihrer kranken und gesunden Anteile sehr genau wahr. Es entsteht ein Eindruck von dem, was Corin (1994) »Dichte des Seins« nennt. Frau Zahn verfügt über eine ausgesprochen differenzierte Sprache und organisiert ihr Leben *neben* der psychotischen Erfahrung, ohne diese zu leugnen (Barham 1994).

Grenzgänge - Psychosen mit und ohne Psychiatrie

Die folgenden sechs Gesprächspartnerinnen haben mehrere Psychosen erlebt, die z. T. in psychiatrische Behandlung führten, z. T. aber auch nicht. Sie sind als »Grenzgängerinnen« in der psychiatrischen Landschaft zu verstehen. Frau Äther kann als »Prototyp« gelten.

Frau Äther: Alice im Wunderland - Psychose als Gipfelerlebnis

Der Kontakt zu Frau Äther kommt über das Psychoseseminar zustande.

Vom Tod her leben

Frau Äther ist ca. 50 Jahre alt, sie wurde als ältestes von vier Kindern geboren. Ihr einziger Bruder nahm sich mit 20 Jahren das Leben. Die Eltern, denen sie sehr unterschiedliche Begabungen zuschreibt, sind inzwischen auch verstorben. Frau Äther studierte Biologie und Chemie, nahm Gelegenheitsarbeiten an und unternahm dann ausgedehnte Reisen ins Ausland. Auf diesen Reisen und später auch in Deutschland wurde sie mehrfach psychotisch, kam dabei manchmal mit der Psychiatrie in Berührung, manchmal nicht. Inzwischen lebt sie allein in eigener Wohnung und unterrichtet stundenweise Deutsch für Ausländer. Ihre Psychosen, die mit ausgeprägten Wahngedanken und Halluzinationen verbunden sind, erlebt sie in der Regel nicht als bedrohlich. Ob es zu einer Psychiatrieeinweisung kommt, macht sie vor allem an der Reaktion der Umgebung fest.

Frau Äther beschreibt ihre Psychose als einen mehrgipfligen Berg, als einen »Höhepunkt einer Art Verwirrung, aber auch als ein Gipfelerlebnis, bei dem sich Bestimmtes offenbart. Alles liegt dann unter einer Art Erhobenheitsgefühl.« Sie schildert, was ihr Bergsteigen bedeutet, und meint mit ihrem Vergleich auch die Bereitschaft, sich vom »Grauen, Banalen und Langweiligen« zu lösen.Von oben erscheinen ihr das eigene Leben und das der Mitmenschen klein und fern. Sie schaut dann »auf das Leben an sich und auf das Grundlegende, vielleicht auch auf das allen Gemeinsame: Ich sehe mein Leben dann ein bißchen aus einer anderen Perspektive, auch vom Ende her, vom Tod her.« Sie erlebt das als angenehm und auch als gefährlich, wie die Berge. Der Blick vom Ende her rückt das Grundsätzliche in den Vordergrund. Frau Äther sieht sich in der Psychose mit dem

Leben »an sich« verbunden. »Es ist alles ein Wunder, ein ungemeines Ineinander. Es gibt keine Grenzen, keine Unterschiede, es hat alles mit allem Verbindung, und das kann man spüren, das ist ganz großartig.« Vom Ganzen her sich zu betrachten ist für sie beruhigend. Vieles wird dann unwichtig. In der Psychose existiert für sie eine innige Verbindung mit dem Leben.

Im Gespräch korrigiert sich Frau Äther an dieser Stelle: Sie möchte »nicht nur über Schönes sprechen«. Sie erzählt dann von einem psychotischen Erlebnis mit der »grauenvollen Vorstellung, einen GAU zu überleben«. Damals empfand sie nicht nur eine individuelle Angst, sondern auch eine Angst um andere, die sie gleichzeitig als eine Botschaft versteht. In der Psychose sieht sie sich als eine »Botschafterin des Lebens«.

Wunsch-Psychose

Neben der Auseinandersetzung mit Leben und Tod sei die Liebe ein weiteres Urthema ihrer Psychose. Sie erzählt, welche intensive Bedeutung der Stempel einer kleinen Blume in einer Psychose für sie hatte; das sei ihr »Stempelkind« gewesen, an dem »etwas falsch war, es war nicht gesund«, das sie aber dennoch liebte. »Ich muß es so nehmen, wie es ist, und so lieben, wie es ist, und nur so sehen, wie es ist.« In dieser Verzückung sei sie dann auffällig und dem Amtsarzt vorgeführt geworden, weil »sie immer nur lächelte und gesungen habe und eine Verständigung nicht möglich war«, zitiert sie die Akten.

Frau Äther erzählt den biographischen Hintergrund. »Die erste offizielle Psychose ist ja ausgebrochen, als ich 44 war und mir klar wurde, daß es mit Kinderkriegen endgültig vorbei ist.« Sie habe vorher eine Abtreibung gehabt, dann 1987 in England »eine Art Scheinschwangerschafts-Psychose«. Sie habe sich benommen, als sei sie schwanger, habe sich auch nicht vergewissern wollen. »Es war sozusagen die letzte Chance.« Eine Freundin habe sie dann letztlich zu einem Test überredet, über dessen negatives Ergebnis sie schließlich erleichtert gewesen sei, weil sie sich mit 48 Jahren allein und ohne Partner ein Kind nicht zugetraut hätte. Die Psychose erscheint ihr u. a. als ein Ausdruck des schmerzhaften Abschieds vom Kinderwunsch.

Frau Äther kommt auf die »Täler zwischen den Gipfeln« zu sprechen. »In meinen Psychosen erlebe ich auch, was mir in den Tälern nicht passiert ist.« Auch bezogen auf die »Liebeserlebnisse« in der Psychose meint sie im nachhinein: »Ich kriege sie, weil ich sie in der Wirklichkeit nicht habe.« Auf eine geglückte Partnerschaft habe sie verzichten müssen. Sie gebraucht in diesem Zusammenhang das harte Wort »Ausschuß«: »Zum Leben gehört der Tod, aber es gehört auch die Fortpflanzung dazu, und mein Leben ist eins, wo es eben nicht zur Fortpflanzung gekommen ist. Es ist so eine Art Ausschuß. Das ist nichts weiter Dramatisches, das ist in der Natur so angelegt.« In ihrer Psychose spielte dieses Erleben erst eine Rolle, als sie die Hoffnung, sich diesen Wunsch zu erfüllen, aufgegeben hatte. Frau Äther beruhigt sich dann selbst: »Gut, der Mensch ist nicht nur ein biologisches Wesen, sondern auch ein Kulturwesen, und da habe ich ja auch noch einige Chancen.« Aber eine persönliche Kränkung, einen »Kratzer« habe sie in diesem Zusammenhang schon erlebt. Sie sagt noch einmal ausdrücklich, daß sie sich lange Zeit in ihrem Leben einen Menschen für sich alleine gewünscht habe. In der Psychose habe sie »sozusagen ohne die Realisierung das erlebt, was das Leben ausmacht«. Sie sagt das eher mit Humor als mit Bitterkeit. Im psychotischen Erleben sieht sie einen Ersatz für die Wirklichkeit.

Umbrüche

Auf Umbruchsituationen im Leben angesprochen, fällt Frau Äther als erstes ein, daß sie »immer wieder neu anfangen wollte«. Schon als Jugendliche habe sie immer wieder einen völligen Neuanfang herbeiführen wollen. Das sei aber allein schon wegen der »weiter-bestehenden« Sprache nicht gegangen. Bei mehreren Brüchen, z. B. Schulwechsel, habe es gar keinen äußeren Anlaß gegeben, sondern es sei eher ihre persönliche Absicht gewesen, »sich den Wechsel als eine zusätzliche Hürde zu verschaffen«. In den Studienjahren habe sie »mehr gewechselt, als studiert«.

In ausgedehnten Reisen setzte sich diese Tendenz fort. Sie habe sich sozusagen immer wieder künstlich entwurzelt und neu geboren, sei vielleicht auch deshalb nicht dazu gekommen, ein anderes Wesen zu gebären. Bezogen auf ihre Jugendzeit erscheint die Beschreibung ihrer Empfindungen nicht ungewöhnlich. Doch hat sie sich offensichtlich die Fähigkeit, immer wieder ab- und aufzubrechen, bewahrt. Diese Fähigkeit sichert Unabhängigkeit. Die Psychose ist der »Preis« dafür.

Frau Äther identifiziert mindestens zwei Psychosen ohne Psychiatrie vor den drei »festgestellten« Psychosen inklusive Psychiatrieaufenthalt. Diese Psychosen seien für sie gleichwertig. Welche Psychose in die Psychiatrie führte und welche nicht, hing aus ihrer Sicht ausschließlich von der Reaktion der Umgebung ab: »Ich jedenfalls habe mich nicht verschieden gefühlt. Aber die haben mich eben so empfunden und mich nicht in Ruhe lassen können. Das kann ich auch verstehen. Die hatten keine Ahnung von dem, was in mir vorging. In Paris damals ist das anders abgelaufen: Da hat das keiner gewußt, es hat keinen gestört, und so hat sich eben auch keiner darum gekümmert.« Es habe noch andere vergleichbare Situationen gegeben, die im nachhinein als Psychose zu verstehen seien, z. B. während einer siebenmonatigen Radreise, die sie allein unternommen hat. Letztlich kommt Frau Äther zu dem Schluß: »Die Psychose beginnt mit der Diagnose und endet, wenn man sie durchschaut.«

Interpretierende Zusammenfassung

Frau Äther hat ihre Psychosen weitgehend ohne Angst erlebt. Sie bezeichnet ihre Psychosen rückblickend als »Berggipfel«, von denen aus ein veränderter und manchmal umfassender Blick auf das Leben möglich wird. Den Verlust der inneren Grenzen empfindet sie nicht so sehr als Beeinträchtigung, eher als Erweiterung. Manchmal erlebt sie in der Psychose Situationen und Gefühle, die ihr im realen Leben fehlen. So identifiziert sie sich in einigen Psychosen sehr mit Kindern und bringt das selber damit in Verbindung, daß sie keine eigene Familie hat. Die Psychose bedeutet für sie eine Art irrealer Wunscherfüllung. Zeit ihres Lebens hat sie immer neue Aufbrüche und Abbrüche erlebt und gesucht, sich bewußt oft selbst »neu geboren«. In der Psychose setzte sich fort, was sie vorher schon kannte. Frau Äther erlebt ihre Diagnosen als relativ und ihre Behandlung als zufällig. Ob es zu Psychiatrieaufenthalten kommt, hängt ihrer Ansicht nach nicht von der Art ihrer Erlebnisse, sondern ausschließlich von der Reaktion der Umgebung ab. Ihre persönliche Schlußfolgerung angesichts negativer Psychiatrieerfahrung zeugt von Humor: »Möglichst nur im Urlaub auf Berge steigen.«

Die Psychose erscheint als Verdichtung des Lebens, als eine Art Chiffre. Sie eröffnet neue Perspektiven und rückt grundsätzlich Wesentliches und allgemein Menschliches in den Vordergrund. Diese Konzentration auf das Wesentliche erscheint als allgemeine Chance und als konkrete Bewältigungsstrategie. Negativ bewertet wird die Psychose selbst nicht, sondern nur die soziale Reaktion einschließlich der sich daraus ergebenden psychiatrischen Behandlung. Im biographischen Zusammenhang erscheint die Psychose auch als eine verselbständigte Konsequenz von vorangegangenen, zum Teil auch inszenierten Brüchen, vielleicht sogar als eine Folge der Tatsache, daß sich Frau Äther an der subjektiv für sie wichtigen Aufgabe der Familiengründung gescheitert empfindet. Die Psychoseinhalte stehen in Beziehung zu ihrem Leben, symbolisieren ihren Abschied vom Kinderwunsch und ihre Sehnsucht nach einer festen Bindung.

Entgegen ihrer sonstigen, relativ einsamen Situation erlebt Frau Äther in der Psychose eine umfassende Einbindung in die Welt und in das Leben. Sie neigt zu einer ausgesprochen biographischen Interpretation, begreift die Psychose in Grenzen als Ausdruck ihrer Person. Sie trennt nicht zwischen persönlicher Sinnsuche und medizinischem Krankheitsbegriff (vgl. Barham 1994). Doch statt das Lebenskonzept der medizinischen Sichtweise unterzuordnen, beansprucht sie die Federführung für sich: Für Frau Äther ist die eigene Sichtweise entscheidend, die eigene Begrifflichkeit ausreichend. Die Gesetze menschlichen Handelns, insbesondere die Symbol- und Sinnhaftigkeit, beansprucht sie auch und gerade für ihr Handeln in der Psychose. Die Psychiatrie wünscht sie sich mehr als eine Partnerin, der sie auf der Sinnsuche und beim Bemühen, das verrückte Erleben zu integrieren, begleitet. Sehr sensibel registriert sie, ob sie in ihrer Subjektivität vollständig wahrgenommen oder als Objekt behandelt wird. In diesem Zusammenhang setzt sie sich deshalb auch (außerhalb des Interviews) sehr für die Idee der Behandlungsvereinbarung ein.

Frau Aus: »Verrückt, aber korrekt« – Lieber Hotel als Klinik

Das Gespräch mit Frau Aus findet auf der Straße statt, deshalb ist lediglich ein im nachhinein aufgeschriebenes, summarisches Protokoll möglich gewesen.

Urlaub von der Resignation

Frau Aus ist über 50 Jahre alt. Sie leidet seit mehr als zehn Jahren an einer affektiven Psychose, hat mehrere Episoden innerhalb und außerhalb der Psychiatrie verbracht. Sie war Journalistin, ist aber inzwischen berentet. Sie war verheiratet, auch noch während der Erkrankung, wurde dann von ihrem Ehemann mehrfach betrogen und letztlich verlassen. Die Art, wie das geschah, hat Spuren hinterlassen. Inzwischen wohnt Frau Aus in einer eigenen kleinen Wohnung. Sie ist geistreich und offensichtlich um ein gleichberechtigtes Gespräch jenseits eingefahrener therapeutischer Muster bemüht. Ihre Erlebnisse in manischen Episoden außerhalb der Psychiatrie deutet sie nur an. Ihre Aufenthalte zum Beispiel in teuren Hotels haben für sie auch im Rückblick eine positive Bedeutung. In diesen Zeiten knüpft sie offensichtlich an frühere Erfahrungen und Hoffnungen an. Sie macht Urlaub von der Resignation.

Frau Aus kenne ich von einem Tagesklinik-Aufenthalt vor vielen Jahren. Ich erinnere mich auch an ihre moderne große Wohnung, an intensive Partner-Gespräche, an schwere Depressionen, durch die verdeckt eine lebenserfahrene, kluge Frau sprach. Ich treffe Frau Aus auf dem Weg zur Arbeit, genauer gesagt, sie trifft mich. Wir gehen untergehakt ein Stück gemeinsam, und sie erzählt aus ihrem Leben. Die Art, wie ihr Mann sie verlassen hat, kränkt sie immer noch: Er sei mit ihrem Geld ins Ausland gegangen, habe ihr vier Jahre juristische Arbeit hinterlassen. Damit meint sie die Mühe, ihr Geld aus seinem reichlichen Vermögen zurückzubekommen. Inzwischen hat Frau Aus eine kleinere eigene Wohnung, die sie aufgrund eines Eigentümerwechsels bald zu verlieren fürchtet. Um ihre Seele habe sie keine Angst mehr, doch die Gesundheit mache ihr zu schaffen. Sie leidet unter Arthrose. Nun sei auch noch ihr Auto kaputt, das ihre Beweglichkeit garantierte.

Die letzten beiden Psychosen hat sie ohne fremde Hilfe zu durchleben gewagt. Nun fühlt sie sich besser gewappnet. Für das eine Erlebnis sei sie extra ins Hotel Vier Jahreszeiten gegangen, habe dafür auch ordentlich bezahlt: »Wir sind verrückt, aber korrekt«, meint sie. Das andere Erlebnis fand in ihrer Wohnung statt. Auf mein Interesse an ihren Erfahrungen hin formuliert sie die Befürchtung, mich zu überfordern: »Wenn ich Ihnen das ausführlich erzähle, dann kommen Sie ins Schleudern.« Sie drückt dann aber auch aus, daß sie dafür noch nicht genug Distanz habe, um mir einiges aufzuschreiben oder zu erzählen. Frau Aus äußert unbefangen, daß es ihr gut tut, mal wieder Arm in Arm zu gehen, erinnert sich an Tagträume, die sie früher gehabt hat. Die Gesprächsatmosphäre ist entspannt.

Frau Aus wirkt auf mich »handfest«, nicht mehr so »durchscheinend« wie früher. Sie ist offensichtlich selbständiger und eigensinniger geworden. Sie leidet vor allem körperlich, kann das aber klar benennen und sich zugleich distanzieren. Lediglich ihr Gedankenspiel, daß ihr das Sterben manchmal verlockend erscheint, es dafür aber noch zu früh sei, erinnert mich an frühere Gespräche, die ich damals bedrohlich fand. Wir sprechen noch über ihre Vorliebe für Dostojewski, insbesondere über das Zitat: »Die Menschen sind glücklich, manche wissen es nur noch nicht.«

Interpretierende Zusammenfassung

Frau Aus entscheidet selbst, in welchen Phasen ihrer affektiven Psychose, ihrer manisch-depressiven Erkrankung sie psychiatrische Hilfe abruft und in welchen nicht. Ihre manischen »Ausflüge« außerhalb der Psychiatrie haben für sie auch im nachhinein eine entlastende Funktion. Sie freut sich »diebisch« über ihre Eskapaden wie das Mieten eines Hotelzimmers und ist auch bereit, dafür zu bezahlen. Dieses Verhalten korrespondiert mit ihrer Fähigkeit, im therapeutischen Kontakt neben der professionellen Ebene noch eine andere persönliche Ebene des Austausches zu bewahren.

Es scheint so, daß sich Frau Aus auf ihre Weise »Naturschutzgebiete« hält, die vielleicht von den Gesetzen der Krankheit, nicht aber von denen der Behandlung beeinflußt werden. So lebt sie gelegentlich »auf großem Fuß«, ohne dies im nachhinein depressiv zu bedauern. Diese Episoden scheinen den Kreislauf der manisch-depressiven Erkrankung nicht zu beschleunigen, sondern eher zu verlangsamen oder davon unberührt zu sein. Dem Risiko eines farblosen Lebens (Uchtenhagen 1982) zieht sie die gelegentlichen Wechsel und Ausbrüche vor. Dabei muß letztlich offen bleiben, ob diese Strategie einer Rationalisierung oder einer tieferen Erkenntnis entspringt, ob sie also der Eigendynamik ihrer Stimmungsschwankungen hinterherhinkt oder sie zu gestalten versteht. In ihrem Selbstverständnis vermittelt Frau Aus eher ein Maß an Eigenverantwortung. So sind auch ihre Hotelbesuche zu verstehen: Sie gibt ihren manischen Phasen den angemessenen Rahmen, der wiederum ihr den Spielraum gibt, nicht aufzufallen.

Frau Ein: Gut und Böse – »In der Psychiatrie glaubt mir sowieso keiner«

Der Kontakt zu Frau Ein ergibt sich über das Psychoseseminar. Ich kenne sie außerdem von einem früheren Tagesklinik-Aufenthalt. Sie kommt zu Besuch und erzählt rückblickend von einer Psychose, die sie zuletzt erlebt hat, ohne psychiatrische Behandlung in Anspruch genommen zu haben.

Gift und Gegengift

Frau Ein ist etwa 35 Jahre alt. Auch sie erlebt in ihrer Psychose eine starke affektive Komponente. »Schizoaffektive Psychose« lautet die klinische Diagnose. Während einiger Krankheitsphasen war sie in teilstationärer oder stationärer Behandlung. Andere erlebte sie ganz ohne psychiatrische Hilfe. Lange lebte Frau Ein allein in einer eigenen Wohnung, die häufig zu verwahrlosen drohte. Inzwischen ist sie mit einem Iraner verheiratet und lebt mit ihm zusammen. Sie erwarten ein Kind. Ihre Arbeit als Bankkauffrau will sie nun aufgeben. Die Geborgenheit, die sie bei ihrem Mann und dessen Familie erfährt, hat ihr die Kraft gegeben, die aktuelle Krise ohne Psychiatrie zu meistern.

Frau Ein erzählt von einem psychotischen Erlebnis im letzten Jahr. Sie merkte im November, daß sie die Arbeit nicht mehr schaffte, daß sie »nur noch damit beschäftigt war, Ideen zu produzieren, nur noch dasaß und rauchte, was natürlich den Kollegen auffiel«. Sie nahm alle Kraft zusammen, »noch etwas Schönes zu machen. Ich habe dann einen Weihnachtskalender für die Kollegen gebastelt und merkte, daß sie mich alle verspotteten. Das ging immer weiter, bis das in einen richtigen Verfolgungswahn mündete.« Auf einem Weihnachtsfest hatte sie dann den Eindruck, daß man sie vergiften wollte. Im nachhinein weiß sie, daß die Kollegen niemanden umbringen. »Aber in dem Moment war das ganz akut für mich. Ich habe wahnsinnig aufgepaßt. Ich wußte, daß ich eine Psychose hatte. Ich begann, mich zu verhalten, als wenn ich verfolgt würde.« In ihrer seelischen Wahrnehmung ging es dabei um Leben und Tod. Verstandesmäßige Beruhigung und Distanzierung halfen nicht mehr: »Diese Angst ist auch geblieben, nur hat sie sich auf andere Sachen verlagert.« Sie wurde dadurch noch größer. Der fließende Übergang zur paranoiden Wahnvorstellung läßt sich auch durch die angedeutete Bewußtheit nicht bremsen.

»In der Psychiatrie glaubt mir sowieso keiner.« Frau Ein schildert die Situation auf dem Betriebsfest, wo sie es schließlich schaffte zu gehen. Vor sich selbst glaubwürdig zu bleiben war der wichtigste Grund, nicht in die Psychiatrie zu gehen. Von der Ahnung der Psychose führte ein kurzer Weg zu Suizidgedanken: »Ich bekam Angst vor mir selbst, daß ich das tatsächlich machen könnte.« Psychose und Suizidgedanken liegen für sie nah beieinander. »Ich habe in der Psychose immer dieses Gut-und-böse-Ding. Ich glaubte, daß Hackfleisch und Reis Gifte seien. Ich hab es aber trotzdem gegessen. Danach habe ich sofort das Gegengift genommen, nämlich einen Joghurt. Das verlief immer so: Ich wollte sterben und habe das Gift genommen, danach aber auch sofort den Joghurt. Im Prinzip tötet man sich so tausendmal und will es doch nicht und versucht sich dann zu retten.« Ihr Mann war der einzige Vertraute. Selbst das Essen war gespalten in gutes und böses. Die Spaltung zwischen Gut und Böse, zwischen Leben und Tod reicht bis in die alltäglichen Wahrnehmungen.

Frau Ein fing dann an, ihre Gedanken und Erfahrungen aufzuschreiben, mit der Angst, daß die Kollegen die Gedanken wahrnehmen könnten, und zugleich dem Wunsch, daß es jemand liest. Das Paranoide erscheint als verkappter Wunsch.

Sie ging zu ihrer praktischen Ärztin statt zu einer Nervenärztin, »weil man dort schneller dran kam«. »Ich hatte mir gesagt: ›Diesmal schaffst du es ohne Krankenhaus, denn die können dir ja auch nicht helfen.‹ Mir war klar, was mit mir los war. Naja, dann habe ich mit meinem Mann darüber gesprochen. Da ich mittlerweile nicht mehr schlafen konnte, bin ich nachts aufgestanden und habe das Lied von dem Phil Collins mit der Zeile *Oh lord, I was waiting tonight for this night of my life* gehört - ein reines Selbstmordlied. Und das drang dann so richtig in mich ein. Ich hatte das Gefühl, die Sender werden alle gegen mich gesteuert und daß man mich in den Tod treiben wollte. Den Gefallen wollte ich aber niemandem tun. Auch meinen Mann fühlte ich bedroht. Nachts bin ich aufgewacht und habe ihn geweckt. Dann hat er den Fernseher angestellt und mich in den Arm genommen. Am nächsten Tag hat er mich gefragt, was denn eigentlich los sei und dann habe ich ihm alles erzählt.«

Bedingungslose Zuneigung

Frau Ein fühlte sich gehalten durch die körperliche Nähe zu ihrem Mann. Mit ihm hat sie sich abgesprochen, wie es möglich ist, im Krankenhaus

Tabletten zu bekommen, aber keine Einweisung zu riskieren. Sie kamen auf eine andere Lösung. »Mein Mann und ich haben uns Urlaub genommen und viel unternommen.« Anschließend ließ sie sich krankschreiben. Aus dem Abstand heraus kam ihr, bezogen auf ihre Arbeit, eine ganz neue Idee: »Ich habe beschlossen, aus der Abteilung wegzugehen, weil ich mich dort bedroht fühlte. Ich wollte an den Schalter, mit Kunden zu tun haben, nicht mehr dieses sture Arbeiten. Ja, und dann habe ich trotz meiner Krankheit mit einem Betriebsrat gesprochen und mit der Personalabteilung und habe gesagt: ›Ich möchte was anderes machen. Ich hab die Nase voll von internen Abteilungen, ich möchte an den Schalter.‹ Da die Gott sei Dank nicht wußten, daß ich eine Psychose hatte, haben die mich dann tatsächlich versetzt.«

Frau Ein kommt auf die Familie ihres Mannes und die iranische Kultur zu sprechen. Sie erwähnt, daß dort zwei Brüder ihres Mannes psychisch krank sind und lobt die besondere Zuwendung, die auch sie selbst dort erfahren hat. »Das ist in Persien anders als hier bei uns. Die haben sich sehr um mich gekümmert. Als mein Mann wieder arbeitete, bin ich zu denen hingegangen zum Essen und bin so richtig eingelullt worden mit Liebe und Zuneigung. Die gucken gar nicht hin, was man hat, versuchen nicht, das Problem zu suchen, sondern die sehen erst mal nur, daß es einem schlecht geht. Dann versuchen sie, daß es einem langsam wieder besser geht, indem sie sich mit einem beschäftigen, Karten spielen, spazieren gehen. Reden kann ich nicht viel mit ihnen. Sie sagen einfach, das ist eine ganz normale Sache. Die betrachten einen nicht als krank. Absolut nicht.« Bedingungslose Fürsorge hat sie sonst in Deutschland selten erfahren. Frau Ein sieht diese Psychose als eine Orientierungsphase an, die sie gut überstanden hat. »Zum ersten Mal habe ich so etwas wie Geborgenheit gespürt, so was wie Halt durch meinen Mann, der die Psychose eben mit mir durchlebt und sich nicht distanziert hat.«

Ihre Unzufriedenheit mit dem Leben sieht sie als Ausgangspunkt der Psychose. »Ich will dann immer mehr und werde ehrgeizig. Dann will ich dies machen und jenes, erzähle das dann auch jedem und verzettle mich schließlich selbst, nicht nur in Gedanken, auch in den Sachen, die ich erzähle. Ich merke dann, daß die Leute vor mir den Respekt verlieren und sich lustig über mich machen. Das ist das Schlimmste, was mir passieren kann. Das ist genauso schlimm wie der Tod. Dann verliere ich meine Würde. Ich hab krampfhaft um meine Würde gekämpft. Meine Würde war mir das Wichtigste, und das ist bei den Persern genauso.«

Mit ihrem Mann hat sie einen Kurzurlaub in Hamburg gemacht, auch um sozialen Erwartungen zu entkommen. »Mein Mann ist mit mir ins

Museum gegangen; der haßt Museen wie die Pest, aber er ist mit mir ins Museum gegangen.« Frau Ein erlebt es als Entlastung, einmal nicht »sozial« sein zu müssen. Sie weiß, daß sie in ihrer Psychose zur Verwahrlosung neigt, aber wenn man ihr im Krankenhaus mit der Haltung gegenübertritt, sie müsse »soziales Verhalten lernen«, dann kränkt sie das sehr. Im Alltag lebe sie doch schon »eigentlich nur deshalb, um Anerkennung von anderen Menschen zu finden«. Der Anspruch, »sozial« sein zu müssen, belastet sie.

Verwahrlosung

Beim ersten Mal in der Psychiatrie habe sie vorher wahnsinnig unter ihrem ersten Mann gelitten. »Keiner hat mir geglaubt.« Sie habe dann sechs Wochen lang geschauspielert, nur um schnell wieder herauszukommen. Profitiert habe sie »höchstens von halbwegs gesunden Mitpatienten«.

Beim zweiten Mal habe sie eine Liaison mit einem Krankenpfleger gehabt: »Das hat mich wieder auf die Beine gebracht.« Vom dritten Mal hat sie vor allem die Gleichgültigkeit ihrer Eltern in Erinnerung. »Da habe ich dann nach 14 Tagen einen Suizidversuch gemacht.« Damals kam sie per Zwangseinweisung auf eine Suchtstation. Dort seien lauter »Prolos« gewesen. Das überhaupt auszuhalten sei schwer gewesen und »dann noch in der Psychose und immer mit der Vorstellung, daß die mich vergiften wollen«. Besonders präsent ist ihr dieses Bild: »Ich hab einen Dornenkranz auf dem Kopf, und das Blut leckt raus. Und ich hatte Herzklopfen, Herzschmerzen.« Der Wunsch zu sterben entstand aus der Wahrnehmung heraus, daß keiner mit ihr sprach, die anderen sie umbringen wollten. Anregungen konnte sie nur von halbwegs gesunden Mitpatienten annehmen.

»Am meisten leide ich darunter, daß ich es mir nicht gemütlich und schön machen kann. Meine Wohnung ist gemütlich. Aber sie spricht nicht zu mir. Ich fühle mich einsam in ihr.« Frau Ein vergleicht sich in dieser Hinsicht mit ihrer Mutter. Auch zu Hause sei es ungemütlich gewesen. »Mutter konnte sich schön anziehen, aber uns beibringen, Schönes zu sehen, konnte sie nicht.« Ordnung zu machen kostet Frau Ein viel Kraft. In der Psychose werden ihre Verwahrlosungstendenzen sichtbar. Wenn sie dann zur Ordnung angehalten wird, findet sie das gleichzeitig berechtigt und kränkend.

Sich nicht zu überfordern, aber Arbeit zu haben, sei wichtig, vergleichbar einem Zuhause. Arbeit vermittle z. B. mehr Geborgenheit als eine Klinik. Und doch sei es falsch, wenn die Behandlung auf Arbeit und Arbeitsfähigkeit hin abziele. Im Krankenhaus möchte sie gut behandelt werden, unabhängig von Leistung und Arbeit. Im Krankenhaus sei Ruhe wichtiger als Arbeit.

Interpretierende Zusammenfassung

In der letzten Psychose erlebte Frau Ein alles um sich herum - die Kollegen, das alltägliche Essen usw. - in unerträglicher Weise in Gut und Böse gespalten. In diesen Wahrnehmungen spiegelt sich auch ihr Selbstbild. »Im Prinzip tötet man sich so tausendmal und versucht sich dann zu retten.« Davon ausgenommen sei nur die Geborgenheit durch ihren Mann, insbesondere die körperliche Nähe zu ihm. Dadurch sei sie nicht ganz allein gewesen und nicht ganz »verloren gegangen«. Frau Ein betrachtet die Psychose als eine Art »radikale Orientierungsphase«. Die letzte Krise war Anlaß, sich innerhalb der Firma umzuorientieren. Anschließend wurde sie schwanger. Ihre Unzufriedenheit, ihr Ehrgeiz, ihre Uneinigkeit mit sich selbst sieht sie als Ausgangspunkte der Psychosen an. Das Schlimmste sei die Angst gewesen, die eigene Würde zu verlieren. Diese Angst sei in der Psychiatrie oft nur genährt worden. Ruhe und um seiner selbst willen akzeptiert werden, das seien die entscheidenden Voraussetzungen, um gesund zu werden, auch in der Psychiatrie.

Frau Ein schildert den fließenden Übergang zur paranoiden Besetzung der Umgebung. Die krasse Aufteilung der wahrgenommenen Objekte und Personen in gute und böse, in tödlich und lebendig entspricht der eigenen inneren Ambivalenz, die in einer Phase der Umorientierung noch verstärkt wird. In der Wahrnehmung der guten oder bösen Absichten der anderen vollzieht sie mehrfach die eigene Tötung und Rettung. Gleichzeitig nimmt sie die anstehende Umorientierung symbolisch vorweg: Eine bestimmte Phase ihres Lebens ist zu Ende, hat sich überlebt. Mit der Entscheidung kann neues Leben entstehen.

Frau Ein schildert anschaulich, wie mit dem Erleben mehrerer Psychosen die Fähigkeit wachsen kann, erneute Phasen als solche wahrzunehmen und damit sich selbst neben diese zu stellen, statt ihnen ganz ausgeliefert zu sein. Frau Ein hat unbedingte Liebe lange Zeit vermißt. Sie sieht darin ihr existentielles Handicap und die Ursache ihrer Psychose. Daß sie eine solche Liebe nun mit ihrem Mann erlebt, gibt ihr Hoffnung und sieht sie als Heilungschance. Jedenfalls gibt ihr diese Kraft genug Halt, um sich in ihrer Psychose nicht zu verlieren. Die existentielle Bedeutung von Würde erlebt Frau Ein in der Psychose besonders gesteigert. Entsprechend kritisch ist ihre Wahrnehmung der Psychiatrie. Die schnelle Orientierung auf Rehabilitation ist für sie hoch ambivalent; sie erinnert sie an die Haltung ihres Vaters, und die erlebt sie als Relativierung des eigenen Werts.

Frau Eule: »Psychosen gehen auch wieder vorbei« – Das Restrisiko

Das Gespräch mit Frau Eule kommt über das Psychoseseminar zustande.

Ausnahmezustände

Frau Eule ist ca. 45 Jahre alt, geschieden und lebt in einer eigenen Wohnung in der Nähe ihrer Mutter. Die erste Psychose vor über zehn Jahren hatte mit Trennungsängsten zu tun. Die zweite fiel mit dem Ende der Ehe und insbesondere der Trennung von den Kindern zusammen. Weitere Lebensereignisse wie die Kündigung ihres Arbeitsplatzes führten erneut zu Psychosen. Die ersten Male wurde Frau Eule stationär behandelt. Inzwischen genügt es ihr, um diese Möglichkeit zu wissen. Sie hat eine feste Partnerschaft und darüber hinaus einen breiten Freundeskreis. Gegenüber der eigenen Erkrankung hat sie eine besondere Akzeptanz entwickelt. Ihre Energie, die sie früher auch politisch hat aktiv sein lassen, ist unmittelbar spürbar. Sie arbeitet heute nur noch stundenweise.

Frau Eule nennt ihre Psychosen »Ausnahmezustände«. Sie hat ihre ersten Psychosen in der Klinik verbracht. Irgendwann habe sie dann diese Zustände zu Hause ausgelebt. »Das ging mit einer Medikamentenerhöhung durch den Arzt und mit häufigen Arztbesuchen, ansonsten bin ich zu Hause geblieben. Die Versorgung klappte. Ich finde es einfach auch bequemer, zu Hause meine Ausnahmezustände zu erleben, weil ich zu Hause meine Schreibmaschine habe, meine Badewanne und so – das hat man ja alles in der Klinik nicht.« Ihre Gründe klingen banal und alltäglich.

Ihren Krankheitsablauf unterteilt sie in drei Phasen: die manische, die psychotische, die depressive. Sie bringt die drei Zustände in folgende Reihenfolge: »Es geht mit Schlafstörungen los, dann kann ich nicht abschalten, die Gedanken drehen durch, ich komme zum Toben, jage von einem Ort zum anderen – so komme ich in die Manie. Danach werde ich psychotisch und empfinde anders, erlebe anders und nehme anders wahr. Schließlich folgt die Depression: Selbstmordgedanken, Perspektivlosigkeit, kein Weiterwissen, kein Lichtblick, ein reines Nichts, nichts, absolut nichts.« Die Psychose befindet sich also in der Mitte. Die Trennung zwischen kognitiven und affektiven Aspekten einer Psychose sei für sie sehr fragwürdig, sagt sie.

Das Herannahen ihre Psychosen bemerkt sie »an der gesteigerten Schlaflosigkeit und auch daran, daß ich meinen Gefühlen weitaus näher komme, die Tränen lockerer sitzen, wenn ich andere Wahrnehmungen habe, wenn ich unter Umständen Angst bekomme im Straßenverkehr, wenn ich so gefühlsbetont durch die Straßen laufe, beispielsweise einfach in fremde Autos reingucke. Es ist ein anderes Reagieren, anderes Handeln, anderes Erleben.« Sie hat dafür folgende Erklärung: »Ich glaube, daß es oftmals mit

Trennungsängsten und Trennung zu tun hat. Ich habe mich auch gefragt, ob die erste Psychose ein Wehren gegen meinen Ehemann war, daß ich mich einfach gegen diesen starken Mann nicht mehr anders wehren konnte. Zu Freunden habe ich später mal gesagt, meine erste Psychose sei ein Hilfeschrei an meinen Ehemann um mehr Aufmerksamkeit, Liebe und Achtung gewesen. So habe ich das interpretiert. Vielleicht war es auch eine Flucht oder einfach ein Nicht-mehr-weiter-Wissen.« Die erste Psychose war 1980 vor der Trennung, hatte aber mit Trennungsängsten zu tun.

Die zweite Psychose war 1983. »Da kam das Ende meiner Ehe, weil ich fremdgegangen bin. Ich hab es meinem Mann erzählt, und der konnte das nicht ertragen. Der hat dann die Ehe gelöst, mit Kinder wegnehmen und so weiter. Die Trennung von den Kindern habe ich schlecht verkraftet und bin wieder mit einer Psychose ins Krankenhaus gekommen. Wie ich hingekommen bin, weiß ich nicht mal mehr.« Psychose ist für sie ein Zustand besonderer Gefühlsdurchlässigkeit, eine Folge von Trennung, Trennungsängsten und Trennungswünschen.

»Bei meinem letzten Ding hatte ich Trennungsängste um meinen Lover. Da habe ich mir vorsorglich von meinem Arzt eine Einweisung geben lassen, bin allerdings nicht ins Krankenhaus gegangen, weil ich es ja möglichst alleine schaffen wollte. Versucht habe ich mal, nur für die Nacht ein Bett zu bekommen, aber das klappt einfach nicht, das geht hier in Hamburg nicht. Ich habe es dann so gemodelt, wenn ich Ängste hatte, daß ich einfach im Krankenhaus die Nachtschwester angerufen und versucht habe, die in ein Gespräch zu verwickeln. So habe ich mir selber zu helfen versucht.« Die Einweisung in der Tasche reicht als Vorsorge.

Frau Eule hat viele Bücher gelesen, um sich die Psychose zu erklären. Inzwischen ist sie sich sicherer. Begriffe, ob Ausnahmezustand oder Psychose, sind für sie nicht mehr so wichtig. »Es entsteht jedenfalls in diesem Zustand ein anderes Erleben, eine andere Wahrnehmung. Die Musik geht tiefer unter die Haut, die kommt eigenartig an, ich spüre die Musik dann ganz anders. Man kann dann so schön weinen bei Musik, das geht so runter, das ist auch angenehm. Es ist nicht nur Angst. Natürlich kann manchmal in der Nacht die Angst bedrohlich werden.« Für solche Situationen fordert sie geschützte Übernachtungsstätten. Frau Eule empfindet ihr verändertes Erleben als besonders tief und nicht nur unangenehm.

Hilfreiche Beziehungen

Sie hat ein gutes Verhältnis zu ihrem Arzt. »Ich brauche noch nicht einmal einen Termin. Ich kann kommen, wann ich will. Also da bin ich eine rühmliche Ausnahme bei seinen Patienten. Ich nutze es auch nicht oft.« Sie fühlt sich hinsichtlich der Medikamente gut unterstützt. Sie will versuchen, »den nächsten Ausnahmezustand ohne Medikamentenerhöhung auszuhalten, weil ich runterkommen möchte von den Medikamenten. Je weniger Medikamente ich nehme, desto gefühlsdurchlässiger werde ich auch, desto eher kann ich meiner Trauer Ausdruck geben, kann eher weinen – denn manchmal hat man ja Trauer. Wenn ich um meine Kinder trauere, möchte ich weinen können. Oder wenn ich bestimmte Wünsche oder Bedürfnisse an einen Partner habe und er sie nicht abdeckt.« Frau Eule wünscht sich ein Gefühl der Sicherheit, »daß man auch ins Krankenhaus kommen kann, ohne Medikamente zu bekommen, daß man sich da einfach nur sicher fühlen kann, daß einem nichts passiert«. Sie wünscht sich die Klinik als sicheren Ort, auch sicher vor Behandlung, als Ort, wo sie sich in Zuständen besonderer Dünnhäutigkeit aufgehoben fühlen kann.

Partnerschaft bedeutet für Frau Eule einen ständigen Dialog und die Bereitschaft, sich auseinanderzusetzen. Um das aushalten zu können, sei es ihr wichtig, eine weitere Person zu haben, mit der sie Wünsche und Hoffnungen besprechen kann. Dafür sei ihr eine Frau lieber als ein Mann. Für Frau Eule ist eine Mitarbeiterin eines Clubs wichtig. Von ihr sagt sie: »Sie könnte meine Tränen weinen.« Wenn sie durch die Medikation gehindert ist, ihre Tränen zu spüren, kann sie sie in den Augen der anderen wahrnehmen. Die Spiegelung in einem nahen und doch unabhängigen Menschen sei wichtig für die eigene Selbstwahrnehmung und damit für die Fähigkeit zur Partnerschaft.

Sie schildert ihren Alltag mit musischen und sportlichen Aktivitäten. Sie kann ihre Beziehungswünsche gegenüber Frauen und Männern klar benennen. Durch die Beziehung zu einem Mann habe sie wieder an Selbständigkeit gewonnen. »Ich hatte mich jahrelang nicht selbst versorgt, weil ich die Versorgungsrolle abgelehnt habe, bin statt dessen essen gegangen, aber durch ihn habe ich gelernt, auch wieder für mich zu sorgen.« Diese Beziehung gibt ihr Sicherheit. Daß sie insgesamt für ihre Gefühle viel Raum habe, sei wichtig, um nicht psychotisch zu werden.

Frau Eule sagt, sie habe ihren Weg gefunden, indem sie ihre Bedürfnisse auf mehrere Personen verteilt hat. »Ich lebe allein in einer Zwei-Zimmer-Wohnung in einem Sechs-Familien-Haus. Meine Mutter wohnt unten parterre, ich im zweiten Stockwerk. Ich bin vollkommen unabhängig von meiner Mutter. In Krisensituationen aber ist sie da. Ich habe mir einen großen Freundeskreis aufgebaut, den mir auch kein Partner oder auch kein Mann mehr wegnehmen kann.« Sie muß jetzt keinen Ortswechsel mehr befürchten und glaubt, abgesichert zu sein, wenn ein nahestehender Mensch weggeht.

Restrisiko

Frau Eule betrachtet die Wahrscheinlichkeit weiterer Psychosen nüchtern und stellt dabei einen eindeutigen Zusammenhang zu kritischen Lebensereignissen her. »Es *kann* kommen, es *muß* nicht kommen. Und unter Medikamenten bin ich auch nicht viel sicherer als ohne.« Neue Psychosen können durch »Trennung und durch starke Einbrüche« ausgelöst werden. Als Beispiel nennt sie den Verlust ihres Arbeitsplatzes. Ihr Leben sei eine Art »Gratwanderung«. Aber das gelte wohl für jeden, meint sie. Frau Eule ist sich der noch verbleibenden Lebensrisiken sehr bewußt und benennt sie mit großer Nüchternheit.

»Ich glaube aber, die großen Dinge in meinem Leben wie Geburt, Heirat, Trennung, Scheidung, Kündigung habe ich hinter mir. Ich glaube nicht, daß da noch große Ereignisse kommen können. Was kann noch kommen? Meine Kinder können auf der Matte stehen, mich wieder verlassen, oder ich könnte plötzlich wieder einen Draht zu ihnen bekommen. Was könnte noch kommen? Daß ich meinen jetzigen Arbeitsplatz verliere. Es könnte noch passieren, daß meine Eltern sterben - was ja irgendwann kommen wird.« Für Frau Eule besteht ein eindeutiger und subjektiv unmittelbarer Zusammenhang zwischen Lebensereignissen und Psychosen. Mit dem Verständnis der Psychose als Signal oder als Ausdruck eines klar benennbaren kritischen Ereignisses nimmt sie dem Geschehen seine Unberechenbarkeit.

Im Vergleich zu anderen Menschen, die keine Psychosen kennen, sieht sich Frau Eule als nicht sehr verschieden an. »Man ist gefühlsbetonter, gefühlsdurchlässiger, empfindlicher, hat nicht das dicke Fell, das andere haben. Aber ich weiß vom Kopf her, irgendwelche Beschwerden hat jeder Mensch: bei dem einen sind es diese, bei dem anderen jene, und bei mir sind es nun mal diese sogenannten Psychosen, in denen sich der Körper seinen Weg sucht. Es sind im Endeffekt sowieso nur Signale, die der Körper sendet.« Nach jeder Psychose habe sie in bestimmten Bereichen ihr Leben geändert. Ihre Psychose sei für sie ein Grund gewesen, das eigene Lebenskonzept zu prüfen. »Ich muß ehrlich sagen, mir sind Psychosen lieber als ein Magengeschwür, weil ich weiß, die Psychosen gehen auch wieder.« Die Wahrnehmung der Psychose als Signal erlaubt Frau Eule eine besondere Gelassenheit.

Dennoch gibt es »Knackpunkte«. Frau Eule hat zu ihrer Familie, ihrem ehemaligen Mann und ihren Kindern überhaupt keinen Kontakt mehr. »Mein Mann hat mich total sterben lassen. Ihm war schnurzpiepegal nach der Trennung, was aus mir wird. Mein Sohn kam mich noch ein paarmal besuchen, blieb dann aber auch weg. Ich war ›die Verrückte‹ in der Familie, ich war ›die Faule, die ans Geld ran will‹. Der Verlust der Kinder war . . . ist echt mein Knackpunkt. Wahrscheinlich bleibt das auch bis ans Lebensende so.« Ihre Kinder sind jetzt 17 und 19 Jahre alt. Zwölf Jahre lang hat sie beide großgezogen, fühlte sich dabei oft allein gelassen und war von den Kindern entsprechend »genervt«. Mit einem erfüllteren Gefühlsleben wäre sie mit dieser Anstrengung sicher besser zurecht gekommen. Die Psychose besiegelte die Trennung von den Kindern. Vielleicht ist sie zugleich der einzige Weg, damit zu leben.

Frau Eule empfiehlt der Psychiatrie, sich mehr als Schutzraum zu verstehen, und veranschaulicht das mit einer beeindruckenden Erfahrung. Auf ihren Wunsch hin war es möglich, daß sie sich bei einem stationären Aufenthalt im Krankenhaus selbst ernähren bzw. von ihrer Mutter versorgen lassen durfte. Außerdem habe sie meist nur nachts Angst, so daß oft ein Krisenbett ausreichen würde. Das Medikament Melleril helfe ihr manchmal, »daß die Gedanken nicht ins Rasen kommen«. Sie möchte unterstützt werden bei ihrem Bemühen, eine Psychose auch mit wenig oder gar keinen Medikamenten durchzustehen. Andererseits sei sie schon noch bereit, »ein bißchen auf die Ärzte zu hören«. Nach einer Psychose komme in jedem Fall irgendwann eine Ruhephase. »Wenn die Gedanken durchdrehen, wenn ein Motor durchdreht, irgendwann frißt der sich fest, also müßte es logischerweise irgendwann von selbst zum Ende kommen. Die Frage ist nur, wann?« Sie fordert mehr Flexibilität im Krankenhaus gegenüber persönlichen Ressourcen.

Eine Zeitlang hat Frau Eule Patienten-Clubs am Rande der Psychiatrie besucht. Jetzt habe sie mehr Lust, sich ehrenamtlich zu betätigen. Außerdem habe sie einen Freundeskreis, Freunde, für die sie eine Bedeutung haben. Daß ihre Freunde überwiegend psychisch Kranke seien, sei ein Plus: »Es ist kein Manko, und es ist auch nicht egal, es ist ein Plus. Ich kann offen über meine Dinge reden, ich brauche niemandem etwas vormachen wie im Berufsleben, daß ich bestimmte Dinge verschweigen muß.« Frau Eule kommt noch einmal auf ihr Sicherheitsbedürfnis zu sprechen, auf ihren Wunsch, ihren Arbeitsplatz auch bei Fehlzeiten gesichert zu wissen. Sie sagt: »Es gibt keine Sicherheit im Leben, es gibt keine Sicherheit durch Personen, es gibt keine Sicherheit durch Beruf. Die einzige Sicherheit in meinem Leben bin ich selbst, nur ich und vielleicht noch meine Mutter, und dann hört's auch schon auf.« Wenn psychisch kranke Freunde zu haben als Vorteil erlebt werden kann, bedarf die Theorie vom »ambulanten Ghetto« einer Überprüfung.

»Ich glaube, man muß den anderen, den Psychotiker, einfach gewähren lassen. Irgendwo im Unterbewußtsein funktioniert doch ein Schutzmechanismus. Wenn ich zum Beispiel durch die Straßen gehe, weil ich allmählich Angst bekomme, werde ich schon vorsichtiger. So leicht komme ich nicht unter die Räder, auch nicht, wenn ich Angst habe.« Sie betont, daß ihr Suizidversuch vor vielen Jahren nicht mit der Psychose, sondern mit der damaligen Trennungssituation zusammengehangen habe. Ihr sensibler Punkt bleibe die Trennung von den Kindern. »Eine Frau trifft man an den Kindern, die Männer trifft man am Portemonnaie und an der Potenz.«

Interpretierende Zusammenfassung

Für Frau Eule bedeuten die Psychosen eine besondere Erlebnisfähigkeit, ein besonderes Ausgeliefertsein gegenüber den eigenen Bedürfnissen. Sie bringt ihre Psychosen eindeutig mit Lebenskrisen in Zusammenhang und leitet daraus die Sicherheit ab, daß viele Psychosen nicht mehr kommen können, weil sie die meisten Schwierigkeiten hinter sich gebracht hat. Sie macht das Geschehen so für sich überschaubar. Mit jeder Krise und jeder Psychose reduziere sich die Wahrscheinlichkeit weiterer Krisen. Diese Einstellung erlaubt ihr Gelassenheit und eine optimistische Grundhaltung. Außerdem versteht sie die Psychosen als Signale, die Änderungen in ihrem Leben ankündigen. So hat Frau Eule etwa gelernt, ihre Wünsche und Bedürfnisse bewußt auf mehrere Menschen zu verteilen. Ihr großer Freundeskreis besteht überwiegend aus psychisch Kranken, was sie aufgrund deren größerer Sensibilität ausdrücklich als Vorteil bezeichnet. Die Psychiatrie wünscht sie sich als »geschützten Raum«, der jenseits von Veränderung und Behandlung auf Wunsch auch ohne Medikamente zur Verfügung stehen sollte.

In ihren Psychosen, die sie auch so benennt, sieht sie den Ausdruck besonderer Dünnhäutigkeit und Gefühlsdurchlässigkeit. Zunehmend mehr Krisen habe sie »erledigt«. Sie rechnet zwar noch mit Psychosen, mit einem »Restrisiko«, integriert dieses aber auf die beschriebene Weise. Damit konterkariert sie souverän alle Chronifizierungstheorien. Aus ihrer Theorie leitet sie auch aktive Schritte zur Prävention ab: Um sich von einzelnen Menschen nicht zu sehr abhängig zu machen, verteilt sie ihre Wünsche auf mehrere Personen. Daß sie überwiegend von psychoseerfahrenen Menschen umgeben ist, bezeichnet sie ohne Einschränkung als Vorteil und stellt mit dieser subjektiven Bewertung die sozialpsychiatrische Theorie vom ambulanten Ghetto (Keupp 1976) in Frage. Im Unterschied zu Corin (1994) würde sie diese Veränderung ihres unmittelbaren sozialen Umfeldes also gar nicht als »Rückzug«, sondern als qualitative Verbesserung bezeichnen.

Frau Öse: »Entspannung und Entgleisung« – Verarbeitung eines Traumas

Das Gespräch mit Frau Öse fand in der Klinik statt und wurde von Frau Lanzoni geführt.

Fließender Übergang

Im Alter von zwölf Jahren überlebte Frau Öse als einzige einen Autounfall, bei dem Eltern und Schwester starben. Sie wuchs daraufhin erst bei Verwandten, dann bei Freunden der Eltern auf. Nach dem Abitur zog sie in eine eigene Wohnung, studierte Feinmechanik und begann, in einem großen Elektronikkonzern zu arbeiten. Über lange Zeit erlebte sie »Visionen« und »Träumereien«. Als diese sich zur Psychose verdichteten, kam es nur durch Einwirkung von außen zu zwei Aufenthalten in einem psychiatrischen Krankenhaus. In der Zeit dazwischen hatte sie weiterhin psychotische Erlebnisse, die sie nicht behandeln ließ.

»Damals habe ich noch acht Stunden gearbeitet in meinem Job und hatte noch ein Pferd, mußte jeden Tag bis Harburg fahren mit dem Fahrrad und hatte einen Tag, der ging von morgens sechs Uhr bis abends acht oder neun Uhr. Ich war sehr viel unterwegs und völlig ausgefüllt. Das habe ich so ein, zwei Jahre lang gemacht, und ich glaube, das hat mich auf die Dauer fix und fertig gemacht.

Ich hatte damals eine Beziehung mit einem verheirateten Mann, was mich auch belastet hat. In der Zeit fing das an, daß ich plötzlich nicht mehr schlafen konnte und Visionen hatte und den ganzen Tag über so richtig im Bett lag und eine Vision nach der anderen hatte, irgendwelche Geschichten, die mir in den Kopf kamen, ganz merkwürdige Sachen, zum Beispiel, daß ich Radio hörte und das Gefühl hatte, daß die Leute mit mir persönlich sprechen.«

Sie spürte selbst, daß etwas nicht stimmte, rief die Pflegeeltern, ließ die dann aber nicht in die Wohnung und wurde schließlich mit der Feuerwehr ins Krankenhaus gebracht. Der Übergang zur Psychose ist für sie fließend. »Ich bin ein Träumertyp, der sowieso viel vor sich hinträumt, und das wurde eben immer intensiver. Ich bin immer mehr in diese Traumwelt hineingerutscht und habe sie mit der Wirklichkeit verwechselt. Als ich ins Krankenhaus kam, habe ich am Anfang ein bißchen rumgetobt, deshalb bekam ich eine Spritze. Als ich danach aufgewacht bin, war ich eigentlich völlig normal. Diese Zustände waren vollständig weg. Statt dessen kamen die Nebenwirkungen heraus, und das ist keine sehr schöne Sache.« Die Träume verdichten sich zur Psychose. Die aktuelle Belastungssituation verringert die Abwehrchancen.

Frau Öse versucht ihre Anspannung zu verringern, verkauft ihr Pferd und reduziert die Arbeit. Sie erlebt diese Veränderung aber vor allem als Verlust. Außerdem nimmt sie sich vor, »sich nicht so zu vergraben«. Eine Urlaubsreise gibt ihr Aufschwung.

»Dann bin ich wieder in diese Träumereien hineingerutscht. Ich habe mich von den Leuten distanziert und versucht, mich abzukapseln, um wieder alleine in meiner Traumwelt zu leben. Das habe ich eine ganze Zeit lang sehr erfolgreich gemacht. Ich war ganz zufrieden und glücklich mit meinem Leben an sich. Aber das war schon wieder der Anfang der nächsten Phase. Das ist noch gar nicht so lange her, da ging das Ganze auch wesentlich länger. Ich war eine Woche in diesem psychotischen Zustand und habe das noch intensiver erlebt als beim ersten Mal. Ich bin noch mehr in diese Traumwelt hereingerutscht und habe gemerkt, daß das viel mit dem Tod meiner Eltern zu tun hat. Ich habe sehr viele Visionen gehabt von Toten, die auferstehen, und auch, daß meine Eltern wieder da sind und meine Schwester. Diese ganze Traumwelt und was damit zusammenhing kam wieder heraus.«

Frau Öse balanciert zwischen bewußter Kontaktaufnahme und Abkapselung. Die Traumwelt ist attraktiv, weil sie Kontakt zu ihrer verstorbenen Familie ermöglicht; sie bekommt nach und nach ein Übergewicht gegenüber der realen Welt. Trotz dieser Sinngebung ist ihr Erleben nicht ungefährlich.

Die Nachbarn merkten, daß etwas nicht stimmte, und versuchten, Kontakt zu bekommen. »Manchmal habe ich die Tür aufgemacht, manchmal nicht. Ich habe eigentlich überhaupt nicht normal reagiert, sondern völlig chaotisch. Irgendwann habe ich das selbst hier drinnen nicht mehr ausgehalten, weil ich eine Woche lang kaum mehr geschlafen und kaum mehr Lebensmittel eingekauft hatte. Ich hatte nichts mehr zu essen und nichts mehr zu rauchen, was besonders schlimm war. So weit war ich noch klar, daß ich das Gefühl hatte, ich müsse etwas unternehmen.« Sie will wegfliegen, hat aber auf dem Weg zum Flughafen das Gefühl, daß »ein Geist in meinem Auto sitzt, der gegen mich kämpfen will, und ich habe versucht, mein Auto kaputt zu machen«. Auf der Polizeiwache hat sie dann den Eindruck, »daß die Wände auf mich zukommen«. Ihr Weg in die Klinik ist überwiegend dramatisch geprägt (durch Feuerwehr und Polizei).

Frau Öse wehrt sich gegen die Psychiatrie vor allem wegen ihrer Erfahrung mit den Nebenwirkungen von Medikamenten. Die Reaktionen der Umgebung spiegeln Frau Öse, daß etwas nicht in Ordnung ist und sie etwas unternehmen muß. Bis zur Inanspruchnahme fremder Hilfe ist es dennoch ein weiter Weg.

Zwischen den beiden Klinikaufenthalten bleibt Frau Öse ohne Behandlung. Ihr psychotisches Erleben ist ihr gar nicht unlieb. »Das ist etwas, was ich im Moment sogar vermisse. Ich konnte mich schon immer hinsetzen und vor mich hin träumen. Dabei habe ich mich wohl gefühlt, und das kann ich im Moment überhaupt nicht mehr, das fehlt mir eigentlich. Das ist wie eine Entspannung für mich.«

Hypothek der Vergangenheit

Frau Öse sieht die Psychose als eine Chance, um sich entspannen zu können und um Abstand zu bekommen. Andererseits: »Das konnte auch alles durcheinander kommen, entgleisen. In diesem Zustand war das so, daß ich die Träume einfach nicht mehr unter Kontrolle hatte. Es kam alles so völlig ungefiltert heraus. Es waren nicht nur schöne Träume. Es war alles durcheinander, und teilweise hat mir das auch sehr viel Angst gemacht.« Entspannung und Verwirrung liegen nah beieinander. Für Frau Öse steht außer Frage, daß die Psychose innere Seelenzustände spiegelt.

Frau Öse hatte damals keine Erklärung für ihren Zustand, aber die Vermutung, »daß irgendwie der Tod meiner Eltern damit zusammenhängt, weil ich als Kind diesen Unfall erlebt habe. Danach mußte ich zu Vewandten, also in eine völlig andere Umgebung.« Von den Verwandten erlebte sie eher Erziehung als Liebe. »Ich habe mich damals auch nicht sehr gut mit meinen Verwandten verstanden. Die haben mir nicht geholfen, das zu überwinden. Damals habe ich gelernt, meine Probleme einfach wegzuschieben und zu träumen, eben einfach nicht mehr richtig da zu sein in der Realität, weil mir das zu schlimm war. Das war für mich ein Ausweg, um mir das Leben noch einigermaßen erträglich zu machen. Bei den Verwandten gab es keine Liebe und kein Verständnis, sondern nur so eine Vorstellung, was sie aus mir machen wollten.«

Später kam sie zu Bekannten der Eltern, die ihre Pflegeeltern wurden und mit denen sie sich gut verstand. Frau Öse vergleicht ihre Erziehungspersonen und beschreibt ein Wechselbad der Gefühle. »Was mich in letzter Zeit ein bißchen bedrückt hat, war die Sache mit der Arbeit, daß ich eben dachte, ich schaffe das nicht mehr. Früher hatte ich schon mal das Gefühl, daß ich die Anforderungen, die an einen gestellt werden, nicht mehr schaffe, obwohl das dann meistens doch anders war. Dazu kamen die Beziehungsprobleme. Ich hatte immer kurze Beziehungen. Ich vermute, daß das auch mit dem Tod meiner Eltern zusammenhängt, daß ich nicht so feste Beziehungen eingehen kann, daß ich davor Angst habe, mich einfach in eine Beziehung hineinfallen zu lassen, weil ich immer das Gefühl habe, daß man eigentlich jeden immer gleich wieder verlieren könnte. Das ist eine grundsätzliche Angst bei mir, Leute gleich wieder zu verlieren.« Vor dem Hintergrund der biographisch verständlichen Angst, Beziehungen einzugehen und schnell wieder zu verlieren, bekommt die Psychose, die erlaubt, die Beziehung zu den verstorbenen Vertrauenspersonen zu erhalten, ihren besonderen Sinn.

Frau Öse berichtet von ihren Plänen, in Urlaub zu fahren, diesmal nicht so weit und nicht so spektakulär. Sie sei unsicherer in alltäglichen Handlungen geworden, nicht mehr so hemmungslos. Ihr wichtigster Vorsatz ist wiederum, »mit den Leuten in Kontakt zu bleiben, also mehr mit Leuten zu unternehmen, mich möglichst nicht mehr so abzukapseln«. Frau Öse kritisiert, daß der Übergang aus der Klinik so wenig geregelt ist. Auch in der Klinik wünscht sie sich mehr Beziehung und weniger Medikation.

Interpretierende Zusammenfassung

Frau Öse bringt ihre Tagträume und Visionen mit dem gewaltsamen Tod ihrer Familie in Verbindung. Sie hält gewissermaßen Verbindung, vermeidet den völligen Abschied und möglicherweise nicht zu verkraftenden Schmerz. Daß sie auf ihre Art auch in der Gegenwart eine bestimmte Form von Verbindlichkeit und damit auch das Risiko von Trennung und Schmerz zu vermeiden sucht , ist ihr bewußt. Zu ihren beiden Psychiatrieaufenthalten kommt es nur durch (gewaltsame) Einwirkung von außen, die sie im Ergebnis dann allerdings annehmen kann. Subjektiv erlebt sie die Psychose überwiegend als eine Art Entspannung, die ihr »nicht unlieb« ist und die sie manchmal als Möglichkeit auch »vermißt«. Der Übergang zwischen Traumwelt und Wirklichkeit ist fließend und aus ihrer Sicht meistens in beide Richtungen vollziehbar.

Die Psychose erscheint Frau Öse als Bewältigungsstrategie gegenüber ihren traumatischen Erlebnissen. Die Bedeutung ihrer wahnhaften Verbindung zu den verstorbenen Vertrauenspersonen ist ihr recht weitgehend bewußt. Diese subjektive Sinngebung erlaubt Frau Öse, mit ihren Erscheinungen selbstbewußt umzugehen. Sie erhöht zugleich das Risiko, daß fremde Hilfe nur durch Anstoß von außen in Anspruch genommen werden kann. Die Grenze zwischen Visionen, Tagträumen und Psychosen erscheint fließend. Sie wird möglicherweise durch aktuellen alltäglichen Streß verschoben. Jedenfalls versucht Frau Öse, im Sinne eines positiven Rückzugs (Corin 1994), stressende Einflüsse zu reduzieren. Die psychotischen Wahrnehmungen fallen für sie nicht darunter.

Frau Über: »Gute Miene zum bösen Spiel?« – Die Funktion einer Antenne

Frau Über wurde nach einem Suizidversuch zwangseingewiesen und kam nach langjährigem Psychoseerleben zum zweiten Mal in die Psychiatrie. Dort fand das Gespräch mit Frau Lanzoni statt.

Hindernisse zum positiven Wachstum

Frau Über heiratete jung und ist Mutter von drei Kindern. Sie versorgte den Haushalt und war weiterhin berufstätig. Nach ca. zehn Jahren wurde sie psychotisch. Auch Neuroleptika konnten die psychotischen Wahrnehmungen nicht beseitigen. Nach mehreren Suizidversuchen wurde sie vom Ehemann in stationäre psychiatrische Behandlung gebracht. Nach einem Jahr wurde sie entlassen. Sie gab ihren Beruf auf, übernahm aber weiterhin den Haushalt und die Erziehung, trotz fortbestehender psychotischer Symptomatik. Als der Mann sich scheiden läßt und die Kinder zugesprochen bekommt, bricht das innere Gleichgewicht zusammen. Zum Zeitpunkt des Gesprächs ist das knapp drei Jahre her. Frau Über ist heute 40 Jahre alt und wohnt in einer betreuten Wohngemeinschaft.

»Seitdem bin ich alleine, meine Kinder besuchen mich relativ regelmäßig. Wir haben eigentlich ein gutes Verhältnis, es besteht eine Vertrauensbasis. Aber ich habe mich erst daran gewöhnen müssen, daß plötzlich alles weg war, wofür ich vorher habe sorgen müssen. Deshalb war ich ganz froh, daß ich in eine Wohngemeinschaft kam, weil ich da viele Aufgaben übernehmen konnte.« Sie habe sich an ihren Partner »unheimlich gewöhnt« gehabt und sich eigentlich auch nicht scheiden lassen wollen, sondern habe »gute Miene zum bösen Spiel« gemacht. Im Endeffekt sei die Entscheidung aber richtig gewesen, »weil eine Menge Hindernisse zum positiven Wachstum im Weg waren«. Sie sei nun freier und selbständiger geworden. Frau Über hat schmerzhafte Verluste erlebt. Dennoch ist sie überzeugt, daß der Weg richtig war. Zunächst einmal macht es nicht den Eindruck, daß sie mit sich hadert.

Die aktuelle Aufnahme in die Klinik kam zustande, als sie die Medikamente reduziert hatte und »äußere Lebensumstände einen zusätzlichen Streß verursachten«. Sie ist froh, daß sie rechtzeitig gekommen ist und nun die Bedingungen bestimmen kann. Frau Über ist sich ihrer psychotischen Wahrnehmungen durchaus bewußt. Sie bestehen in gewisser Weise trotz Medikation fort. Sie will die Medikamente niedrig dosieren, will keinen »Hammer verpaßt kriegen«, der sie im Ganzen unbeweglich macht. Ihrer psychotischen Wahrnehmung schreibt sie eine Antennenfunktion zu. Sie hat das Gefühl, »daß viele Sachen bei mir ankommen und das dann oben verarbeitet wird und oben wieder herausgeht«. Manchmal ist es ihr dann wichtig, die Fenster zu schließen und geschlossene Räume nicht zu verlassen. Wenn sie sich einer Überreizung entziehen will, sucht sie sehr pragmatische Lösungen und vollzieht symbolisch anmutende Handlungen. In normalen Zeiten reicht dieses Repertoire, um ohne fremde Hilfe Ausgleich zu finden. Frau Über will die psychotischen Wahrnehmungen ohnehin nicht völlig aufgeben. Sie will ihre besondere Sensibilität wie eine Antenne gebrauchen, mit der sie wahrnehmen und »weiterleiten« kann.

Versuche, sich abzudichten

Der Beginn der Psychose ist zehn Jahre her. Voran ging eine Zeit großer Belastung. »Ich habe damals schon mitarbeiten müssen, selber berufstätig sein müssen, weil es bei uns mit den Finanzen immer nicht hingehauen hat. Irgendwie war das am Ende eine große Überlastung, weil ich von meinem Mann nicht viel Hilfe bekam, weil ich mit sehr vielen Dingen alleine war. Irgendwann war ich ganz massiv überfordert.« Weil die Kinder so klein waren, habe sie sich nicht scheiden lassen wollen. Das Haus sei eine ständige Baustelle gewesen. Das Schlimmste aber war die Aggressivität, die aus der Überforderung wuchs.

»Ich habe auch ein paar Selbstmordversuche gemacht. Damals habe ich Dapotum gekriegt, und zwar eigentlich reichlich viel. Die haben mich eigentlich richtig zugekleistert. Ich habe alles mitgekriegt, was von draußen hereinkam, aber rauslassen konnte ich nichts. Über Jahre habe ich dann versucht, das so weit abzubauen, daß ich wieder einigermaßen klar kam.« Sie habe aber in der Situation »für sich selber und für die eigene Entwicklung gar nichts tun können«, außer unheimlich viel zu lesen. Dapotum hat nicht wirklich geschützt, eher die Isolation verstärkt.

Frau Über entwickelte Verfolgungsvorstellungen und massive Ängste, konnte nicht mehr allein sein. Der Zustand wurde ihr als Psychose und diese als Gehirnstoffwechselstörung erklärt, was sie zunächst eher hoffnungsvoll aufnahm. Sie selber stellt sich die Störung als eine Art Entgleisung der Hormone unter starkem Streß vor, ist jedenfalls überzeugt, jeweils auf streßhafte Außeneinflüsse zu reagieren. Zu Störfaktoren konnte alles werden, die imaginären wie die tatsächlichen Stimmen sowie alle Geräusche. »Irgendwie war meine Haut ganz offen, dünn, so daß ganz viele Einflüsse von draußen reingekommen sind, die für mich schwierig waren. Das war gar nicht einfach. Das ist so eine . . . nein, Persönlichkeitsspaltung möchte ich nicht sagen, so ein richtiges Fremdsein.« Sie neigt dazu, mit den Störungen pragmatisch umzugehen: »Also z. B. gestern abend – ich hatte mein Ohropax vergessen und auch keine Schlaftablette mit – habe ich mich daran erinnert, daß mir jemand, bevor ich ins Krankenhaus gekommen bin, gesagt hatte, ich sollte alle Fenster dichtmachen, damit ich keine Einflüsse von draußen bekäme. Das ist gegangen, ich habe die Nacht über gut geschlafen.« Frau Über erlebt die Psychose als ein inneres »Sich-Fremd-Werden«. Entsprechend versucht sie, sich »abzudichten«.

Die Verfolgungsvorstellungen lösten regelrecht Panik aus. »Da war zum Teil richtige Panik. Ein anderes Wort habe ich nicht dafür. Dazu kam, daß ich mich eingesperrt gefühlt habe, auch durch die Medizin, weil ich ja nichts rauslassen konnte.« Sie habe dann Bücher gelesen, vor allem die eines Autors aus dem Zweiten Weltkrieg: »Das war für mich zwar nicht vergleichbar, aber irgendwie war das auch ein Krieg, daß man kämpfen muß, um wieder dahin zu kommen, daß alles wieder einigermaßen normal wurde.« Zu spüren, wie die Dinge wieder hochkommen, wieder zusammenhängende Erinnerungen entstehen, sei beglückend. Die Medikamente hätten die paranoiden Vorstellungen nicht beseitigt, seien manchmal schützend gewesen, in Zusammenhang mit suizidalen Impulsen aber auch gefährlich geworden. Dahin zu kommen, wo sie jetzt ist, sei Schwerstarbeit gewesen. Frau Über fühlte sich verfolgt und eingesperrt. Psychose und Medikation wirkten unheilvoll zusammen.

Ihre Eindrücke versucht sie zuzulassen und nur, wenn es gar nicht mehr geht, »wenn die Haut zu dünn geworden ist«, ins Krankenhaus zu gehen. Frau Über ist bereit, auch Medikamente zu nehmen, tut das aber erst spät und nicht mit dem Ziel, die psychotischen Wahrnehmungen zu beseitigen. Es habe auch positive Erlebnisse gegeben, zum Beispiel, wenn sie freundliche Gesichter oder schöne Musik besonders intensiv spürte. »Es gab ja auch Menschen in meiner Umgebung mit positiver Verfassung.«

Kinder verliert man nicht ganz

In den fünf Jahren der Psychose hat Frau Über nicht in ihrem Beruf gearbeitet, sondern Kinder und Haushalt versorgt. Wegen ihrer Auffälligkeit durch die Nebenwirkungen der Medikamente kamen ihr die Wege in der Öffentlichkeit manchmal wie »Spießrutenlaufen« vor. Sie ging dann regelmäßig zur Kirche, »weil das so ziemlich das letzte war, was für mich übrig blieb. Das hat mir geholfen, über den Tag zu kommen. Es war auch egal, ob mein Mann nun morgens zu Hause war oder nicht. Daß der vielleicht mit mir frühstücken wollte, das war mir egal. Ich habe das tun müssen, sonst hätte ich die Phasen nicht durchgestanden.« Sich gegen die psychotischen Wahrnehmungen zu wehren verbraucht viel Kraft. Da sie nicht wirklich zu beseitigen sind, kann eine sinnvolle Strategie sein, ihnen etwas Raum, aber nicht alle Macht zu geben. Psychiatrie kann dabei offenbar nur bedingt helfen.

Sehr schwierig war der Umgang mit den Kindern. »Ja, das war ganz schwierig, weil mein Mann denen nicht erzählt hat, wo ich war. Die haben immer gefragt, wann ich wiederkomme. Das ging bis zu dem Tag, bis meine Geschwister mit den Kindern in die Klinik gekommen sind. Da haben die erst begriffen, was los ist, daß ich im Krankenhaus bin und so. Die haben sich erst einmal sehr an den Zustand gewöhnen müssen, weil ich mich ja doch sehr verändert hatte. Außerdem denke ich, daß sie von meinem Mann beeinflußt worden waren, weil auch er damit nicht zurecht kam. Daß diese Schwierigkeiten in der Familie noch dazu kamen, das war nicht einfach für mich.« Bei der Trennung waren die Kinder fünf, sieben und elf Jahre alt. Inzwischen sind sie erwachsen. Die Trennung von den Kindern war früher ein empfindlicher Punkt. Jetzt hat sie eine abgeklärtere Haltung: »Kinder verliert man nicht ganz.«

Wichtigste Hilfspersonen waren für Frau Über ein Pastor, mit dem sie auch nach dessen Pensionierung gerne über theologische Themen redet, und eine Haushaltshilfe, mit der sie am liebsten redet. Ein wichtiger Halt ist nach wie vor das Lesen. Gespräche mit neutralen Personen bringen ihr Erleichterung.

Ein Grundkonflikt ihres Lebens sei, daß sie dazu neige, sich »einen Partner zu suchen, der ein bißchen schwächer ist«. Sie »betüddele« gerne andere und wisse manchmal nicht, wohin damit. Ihr langfristiger Wunsch ist, eine eigene Wohnung zu beziehen. Zur Zeit wohnt sie in einem Heim. An der Psychiatrie kritisiert sie Art und Umfang der Medikamentenvergabe, die plötzlichen Personalwechsel und die Konzentration von nicht ansprechbaren und besonders schwierigen Patienten.

Interpretierende Zusammenfassung

Frau Über versteht ihre Psychose als Ausdruck einer massiven Überlastung über viele Jahre hinweg. Die mehrfache Verantwortung für Ehe, Kinder und Beruf bezeichnet sie im nachhinein als »faulen Kompromiß«. Als der Mann einen Trennungsstrich zog, brach nicht nur das äußere, sondern auch das innere Gleichgewicht zusammen. Frau Über bejaht ihren Weg einschließlich der psychotischen Erlebnisse, weil sie nun »freier und selbständiger« geworden sei. Die Psychose funktioniert für sie als eine Mischung aus Empfangsantenne und Blitzableiter. Medikamente können ihre psychotischen Wahrnehmungen nicht beseitigen. Sie schränken nicht den Empfang, sondern die Leitungsfunktion ihrer Antenne ein und verstärken so eher die Isolation. Sich selbst wiederzufinden kann nur gelingen, wenn die Macht der Medizin bzw. der Medikamente begrenzt bleibt.

Trotz der starken Belastungen über lange Zeit hinweg wirkte die enge berufliche und familiäre Einbindung gleichzeitig wie ein stützendes Korsett. Die Psychose ist für sie Ausdruck ihrer Überforderung und hilft gleichzeitig, sie auszuhalten. Die Psychose hat eine doppelte Wirkung: Sie macht dünnhäutiger für Reize von außen und schränkt zugleich die Mitteilung innerer Impulse ein. Eine Veränderung kann nur von außen kommen. Als ihr Mann sich trennte, begründete er das mit ihrer Psychose. Die äußere Trennung führte auch zur inneren »Auflösung«. Daß Frau Über diese im nachhinein als Durchgangsstadium zu mehr Freiheit und Eigenständigkeit erlebt, zeugt von ihrer inneren Kraft. Frau Über ist nachträglich überzeugt, daß die Entwicklung richtig war. Die Psychose hilft ihr, den Schmerz auszuhalten. Trotz der Verluste, die sie erlebt hat, bewertet Frau Über ihre besondere Sensibilität und damit auch ihre Psychose neutral als Antenne. Mit dieser Haltung gelingt es ihr, weder Psychose noch Psychiatrie zu viel Macht über ihr Leben zu geben.

Psychose als Gratwanderung

Die erste vergleichende Analyse bezieht sich vor allem auf die Themen, die im Gesprächsleitfaden das Ausgangsinteresse der Untersuchung markieren. Es geht um eine erste Ordnung der Phänomenologie des Erlebens und um eine erste Strukturierung der sozialen Bedingungen für eine Psychoseerfahrung ohne Psychiatrie.

Subjektives Erleben der Psychose

Die folgende Darstellung soll eine erste Übersicht über die Vielfalt des Psychoseerlebens außerhalb der Psychiatrie geben und verdeutlichen, wie verschieden die Veränderung der eigenen Wahrnehmungen und der eigenen Erlebniswelt subjektiv empfunden wird. Negative und positive Assoziationen stehen unverbunden nebeneinander. Deutlich wird, daß Psychosen das Lebensgefühl radikal verändern, häufig mit Angst und Schrecken verbunden sind, situativ aber auch als angenehm empfunden und sogar vermißt werden können. Existentielle Themen werden berührt, die jeden Menschen betreffen. Manchmal wird große Distanz, manchmal andauernde Nähe zur psychotischen Erfahrung spürbar. Manche Personen unterscheiden sich in ihrem Sprachgebrauch sehr vom medizinischen Denken, andere weniger. Viele suchen nach weiteren Kategorien, um den Phänomenen einen Sinn beizumessen und sie dadurch handhabbar zu machen. Die subjektive Sinnstiftung kann auf die aktuelle Situation begrenzt oder auf die ganze Biographie bezogen sein. Sie kann andere Personen ein- oder ausschließen.

Die ersten Versuche, die Veränderungen der eigenen Wahrnehmung sprachlich zu erfassen, offenbaren eine tiefe Ambivalenz. Der Umgang mit diesen Veränderungen erscheint als eine Gratwanderung zwischen Selbstverständlichkeit und Fremdheit, Leben und Tod, Empfindlichkeit und Abschirmung, Vergangenheit und Zukunft sowie persönlicher Entgrenzung und universeller Verbindung.

Zwischen Selbstverständlichkeit und Fremdheit

Die Veränderung der eigenen Wahrnehmung wird nicht unbedingt als fremd erlebt, sondern häufig erst über die Reaktion der Umgebung als etwas Besonderes registriert. Bei manchen beginnt an dieser Stelle ein Bemühen um die Konsistenz der eigenen Wahrnehmung auch um den Preis zunehmenden sozialen Rückzugs. Unter Umständen bekommen die Stimmen und Halluzinationen auch eine bestimmte Funktion zugewiesen, die für die sozialen Beziehungen bedeutsam sind.

Herr Olk betont die Selbstverständlichkeit seiner Wahrnehmungen.

Stimmen zu hören sei an sich nichts Unehrenhaftes. »Es ist nichts, dessen ich mich zu schämen hätte, es ist ja im Grunde für mich etwas Normales. Albern ist nur, daß daraus etwas Unnormales gemacht wird. Warum nehmen die Leute es nicht als etwas ganz Selbstverständliches?« Die selbstverständlichen Stimmen helfen, Eigenheit zu bewahren, und setzen dem vergeblichen Bemühen der anderen, ihn zu verstehen, Grenzen. Auch für Frau Isar sind die Stimmen vertraut und sogar mit ihrer Umgebung verschmolzen. Entspechend macht es ihr Angst, die Stimmen könnten sich als Einbildung entpuppen, »als eine Einbildung, ein Reinfall zu meinen Ungunsten. Vielleicht habe ich Angst davor, daß ich mir selbst etwas einrede.« Die neue symbolische Wirklichkeit gibt ihr offensichtlich vorübergehend mehr Sicherheit als die alte. Mit dem Verlangen, sich von den Stimmen zu lösen, verhält es sich ähnlich wie mit dem Wunsch, von der Umwelt unabhängig zu sein. Beides ist unmöglich und dennoch eine ständige Herausforderung. Die Stimmen sind ihr vertraut geworden und haben zugleich ein Eigenleben entwickelt: »Manchmal möchten die Stimmen von mir alles wissen. Ein anderes Mal hätten sie es am liebsten, daß ich gar nicht da wäre.« In beiden Beispielen sind die Stimmen selbstverständlich und haben ein Eigenleben. Der Grad der Abhängigkeit ist jedoch unterschiedlich.

Die selbstverständliche Integration der psychischen Veränderungen in das Alltagsgeschehen kennzeichnet nur eine mögliche Erlebnisweise. Im Gegensatz dazu kann die Psychose auch das gewöhnliche Erleben und die normalen Denkmuster sprengen und besonders fremd erscheinen lassen. Frau Hahn schildert genau, wie sie sich selbst fremd wird: »Was zuerst als Denk- und Erkenntnisprozeß spiralförmig nach oben verlief, schlug in der Krise selbst in Entsetzen und Verzweiflung um. Ich erlebte, wie entsetzlich es ist, wenn man immer weiterdenken muß, es nichts Gewisses mehr gibt im Leben, alles sofort wieder in Frage gestellt wird. Daß man dann zu einem normalen Leben nicht mehr fähig ist, sondern ganz buchstäblich ein Opfer, ein Objekt des eigenen Denkens wird, ist doch klar.« Ihre Psychose bedeutet für sie u. a. eine existentielle Form des Zweifelns, mit der Chance, zu neuen Erkenntnissen zu kommen, und dem Risiko, sich in Abstraktionen zu verlieren. Die Psychose beginnt für sie an dem Punkt, wenn Angst in Panik umschlägt, Möglichkeit zur Wirklichkeit wird und sich Denken in Erleben wandelt.

Frau Fischer spricht von ihrer Psychose als einem ekstatischen Zustand, der Licht- und Schattenseiten hat. »Andere kaufen sich eine Pille, um draufzukommen, ich kriege das umsonst. Im allgemeinen habe ich Angst davor, wieder psychotisch zu werden, doch manchmal sehne ich mich auch nach diesem ekstatischen Zustand zurück: plötzlich wieder im Fahrwasser der Phantasie zu schwimmen, im Mittelpunkt der selbstgeschaffenen Welt zu stehen. Wäre da nur nicht die Sterbensangst, die diesen Zustand immer wieder durchbricht, so als gäbe es kein Danach.« Für Frau Über hingegen überwiegt die Fremdheit. »Das war doch ziemlich erschreckend, weil man sich eine ganze Ecke verändert, so daß man sich selber gar nicht mehr wiederkennt. Das ist so eine . . . nein, Persönlichkeitsspaltung möchte ich nicht sagen, es ist ein richtiges Fremdsein.«

Zwischen Leben und Tod

Wenn im Ausnahmezustand einer Psychose Leben und Tod thematisiert werden, signalisiert das nicht unbedingt eine feste suizidale Absicht. Manchmal geht es mehr um eine neue und grundsätzliche Sicht auf das eigene Leben, um die Auseinandersetzung mit der menschlichen Möglichkeit und Freiheit, sich das Leben zu nehmen, und um die Aufgabe, in der Nähe des Todes das eigene Leben erst zu finden. Manchmal erscheint die Psychose dabei auch als eine Art fauler Kompromiß.

Frau Äther beschreibt ihre Psychose als ein Gipfelerlebnis und meint mit ihrem Vergleich auch die Bereitschaft, sich vom »Grauen, Banalen und Langweiligen« zu lösen. Von oben erscheint ihr das eigene Leben und das der Mitmenschen klein und fern. Diese Erfahrung bedeutet für sie »ein Erhobenheitsgefühl und eine Wunscherfüllung«. Neben der räumlichen benutzt sie auch eine zeitliche Metapher: In der Psychose sei es möglich, das Leben vom Ende, also vom Tod her zu betrachten. Die Wahrnehmung wird erweitert oder verdichtet, in beiden Metaphern aber letztlich auf das Wesentliche konzentriert. Dieser Zustand wird als Chance für neue Erkenntnisse begriffen. In ähnlicher Weise beschreibt Frau Hahn ihre Psychose als »eine gewaltige Chiffre für das ganze Leben«. In diesem Zustand verdichteter Erfahrung habe sie erkannt, daß sie es in ihrem ganzen Leben gewohnt war, als Objekt behandelt zu werden und sich als Objekt behandeln zu lassen. Diese zentrale Erkenntnis sei der Schlüssel zur Veränderung gewesen.

Frau Ein erlebt in ihrer Pychose eine Auseinandersetzung auf Leben und Tod. Verstandesmäßige Beruhigung und Distanzierung helfen nicht mehr. Die Angst wird immer größer und verlagert sich auf immer mehr Bereiche. Die Bedrohung der eigenen Existenz spiegelt sich schließlich in jeder Alltagserscheinung. »Im Prinzip tötet man sich so tausendmal und will es doch nicht und versucht sich dann zu retten.« Herr Riese vergleicht seine Psychose mit einem nicht ernstgemeinten Suizidversuch. »Ich habe es öfter darauf angelegt, die Situation zuzuspitzen, um endlich etwas zu erleben, um zu erfahren, was Sache ist. Ähnlich verhält es sich bei Selbstmordversuchen. Ich wollte es nur mal wissen, wollte mein Blut endlich mal fließen sehen. Die Kategorien Richtig und Falsch sind da nicht angemessen.«

Zwischen Empfindlichkeit und Abschirmung

Psychosen werden häufig als Zustand besonderer Dünnhäutigkeit und Empfindsamkeit erlebt und mehr oder weniger bewußt als Signal gedeutet, sich aus überfordernden Situationen zurückzuziehen.

Stellvertretend soll hier Frau Eule zu Wort kommen: »Man ist gefühlsbetonter, gefühlsdurchlässiger, empfindlicher, hat nicht das dicke Fell, das andere haben. Aber ich weiß vom Kopf her, irgendwelche Beschwerden hat jeder Mensch: bei dem einen sind es diese, bei dem anderen jene, und bei mir sind es nun mal diese sogenannten Psychosen, in denen sich der Körper seinen Weg sucht. Es sind ja im Endeffekt sowieso nur Signale, die der Körper sendet.« Nach jeder Psychose habe sie in bestimmten Bereichen ihr Leben geändert. Für Herrn Quer sind Körper und Gefühl, Schmerz und Psychose untrennbar verbunden. Er sucht nach biologischen Ursachen seiner Psychose und ist zugleich überzeugt, daß die Schmerzen und damit auch die Psychose wie ein siebter Sinn für die Ausstrahlung anderer Menschen funktioniert. »Es ist so, als ob jemand meine Seele auffrißt. Die Kopfschmerzen fühlen sich an, als ob etwas aus mir ausgesaugt wird.« Frau Vogel hört seit vielen Jahren in allen Geräuschen Stimmen und interpretiert das als eine Ausweitung, eine Überflutung ihres Unterbewußtseins. In ähnlicher Weise spricht auch Frau Über von Dünnhäutigkeit und Überflutung. Sie ist sich ihrer psychotischen Wahrnehmung bewußt. »Die Haut war ganz offen, dünn, so daß auch viele Einflüsse von draußen reingekommen sind, die für mich schwierig waren.«

Die psychotischen Wahrnehmungen können aber auch in Opposition zum Gefühl treten. So stellen die Stimmen von Frau Vogel vor allem Fragen, die von unmittelbaren Gefühlen ablenken. Oder sie zielen, wenn sie gerne an einen bestimmten Menschen denken möchte, auf andere Menschen ab, die ihr weniger bedeuten. In etwas abgewandelter Form schildert auch Herr Weber eine Veränderung der Richtung seiner Gefühle. »Die Psychosen haben sich eher an Gegenständen als an Menschen festgemacht, die Emotionen waren auf Gegenstände fixiert.« Vielleicht meint auch Frau Lahn etwas Ähnliches, wenn sie sich auffordert, ihren Körper hinter sich zu lassen.

Die Psychose kann offensichtlich auch die Funktion übernehmen, sich von eigenen Bedürfnissen und Gefühlen zu distanzieren, um weniger verletzbar zu werden.

Zwischen Vergangenheit und Zukunft

Im Ausnahmezustand einer Psychose können gewohnte Muster der Wahrnehmung und Erlebnisverarbeitung aufgehoben sein. Zeit- und Raumempfinden können sich verändern, verschiedene Ebenen und Zeiten sich verschieben, vergangene und gegenwärtige Erlebnisse ununterscheidbar werden.

Für Frau Fischer wird so der Besuch der Eltern gleichzeitig zur Inszenierung der eigenen Hochzeit. »Ich lebte zum Ende stark in meinen Phantasien und war bei der Konfrontation mit der Außenwelt oft wie gelähmt, weil meine Erinnerung mir jede Menge Situationen eingab, die ich von der gegenwärtigen nicht mehr unterscheiden konnte, so daß ich nicht wußte, wie ich reagieren sollte.« Die Szenen- und Zeitwechsel werden schneller. Die Visionen werden immer dichter, die seelischen Wahrnehmungen immer enger und beides führt zur Psychose. In gewisser Weise war auch für Herrn Weber in der Psychose die Ausschließlichkeit bestimmter Gegensätze aufgehoben. Das Entscheidende beim Psychotiker sei, meint er, daß »sich zwei Dimensionen von Ausstrahlung widersprechen, die eigentlich paradox, aber trotzdem da sind. Da hört auch die Sprache auf, noch irgend etwas greifen zu können. Damit kommen die anderen nicht klar.« Herr Weber beklagt sich, daß für solche Erlebnisse unsere Sprache nicht ausreicht.

Am Anfang spürte Frau Xaver eine »Bewußtseinserweiterung«, die sie sich mit Hilfe esoterischer Literatur zu erklären suchte. Sie habe sich als Medium gefühlt. Sie ist überzeugt, daß es außerhalb ihrer selbst reale Einflüsse gibt, die sie nicht erklären kann, und hält das nicht für krankhaft. Statt der erstrebten Durchlässigkeit nahm die Angst immer mehr zu. Über lange Zeit fühlte sich Frau Xaver wie auf zwei Gleisen: Einerseits habe sie sich in ihrem entrückten Zustand gar nicht so schlecht gefühlt, andererseits habe sie zeitweilig große Angst gehabt, ihr könne ins Bewußtsein rücken, daß ihr gerade Wichtiges im Leben verlorengehe. Dreieinhalb Jahre lang sei sie auf diese Weise in einem Ausnahmezustand »außerhalb der natürlichen Ordnung« gewesen.

Gegenwart, Vergangenheit und Zukunft können in der Psychose zu einer unauflösbaren Gleichzeitigkeit verschmelzen.

Zwischen persönlicher Entgrenzung und universeller Verbindung

Auch unangenehme spannungsvolle Zustände können sich über eine erstaunlich lange Zeit halten. Besondere Erklärungsmuster oder eine besondere soziale Situation tragen dazu bei, daß sie ohne fremde Hilfe ertragen werden. Die Auflösung persönlicher Grenzen muß nicht zwangsläufig zu paranoider Beziehungssetzung und entsprechenden Ängsten führen, sondern kann sich auch als Gefühl universeller Verbindung äußern.

Frau Jung befindet sich auf allen Ebenen ihrer Persönlichkeit in einer dauerhaften Auseinandersetzung mit sich selbst, in die jede Person und jede Institution unweigerlich einbezogen ist. Eine besondere Rolle spielt dabei eine andere Person, wobei unklar bleibt, ob es sich um eine reale oder fiktive Person handelt. Frau Jung sieht sich unmittelbar verfolgt; sie verbindet diese ihre Position mit den Auseinandersetzungen in der »linken Szene«, in der aktuellen Philosophie, mit den Kontroversen innerhalb der Psychoanalyse (z. B. zwischen Jung und Freud) und mit aktuellen politischen Konflikten. Für Herrn Koch sind die Grenzen zwischen Psychose und Wirklichkeit ebenso fließend wie seine Körpergrenzen. Kontakt bedeutet Beeinflussung in die eine oder in die andere Richtung, ist lebensnotwendig und macht zugleich große Angst. Der Alptraum bietet mehr Möglichkeit der Entspannung als die Wirklichkeit, in der der Machtkampf unausweichlich ist.

Herr Weber schildert, er habe seine Angsterlebnisse und Angstgefühle noch lange Zeit mit seinem Willen harmonisieren können. Vor allem habe er sich an der Arbeit festgehalten. Zum »Ausrasten« sei es gekommen, weil er in seiner ohnehin sehr konfliktreichen Situation auch noch beleidigt wurde. Da habe er selber zugeschlagen. Ihm sei schwarz vor Augen geworden, dann »sind die Ich-Dimensionen weggerutscht«. Frau Öse nutzt die Psychose, um Abstand zur Wirklichkeit zu bekommen. »Das ist etwas, was ich im Moment sogar vermisse, ein bißchen wenigstens. Ich konnte mich schon immer hinsetzen und vor mich hin träumen. Dabei habe ich mich wohl gefühlt. Doch konnte das auch alles durcheinander kommen, entgleisen. In diesem Zustand war das so, daß ich die Träume einfach nicht mehr unter Kontrolle hatte. Es kam alles so völlig ungefiltert heraus. Das waren nicht nur schöne Träume. Es war alles durcheinander, und teilweise hat mir das auch sehr viel Angst gemacht.«

Herr Riese vergleicht seine Psychose mit einem abrupten Szenenwechsel zu Beginn eines Urlaubs. Für ihn ist sie ein Zustand der Entspannung im Sinne einer völligen Entgrenzung der eigenen Reichweite. »Ich kann dann Texte verstehen, die ich gar nicht kenne. Habe ein offenes Ohr für alles.

Habe offene Augen. Vor allem das mit den Augen macht mir dann manchmal Angst, denn eigentlich bin ich ja kurzsichtig. Das macht vermutlich auch seinen Sinn, daß ich kurzsichtig bin. Denn schon im Normalzustand strömen ja megabyte-weise Eindrücke auf mich ein.« Für Herrn Riese ist die Psychose kein Zustand, dem er nur passiv ausgesetzt ist. Er versucht, sie zu gestalten.

Frau Tang definiert ihr Paranoidsein als eine Art Projektion oder als Versteckspiel vor sich selbst. »Das ist was ganz Komisches: Man fühlt sich als Opfer und ist eigentlich Täter. Man hat das Gefühl, alle anderen um einen herum wären Frevler, und in Wirklichkeit ist man selbst derjenige, der die Normen sprengt. Das wird einem aber gar nicht gewahr. Also ist es eigentlich ein Versteckspiel vor sich selbst.« Früher sei sie überangepaßt gewesen, aber durch die Psychose sei das enge Korsett gesprengt worden. Die Orientierungslosigkeit sieht sie als ein notwendiges Durchgangsstadium an.

Frau Lahn bezeichnet die Öffnung des eigenen Erlebens nicht als »Entgrenzung«, sondern spricht von einer »universellen Verbindung«. »Seit vier Jahren höre ich Stimmen. Ich konnte auch lange schon Gedanken auffangen von anderen Leuten. Manche Erlebnisse, manche Bilder waren sehr schön, sie wirkten wie Bilder aus der Vergangenheit oder aus der Zukunft, mit schönen Farben. So habe ich manchmal das ganze Universum vor mir gesehen, so weit habe ich mich aus meinem Körper herausgelöst. Was einem in den Stimmen begegnet, hat man selber vielleicht in einem früheren Leben mal geäußert. Wenn also die Freunde mich durch die Stimmen beschimpft oder bedroht haben, so habe ich wahrscheinlich früher ähnliches ihnen zugedacht. Von den Hopi-Indianern kommt das Bild: Wenn man einem andern in den Hintern tritt, so geht dieser Tritt einmal um die Erde und kommt unweigerlich auf einen selber wieder zurück.« Diese Zusammenhänge seien für sie nicht angenehm oder unangenehm, sondern eine Tatsache. Das spirituelle Leben habe sich immer weiter intensiviert. Offensichtlich war dieser Zustand auf Dauer nicht auszuhalten. Zuletzt haben die Stimmen sie friedlos gemacht.

Selbsthilfestrategien

In diesem Kapitel geht es um die Frage, wie es möglich ist, über längere Zeit mit einer Psychose zu leben. Welche Strategien werden bewußt oder unbewußt eingesetzt, um psychotische Erlebnisse zu integrieren und psychotischen Einflüssen entgegenzuwirken? Zunächst geht es um ganz pragmatische Schutzmechanismen, dann um komplexe Selbsthilfeprozesse. Danach folgt eine Diskussion der biographischen Bedingtheit und Relativität von Selbsthilfe. Am Schluß rücken verschiedene Stile des Umgangs mit der Psychose und die Frage, wie diese Stile zur Verarbeitung der Erfahrung beitragen, in den Vordergrund.

Pragmatische Schutzmechanismen

Zu den pragmatischen Versuchen, die psychotischen Impulse in den Griff zu bekommen, gehören Rauchen, Spielen, Arbeiten, verschiedene Formen der Ablenkung, der Reizreduktion und der Gegenkontrolle sowie Rituale und symbolische Handlungen.

Rauchen, Spielen, Arbeiten: Herr Olk sieht sich in einem Dreieck von Stimmen, Rauchen und Medikamenten, wobei er das Rauchen als »Treibstoff« ansieht und die Stimmen als gegeben hinnimmt. Das Pfeiferauchen setzt er gegen die Stimmen ein, um die Ruhe zu bewahren. Auf die Medikamente glaubt er am ehesten verzichten zu können. Spielen ist für ihn eine Form der Selbstbehauptung, ein Versuch, den eigenen Wert unter Beweis zu stellen, ein Versuch, der allerdings manchmal ins Gegenteil umschlägt. Im Spielen findet Herr Olk Spannung und Ausgleich, Bestätigung und Infragestellung. Hier findet seine Auseinandersetzung mit der eigenen Person einen Ausdruck. Frau Hahn sieht ihre Arbeit als heilsam an. »Nach meiner Entlassung war ich mit Dolmetschen beschäftigt, für mich sicher die bestmögliche Beschäftigungstherapie: Meine geistige Aktivität wurde nicht gewaltsam unterbunden, aber der Inhalt war vorgegeben.« Frau Zahn stellt sogar ihr Studium zurück, um erst mal handfest zu arbeiten. »Da habe ich dann Schuhe verkauft ein halbes Jahr lang. Ich merkte zwar, daß es mir nicht gut ging, aber die schlimmsten Zwangsgedanken haben mich nicht mehr so beherrscht. Dann habe ich gewagt, das Studium weiterzumachen.«

Für Frau Eule war es umgekehrt eher wichtig, nicht um jeden Preis arbeiten zu müssen. Sie kritisiert die Psychiatrie für ihr Arbeitsethos. Herrn Nil ermöglicht die Psychose, Arbeit zu simulieren. Er sieht sich als Angestellter einer großen Baufirma, verschafft sich so »Zutritt« zu verschiedenen Gebäuden und hat immer etwas »um die Ohren«. Der Wahn erlaubt ihm, die Lücke zu schließen, die krankheitsbedingt existiert.

Gegenkontrolle und Reizreduktion: Für Frau Isar ist wichtig, die direkte Konfrontation mit ihren Stimmen zu vermeiden und eher indirekte Wege der Gegenkontrolle zu suchen. Sie beginnt Listen zu führen, weicht sozusagen vor den Stimmen von der akustischen auf die schriftliche Ebene aus. »Ich habe mir aufgeschrieben: Um 17 Uhr Blumen gießen, um 17 Uhr 30 dies machen, um 17 Uhr 45 jenes . . . Dann hatte das für mich Gewicht, dann hab ich das auch versucht zu machen.« Reizreduktion hat für viele eine große Bedeutung. Herr Yps schwört in diesem Zusammenhang auf Meditation. Frau Xaver versucht, über eine zeitliche Ordnung des Geschehenen ihre Souveränität zu stärken, hat zugleich aber Angst davor. »Was macht man mit einem solchen kaputten Leben? Kann man das mal alleine leben? Ich kann nicht mehr aufräumen. Alles, was ich in die Hand nehme, macht mir Angst, wenn die Erinnerung kommt.«

Rituale und symbolische Handlungen: Zu Hause hortete Frau Fischer Süßigkeiten. »Ich errichtete ein Waffelarsenal. Wenn jemand kommt und mir etwas anhaben will, erschlage ich ihn einfach mit der Waffel.« Nach komplizierten Erwägungen rüstet sie schließlich ab und ißt alle Waffeln auf. Symbolisch regelt sie Nähe und Distanz. Herr Weber vermutet hinter allen Wänden Gefahren und muß sich ständig versichern. Lange Zeit kann er seinen Zustand verheimlichen, indem er ritualisiert Putzdienste übernimmt. Auch Frau Über versucht, sich durch symbolische Handlungen zu schützen. Gegen die Stimmen nimmt sie Ohropax, gegen Einflüsse von draußen dichtet sie die Fenster ihrer Wohnung ab und findet so vorübergehend Ruhe.

Den verschiedenen Ritualen ist gemeinsam, daß sie zumindest für eine gewisse Zeit Orientierung geben und subjektive Sicherheit vermitteln. Die symbolischen Handlungen erscheinen zudem als kompromißhafter Versuch, der Umwelt Mitteilung vom eigenen Befinden zu machen, ohne zuviel von sich preiszugeben.

Komplexe Selbsthilfeprozesse

Einige Selbsthilfestrategien beruhen auf komplizierten psychologischen Überlegungen und sind zum Teil Ergebnis langfristiger Psychoseerfahrung.

Stichworte hierzu sind: Bekenntnis zur eigenen Identität, Gelassenheit, Unmittelbarkeit, Kreativität, Humor und bewußte Abwehr.

Bekenntnis zur schizophrenen Identität: Frau Hahn kommt nach längeren Diskussionen in einer Selbsthilfegruppe zu dem anscheinend paradoxen Schluß, daß sich die Schizophrenie am besten bekämpfen läßt, indem man sich zu ihr bekennt. »Indem wir Schizophrenen uns zu unserer schizophrenen Identität bekennen, sind wir nicht mehr schizophren. Wir müssen das Paradoxe als zutiefst zu unserem Wesen gehörig annehmen, schätzen, lieben. Von Menschen, die sich in aller Öffentlichkeit dazu bekennen, verrückt zu sein, kann man doch nicht im Ernst behaupten, sie hätten kein Selbst.« Hinter diesen eindrücklichen Sätzen werden Ruhe und Reflexionsfähigkeit spürbar.

Selbstakzeptanz: Auch Frau Tang hat lernen müssen, sich in ihren Schwächen besser zu akzeptieren: »Ich glaube, daß ich diese Ambivalenz zwischen Gut und Böse gar nicht richtig verinnerlicht hatte und daß mich immer dieses Bedürfnis trieb, ganz besonders gut sein zu müssen. Dafür habe ich mich gezwiebelt und unter Druck gesetzt, so daß das immer in so etwas fast Tierisches umschlug. Während ich mir jetzt sage, daß ich sowohl gut als auch böse bin und daß in mir ganz viel Böses steckt. Ich muß diese Ambivalenz irgendwie aushalten und täglich damit leben. Seit dieser Einsicht fühle ich mich einigermaßen gesund, und ich glaube, daß das die Ambivalenz ist, in der jeder Mensch steckt.« Mit dem Wahn sei es wie mit dem Bösen. Es würde einem in immer neuen Varianten begegnen. Den Wahn endgültig zu besiegen, das sei genauso unmöglich wie den Alkohol. Es komme darauf an, sein eigenes Menschsein zu akzeptieren.

Gelassenheit: Frau Vogel erkennt, daß die Stimmen nicht mehr abzuhalten sind, egal was sie macht. Diese Erfahrung läßt eine relative Ruhe einkehren. Auch Frau Über ist überzeugt, daß es zuviel Kraft kostet, sich gegen die Wahrnehmungen zu wehren. »Ich muß gnädiger mit mir selbst umgehen und darf keine Wunder erwarten. Ich weiß ja, daß es sich um einen Entwicklungsprozeß handelt, der Zeit braucht, daß jede Entwicklung auch ihre Rückschläge hat und daß ich lernen muß, damit zu leben.«

Spontanität und Kreativität: Frau Vogel findet heraus, daß der permanente Kampf gegen die Stimmen ihre Intuition beeinträchtigt und daß die beste Hilfe in möglichst spontanem und unmittelbarem Handeln liegt: »Je weniger ich denke, je weniger ich überlege und je mehr ich handle, je unmittelbarer Denken und Handeln zusammen liegen, desto eher kann ich das bewältigen.« Sie kommt immer wieder auf kreative Tätigkeiten zu sprechen, bei denen es nicht so sehr auf Denken und Organisieren ankommt. Sie ist überzeugt, daß ihre frühere künstlerische Arbeit sie besser schützen konnte als ihre Tätigkeit in der Anzeigenverwaltung. Auch Herr Weber spürt in der Psychose kreative Kräfte, die manchmal in der Lage sind, die zerstörerischen Impulse zu binden. »Bestimmt ist es richtig, daß der Psychotiker erst mal in eine Ruhephase kommt. Aber dann sollte er auch in eine Phase kommen, in der er sich aus der Ruhe heraus sich wirklich ungehemmt sprachlich, malerisch, tänzerisch zum Ausdruck bringen kann. Das ist ja das Problem, daß der Mensch irgendwie eindimensional geworden ist, weil er in der Arbeitswelt funktionieren muß. Er weiß überhaupt nicht mehr, was er mit seinen anderen Sinnen noch vielfältiges anderes herstellen kann, um sich mitzuteilen. Gerade dieses Eindimensionale halten die Psychotiker nicht aus.« Herr Weber konkretisiert seinen Gedanken am Beispiel des Hörens und der Schwingungen von Musik.

Frau Zahn findet entscheidende Hilfe bei einem jungen Priester, der ihr mit Humor begegnet. »Diese Frau hier ist die Personifikation des Teufels«, sagt er spöttisch. So kann sie sich selbst mit *Humor* begegnen, findet mehr Abstand zu sich und bezeichnet diesen Prozeß als eine Art Selbstheilung. Auf Station werde die Distanz erleichtert, weil »hier ja fast alle einen religiösen Wahn haben«.

Biographische Bedingtheit von Selbsthilfe

Der überwiegende Teil der Literatur zu Coping-Strategien (Stark 1992) vermittelt den Eindruck, diese ließen sich in sogenannten psychoedukativen Gruppen trainieren. Eine genauere biographische Betrachtung macht hingegen deutlich, daß Selbsthilfe ein ungeheuer komplexer und sehr individueller Prozeß ist und daß die einzelnen Schutzmechanismen im Lauf der Zeit mehrfach ihren Charakter verändern.

So schildert Frau Hahn beeindruckend klar, daß bestimmte Schutzmechanismen zugleich auch wieder Gefahren bergen. Was in einer bestimmten Lebensphase hilfreich oder zumindest notwendig war, kann in einer anderen Lebensphase zum Hindernis werden. So habe sie im Kampf um die Liebe der Mutter eine Strategie der Identifikation und der Anpassung an deren Erwartungen entwickelt. Durch diese Strategie sei sie in der Machtverteilung der Familie vom letzten auf den zweiten Platz vorgerückt, allerdings um den Preis des Verzichts auf eine eigene Persönlichkeit. Bestimmte Aspekte der Psychose, z. B. innerer Rückzug und Überanpassung, hatten zeitweilig eine selbsterhaltende Funktion. Typisch für Frau Hahns Sichtweise ist eine differenzierte Betrachtung der einzelnen Lebensabschnitte: Sozialer Rückzug, Gefühlsblockade, Religiosität, Konzentration auf einzelne Tätigkeiten und zwanghafte Logik kennzeichnen verschiedene

Durchgangsstadien, die erst notwendig sind und später mühsam wieder überwunden werden müssen. »Die Tatsache, daß eine Psychose nicht schon früher ausbrach, erkläre ich mir z. T. mit den von mir selbst entwickelten Schutzstrategien, solange sie mir noch nicht mehr schadeten als nützten.« Manchmal haben die psychotischen Krisen auch neue Entwicklungsschritte eingeleitet. So habe sie eine gewisse Unempfindlichkeit gegenüber Verletzungen erst im Zusammenhang mit der Psychose wieder aufgeben können. Letztlich habe sie immer wieder neu zu einer Balance zwischen Verdrängung und Verarbeitung finden müssen. Ihr Tagebuch und unser Briefwechsel haben ihr geholfen, »die eigene Lebensgeschichte in einem neuen Zusammenhang und in einem neuen Licht zu sehen«. Die Teilnahme an einer Selbsthilfegruppe ließ sie erkennen, »welches mein Weg sein wird, um für mich selbst Sinn in eine sinnlose Welt zu bringen«. Deutlich wird, daß Bewältigung keine isolierte, erlernbare Technik, sondern ein subtil mit der individuellen Biographie verflochtener und hochkomplexer Vorgang ist, bei dem Selbstachtung und Rekonstruktion von Sinnzusammenhängen eine entscheidende Bedeutung haben.

Psychoseverständnis und übergeordnete Selbstrepräsentation

In diesem Zusammenhang lohnt es sich, die unterschiedlichen Stile des Umgangs mit der eigenen Psychoseerfahrung genauer zu betrachten. Üblicherweise wird vor allem zwischen Strategien der Integration und der Ausgrenzung der fremdartigen Erlebnisse unterschieden. Das erwies sich in dieser Untersuchung als nicht ausreichend.

Immerhin bemüht sich fast die Hälfte aller Gesprächspartner und -partnerinnen um eine eher integrative Haltung gegenüber ihrer Psychoseerfahrung. Als integrativ wird ein Verständnis bezeichnet, das der Psychose einen gewissen Sinn zuordnet, einen biographischen Zusammenhang annimmt und die Möglichkeit eigener Einflußnahme nicht ausschließt. Männer und Frauen sind proportional gleich vertreten. Im Gegensatz dazu nimmt etwa ein Fünftel der Untersuchungsgruppe die Psychoseerfahrung entweder gar nicht wahr oder versteht sie als ausschließlich somatische, nicht beeinflußbare Erscheinung ohne inneren Zusammenhang zum eigenen Leben. Diese Haltung wird als separativ bezeichnet. Bei den Männern gehört mehr als die Hälfte zu dieser Gruppe, bei den Frauen weniger als ein Fünftel.

Übrig bleibt etwa ein Drittel an Gesprächspartnern, die sich nicht eindeutig zuordnen lassen. Sie haben entweder abhängig von Situationen eine wechselhafte Haltung oder aber eine starke übergeordnete, etwa religiöse, spirituelle Identität oder eine besondere Selbstrepräsentation als »Künstlerin« oder »Berber«, die die Psychoseerfahrung quasi von selbst mit einschließen, einen Konflikt also zunächst nicht entstehen lassen.

Die unterschiedlichen Stile des Umgangs mit der eigenen Psychose umfassen: 15 Personen mit einer eher integrativen Haltung und einer Sinnzuordnung, 7 mit einer separativen, ausblendenden Haltung ohne Sinnzuordnung, 12 schließlich mit wechselhafter Deutung oder einer ganz anderen Selbstrepräsentationen.

Hinsichtlich der so gekennzeichneten Haltung gegenüber der eigenen Psychoseerfahrung sind relativ deutliche Unterschiede zwischen den Teilgruppen zu beobachten: Personen, die die Psychoseerfahrung ausblenden, finden sich vor allem in Gruppe (B), also bei denen, die auch zur Psychiatrie eine eigenwillige Haltung haben. Um Integration der eigenen Erfahrung bemühen sich eher jene aus den Gruppen (C), (D) und (E), die also zu irgendeinem Zeitpunkt etwas näher mit der Psychiatrie zu tun hatten. Wechselhaft verhalten sich vorrangig die »Spätnutzer« aus Gruppe (D). Möglicherweise sind sie in ihrer Haltung durch die schließlich doch notwendige psychiatrische Behandlung stark verunsichert.

Eine starke übergeordnete Identität als Künstlerin, als »Berber«, als religiös Auserwählte u. a., also eine Selbstgewißheit, die die Psychoseerfahrung »selbstverständlich« mit einschließt, findet sich vor allem bei denen, die mit der Psychiatrie nicht in Berührung kommen. Deutlich wird hier, daß die übliche Unterscheidung zwischen Integration und Abspaltung (»Sealing over«) der Psychose nicht ausreicht.

Diese Fremdeinschätzung ist mit äußerster Vorsicht zu behandeln. Weitere systematische Erforschungen der subjektiven Sicht und insbesondere der Funktion von Sinnzuordnung sind notwendig.

Die absolute Mehrzahl hat ein komplexes biographisches Erklärungsmodell (18). Lediglich jeweils zwei machen relativ ausschließlich entweder organische oder familiäre Faktoren verantwortlich. Die große Zahl der Personen (12), deren Antwort nicht eindeutig zu verstehen war, verweist aber darauf, daß die Antworten implizit aus dem gesamten Gespräch erschlossen werden mußten.

Unterschiedliche Stile des Umgangs mit der Psychose

15	integrative Haltung, Sinnzuordnung
7	separative ausblendende Haltung, keine Sinnzuordnung
12	wechselhafte Deutung, andere Selbstrepräsentation

Alltag und Lebensqualität

Die Äußerungen im ersten Abschnitt dieses Kapitels verdeutlichen die stabilisierende Funktion des Alltagsgeschehens, insbesondere die Bedeutung der Grundbedürfnisse Schlafen und Essen. Gleichzeitig wird erkennbar, wie grundlegend eine Psychose das Leben und die Lebensbedingungen aus den Fugen bringen kann. Günstige und ungünstige Aspekte des Alltags werden benannt. Die ambivalente Bedeutung der Anstrengungen im Alltag wird sichtbar. Den Abschluß bildet eine globale Fremdeinschätzung der Lebensqualität, die dann in Beziehung gesetzt wird zum jeweiligen Charakter der Selbstnarration als Hinweis auf die subjektive Zufriedenheit.

Bedeutung der Grundbedürfnisse

Herr Riese formuliert sehr klar: »Langes und regelmäßiges Schlafen und regelmäßiges Essen nehmen mir die Angst vor der Psychose.« Auch Frau Öse gerät in der Psychose mit ihren Grundbedürfnissen in Konflikt. Für Frau Isar werden die Stimmen immer bedrohlicher und destruktiver, doch erst als sie körperlich krank wird, scheitert ihr Arrangement mit der Psychose. Als eine körperliche Behandlung wegen Verdachts auf Darmverschluß ansteht, ist auch ihre psychologische Balance des Wahns nicht mehr aufrechtzuhalten. Anderen gelingt es, ihren Grundbedürfnissen auch im psychotischen Zustand nachzukommen.

Erich lebt inzwischen seit längerer Zeit in einer Wohnunterkunft für wohnungslose Männer. Alle Behandlungs- und Rehabilitationsversuche scheitern an seinem Widerstand. Anfangs werden ihm noch Wohnungen zugewiesen. Ein Vertrag mit einem Vermieter kommt hingegen nie zustande. Spätestens wenn Erich in fremden oder unartikulierten Worten vor sich hin spricht, werden die Verhandlungen abgebrochen. Doch wenn es um seinen unmittelbaren Lebensunterhalt, eine Tasse Kaffee oder ein paar Zigaretten geht, kann sich Erich klar und deutlich artikulieren. Auf seine Weise hat er um sich und seine Grundbedürfnisse herum einen wirksamen Schutzzaun errichtet.

Manche Gesprächspartner erleben in der Psychose schmerzhafte Einbußen und Verluste und sehen sich plötzlich auf ihre bloße Existenz reduziert.

Während einige das Gefühl haben, an der Realisierung der Verluste endgültig zu zerbrechen, erleben andere diese Krise als Chance für einen neuen Anfang.

Frau Xaver betrieb dreieinhalb Jahre lang intensiv Yoga, ernährte sich fast ausschließlich von Reis und wog nach ihren Worten nur noch 72 Pfund. Sie habe eine enorme Energie gehabt, teilweise aber auch unter starkem Streß gestanden, weil die Gedanken sie hin- und herscheuchten. Sie habe in dieser Zeit nahezu alles verloren, was ihr wichtig war. Dennoch verteidigt sie diese Zeit rückblickend als eine notwendige Besinnung auf das Wesentliche.

Ambivalenz des Alltags

Die meisten Katamnesen ordnen konkreten Alltagsbedingungen relativ eindeutig eine günstige oder ungünstige Wirkung zu. Bei biographischer und subjektorientierter Betrachtung allerdings bekommen manche Alltagsanstrengungen plötzlich eine ambivalente Bedeutung. Je nach persönlicher Situation können belastende und bestätigende Aspekte überwiegen.

So gelingt es Frau Zahn zwar, bei ihrer Arbeit unauffällig zu bleiben, doch sie zahlt dafür einen hohen Preis, weil sie mehr Kraft aufbringen muß als ihre Kollegen. »Meine Kollegen haben mich geschätzt, die haben mich nicht als krank angesehen, auch später, als ich auffälliger wurde, als ich es nicht mehr verbergen konnte, haben sie mich immer für gesund gehalten und lediglich gesagt: ›Du schluckst einfach zuviele Tabletten.‹ Ich war immer voll integriert.« Deutlich wird auf beiden Seiten ein Wertesystem, wonach Integration Gesundheit voraussetzt. Die Arbeit als Religionslehrerin gibt ihr Halt und raubt zugleich ihre letzten Reserven. »Ich habe auf vieles verzichten müssen. Solange die Woche dauerte, war ich ganz in der Schule. Ich wußte, daß ich mich auf den Beruf konzentrieren und dafür ganz dasein mußte. Dafür bin ich am Wochenende völlig zusammen gesackt.« Ähnlich ist der Jahresrhythmus: Mit letzter Kraft rettet sie sich in die Ferien, um dann in eine tiefe Erschöpfungsdepression zu verfallen.

Frau Über sieht in ihrer Alltagsbelastung den Auslöser ihrer Psychose. »Ich habe schon mitarbeiten müssen. Irgendwie war das damals am Ende eine große Überlastung, weil ich von meinem Mann nicht viel Hilfe bekam, weil ich mit sehr vielen Dingen alleine war. Irgendwann war ich ganz massiv überfordert.« Das Schlimmste aber sei die Aggressivität gewesen, die aus der Überforderung wuchs. Herr Gans spricht vom Gewicht alltäglicher Niederlagen, die ihn niederdrücken. Wenn er bestimmte Absichten nicht umzusetzen vermag, erlebt er das als schwere Niederlage. Bei solchen

Alltäglichkeiten stellen sich für ihn gleichzeitig sehr grundsätzliche Fragen, zum Beispiel was im Leben für ihn richtig und ob er überhaupt zu einem eigenen Leben in der Lage ist.

Die Bedingungen des Alltags sind in ihrer förderlichen oder hinderlichen Bedeutung keine unabhängigen Variablen. Sie können von der persönlichen Ausstrahlung der psychoseerfahrenen Person wesentlich geprägt sein. Das wird z. B. bei Frau Sorge in positiver Weise deutlich. Frau Sorge lebt viel auf der Straße. Durch ihre offenherzige, etwas kindliche Art nimmt sie andere Menschen schnell für sich ein und schafft sich auch in einer unwirtlichen Situation eine sie tragende Gemeinschaft. Die Umwelt reagiert unabhängig von der Psychose auf ihre freundliche Ausstrahlung.

Der Alltag kann Halt und Belastung bedeuten. In beiderlei Hinsicht hat er eine existentielle Bedeutung. Die eigene Selbstwahrnehmung wird maßgeblich im Alltag geprägt. Die irrealen Wahrnehmungen können den Alltagsablauf belasten und bedrohen; umgekehrt können sie eine Fluchtmöglichkeit bieten, wenn der Alltag selbst zu bedrohlich oder zu frustrierend geworden ist.

Einige Gesprächspartner sprechen von der Notwendigkeit einer doppelten Lebensführung. Beispielhaft formuliert Frau Fischer: »Bei stärkerem Frustrationserleben in der . . . nennen wir sie: Außenwelt, verlor ich den Zugang zu dieser, also die Fähigkeit zu springen, und blieb psychotisch in der Innenwelt, der Traumwelt gefangen. Mag sein, daß aus dieser doppelten Lebensführung im ›Normalzustand‹ die Spannung entsteht, die mich oft begleitete.«

Die Art der Lebensführung beeinflußt das Ausmaß der psychotischen Störung. Frau Vogel sieht einen klaren Zusammenhang zwischen Stimmen und Lebenssituation: Je ruhiger sie lebt, desto besser kommt sie gegen die Stimmen an. Fast scheint es, als hätten die Stimmen eine erzieherische Funktion.

Globale Fremdeinschätzung der Lebensqualität

Der folgende Vergleich der Lebensqualität der fünf Untergruppen beruht auf einer globalen Fremdeinschätzung, die alle Informationen zu sozialen und materiellen Bedingungen und zur Lebenssituation berücksichtigt. Eine systematische Erfassung der subjektiven Sicht war leider nicht möglich. Widersprüche zwischen Selbst- und Fremdeinschätzung sind auf diese Weise nicht auszuräumen (Priebe 1994). Es ist nicht auszuschließen, daß Personen mit offensichtlich schwierigen sozialen Bedingungen subjektiv dennoch zufrieden sind und Personen mit äußerlich betrachtet relativ stabilen Bedingungen sich unzufrieden deren Veränderung wünschen. Die Einschätzung muß also vorläufig bleiben und ist vor allem hinsichtlich des Vergleichs der Untergruppen interessant. Weitere systematische Untersuchungen sind natürlich notwendig.

Globale Fremdeinschätzung der Lebensqualität

	gut	durchschnittlich	schlecht
A »Naturgeschichten«	1	2	3
B »Stippvisiten«	3	3	2
C »Aversive«	5	1	0
D »Spätnutzer«	7	1	0
E »Grenzgänge«	4	1	1
Gesamtgruppe	20	8	6

Bei einer globalen Fremdeinschätzung der Lebensqualität schneiden die Gruppen (C), (D) und (E) deutlich besser ab als die anderen. Die Wertung der Gruppe (A) »Naturgeschichten« wird von drei Personen geprägt, die ohne festen Wohnsitz sind, sich mit ihrer Psychose im Existenzkampf befinden bzw. befanden, die diesen Existenzkampf aber z. T. subjektiv nicht nur schlecht, sondern sogar als entlastend erlebt haben.

Die Gruppen derer, die die Psychiatrie später nutzen (D) oder sie später meiden (C), sind im wesentlichen ähnlich zu bewerten und unterscheiden sich hinsichtlich dieser groben Einschätzung ihrer Lebensqualität nicht.

Art der Selbstnarration als Hinweis auf die subjektive Zufriedenheit

In dieser Untersuchung werden Lebenslauf und Psychoseerfahrung im wesentlichen auf der Basis der Erzählungen der Betroffenen rekonstruiert. Neben dem Inhalt hat dabei auch die Art der Erzählung eine Bedeutung. Gergen & Gergen (1988) unterscheiden drei Formen der Selbstnarration, also der erzählenden Darstellung der eigenen Person. Bei der progressiven Narration verändert sich die Art der Selbstdarstellung in positiver, bei der regressiven in negativer Richtung. Bei der stabilen Narration bleibt die evaluative Position des Erzählers gleich. Bei dem folgenden Vergleich der

Erzählstile geht es also um die Frage, ob die eigene Geschichte eher als eine dramatische Geschichte mit sicher negativem Ausgang oder eher als eine insgesamt doch chancenreiche Entwicklung dargestellt wird. Die mittlere Kategorie wird hier definiert als eine gleichbleibende, unentschiedene oder immer wieder schwankende Art der Selbstnarration.

Stile der Selbstnarration

Person	Art der Selbstnarration	Bewertung
A »Naturgeschichten«		
Frau Adler	eindeutig optimistisch, pos. Entwicklung	(+)
Frau Bach	zu wenig Selbstnarration	(/)
Herr Cäsar	ablehnende Haltung, wenig Selbstnarration	(/)
Herr Dach	kein Kontakt, keine Selbstnarration	(/)
Erich	gleichgleibende Darstellung, unabhängige Position	(0)
Herr Gans	sehr selbstkritische, pessimist. Darstellung	(-)
B »Stippvisiten«		
Frau Hahn	positive Wertung, Optimismus	(+)
Frau Fischer	unentschiedene Darstellung, o. klare Richtung	(0)
Frau Isar	Lernprozeß, klare Entwicklungsperspektive	(+)
Frau Jung	Ringen um Unabhängigkeit, starke Ambivalenz	(0)
Herr Koch	verwirrende, unentschiedene Darstellung	(0)
Frau Lahn	Unabhängigkeit, positive Wendung im Gespräch	(+)
Frau Mohn	eigenwillige Botschaft, positive Tendenz	(+)
Herr Nil	vor allem stabilisierende Funktion des Wahns	(+)
C »Aversive«		
Herr Olk	Stimmen als selbstbewußter Kompromiß	(+)
Herr Pril	von 1. zu 2. Psychose eindeutig pos. Entwicklung	(+)

Person	Art der Selbstnarration	Bewertung
Herr Quer	schmerzhafte, pessimistische Darstellung	(–)
Herr Riese	pos. Bewertung d. eig. Entwicklung, u. a. durch Religion	(+)
Frau Sorge	eindeutig pos. Selbstdarstellung/Entwicklung	(+)
Frau Schön	selbstbewußte kraftvolle Darstellung der Psychose	(+)
D »Spätnutzer«		
Frau Stein	pos. Bewertung der Entscheidung für Psychiatrie	(+)
Frau Tang	mittleres Maß gefunden, pos. Selbstsicht	(+)
Herr Unger	Von Visionen bis Psychiatrie gleichbleib. Darstellung	(0)
Frau Vogel	soz. Entwicklung neg., Funktion d. Stimmen eher pos.	(0)
Herr Weber	widersprüchliche Bewertung der eigenen Situation	(0)
Frau Xaver	nach pos. Bewertung der Psychose Ernüchterung	(-)
Herr Yps	widersprüchliche Entwicklung und Bewertung	(0)
Frau Zahn	langes Ringen o. Psychiatrie, widersprüchl. Bewertung	(0)
E »Grenzgänge«		
Frau Äther	distanzierte und differenzierte Bewertung	(0)
Frau Aus	etwas selbstironische gleichbleibende Darstellung	(0)
Frau Ein	widersprüchliche Bewertung und Darstellung	(0)
Frau Eule	selbstbewußte und hoffnungsvolle Darstellung	(+)
Frau Öse	skeptische Haltung, klare biographische Deutung	(0)
Frau Über	schwere soz. Verluste; Versuch, sich zu arrangieren	(0)

Nach einer groben Fremdeinschätzung des Gesprächsverlaufs, der Gesprächsatmosphäre und der Richtung der Selbstdarstellung sind vier Fünftel aller Gespräche von einer entweder stabilen oder sogar positiven Selbstnarration geprägt. Nur drei Gespräche lassen eine eindeutig negative Selbstbewertung erkennen bzw. haben einen eindeutig pessimistischen Verlauf. Drei weitere Gespräche lassen sich aufgrund geringer Selbstnarration nicht eindeutig bewerten.

Positive Selbstnarrationen finden sich vor allem in den Gruppen (B) und (C), also bei den »Stippvisiten« und den »Aversiven«. Möglicherweise ist beiden Gruppen gemeinsam, daß sie gegenüber der Psychiatrie eine eher selbstbewußte und distanzierte Position einnehmen. Stabile Selbstnarrationen überwiegen bei den Gruppen (D) und (E), also bei den »Spätnutzern« und bei den »Grenzgängern«. Offensichtlich halten sich hier nicht nur verschiedene Aspekte der Psychose, sondern auch der Psychiatrie die Waage. In der Gruppe (A) »Naturgeschichten« fallen leider drei Geschichten wegen zu geringer bzw. zu wenig offener Selbstnarration aus der Wertung heraus. Die übrigen verteilen sich gleich.

Vergleich der Selbstnarrationsstile

	(+)	(0)	(-)	(/)
A »Naturgeschichten«	1	1	1	3
B »Stippvisiten«	5	3	0	0
C »Aversive«	5	0	1	0
D »Spätnutzer«	2	5	1	0
E »Grenzgänge«	1	5	0	0
Summe	14	14	3	3

Entwicklungsprozesse

Im folgenden werden zunächst einige Entwicklungsprozesse dargestellt, die im Sinne von Lebenslinien ein ganzes Leben durchziehen und die von den Interviewpartnern mit ihrer Psychose in Verbindung gebracht werden. Anschließend werden einige für die Psychose subjektiv bedeutsame Lebensereignisse benannt. Es folgen Zitate zum besonderen Lebensgefühl in der Psychose sowie zur persönlichen Zukunftsperspektive. Grundsätzlich ist festzustellen, daß die Entwicklungspsychologie bisher wenig über die Entwicklung von psychoseerfahrenen, wie überhaupt von beeinträchtigten oder behinderten Menschen beizutragen hat (Kegan 1986).

Lebenslinien und Urthemen

Lebenslinien können sich in einer Psychose konflikthaft zuspitzen, ihre Zusammenhänge symbolisch verdeutlichen oder ihr entgegenwirken. Beispielhaft sollen im folgenden einige Prozesse der »Vergeistigung und Vereinsamung« sowie das Phänomen des »permanenten Aufbruchs« beschrieben werden. Manchmal ist auch unverkennbar, daß die Psychose thematisch immer wieder um einen bestimmten Urkonflikt, ein Menschheitsthema, kreist, etwa um das Thema »Liebe«.

Vergeistigung und Vereinsamung: Herr Olk spricht von einem langsamen Prozeß der Entfremdung, von Vergeistigung und Vereinsamung. Aus seiner Sicht ging seine soziale Vereinsamung mit der Entwicklung eines geistigen Interesses für Philosophie einher. Er vergleicht diesen Prozeß mit dem Leben seines Vaters, der in seinem Beruf scheiterte, in Isolation geriet und erst nach dem Tod Anerkennung fand. Die Psychose bedeutet für Herrn Olk in erster Linie eine Verlangsamung seines Lebens. Er ist sich sicher, so einen anderen Weg zu finden als den des Vaters. Herr Weber sieht ebenfalls in seiner Isolation eine entscheidende Voraussetzung für seine Psychoseerfahrung. Dabei spielt für ihn die Begrenztheit von Sprache eine wichtige Rolle. Er ist überzeugt, daß sich mit einer reicheren Sprache und dem dann möglichen sprachlichen Austausch etliche Psychosen vermeiden bzw. integrieren ließen. Frau Lahn lebt zunächst in einer esoterischen Wohngemeinschaft und findet vor diesem Hintergrund auch für ihre Stimmen eine Heimat. Ohne diesen sozialen Rahmen und ohne diesen Bedeutungszusammenhang gelingt ihr später nicht mehr, ihre Erlebnisse zu integrieren. Einsamkeit kann die Entwicklung einer Psychose begünstigen; sozialer Rückzug kann aber auch dem Schutz vor Konflikten dienen (CORIN 1995).

Beziehung und Trennung: Frau Tang bringt ihre frühe Ehe und die schnelle Scheidung mit der Psychose in Zusammenhang. Mit 16 Jahren habe sie ihren Mann kennengelernt und sei schließlich »mit letzter Kraft von ihm weggekrochen«. Im Scheidungssaal habe sie angefangen, Stimmen zu hören. Möglicherweise dienten die Stimmen der Kompensation des Verlusts. Vielleicht entsprangen sie auch der Ambivalenz der Entscheidung. Frau Über findet über Trennung und Einsamkeit zu einem neuen Selbstwertgefühl: Ihr Mann habe sich scheiden lassen, weil er mit der Krankheit nicht zurecht kam. Sie wollte sich eigentlich nicht scheiden lassen, sondern habe »gute Miene zum bösen Spiel« gemacht. Im Endeffekt sei die Entscheidung aber richtig gewesen, »weil eine Menge Hindernisse zum positiven Wachstum im Weg waren«. Frau Über fühlt sich nun freier und selbständiger.

Herr Yps zeichnet von sich das Bild eines Mannes, der Konflikten immer aus dem Weg ging, Beziehungen schnell abbrach. Seine Beziehungen seien eher oberflächlich und gefühlskalt gewesen. Die Psychose habe ihm diese Entwicklung bewußt gemacht und eine Korrektur ermöglicht. Frau Eule bringt ihre Psychosen ausschließlich mit Trennungsängsten und -erlebnissen in Verbindung. Vor allem die Trennung von ihren Kindern habe sie schlecht verkraftet.

Eine Trennung kann Anlaß sein, Stimmen zu hören. Die Psychose kann dabei die Funktion haben, die Trennung zu überbrücken und den Trennungsschmerz zu vermeiden. Dieser Übergangszustand schließt eine neue eigene Entwicklung und spätere positive Bewertung der Trennung nicht aus.

Permanenter Aufbruch: Zum Thema Entwicklungslinien fällt Frau Äther als erstes ein, »daß ich immer neu anfangen wollte«. Schon als Jugendliche habe sie immer wieder einen völligen Neuanfang herbeiführen wollen. Diese Haltung sei zu ihrem Lebensprinzip geworden. So habe sie absichtlich und ohne Not Schulwechsel herbeigeführt. Auf ausgedehnten Reisen setzte sich diese Tendenz fort. Sie habe sich sozusagen immer wieder künstlich entwurzelt und neu geboren, sei vielleicht auch deshalb nicht dazu gekommen, sich fest zu binden. Die Psychose sei dann nur eine Fortsetzung dieses Prozesses gewesen.

Frau Jung begreift ihre Lebensgeschichte als eine Geschichte von Brüchen. Sie will das nicht nur als Leiden verstanden wissen. Sie steht zu ihren »Brüchen«, besteht darauf, daß sie die damalige Zeit nicht nur ausgehalten, sondern auch mitgestaltet habe. Auch die Psychose ist für sie eine Art Bruch. Sie sieht darin kein Zeichen von Schwäche, sondern ist überzeugt: Je differenzierter und je stärker jemand ist, desto leichter kann er »brechen«.

Bei einigen Gesprächspartnern gehört das Aufbrechen der gewohnten Realität schon zum eigenen Lebenskonzept, bevor mit der Psychose eine neue Qualität ins Spiel kommt. Die Umbruchsituationen werden vielleicht nicht bewußt und aktiv gesucht und gestaltet, im eigenen Erleben aber auch nicht nur passiv erlitten. Vielleicht ist die Psychose genau »dazwischen«, also zwischen aktivem Handeln und passivem Erleiden anzusiedeln.

Urthema Liebe: Der Widerspruch von unvermeidlichem Alleinsein und sozialem Angewiesensein bestimmt den Inhalt vieler Psychosen. In diesem Zusammenhang spielt das Bedürfnis nach Liebe eine besondere Rolle. Frau Äther setzt sich in ihren Psychosen immer wieder mit ihrem Kinderwunsch auseinander. Die erste Psychose bricht aus, als ihr klar wird, daß sie keine eigenen Kinder mehr gebären wird. In Psychosen nimmt sie andere Personen oder auch Blumen wie Kinder an. Sie entwickelt den Wahn einer eigenen Schwangerschaft und will sich lange Zeit auch nicht vergewissern. »Es war sozusagen meine letzte Chance.« Auch Frau Hahn bringt ihren Konflikt und ihre Psychose mit der Sehnsucht nach Liebe in Verbindung. »Ich hatte das Gefühl, daß ich Mutter geworden war, ohne Frau gewesen zu sein.« Es kommt zu einer schweren Depression. Sie fühlt eine große Leere und zieht sich immer weiter zurück. Schließlich entscheidet sie, sich von ihrem Mann, bei dem sie keine Liebe mehr spürt, zu trennen und fühlt sich befreit. »Die Trennwand, die ich immer zwischen mir und der Natur, zwischen mir und anderen Menschen gespürt hatte, war verschwunden. Ich empfand mich jetzt als Mensch wie alle anderen, als Frau und als Teil der Natur.«

Frau Isar zieht eine Verbindung zwischen den Stimmen in der Psychose und ihrem »ungeborenen« Kind. Vor etwa zehn Jahren hatte sie sich gegen ein Kind entschieden, weil sie kein Geld hatte. »Jahre später habe ich das verdammt.« In diesem Zusammenhang fällt auf, daß sie mit ihren Stimmen eher nachsichtig und liebevoll umgeht, etwa wie mit Kindern. Frau Fischer ist im nachhinein überzeugt, ihrer Psychose am ehesten mit Liebe begegnen zu können. »Hätte ich mich mehr um Zweisamkeit bemüht, wäre mein Leben erfüllter gewesen.« Frau Zahn bringt eine religiös motivierte Entscheidung, zölibatär zu leben, mit der Psychose in Verbindung. Sie sei eine attraktive Frau gewesen und habe wohl in dieser Hinsicht viel verdrängt. Frau Xaver hat in ihren Ausnahmezuständen und ohne Beziehung zu anderen Menschen tiefere sexuelle Empfindungen als vorher.

In vielfältiger Weise kommt in der Psychose ein Hunger nach Liebe und eine Sehnsucht zu lieben zum Ausdruck. Bei manchen erscheint der Ausbruch aus der Realität als Flucht oder als Kompromiß. Wenn es aber gelingt, in der Symbolsprache der Psychose die eigenen Bedürfnisse besser zu verstehen, ist damit auch die Chance eines Neubeginns verbunden.

Einschneidende Lebensereignisse

Die »Life-event-Forschung« hat nach Lebensereignissen gesucht, die Psychosen auslösen oder vorbereiten können. Diese Methodik erlaubt das Feststellen von statistischen Zusammenhängen, nicht aber von konkreten Entwicklungsabläufen. Die subjektive Bewertung offenbart die Komplexität des Geschehens.

So bringt z. B. Frau Isar positive und negative Veränderungen in ihrem Leben mit ihrer Psychose in Verbindung. »Als ich meinen Freund kennengelernt habe, da war von einem Tag auf den andern die Umwelt (die Stimmen) mir gegenüber feindlich eingestellt.« Frau Eule macht vor allem negative Lebensereignisse für ihre psychotischen Krisen verantwortlich, kommt dann aber zu einer verblüffend einfachen und sie offensichtlich beruhigenden Erkenntnis: »Ich glaube aber, die großen Dinge in meinem Leben wie Geburt, Heirat, Scheidung, Trennung, Kündigung habe ich hinter mir. Ich glaube nicht, daß da noch große Ereignisse kommen können.«

Frau Öse versteht ihre Psychose als den Versuch der Verarbeitung eines traumatischen Konflikts. Sie hat als Kind bei einem Verkehrsunfall ihre Eltern verloren und hört in der Psychose vor allem die Stimme ihrer Mutter. Frau Jung ist gewohnt, daß anderen »die Haare zu Berge stehen«, wenn sie ihren Lebenslauf schildert, und vor allem, wenn sie von ihrer Kriegskindheit erzählt. Doch sie wehrt sich gegen eine einseitige Interpretation und betont, »daß es eben die gegenteilige Wirkung hat, daß man aus diesen Erlebnissen Kraft schöpft, weil man ja eigentlich Liebe erfahren hat«. Deutlich wird, daß sie schon Mitleid als eine Art psychiatrische Deutung ihrer Lebensgeschichte und diese als »Enteignung« empfindet. Herr Quer hat umgekehrt den Eindruck, daß ein wesentlicher Lebenskonflikt, seine Migration, in der Psychiatrie gar nicht wahrgenommen wird. Er fühlt sich nicht nur kulturell, sondern auch moralisch entwurzelt. »Ich sehe, daß in Deutschland eigentlich die Menschen nicht unterscheiden können, was falsch und was richtig ist.« Auch Herr Pril glaubt, daß während einer Therapie die reale Bedrohung seines Lebenskonzepts gar nicht wahrgenommen wurde: »Unterdessen brach mein Leben zusammen.«

Frau Über sieht entscheidende Verluste in ihrem Leben umgekehrt als Folge der Psychose. Sie kann sich erst stabilisieren, nachdem es ihr gelingt, zumindest an der Oberfläche zu kompensieren. »Ich habe mich erst daran gewöhnen müssen, daß plötzlich alles weg war, wofür ich vorher habe sorgen müssen. Deshalb war ich ganz froh, daß ich in die Wohngemeinschaft kam, weil ich da viele Aufgaben übernehmen konnte.«

Aus der Perspektive qualitativer Interviews wird der Zusammenhang zwischen einschneidenden Lebensereignissen und der Psychose komplizierter, als es die empirischen Daten erst einmal vermuten lassen. Auch positive Veränderungen können eine tiefe Erschütterung bewirken. Ebenso können negative Ereignisse eine konstruktive Entwicklung in Gang setzen. Einige Gesprächspartner legen Wert darauf, keinen allzu direkten Zusammenhang zu konstruieren. Anderen wiederum ist der eindeutige Zusammenhang wichtig, weil er die Psychose berechenbar macht. Traumatische Verluste durch die Psychose verdienen noch einmal besondere Aufmerksamkeit. Die Art der Verarbeitung kann sehr verschieden sein und eine unterschiedliche Entwicklung bewirken.

Besonderes Lebensgefühl und Selbstbewußtsein

Das Leben besteht nicht nur aus einzelnen rational bewerteten Ereignissen. Auf der Suche nach dem Sinn des eigenen Ausbruchs aus der Realität haben auch unspezifische Begriffe wie Lebensgefühl und Lebensintensität eine Bedeutung.

Frau Vogel sieht einen klaren Zusammenhang zwischen Stimmen, Lebenssituation und Lebensgefühl. »Das Komische ist, je schlimmer das wird mit den Stimmen, desto mehr hänge ich am Leben.« Sie leitet daraus eine Hoffnung ab: »Wenn ich es schaffe, intensiv zu leben, dann kann es sein, daß das weggeht.« Gemeint sind die Stimmen. Frau Ein versteht ihre Unzufriedenheit mit dem Leben als Ausgangspunkt der Psychose. Herr Riese bekennt offen, daß er das Lebensgefühl in der Psychose manchmal geradezu herbeisehnt und herbeizuführen sucht.

Lebensgefühl, Lebensintensität und psychotische Wahrnehmung stehen in keinem zwingenden Gegensatz. Die Psychose kann das Lebensgefühl intensivieren oder lähmen. Und eine bestimmte Lebensintensität kann den Wechsel der Wirklichkeit beschleunigen oder auch ihm entgegenwirken. Die Sehnsucht nach einem intensiven Lebensgefühl kann jedenfalls ein Grund sein, warum einige Psychoseerfahrene die psychiatrische Behandlung, die sie mit Psychopharmakatherapie gleichsetzen, meiden. Mit der Wirkung bestimmter Neuroleptika ist Lebensintensität jedenfalls nur bedingt vereinbar. Einige Psychoseerfahrene scheinen das chaotische Lebensgefühl der Psychose dem vorzuziehen, was Uchtenhagen (1982) ein auch durch Behandlung herabgemindertes Lebensgefühl, eine »Vita Minima« nennt.

Persönliche Perspektiven

Welche Wünsche und Pläne, welche positiven oder negativen Erwartungen haben die einzelnen Gesprächspartner? Zu unterscheiden ist bei dieser Frage zwischen Hoffnungen oder Befürchtungen, die sich auf die Beziehung zu sich, zur Psychose oder zu anderen Menschen beziehen, sowie solchen, die sich auf äußere Bedingungen richten. Selbstverständlich sind die hier gesammelten persönlichen Perspektiven inhaltlich nicht auf einen Nenner zu bringen. Auffällig ist aber, daß sich fast alle Gesprächspartner als Autoren ihrer Pläne, also als Subjekte von Hoffnung und Befürchtung fühlen. Außerdem sind die Wünsche in der Regel nicht so formuliert, daß ihre Erfüllung nur von anderen abhängt oder aussichtslos erscheint. Die zitierten Gesprächspartner betrachten sich überwiegend als Autoren *und* Adressaten ihrer Wünsche. Vielleicht spricht dies für eine relativ gering ausgeprägte psychiatrische oder psychosoziale Sozialisation.

Stabilität in sich selbst: Mit sich selbst eins zu sein, das ist für viele das wichtigste Ziel. Frau Hahn meint damit einen Ausgleich zwischen inneren und äußeren Anforderungen. »Nicht die Zwanghaftigkeit, in der ich so viele Jahre gelebt habe, aber auch nicht dieses Gehenlassen der letzten Zeit. Es muß eine Disziplin aus der Einsicht werden, daß die gut für mich ist.« Frau Fischer spricht von zwei Welten, in denen sie lebt, die sich in ihr selbst abbilden und die sie besser zusammenbringen will. Frau Vogel geht davon aus, daß ihre Stimmen und Geräusche wieder verschwinden, wenn sie es schafft, (erneut) ganz aus sich heraus zu denken und zu handeln. Herr Yps will sich auf die eigene Existenz besinnen: »Ich möchte spontaner werden und dankbarer, auch dankbar, daß ich noch da bin. Grundsätzlich bin ich doch froh, daß ich noch da bin.«

»Schizophrene Identität«: Wie oben schon zitiert, fordert Frau Hahn ein stärkeres Bekenntnis zur Psychose und sieht darin eine heilsame Paradoxie. In ähnlichem Sinne suchen auch andere eine positive Haltung zu ihrer Psychose und können sich zumindest mit bestimmten Aspekten identifizieren. Die in diesem Sinne vollständige Wahrnehmung der Psychose, die Überwindung ihrer Diskriminierung, erscheint als präventive Strategie.

Beziehung zu anderen: Herr Olk sieht ein natürliches Verhältnis zu seinen Mitmenschen als sein wichtigstes persönliches Ziel an. Wieweit er darin einen Ausweg aus der Psychose sieht, bleibt offen. Immerhin meint er: »Ich glaube eher, daß eine gewisse Natürlichkeit mein Selbstwertgefühl stärken würde. Natürlichkeit bedeutet für mich, daß man ein gewisses Verhältnis zu den anderen Menschen gewinnt, durch das man sie achtet und das es ihnen ermöglicht, einen selbst zu achten.« Frau Ein sieht sich in einer Phase der Umorientierung. Sie hat eine andere Sprache als Herr Olk, aber ähnliche Wünsche, nämlich in Ruhe gelassen, akzeptiert und geliebt zu werden und in wirklichem Leid Beachtung zu finden. Frau Hahn weiß, daß sie in angemessener Weise Abwechslung und Kontakt braucht. »Vor allem nicht zu viel Alleinsein, das geht auf den Geist und aktiviert die Räder im Kopf.« In großer Übereinstimmung werden von vielen Würde, Achtung und eine angemessene Balance von Nähe und Distanz als Voraussetzung für Gesundung angesehen.

Äußere Veränderungen: Einige formulieren auch äußere Ziele. Herr Weber möchte Arbeitsanforderungen und emotionale Bedürfnisse miteinander vereinbaren. Daß am Arbeitsplatz niemand seine Angst wahrnehmen wollte, empfindet er als bedrohlich. Für ihn ist Isolation eine wesentliche Voraussetzung für Psychosen. Auch Herr Yps hält Arbeit für wichtig und zieht derzeit sein Studium in Zweifel. Frau Xaver möchte ihr Leben wieder in die eigenen Hände nehmen und sieht dafür auch äußere Bedingungen als entscheidend an. Sie möchte etwa wieder berufstätig sein und ihren Sohn bei sich aufnehmen.

Ressourcen

Welche subjektive Bedeutung haben nun private und professionelle Unterstützungsangebote? Welche Ressourcen stehen zur Verfügung? Nach einer globalen Fremdeinschätzung der zur Verfügung stehenden Ressourcen werden zunächst die inneren Ressourcen betrachtet. Es folgt eine Einschätzung der Hilfe durch andere Psychoseerfahrene. Anschließend werden die Bedeutung privater und professioneller Hilfe verglichen und einige typische Konflikte beschrieben. Einige Zitate beschäftigen sich dann mit dem besonderen Spannungsfeld der Ursprungsfamilie. Den Abschluß bildet eine Zusammenfassung der Aussagen zu den Erfahrungen mit der bzw. den Erwartungen an die Psychiatrie.

Globale Fremdeinschätzung der zur Verfügung stehenden Ressourcen

Die folgende Fremdeinschätzung berücksichtigt den gesamten Gesprächsverlauf sowie alle weiteren zur Verfügung stehenden Informationen. Mehrfach-Einschätzungen waren möglich. Die Gruppe erscheint homogen, oder die Erfassung dieses Aspekts ist nicht sehr trennscharf gelungen. Nahezu alle Personen suchen und finden Hilfe in der eigenen Person. Bei etwa einem Fünftel (7) spielt die Primärfamilie eine vorrangige Rolle. Allgemeine oder spezielle soziale Dienste haben eher eine untergeordnete Bedeutung.

Die Personen, die sich neben den eigenen Potentialen vor allem auf Freunde und Partner (12) stützen (können), finden sich vorrangig in den Gruppen (C) und (E). Die Personen, die die Psychiatrie ganz meiden (A), stützen sich selbst subjektiv vor allem auf ihre Primärfamilie, allerdings zumeist ohne dort zu wohnen. Die Psychiatrie nennen erwartungsgemäß nur Spätnutzer aus Gruppe (D). Männer und Frauen verteilen sich nicht besonders auffällig.

Eigene innere Ressourcen und gemeinschaftliche Selbsthilfe

Wiederkehrende Psychosen werden von professioneller Seite schnell mit Chronifizierung und negativem Verlauf gleichgesetzt. Herr Riese ist in dieser Hinsicht unbefangener. Die wiederkehrende Psychoseerfahrung hat ihm größere Unabhängigkeit von der Psychiatrie erlaubt. »Einmal ist die Psychose immer das erste Mal. Beim zweiten Mal hat man schon die Erfahrung vom ersten Mal. Beim fünfzehnten Mal hat man die Erfahrung von vierzehn Malen, dann braucht man die Psychiatrie nicht mehr.« Die Psychoseerfahrung bedeutet für Herrn Riese einen Schatz, der ihn von der Psychiatrie zunehmend unabhängig macht. Frau Sorge entdeckt ihre inneren Ressourcen im Zusammenhang mit der Verantwortung für ein eigenes Kind. Frau Tang bezieht ihre innere Kraft vor allem aus kreativer Tätigkeit. Über drei Jahre lang lebt sie in einer eigenen Wahnwelt ohne psychiatrische Behandlung, geschützt und gestützt von ihren Eltern und innerlich ausgefüllt von einer großen kreativen Aufgabe. »Das war für mich eine ganz tolle Zeit. Ich war zwar fürchterlich paranoid und habe darunter auch schrecklich gelitten, aber ich habe gemalt rund um die Uhr: riesige Wandgemälde und alles mögliche. Wenn ich nicht gemalt habe, habe ich geschrieben. Ich dachte, ich müßte die Welt retten und hatte deshalb pausenlos zu tun. Ich habe kaum geschlafen, denn das konnte ich mir gar nicht leisten, ich mußte ja arbeiten. Ich habe das als sehr befreiend erlebt.«

In der sozialpsychiatrischen Diskussion wurde eine Zeitlang als »ambulantes Ghetto« (Keupp 1976) bezeichnet, wenn psychisch erkrankte Menschen vorwiegend unter sich bleiben. Aus subjektiver Sicht gibt es hierzu sehr gegensätzliche Einschätzungen. Daß ihre Freunde überwiegend psychisch Kranke sind, ist für Frau Eule ein Vorteil. »Es ist kein Manko, und es ist auch nicht egal, es ist ein Plus. Ich kann offen über meine Dinge reden. Ich brauche niemandem etwas vormachen wie im Berufsleben, daß ich bestimmte Dinge verschweigen muß.« Auch Frau Tang findet emotionale Stabilisierung eher bei Menschen, die selbst Psychosen kennen, weil die nicht so sehr mit Angst reagieren, wenn sie von psychotischen Erlebnissen spricht. Sie beschreibt sehr liebevoll die Bedeutung einer Brieffreundschaft mit einer fremden, ihr aber wesensverwandten Frau. Im Gegensatz dazu erhofft sich Frau Ein Hilfe nur von Gesunden. Das Zusammensein mit Kranken im Krankenhaus belaste sie enorm. Profitiert habe sie »höchstens von halbwegs gesunden Mitpatienten«.

Die verschiedenen Aussagen bestätigen die Ergebnisse der Life-context-Forschung, wonach der Rückzug auf Gleichgesinnte bzw. Gleicherfahrene auch Zeichen eines positiven Rückzugs (Barham 1994) bzw. einer positiven Distanz zu überfordernden Normen (Davidsohn u. a. 1995) sein kann.

Ambivalenz sozialer Beziehungen

Viele Gesprächspartner haben die Psychose als starke Belastung ihrer sozialen Beziehungen erlebt. Manche mußten schmerzhafte Verluste hinnehmen. Einige haben sich daraufhin zunehmend isoliert oder sich imaginäre Bezüge geschaffen. Anderen ist es über viele Krisen hinweg gelungen, ihre sozialen Beziehungen neu und angemessener als vorher zu organisieren. »Besser« heißt dabei nicht unbedingt »dichter«. Frau Eule hat beispielsweise aus ihren Krisen die Lehre gezogen, daß sie sich nicht auf einen Menschen allein verlassen darf, sondern ihre Erwartungen und ihre eigene Energie auf mehrere Menschen verteilen muß. Für Frau Ein ist in der Psychose ihr Ehemann ihr einziger Vertrauter. Selbst das Essen ist gespalten in gutes und böses. Gestützt habe sie die körperliche Nähe zu ihrem Mann.

Herr Pril weiß durch eine frühere Erfahrung um die Gefahr der psychotischen Isolation und organisiert sich ein Gegengewicht, indem er bewußt soziale Kontakte sucht. Die Erfahrung, daß er dabei trotz Psychose nicht besonders auffällt, gibt ihm zusätzlich Halt. Frau Fischer bemüht sich erst um reale, dann um imaginäre Kontakte. Zuerst wendet sie sich an Freundinnen, dann an ihre Familie, um die anfliegenden Bilder, die Verwirrung ihrer Wahrnehmung aufzulösen. Dann erst gibt sie sich ihren »Visionen« hin und pflegt den Kontakt zu einem imaginären Beobachter. Herr Unger versucht noch, sich durch reale Verabredungen vor der beginnenden Psychose zu retten, doch die Kontakte kommen nicht mehr zustande. Frau Sorge schließlich findet Halt nicht in der Sorge anderer, sondern in der Sorge für andere. Als sie ein Kind erwartet, ändert sich ihr Leben. Mit der Verantwortung für ihr Kind kann sie auch ihren Status als entmündigte Patientin ändern.

Viele Äußerungen der Gesprächspartner sind sehr differenziert. So sieht Herr Olk zwar das Bemühen von Mutter, Schwester und Nachbarn, ihn zu verstehen, dennoch leidet er »unter den Umständen, die ihn stützen«, speziell unter der finanziellen Abhängigkeit von der Mutter. Gleichzeitig hindern ihn die Stimmen daran, auszuziehen, indem sie genau das von ihm fordern. Solange er seine Eigenheit aus dem Widerstand gewinnt, steckt er in einer Zwickmühle. Herr Quer ist überzeugt, daß seine Wahnvorstellungen oft auf der Reaktion anderer Menschen bzw. auf seiner Angst davor beruhen. Andererseits scheint er mit seinen Wahnvorstellungen zu prüfen, wie ernst die anderen es mit ihm meinen. Frau Äther hat Psychosen mit und ohne psychiatrische Unterstützung erlebt. Welche in die Psychiatrie führten, hing aus ihrer Sicht ausschließlich von der Reaktion der Umgebung ab. »Das kann ich auch verstehen. Die hatten keine Ahnung von dem, was in mir vorging.« Auch Frau Isar ist überzeugt, daß niemand in ihrer Umgebung von ihren Stimmen und Gedanken weiß. Auf mein Erstaunen hin, woher sie die Kraft nehme, mit ihrem Geheimnis über so viele Jahre alleine zurechtzukommen, sagt sie: »Wahrscheinlich weil immer noch so kleine Lichtblicke da sind, irgendwie gute Momente, die einem Hoffnung geben. Und bestimmt auch, weil ich nicht alles mitmache, was man will.« Die Stimmen werden einerseits bedrohlicher, bestärken aber andererseits ihr Streben nach Unabhängigkeit. Herr Koch bezeichnet sich selbst als »Steppenwolf«. Er sei auf dem »antiautoritären Zweig«. Er will sich, soweit er das in der Hand hat, von nichts und niemandem beeinflussen lassen. Psychopharmaka lehnt er ausdrücklich ab, weil er dann nicht genau weiß, wie weit er beeinflußt ist. Intensive Kontakte wirken bedrohlich. Doch überhaupt unter Menschen zu sein, das erlebt Herr Koch als ein Gefühl von Freiheit. Um ihre persönlichen Beziehungen leben zu können, braucht Frau Eule eine Person, mit der sie Wünsche und Hoffnungen besprechen kann. Dafür habe sie eine Mitarbeiterin eines Patienten-Clubs, von der sie sagt: »Sie könnte meine Tränen weinen.« Wenn sie durch die Medikation gehindert ist, ihre Tränen zu spüren, kann sie sie in den Augen der anderen wahrnehmen. Inzwischen ist sie selbst ehrenamtlich tätig.

In psychosenahem Zustand haben soziale Beziehungen und private Hilfen eine wichtige, oft entscheidende stützende Funktion. Gleichzeitig sind die Beziehungen einer starken Belastungsprobe ausgesetzt. Die Abhängigkeit wird entsprechend ambivalent erlebt. Der menschliche Urkonflikt zwischen sozialem Angewiesensein und unausweichlicher Einsamkeit verdichtet sich zu einer schmerzlichen Gleichzeitigkeit. Viele Gesprächspartner berichten von einem vorübergehend notwendigen sozialen Rückzug und von der Gefahr, daß dieser sich verselbständigt. Manchen gelingt es, in und mit der Psychose eine neue und angemessenere Balance ihrer Beziehungen und der damit verbundenen Erwartungen zu finden.

Spannungen im Elternhaus: Die meisten Gesprächspartner wohnen nicht mehr in ihrem Elternhaus. Nur vier finden Unterstützung nahezu ausschließlich in ihrer Ursprungsfamilie. Im folgenden geht es also vor allem um die Rekonstruktion von Konflikten aus der Vergangenheit.

Herr Pril erlebt die Schule als Freiheit, die Familie als Enge und beides zusammen als zwei unvereinbare Welten. Der Vater habe als »Klassenkämpfer« einen Haß gegen Akademiker gehabt, der sich später auch auf ihn übertragen habe. Daß alle Kinder sehr religiös wurden, erklärt er sich als

Affront gegen und als Ersatz für den Vater. Die Religion habe seine Psychose vorbereitet. Im Rückblick ist Herr Pril optimistisch, daß die Psychose sein Weg sei, sich von Vater und Religion zu lösen. Auch Herr Koch mißt sich an den Normen und Erwartungen seiner Familie. Seine Versuche, sich auf normalem Weg zu verselbständigen, scheitern am schlechten Gewissen, an Konflikten mit seinem Vater und an unerfüllbaren Wünschen. »Ich möchte doch gut sein wie meine Mutter; das ist genau wieder dieses Klischee.« Möglicherweise ist seine Psychose Ausdruck dieses Konflikts. Jedenfalls sprengt er in diesem Zustand alle Maßstäbe, die andere an ihn anlegen könnten. Herr Gans hat den Absprung von seinem behütenden Zuhause äußerlich nicht geschafft und nun den Weg der inneren Emigration eingeschlagen. Wo die Abgrenzung positiv nicht gelang, wird sie nun im »Nein« gesucht.

Frau Lahn sieht sich rückblickend in einem sehr frühen Loyalitätskonflikt zwischen beiden Eltern. Sie trennt ihr Seelen- und Körperleben und ordnet das eine der Mutter, das andere dem Vater zu. Die Geburt ihrer Stimmen fällt mit dem Tod der Mutter zusammen. Sie beginnt nun, sich auf das Seelenleben zu beschränken. Vielleicht ist das ihr Weg, sich zu behaupten. Frau Tang ist überzeugt, daß in ihrer Erziehung einiges versäumt wurde. Vor allem hat sie einen reflektierenden Rahmen vermißt, der ihr ein realistisches Selbstbild hätte vermitteln und Selbstkritik hätte ermöglichen können. Statt dessen sei ihr zu Hause die Haltung, etwas Besonderes zu sein, vermittelt worden. Ein realistisches Selbstbild habe sie erst mühsam lernen müssen.

Die Psychose hat in diesem Zusammenhang offenbar eine komplexe Funktion. Sie ist Ausdruck eines Mangels an gelernter Selbständigkeit und zugleich ein Weg, eben diese nachzuholen. Fremde Maßstäbe werden zugleich gesprengt und erfüllt. Jede Form von direkter und einseitiger Kausalität greift hier zu kurz. Auch im Hinblick auf die Ursprungsfamilie erscheint die Psychose als eine Gratwanderung bzw. als ein Kompromiß zwischen Bindung und Lösung, als ein Versuch der Verselbständigung unter erschwerten Bedingungen.

Konflikte zwischen privater und professioneller Hilfe: Herr Yps zweifelt am medizinischen Krankheitskonzept und ist dennoch vom Nutzen der Psychiatrie überzeugt. »Vorher habe ich die Depression nie richtig ernstgenommen. Das ging im Grunde, bis ich hier in der Klinik war, und auch heute habe ich immer wieder das Gefühl, gar nicht krank zu sein.« In diesem Zusammenhang spielt für Herrn Yps eine Rolle, sich gegen seinen Vater durchzusetzen, der eine psychiatrische Behandlung ablehnte. Die Entscheidung für die Psychiatrie bedeutete gleichzeitig Ablösung vom Vater.

Herr Gans schildert den umgekehrten Konflikt: Seine Eltern wollten ihn schon vor langer Zeit zu einem Psychiater bzw. in die Psychiatrie bringen. Er lehnt aber jede Hilfe ab und beruft sich darauf, er würde im Kino ja auch nicht in die Folge 23 von *Rambo* gehen.

Auch Frau Mohn sieht Elternhaus und Psychiatrie im Konflikt. Der Vater, der die gleiche Krankheit hatte, habe sie nach einer schlechten Erfahrung mit Überdosierung vor weiteren Kontakten mit der Psychiatrie bewahrt. Dazu sei es erst wieder gekommen, als der Vater gestorben war und ihr Ehemann nicht genug Halt bot. Inzwischen sei die Mutter ein Gegengewicht zur Psychiatrie. Andererseits nimmt sie Freunde, die prinzipiell gegen die Psychiatrie eingestellt sind, nicht mehr ernst. Sie hat einen sehr eigenen Stil entwickelt, die Psychiatrie sporadisch zu nutzen, hat zu einzelnen Mitarbeitern einen sehr persönlichen Kontakt.

Erfahrungen mit professioneller Hilfe

Für viele Psychoseerfahrene ist entscheidend, ob sie sich in der Psychiatrie als Subjekt oder Objekt des Geschehens sehen. »Wir merken, wofür ihr uns haltet, und dann tun wir euch den Gefallen und werden zu dem, als was ihr uns seht, werden Objekte, Objekte eurer Fürsorge.« Helfen könne nur, als »Subjekt behandelt zu werden, als Mensch mit Menschenwürde, der ein Recht darauf hat, ernstgenommen zu werden«. Bestimmte Stellen in der psychiatrischen Fachliteratur erregen den Zorn von Frau Hahn, zum Beispiel, wenn von verzerrter Wahrnehmung und Wahn die Rede ist. Dem anderen seine Wirklichkeit abzustreiten, sei doch die Fortsetzung dessen, was den Eltern zur Last gelegt werde. Wenn die Fachleute sich so geben, als seien sie im Besitz der Wahrheit, müssen sie sich nicht wundern, daß sich Menschen, die sich in der Psychose als manipuliert erleben, dies auch weiterhin tun.

Vor sich selbst glaubwürdig zu bleiben, das ist für Frau Ein der wichtigste Grund, nicht in die Psychiatrie zu gehen. Beim ersten Mal in der Psychiatrie habe ihr niemand geglaubt, daß sie zuvor wahnsinnig unter ihrem ersten Mann gelitten hatte. Sie habe dann sechs Wochen lang geschauspielert, nur um schnell wieder herauszukommen. Herr Pril schildert die Sogwirkung klinischer Behandlung. Er beklagt sich, daß niemand mit ihm über die Hintergründe der Krankheit sprach, auch nicht über den Zeitpunkt der Entlassung, auf die er immer wieder vergeblich hoffte. Er wirft der Psychiatrie vor, daß sie ihn langweile, daß sie ihm nichts zutraue und zu wenig Hoffnung vermittle. »Selbst wenn ein Gesunder da rein geht, halten ihn alle für krank.«

Herr Quer vergleicht die Psychiatrie mit einer Waschmaschine für Gedanken. Er ist überzeugt, daß er eine Gehirnwäsche über sich ergehen lassen mußte, wobei nicht ganz deutlich wird, ob ihn dieser (subjektive) Vorgang im Ergebnis eher erleichtert oder belastet. Herr Riese bezieht seine Angst vor einer Einweisung eindeutig auf die Psychiatrie, nicht auf die Psychose. Schlimm sei vor allem, daß man am Anfang nicht richtig aufgeklärt werde. Frau Jung sieht die Psychiatrie als Überwachungssystem und kämpft dabei vor allem gegen eine psychiatrische Deutung ihrer Lebensgeschichte. Erich lehnt jede betreuende Einrichtung, erst recht die Psychiatrie für sich ab und läßt ein Gespräch hierüber gar nicht erst zu.

Im Gegensatz dazu empfindet Herr Weber die Klinik nach dem »Drive« der Psychose als Ruhepol. »Nichts mehr wollen zu müssen« sei erlösend.

Warum (keine) Neuroleptika? Einige Gesprächspartner haben Erfahrungen mit Neuroleptika. Die Haltung ist überwiegend kritisch.

Auf Drängen eines Arztes nahm Frau Fischer kurzfristig Haldol: »Diese Tabletten wirkten wie ein Hammer auf den Kopf, der jeden Gedanken, jede Regung verscheucht.« Dieser Zustand sei schlimmer als die Psychose und ihr und allen Beteiligten peinlich gewesen. Frau Eule will versuchen, den nächsten Ausnahmezustand ohne Medikamente auszuhalten, weil sie sonst ihren Gefühlen keinen Ausdruck geben kann. »Wenn ich um meine Kinder trauere, möchte ich weinen können.« Für Herrn Quer haben Medikamente eine große psychologische Bedeutung und wirken trotz oder wegen seiner großen Körpersensibilität eher vermittelt über seine Seele: »Etwas« zu bekommen bedeutet Anerkennung und Krankheitsgewinn. Frau Sorge nimmt in bestimmten Situationen auch Medikamente, wägt aber vorher den Reiz der Stimmen und die Nachteile der Medikation sorgfältig ab. Herr Koch sucht den »vollkommen moralischen Weg«. Und der bedeute geistige Wachheit bei völligem Verzicht auf jegliche Drogen einschließlich Psychopharmaka.

Erwartungen an die Psychiatrie

In den Gesprächen wurden die verschiedenen individuellen Wünsche nach tragenden Beziehungen in der Regel nicht auf professionelle Hilfe bezogen. Es war auch nicht Ziel der Untersuchung, konkrete Erwartungen an die Psychiatrie zu wecken. Dennoch war es wichtig, den Formulierungen allgemeiner Ratschläge oder Forderungen an die Psychiatrie Raum zu geben. Die einzelnen Äußerungen sind vor dem Hintergrund der unterschiedlichen Erfahrungsmuster zu sehen. Auffällig ist, daß die meisten Vorschläge eher allgemein menschlicher und nicht so sehr organisatorisch-struktureller oder explizit psychotherapeutischer Natur sind. Außerdem gibt es Forderungen, die sich auf die gesellschaftliche Entwicklung allgemein richten. Weitere Einschätzungen der psychiatrischen Versorgung finden sich im folgenden Kapitel, insbesondere in den Abschnitten zur Bedeutung von Sprache und zur Problematik von Diagnosen.

Menschliche Begegnung: Frau Hahn fordert die Psychiatrie in erster Linie zu menschlicher Begegnung auf. Sie wünscht sich anstelle fertiger Schemata vor allem Vertrauen und Wärme, auch im Sinne von körperlicher Zuwendung sowie bezogen auf die Atmosphäre der Umgebung. Sie plädiert gegen eine »Zwangspsychiatrie«, ist überzeugt, daß ein Mensch erst bereit für Hilfe sein muß, bevor diese überhaupt etwas bewirken kann. Sehr genau setzt sie sich mit dem Krankheitsbegriff auseinander. »Wenn ein Mensch in einer Psychose in extremer Weise und ihm selbst wohl nicht bewußt seine nicht bewältigte Lebensproblematik ausdrückt, dann braucht er zunächst Interpretationshilfe für sein Psychoseerleben und anschließend faktische Hilfe bei der Bewältigung seines Konflikts. Wird er aber schlicht für krank erklärt und mit Medikamenten abgedämpft, so wird er entwertet, reduziert und nicht ernstgenommen in seiner Problematik.« Krankheitsuneinsichtig zu sein sei eine Form des Protestes gegen die Entwertung des psychotischen Erlebens als Funktionsstörung des Gehirns.

Frau Zahn hält auch in der Psychiatrie die Begegnung mit Gesunden für entscheidend. Es werde zuwenig therapeutisch gearbeitet, gebe zuwenig Zuwendung. Im direkten Umgang gebe es noch zuviele hierarchische Strukturen und zuviel hierarchisches Gebaren. Herr Riese fordert vor allem mehr Information. Schlimm sei, daß man nicht richtig aufgeklärt werde. In der Psychose sei man doch hellwach: »Man ist dankbar für Informationen. Man nimmt ohnehin alles gleichzeitig wahr.« Herr Weber kritisiert die Eindimensionalität der Psychiatrie und macht das vor allem an einer zu engen Sprache fest. Die Dimension der Sprache müsse erweitert werden, um psychotische Erfahrungen besser zu integrieren.

Behandlung ohne Bedingung: Einige Gesprächspartner versuchen die Psychiatrie zu abstrahieren von ihrem medizinischen Kontext bzw. von bestimmten festgelegten Bedingungen und Erwartungen. Herr Weber findet erlösend, »nichts mehr wollen zu müssen«. Frau Eule wünscht sich ausdrücklich eine Behandlung ohne Bedingung. Sie meint damit ein Gefühl der Sicherheit, »daß man auch ins Krankenhaus kommen kann, ohne Medikamente zu bekommen, daß man sich dort einfach nur sicher fühlen kann, daß einem nichts passiert«. Die Psychiatrie müsse sich mehr als Schutzraum verstehen. Oft würde auch ein »Krisenbett« reichen. Sie möchte unterstützt werden bei ihrem Bemühen, eine Psychose auch mit wenig oder überhaupt keinen Medikamenten durchzustehen.

Frau Mohn scheint ein Stück davon verwirklicht zu haben. Sie hat zur Psychiatrie eine fast private Beziehung aufgebaut und eine besondere Regelung mit der Klinik getroffen, die ihr so etwas wie einen Gaststatus gewährt. Sie kann sicher sein, auch nur für wenige Stunden aufgenommen und nach ihren Bedingungen behandelt zu werden. Daß man nicht mehr versucht, sie zu beeinflussen, ist ihr wichtig, bedeutet für sie Achtung. Auch Herrn Nil scheint es ansatzweise zu gelingen, die Psychiatrie punktuell als Gast zu nutzen, das heißt in einer Weise in Anspruch zu nehmen, die ihn gleichzeitig ausreichend schützt, sein besonderes Selbstbewußtsein aber nicht in Frage stellt. Er ist in seiner Psychose außerordentlich geschäftig, ohne im engeren Sinn manisch zu sein. »Etwas um die Ohren zu haben«, bezeichnet er zugleich als seinen Selbstschutz. Der Inhalt seiner Psychose bewirkt so den Ausgleich seiner formalen Störung.

Frau Hahn ist nicht zufrieden damit, die Entstehungsbedingungen einer Psychose bei der jeweils nächsten Generation zu suchen, denn Eltern, die ihre Identität nicht zu leben wagten, geben dies in irgendeiner Form weiter. Toleranz bzw. Respekt gegenüber der Eigenart jedes Menschen sei daher das wichtigste antischizophrenogene Element einer jeden Gesellschaft.

Gleichzeitig macht sich Frau Hahn Gedanken, warum die gesellschaftliche Realität der Psychiatrie so weit von den formulierten Wunschvorstellungen entfernt ist. »Einer der Gründe für diese Schwierigkeiten ist wahrscheinlich, daß Patienten und Therapeuten einander spiegeln. D. h., sie führen einander die eigenen Verhaltensweisen, die man nicht wahrhaben will, vor Augen. Beide haben ihren speziellen Code, mit dem sie sich Normalmenschen unverständlich machen. Beide neigen dazu, eine Möglichkeit für die Wirklichkeit zu halten. Beide verlieren über etwas Komplexem das Einfache aus dem Blick, sehen vor lauter Bäumen den Wald nicht mehr.« Diese systemische Sichtweise zeugt von einer eindrucksvollen Souveränität. Entsprechend selbstbewußt fordert Frau Hahn eine Beteiligung am wissenschaftlichen Diskurs. Die Fachleute seien auf jeweils ganz spezielle Aspekte konzentriert. Sie sei Insiderin und habe an sich selbst beobachtet, wie aus einem stärker bedürfnisorientierten Leben Selbstheilungskräfte erwachsen, nicht nur im Hinblick auf somatische Krankheiten, sondern auch bei Psychosen.

Psychose und Sinn

Im Verlauf der Untersuchung gewannen neue Themen an Bedeutung. Nicht nur die Untersuchungsgruppe differenzierte sich, sondern auch die inhaltliche Zielsetzung. Das entspricht dem Pilotcharakter der Studie und der zugrundeliegenden Methodik der gegenstandsnahen Theoriebildung. Die Auseinandersetzung mit dem subjektiven Erleben verdichtete sich zu einem besonderen Interesse am Körpergefühl. *Das Interesse an der Art, wie die ersten Wahrnehmungsveränderungen benannt werden, erweiterte sich zu einem Interesse an den Möglichkeiten und Grenzen der* Sprache. *Aus der Frage, wie sich Psychosen bewältigen lassen, erwuchs die Frage nach der Funktion der* Psychose selbst als Bewältigungsstrategie. *Die Bestandsaufnahme der zur Verfügung stehenden Ressourcen wandelte sich in Richtung auf die mögliche* Ersatzfunktion der Wahnwelt. *Insgesamt wendete sich die Frage von möglichen kausalen zu eher finalen Verknüpfungen. Aus dem Warum wurde ein Wozu. Welchen Sinn machen bestimmte psychotische Wahrnehmungen im biographischen Zusammenhang? Welchen Sinn macht es, daß eine bestimmte Person in einer bestimmten Phase der Psychoseerfahrung ohne psychiatrische Hilfe bleibt? Welchen Bedingungen oder welchem Zufall ist das zuzuschreiben?*

Die Frage nach dem Sinn psychotischer Wahrnehmungen und Handlungen soll die Psychose nicht verharmlosen oder zu Gleichgültigkeit und Resignation verführen. Im Gegenteil soll die Frage ermöglichen, die Koordinaten des Verstehens und damit auch der Begegnung, die für allgemein-menschliches Handeln gelten, auch auf Menschen mit Psychoseerfahrung zu beziehen. »Sinn« ist hier nicht oberflächlich, sondern existentiell gemeint.

Wechselwirkungen von Körpergefühl und Psychoseerfahrung

Lange Zeit hat sich die Aufmerksamkeit für den Körper im wesentlichen auf die Ursachenforschung beschränkt. Inzwischen ist die Wechselwirkung zwischen physiologischen und psychologischen Faktoren vielfach belegt und in psychiatrischen Theorien berücksichtigt worden. (Ciompi 1986; Machleidt 1995). Dennoch ist die Körperwahrnehmung psychoseerfahrener Menschen selten Gegenstand von Forschung, und wenn, dann eher in diagnostischem Sinne (Röhricht & Priebe 1995). Die hier analysierten Gespräche legen nahe, den Körper nicht so sehr als Ursache, sondern als Spiegel der psychotischen Entwicklung zu sehen. Die Wahrnehmung des Körpers könnte in diesem Zusammenhang therapeutische Bedeutung gewinnen.

Beispiel: »Dann habe ich ein ganz anderes Verhältnis zum Körper«

Herr Weber hatte in der Psychose ein anderes Körpergefühl als sonst und nennt es »halbbewußt«. »Eine Psychose kommt zustande, wenn die Planung überhaupt nicht mehr mit dem Unbewußten auf einen Nenner zu bringen ist. Diese Ich-Dimension, die sich am Willen, an Planung und an Zielen festmacht, die wird dann weggeschoben.« Er sei dann mehr von Ängsten gesteuert und habe ein ganz anderes Verhältnis zum Körper. Zwar sei immer noch ein gewisses Rest-Bewußtsein vorhanden, doch das Verhältnis zum Körper sei »reiner«, wie bei einem Tier. »Die ganzen Emotionen gehen in den Körper rein, während sonst die Emotionen ja reflektiert und in Sprache umgesetzt werden. Das fließt.« Daß die Gefühle direkter in den Körper statt in den Kopf und in die Sprache eingehen, empfindet Herr Weber nicht als krank, sondern als natürlich. Seine Körperreaktionen sieht er als Versuch an, der psychotischen Impulse wieder Herr zu werden. »Die Angstdimension, die ich dann hatte, bin ich durch das körperliche Wegrennen irgendwie losgeworden. Ich habe mich nicht hingesetzt und gesagt, ich habe Angst, sondern ich bin weggerannt, genau wie ein Tier, das flüchtet.« Für Herrn Weber waren die Psychose und die durch sie veränderten körperlichen Reaktionen zunächst eine Möglichkeit, seine Angst umzusetzen und loszuwerden. Die körperliche Kondition sei dann unglaublich. »Die ganze Körperlenkung geschieht seelisch und kommt nicht vom Willen her. Das Ich ist von der Willensdimension befreit und das kann auch sehr erholsam sein, ist gar nicht unbedingt negativ.«

Die Körperwahrnehmung kann in der Psychose extremer werden in dem Sinne, daß alles Wahrnehmen und Fühlen unmittelbar auf den Körper konzentriert oder aber ganz von ihm abgezogen ist. Die beiden Extreme sollen im folgenden verdeutlicht werden.

Psychose als Ausdruck gesteigerter Körpersensibilität

Die Bedeutung der Grundbedürfnisse ist im Zusammenhang mit dem Risiko einer Psychose kaum noch umstritten. Eine Störung von Nahrungsaufnahme und Schlaf macht eine psychotische Dekompensation wahrscheinlicher oder wird schon als Vorstufe gewertet. Umgekehrt kann die Erfüllung von Grundbedürfnissen das Risiko deutlich mindern, erscheint jedenfalls subjektiv als Steuerungsmöglichkeit. Der Bericht von Frau Fischer steht hier stellvertretend: »Ich wollte mich zur Ruhe begeben. Ich wünschte, daß mein Beobachter und seine Truppe verschwinden, doch sie wollten nicht gehen.‹ Endlich aß sie etwas. Das und ein leichtes Schlafmittel brachten Ruhe.«

Auch andere Empfindungen, wie z. B. Schmerz oder Lust oder auch die Wahrnehmung der eigenen Körperdimensionen, können in der Psychose verändert sein. Für Herrn Quer sind Gefühle ohnehin mit Körperempfindungen, meist mit Schmerzen verbunden. In der Psychose wird diese Sensibilität noch gesteigert. Dann könne die bloße Frage, was mit ihm los sei, wahnsinnige Schmerzen verursachen. Die Schmerzen sind für ihn wie ein siebter Sinn für die Ausstrahlung eines anderen Menschen. Wahnideen können den Schmerzen folgen. Herr Koch verliert in der Psychose alle Relationen im eigenen Körperempfinden und in der Wahrnehmung von Beziehungen. Er will dann »Müdigkeit auf Vorrat beseitigen«. Die Körpergrenzen gehen verloren. Kontakt bedeutet dann Beeinflussung in die eine oder in die andere Richtung und macht in jedem Fall Angst. Im Gegensatz dazu hat die Körperwahrnehmung in der Psychose für Frau Fischer eher eine beruhigende Funktion, selbst wenn es um unangenehme Symptome geht: »Ich blieb an meinem Schreibtisch sitzen und quatschte weiter mit allen meinen guten und bösen Geistern. Plötzlich spürte ich am ganzen Körper ein Picken. Erfreut stellte ich fest: Ich fühle meinen Körper wieder.«

Herr Riese ist davon überzeugt, daß sich Erinnerungen körperlich niederschlagen und sich auch Entspannungen körperlich bemerkbar machen.

Dem Verhältnis von Entspannung und Anspannung mißt er große Bedeutung bei. Frau Xaver hat einen »fließenden Übergang von der Normalität in dieses andere Körpergefühl« empfunden und diesen Übergang u. a. durch intensive Meditation selbst gestaltet. Ihr Ziel sei gewesen, so etwas wie »immanente Transzendenz« bzw. »totale Durchlässigkeit und Klarheit« zu erreichen. Herausgekommen sei statt dessen ein »völliges Durcheinander«. Frau Xaver hat in diesen drei Jahren nach der großen Liebe und nach dem großen Glück gesucht. Und sie beschreibt deutlich veränderte Körperempfindungen, vor allem eine deutlich gesteigerte sexuelle Empfindsamkeit.

Ohne Körper der Psychose entgehen? – Abwehr von Körperempfindung

Frau Lahn hält den gegenteiligen Zustand für erstrebenswert. Ihr Streben nach einer körperlosen Verfassung erscheint als Versuch, der Psychose zu entgehen. »Wenn ich ganz in Stille war, ganz aus meinem Körper gezogen, war das eher angenehm. Ich sehe mich als Seele, nicht so sehr als Körper. Je mehr man meditiert, desto reiner wird die Seele. Wenn man seelenbewußt lebt, kann man sich von schicksalhaften Bindungen lösen. Den Körper gilt es hinter sich zu lassen.« Auch Frau Vogel spürt in der Psychose ihren Körper immer weniger, empfindet das aber als Verlust. Das Stimmenhören raubt ihr viel Energie. »Ich fühle mich müde dadurch, ich habe das Empfinden, daß meine Persönlichkeit aufgefressen wird.« »Wenn die Stimmen da sind, dann werde ich immer, immer schwächer und verliere auch immer den Bezug zu meinem Körper, als würde ich mich auflösen.« Für Frau Jung ist der Gegensatz zwischen ihrem beweglichen Geist und den versagenden körperlichen Kräften entscheidend. In gewisser Weise will sie die engen Grenzen der körperlichen Kraft hinter sich lassen. Sie spürt, daß ihr Körper der Dynamik ihres Geistes nicht folgen kann, sondern immer anfälliger wird.

Zusammenfassung

Psychotische Wahrnehmungen spiegeln sich im Körperempfinden. Und umgekehrt können nachhaltige Störungen in der Befriedigung körperlicher Grundbedürfnisse Psychosen auslösen. Psychosen können als körperlich bedeutsame Zustände von globaler Verspannung oder auch Entspannung empfunden werden. Sie können als Zustand erscheinen, nur noch mit dem Körper zu fühlen, auf Wahrnehmungen unmittelbar mit körperlichem Schmerz zu reagieren. Sie können aber auch mit dem Wunsch verknüpft sein, den Körper ganz hinter sich zu lassen und nur noch als Seele

(»ätherisch«) zu leben. Es erscheint lohnend, den Körper als »Ort« der Ursachenforschung hintanzustellen, um ihn dann vielleicht als Spiegel der Psychose besser wahrnehmen zu können.

Bedeutung der Sprache bei der Integration psychotischen Erlebens

Untersuchungen der Sprache schizophrener Patienten betonen meist die besonderen Defizite, seltener die besondere Ausdruckskraft (Frommer 1991). Die besondere Sprache wird zu diagnostischen Zwecken genutzt (Blankenburg 1991), oder es geht um Vorschläge für den therapeutischen Umgang mit Sprachdefiziten (Schmidt-knäbel 1983). Einen weniger wertenden Umgang mit Sprache und damit unmittelbareren Zugang zum Erleben von Psychosen bieten autobiographische Darstellungen (z. B. Zerchin 1990). Wie sehr die Sprache, die Veränderung der Sprache und die unterschiedliche Bedeutung von Worten bei der Ausbildung einer Psychose beteiligt ist, wird erst verständlich, wenn man sich bewußt macht, wie sehr sprachliche Verständigung auf Konstruktion der Wirklichkeit beruht und auf ständige Konsensbildung angewiesen ist. Wenn Selbstverständlichkeiten in Frage stehen, verändert sich Sprache. Wenn sprachliche Verständigung nicht mehr wie gewohnt gelingt, wird das Selbstverständnis tief berührt.

Beispiel: »Das Eindimensionale halten Psychotiker nicht aus«

Für Herr Weber herrscht in der Psychose ein anderes Sprachgefühl. Doch es fehlen ihm andere, die ihm folgen und ihn ansatzweise verstehen können. Vor allem bei der Arbeit habe man auf ihn sachlich und nicht persönlich reagiert. Ein emotionales Verstehen sei so nicht möglich gewesen. Oft wiederholt er Sätze wie: »Ich müßte meine sprachlichen Fähigkeiten, die gewohnten Sprechqualitäten und Sprachinhalte erweitern, erweitern um die emotionalen Dinge. Das wäre bestimmt ein guter Psychoseschutz, die Gefühle zu äußern: ›Ich habe Angst‹, ›Ich habe Unruhe‹, ›Mir ist flirrig zumute‹ oder solche Dinge. Da gibt es in unserem Kulturkreis nicht so besonders viele geeignete Personen, die das überhaupt positiv empfangen können, zumindest sind es nicht die Typen, die dynamisch und zielgerichtet ihre Arbeit machen.«

Selbsterfahrung und Therapie sind aus seiner Sicht nicht hilfreich, weil die sprachliche Verständigung oft ungeheuer schwer fällt und man sich fremde Begriffe aneignen muß. Die verschiedenen Diskussions- und Reflexionsebenen haben ihn schließlich verwirrt, so daß sich gar nichts mehr sortieren ließ.

Andererseits sei seine psychotische Phase zum Teil sehr kreativ gewesen. Herr Weber beklagt sich, daß für solche Erlebnisse unsere Sprache nicht ausreiche. »Ich glaube, daß man auch auf Medikamente verzichten könnte, wenn man die Sprachdimension erweitern würde, also versucht, diese psychotischen Elemente noch mehr in Sprache und in Bildern rüberzubringen, so daß eine Psychose auch mal mit einer bestimmten Farbe oder anderem ausgedrückt werden kann. Das Eindimensionale, das halten die Psychotiker nicht aus.«

Herr Weber verdeutlicht seinen Wunsch nach mehr sprachlicher Vielfalt auch an der von ihm so empfundenen Gleichzeitigkeit der Gegensätze. Das Entscheidende beim Psychotiker sei, daß »sich zwei Dimensionen von Ausstrahlung widersprechen, die eigentlich paradox, aber trotzdem da sind. Da hört dann auch die Sprache auf, noch irgend etwas fassen zu können.« Psychiatrische Fachliteratur werde diesen Anforderungen nicht gerecht. Von der Psychiatrie fordert Herr Weber, sich für den größeren Sprachraum, der sich in der Psychose eröffnet, wirklich und inhaltlich zu interessieren.

Sprache ist eben nicht nur diagnostisches oder therapeutisches Instrument, etwas zu betrachten. Sprachliche Vielfalt hat als Ausdruck kultureller Vielfalt eine präventive Bedeutung. Sprache ist beteiligt an der Entwicklung und an der Integration psychotischer Wahrnehmungen und Erlebnisse. Das verdeutlichen auch die folgenden Ausschnitte. Sprache dient dem Ausdruck einer Psychose und zugleich als Mittel ihrer Bewältigung.

Verlust der Selbstverständlichkeit des Sprechens

Manchmal sagen Satzbau und -konstruktion mehr aus als der Inhalt einzelner Worte. Frau Isar ringt um ihre Souveränität, im Gespräch vermischen sich an dieser Stelle aktive und passive Redewendungen. Auch die Abfolge von Zeit verliert in diesem Zusammenhang an Selbstverständlichkeit. Sie vermißt, »daß man Sachen, die früher selbstverständlich waren, heute nicht mehr machen kann, daß es manchmal unbegreiflich ist, daß man nicht wiederholen kann, was man früher mal gemacht hat«. Diese Formulierung legt nahe, daß für Frau Isar die Vergangenheit sehr lebendig ist.

Erich ist noch radikaler hinsichtlich der Veränderung von Sprache. Seit Jahren lebt er mit einer in Laut- und Schriftform eigenen Sprache. Nur selten greift er auf konventionelle Kommunikationsformen zurück. Die meisten seiner erfundenen Worte enden auf »a«, nur wenige deutliche Worte wie Jesus, Fortschritt, Kriegsgericht, Nazis bleiben. Sie gewinnen so eine besondere Bedeutung. Linien sind ihm wichtig. Und mit gemalten

Linien, mit Bildern können wir uns verständigen. Mit seiner eigenen Sprache hat er sich un(an)greifbar gemacht, kann sich jederzeit entziehen.

Frau Jung ist überzeugt, durch Sprache verrückt geworden zu sein: »Alle meine Freunde, die waren alle psychotisch, ich nicht. Ich bin es erst geworden, mir ist es vermittelt worden. Man kann das wirklich vermitteln, über Sprache.« Dann betont sie: »Nein! Ich habe keine Psychose im krankhaften Sinn; ich habe die Differenz kennengelernt.« Einen Moment lang verliert sie sich in sprachphilosophischen Ausführungen, bezieht sich aber auch immer wieder auf ihre persönliche Wahrnehmung. Man gewinnt den Eindruck, daß Frau Jung in den Fallstricken der ungeheuren Differenziertheit ihres Denkens stolpert. Wenn die Mehrschichtigkeit der eigenen Wahrnehmung so ins eigene Bewußtsein rückt, dann bedarf es einer großen Kraft, das Aufgebrochene zusammenzuhalten. Es scheint so, als ob ihr bewußt ist, wie Sprache funktioniert, welche Deutungsprozesse beim Sender und Empfänger sprachlicher Botschaften ablaufen. Die Bewußtheit dieser komplizierten Prozesse bedeutet einen Verlust an Selbstverständlichkeit des Sprechens und damit Einsamkeit. Vielleicht ist manches Symptom der Verwirrung in diesem Sinne eigentlich eher ein Ausdruck nicht zu verkraftender Bewußtheit.

Formen des sprachlichen Umgangs mit Psychosen

Frau Äther wollte schon als Jugendliche immer wieder neu anfangen. Das sei aber allein schon wegen der weiterbestehenden, geographisch gebundenen Sprache nicht möglich gewesen. Sprache wird als Kette erlebt, sowohl im Sinne einer Fessel als auch im Sinne eines Bindeglieds. Die Sprache entscheidet, ob sie mit ihrer psychotischen Erfahrung eingebunden bleibt oder isoliert wird.

Frau Fischer spricht davon, »auf Psychose« zu sein, so wie andere »auf Trebe«, »auf Trip« oder »auf der Arbeit« sind. Erst las Frau Fischer viele Fachbücher, um sich die Psychose zu erklären. Inzwischen ist sie selbstsicherer und die verschiedenen Begriffe, wie »Ausnahmezustand« oder »Psychose«, sind für sie unwichtig geworden.

Herr Riese mußte in der Psychose auf die Zeichensprache zurückgreifen. »Ich hatte so viel Angst, ich konnte gar nicht mehr reden. Ich habe mich dann nur mit Zeichensprache verständigt.« Inzwischen ist er froh, daß ihm die Mittel sprachlicher Verständigung wieder zur Verfügung stehen. Er habe früher Sätze gebildet und wieder verworfen. Jetzt fließen die Gedanken in Worte. Er freut sich, inzwischen so sprechen zu können, daß andere ihm gerne zuhören. Frau Sorge hat Schreiben und Lesen weitgehend von

Mitpatienten in der Psychiatrie gelernt. Sie erzählt und schreibt auf eine sehr ausdrucksvolle Art. Ihre eigentliche Sprache hat sie im Malen gefunden. Seitdem ist sie deutlich weniger in psychiatrischer Behandlung und hat zu ihren Stimmen eine selbstbewußte Haltung gefunden.

Aufschluß über diese Arten der Kommunikation geben auch die Schwierigkeiten zwischen Erich und mir während unseres Gesprächs. Meine direkten Fragen, wo er sich tagsüber aufhalte, wie lange er schon wohnungslos sei usw., beantwortet er sehr kurz angebunden oder gar nicht. Jedenfalls entsteht kein Gespräch. Unvermittelt behauptet er, daß er Musik schreibt und verkauft. Dann fordert er mich auf, ich solle sie spielen. Ich verstehe, daß es um die Frage geht, wer hier eigentlich wen bestimmt. Wir hatten noch keine gemeinsame Sprache.

Problematik von Diagnosen und Deutungen

In der Regel wird Krankheitseinsicht als die Einsicht in die Krankheitsdefinition des Arztes verstanden, nicht umgekehrt als dessen Verstehenszugang zum subjektiven Erklärungsmodell der psychotischen Person. Eine in dieser Art eingeengte »Einsicht« wird als Voraussetzung für Heilung angesehen. Dabei kann auch das Vermeiden jeder Einsicht notwendig für das (relative) innere Gleichgewicht sein. Einige Gespräche verdeutlichen, welche Anstrengungen es kostet, sich der eigenen psychotischen Erfahrung ohne Fachbegriffe zu nähern.

Frau Jung spricht vom »Kennenlernen der Differenz« und vom »Erleben von Brüchen«. Den Begriff »Psychose« benutzt sie nur, um ihn auseinanderzunehmen: »Das mit der Psychose hängt auch sehr von der Umgebung ab und von dem eigenen Schutzmantel. Ich denke, jemand, der sehr stark ist, kann auch ganz stark zu Bruch kommen. Zur Psychose kommt es ja erst, wenn es um Macht geht.« Es gebe immer einen politischen Hintergrund, gehe immer auch um Hierarchie. Frau Jung sieht sich als »zweihundertprozentig psychiatrisiert: Sie haben mir die Sätze aus dem Gehirn genommen, sie verdreht, und dann haben sie sie mir wieder eingesetzt. Ich habe eine totale Gehirnwäsche hinter mir.« Sie meint weniger eine institutionelle als eine begriffliche Psychiatrisierung, gegen die sie sich verzweifelt wehrt. Die Beeinflussung bekommt für sie eine konkrete chemische oder radioaktive Gestalt. Frau Jung hatte nur einen kurzen Behandlungskontakt mit der Psychiatrie, lastet ihr aber dennoch an, ihr soziales Netz unterlaufen zu haben. Mit ihrer intellektuellen Kraft greift sie die Psychiatrie insofern berechtigt und erfolgreich an, als die von ihr überspitzte Eindimensionalität tatsächlich anzutreffen ist. Aus dem Gefühl der Bedrohung und aus dem

Kampf gegen psychiatrische Deutungen zieht Frau Jung zugleich Kraft, denn in diesem Kampf ist sie objektiv unabhängig von psychiatrischer Hilfe und erfährt als gleichberechtigte Gegnerin eine große Aufwertung. So pflegt sie eine intensive Beziehung zur Psychiatrie, ohne sich in Behandlung zu begeben. Auf ihre Weise verwirklicht sie, was Barham (1994) »Vokabular der Differenz« nennt.

Angst vor Diagnosen: Die Diagnose »Schizophrenie« und eine biologische Definition lösen bei Frau Hahn zunächst neue Ängste, Gefühle der Leere und Depressionen aus. Es kostet sie viel Kraft, zu ihrer eigenen Sprache zurückzufinden. Auch Frau Lahn ist erschrocken zu hören, daß ihre Störung eine »halluzinatorische Psychose« sei. Sie distanziert sich aber sogleich von diesem Begriff und von ihrem Erschrecken und sagt, daß das wohl nichts anderes bedeute, als Bilder zu entwickeln. Herr Olk hat die Bezeichnung »Psychose« mit Erstaunen gelesen und nie auf sich bezogen. Er bezeichnet die Psychiatrie als Fehlinterpretation: Das Mitleid von Nachbarn erlebt er als Demütigung oder sogar Folter und setzt dagegen seine ganze intellektuelle Brillanz oder das, was er seinen »argumentativen Monolog« nennt. In diesem Konflikt betrachtet er die Psychiatrie skeptisch: »Das ist so, als ob man gegen ein Regime kämpft, das einen unterdrückt, und man dabei von einer Partei unterstützt wird, die einem auf eine solche Weise hilft, daß es extrem unangenehm ist.« Auch Frau Fischer wehrt alles krankheitsbezogene Mitleid ab und deutet es um: »Das Mitleid des Menschen korrespondiert also mit der eigenen, nicht zugelassenen Leiderfahrung. Ich brauche dein Mitleid nicht, aber vielleicht brauchst du das Mitleiden, um dir den Zugang zum Lebensbejahenden, zu den Gefühlen der Freude, des Leides, kurz des Lebendigseins zu erhalten.«

Welche Psychose in die Psychiatrie führt, hängt aus der Sicht von Frau Äther vor allem von der Reaktion der Umgebung ab und diese von der Diagnose. Etwas spitz schlußfolgert sie: »Also beginnt die Psychose mit der Diagnose und endet, wenn man sie durchschaut.« Auch Herr Riese sieht die Diagnose einer Psychose explizit nicht als Ausdruck einer Person, sondern als Kennzeichen einer Situation des totalen Mißverstehens.

Diagnosen als Schutz: Frau Adler führt ohne jede fremde Hilfe einen aufreibenden Kampf gegen die Psychose und die damit zusammenhängende soziale Entwurzelung. Schließlich gelingt es ihr durch eine Art Inszenierung der größtmöglichen Gefahr, sich schrittweise von den psychotischen Wahrnehmungen zu distanzieren. Als sie schließlich eher beiläufig die Bezeichnung »Psychose« erfährt, ist sie erleichtert, für den eigenen Zustand einen Begriff gefunden zu haben. Ähnliches gilt für Frau Über. Auch Herr Quer macht sich eher für medizinische Deutungen stark. Zuviel persönliches Nachdenken verunsichert ihn. Die direkte Frage, wie er es schaffe, ohne (stationäre) Psychiatrie auszukommen, beantwortet er mit Mißtrauen, weil er seine Krankheit in Frage gestellt sieht.

Eigenwillige Diagnostik: Etliche Gesprächspartner benutzen die üblichen Fachbegriffe auf sehr eigenwillige Weise. Frau Eule sortiert die diagnostischen Begriffe so: Zuerst kommt die Manie, »ich komme zum Toben, jage von einem Ort zum andern. Danach werde ich psychologisch und empfinde anders, erlebe anders und nehme anders wahr. Schließlich folgt die Depression: Selbstmordgedanken, Perspektivlosigkeit, kein Weiterwissen, kein Lichtblick, ein Nichts. Nachher kriege ich das wieder eingeordnet, wenn das durch ist.« In der Auseinandersetzung mit ihrer Krankheit lehnt Frau Fischer den Begriff »Affektpsychose« ab und entscheidet sich für »Psychose nach Schock«, weil sie damit mehr Hoffnung verbindet. Im Rückblick spricht sie von »Bewußtlosigkeit«. Herr Riese bezeichnet seine psychotischen Zustände als reaktive Krisen. Er ist sich des Zusammenhangs mit seinem Leben bewußt und spürt sich selber mehr mit dem Leben verbunden. Den Stempel »endogene Psychose« lehnt er ausdrücklich ab.

Einige verwenden gleichzeitig eigene und fachliche Begriffe, und zwar ohne scharfe Abgrenzung. Frau Xaver spricht auch von »medialem Erleben«, Herr Unger auch von »Visionen«. Auch Herr Yps verfährt doppelgleisig: Er zweifelt am Krankheitskonzept und ist dennoch vom Nutzen der Psychiatrie überzeugt. Er spricht von Krankheit und bezeichnet sie zugleich als Herausforderung, als Potential und als Karma.

Auf die Frage, wie sie mit Stimmen und Wahn zurecht kommt, antwortet Frau Mohn: »Das war meistens kein Problem, weil ich zur gleichen Zeit auch manisch war.« Umgekehrt war sie in den manischen Zeiten am ehesten bereit, ihren Eingebungen und Stimmen zu folgen. In der ganz persönlichen Psychopathologie von Frau Mohn sind affektive und kognitive Aspekte der Psychose eng miteinander verwoben. Die Stimme erscheint als Ausdruck der Manie oder als Mittel gegen Depressionen, die Manie als Bewältigung des Stimmenhörens.

Zusammenfassung

Psychosen sind in ihrer konkreten Ausprägung auch ein Produkt einer ganz bestimmten sozialen und damit auch sprachlichen Interaktion. Die Selbstverständlichkeit des Sprechens und die sprachliche Verbindung zu anderen zu verlieren, das kann große Angst und Einsamkeit bewirken. Um so ernster ist zu nehmen, wenn Psychoseerfahrene mit der Eindimensionalität professioneller Sprache nicht zufrieden sind. Die psychopathologischen Begriffe mögen dem Ordnen von Symptomen und der Verständigung der Fachleute untereinander über diese Konstrukte dienen. Für das Verstehen des subjektiven Erlebens und für das Begleiten einer Psychose ist eine umfassendere sprachliche Phantasie erforderlich. Empfohlen werden Anleihen und Anregungen aus der Literatur. Die existentielle Bedeutung einer Psychose, der besondere Grad widersprüchlicher Empfindung findet ihren sprachlichen Niederschlag eher in dramatischer Literatur als in kühlen ICD-Schlüsseln. In diesem Zusammenhang sei daran erinnert, daß sich die Fallberichte früherer Psychopathologen sehr viel spannender lesen als die Ergebnisse heutiger Standard-Manuale, da nämlich der Individualität der einzelnen Biographie sehr viel mehr Raum gewidmet ist.

Psychiatrische Begriffe und Deutungen werden in den Gesprächen sehr unterschiedlich bewertet, mal als Schutz, mal als Bedrohung. Manche akzeptieren zwar den Begriff, aber nicht die Begleitumstände. Andere übergehen die medizinische Definition und suchen auf hochreflektierte Art eher philosophische Begründungszusammenhänge. Die Wirkung einer psychiatrischen Diagnose erscheint vielfältig: Für den einen steht die stigmatisierende Wirkung im Vordergrund, jemand anders ist erleichtert, für das innere Chaos zumindest einen Namen oder einen Begriff zu haben. Insofern erscheint es wichtig, eine Sprache zu finden und zu verwenden, die möglichst wenig stigmatisiert und die Integration in persönliche Sinnzusammenhänge erleichtert. Die Art, auf psychiatrische Diagnosen und Diagnostik zu reagieren, sagt möglicherweise mehr über einen Menschen aus als die Diagnose selbst.

Jedenfalls ist Diagnostik als Interaktion zu verstehen und sind die Wirkungen und Nebenwirkungen von Diagnosen bewußter wahrzunehmen. Die professionelle Diagnose bedeutet immer eine Abstraktion, also eine Entfernung von der Individualität des Einzelfalls und erst recht von der subjektiv erlebten Wirklichkeit. Die allerersten Versuche von Psychoseerfahrenen, die eigene Veränderung in Begriffe zu fassen, sie in eine eigene (sprachliche) Ordnung zu bringen, können demgegenüber unendlich aufschlußreicher sein.

Psychose als Bewältigungsstrategie

Zum Thema Bewältigungsstrategien/Coping gibt es zahlreiche Forschungsergebnisse. Gemeint ist (fast) immer die Bewältigung der Psychose durch irgendwelche Einstellungen und Techniken. Die Sichtweise erscheint reduktionistisch, die entsprechenden therapeutischen Konzepte wirken mechanisch. Das liegt u. a. daran, daß die Bedeutung der Psychose selbst als Bewältigungsstrategie in der Regel außer Acht gelassen wird.

Beispiel: »In der Psychose erlebe ich, was ich in Wirklichkeit nicht habe«

Frau Äther beschreibt ihre Psychose als einen mehrgipfligen Berg, als Gipfel der Verwirrung, aber auch der Erkenntnis. Sie schildert, was ihr Bergsteigen bedeutet, und meint mit ihrem Vergleich auch die Bereitschaft, sich vom Grauen, Banalen und Langweiligen zu lösen. Von oben erscheinen ihr das eigene Leben und das der Mitmenschen klein und fern. Sie schaue dann *auf* das Leben an sich und auf das Grundlegende, vielleicht auch auf das allen Gemeinsame. »Ich sehe mein Leben dann ein bißchen aus einer anderen Perspektive, auch vom Ende her, vom Tod her.« Sie erlebt das als angenehm und als gefährlich, wie die Berge. Frau Äther sieht sich in der Psychose mit dem Leben an sich verbunden. »Es ist alles ein Wunder, ein ungemeines Ineinander. Es gibt keine Grenzen, keine Unterschiede, es hat alles mit allem Verbindung, und das kann man spüren, das ist ganz großartig.« Vom Ganzen her sich zu betrachten sei für sie eher beruhigend. Vieles werde dann unwichtig. Zugleich ist die Psychose für sie ein Umweg, sich Wünsche zu erfüllen. »In meinen Psychosen erlebe ich auch, was mir in den Tälern nicht passiert ist.« Sie bezieht das auch auf ihre Liebeserlebnisse. »Ich kriege sie, weil ich sie in der Wirklichkeit nicht habe.« Im realen Leben habe sie auf eine geglückte Partnerschaft verzichten müssen. In der Psychose habe sie »sozusagen ohne die Realisierung das erlebt, was das Leben ausmacht«. Sie sagt das eher mit Humor, weniger mit Bitterkeit.

Frau Äther hat im nachhinein das Gefühl, im Leben zu sehr die Wünsche anderer erfüllt zu haben. Die verschiedenen Brüche in ihrem Leben sollten ihre Unabhängigkeit sichern. Vielleicht war die Psychose der Preis dafür.

Psychose als Form der Selbstbehauptung

Herr Olk sieht sich durch die Stimmen in Frage gestellt, ist ihnen aber nicht völlig ausgeliefert. Er hat aber nicht in der Hand, auf sie zu verzichten. Sie stehen ihm gegenüber, repräsentieren etwas anderes, nämlich die Normalität, die Nachbarn. Die Stimmen stellen ihn in Frage und geben ihm zugleich ein Gefühl von Existenz. Sie ermöglichen ihm eine Auseinandersetzung, ohne seine Isolation aufzugeben. Auch Frau Isar hat neben allen Unsicherheiten manchmal das Gefühl, daß die Stimmen sie fördern wollen oder ihr im Kontakt mit dem Freund den Rücken stärken. Frau Eule bezieht sich auf ihre Aufzeichnungen in der Psychose. »Ich glaube, daß die Psychose oftmals mit Trennungsängsten und Trennung zu tun hat. Ich habe mich auch gefragt, ob die erste Psychose ein Wehren gegen meinen Ehemann war, daß ich mich einfach gegen diesen starken Mann nicht anders wehren konnte. Zu Freunden habe ich später mal gesagt, meine erste Psychose sei ein Hilfeschrei an meinen Ehemann um mehr Aufmerksamkeit, Liebe und Achtung gewesen. So habe ich das interpretiert. Vielleicht war es auch eine Flucht oder einfach ein Nicht-mehr-weiter-Wissen.« Frau Tang sieht ihren Ausbruch als notwendige Folge früherer Überanpassung an. Die Psychose sei eine Art Sprengsatz gewesen. Nach einer Phase der Orientierungslosigkeit habe sie dann zu eigenen Werten finden können.

Für Herrn Pril bedeutet die Psychoseerfahrung eine Korrektur seines Lebenskonzepts. »In beiden Psychosen hatte ich den Eindruck, als würde ich Antworten auf meine Fragen bekommen, manchmal überraschende oder irgendwelche merkwürdigen Antworten. Ich weiß nicht, wo die hergekommen sind. Ich habe in der ersten Psychose fest daran geglaubt, daß die Antworten von Gott kommen, aber in der zweiten Psychose habe ich dann geglaubt, daß sie irgendwo aus dem Unterbewußtsein kommen. Mein Denken verlief dann eben stundenlang in Form von solchen Frage-Antwort-Spielen.« Psychotisch war für Herrn Pril nur die Absolutheit, mit der der Prozeß ablief.

Frau Fischer erfährt im Gespräch mit ihrem imaginären Begleiter eine Umorientierung ihrer Werte. »Der Kampf um Anerkennung des Studienwechsels durch BaföG-Amt und Familie schien mir plötzlich ein Kampf an falscher Front gewesen zu sein. Hätte ich mich mehr um Zweisamkeit bemüht, wäre mein Leben erfüllter gewesen, kam es mir vor.« Sie nimmt sich vor, in ihrem künftigen Leben ihren Beziehungswünschen mehr Raum zu geben und ihren Ehrgeiz zurückzuschrauben.

Auch Herr Riese erlebt die erste Psychose als einen zunächst befreienden Durchbruch lange aufgestauter Gefühle. Später habe er diese Zustände manchmal regelrecht provoziert. Er entwickelt eine Karma-Theorie. »Vielleicht ist das so, daß man das, was man nicht lernen will, dann gewaltsam lernen muß.« Frau Vogel bezeichnet die Stimme anfangs als eine Art Schutzengel. »Ich dachte, das wären Schutzengel. Manchmal dachte ich auch, das sei meine innere Stimme, die ich so ganz selten mal in meinem Leben gehört habe.«

Entlastungsfunktion der Psychose

Frau Sorge hat über zwanzig Geister in ihrer Wohnung. Sie bringen Leben, lassen sie aber manchmal auch nicht schlafen. Sie behandelt sie wie Kinder, für die sie verantwortlich ist, die sie aber auch überanstrengen können. Sie lebt mit dieser anderen Realität, seit sie im Krieg verschüttet war und dabei alle anderen Kinder ums Leben gekommen sind. Sie hält sie auf ihre Weise am Leben. Frau Jung produziert in ihrer Psychose zu den bedrohlichen Stimmen und Kräften zugleich etwa gleich starke Gegenkräfte, die sie schützen. Ihre Seele erscheint als Arena von miteinander ringenden Kräften, wobei die gesellschaftspolitische und die persönliche Ebene eng miteinander verwoben sind. Innen und Außen gehen ineinander über. Persönliche Kränkungen und Niederlagen finden so eine äußere Erklärung und sind persönlich weniger schmerzhaft. Herr Koch zieht die Psychose der Alltagswirklichkeit vor, weil sie für ihn mehr Entspannung und weniger Machtkampf bedeutet. Auch Frau Vogel vermittelt den Eindruck, daß ihre Stimmen zwar anstrengend sind, aber gleichzeitig auch die Einsamkeit mildern, das Unterbewußtsein zur Sprache bringen und manchmal Orientierung bieten.

Für Herrn Weber bedeutet die Psychose anfangs eine Reduktion umfassender Ängste. Er konzentriert seine Ängste auf Gegenstände und entwickelt skurrile Schutzmechanismen, bis er sich schließlich in seinen Ängsten völlig verfängt. Diese Umgestaltung der Gegenwart entlastet ihn zuerst, wird dann aber zunehmend selbst zum Gefängnis. Momente der Bewältigung und der Verunsicherung liegen nah beieinander. Auch Frau Lahn erlebt die Psychose als einen Kompromiß zwischen heilsamer Vergangenheit und schmerzvoller Gegenwart. Sie hört in der Psychose vor allem die Stimmen der verstorbenen Mutter. »Manchmal ruft sie mich zur Räson oder gibt mir durch ihre Lebenserfahrung die Richtung an.« Frau Mohn dirigiert mit ihren psychotischen Wahrnehmungen Nähe und Distanz. Im Wahn beschimpft sie vor allem die Menschen, die ihr nahestehen. Den verstorbenen Vater läßt sie als Stimme zu sich sprechen. Auch Frau Öse überschreitet in der Psychose die Grenzen von Leben und Tod bzw.

von Vergangenheit und Gegenwart. »Ich habe sehr viele Visionen gehabt von Toten, die auferstehen, und daß meine Eltern wieder da sind und meine Schwester. Die sind alle gestorben, als ich zwölf war. Diese ganze Traumwelt, alles, was damit zusammenhing, kam da wieder hervor.«

Frau Zahn verbindet mit der besonderen Art ihrer Wahrnehmung ausdrücklich auch Positives, wobei Glaube und Psychose eng miteinander verflochten sind. »Ich spürte, ich bin beschützt und behütet, und es gibt diesen Gott, und er liebt mich, und ich liebe ihn, und ich hatte eine solche Liebe empfunden und konnte es auch weitergeben. Ich hatte Gewißheit.« Zwischenzeitlich war auch Frau Öse ihr psychotisches Erleben gar nicht unlieb, doch Entspannung und Angst lagen sehr nah beieinander. »Die Psychose war Entspannung für mich. Das ist etwas, was ich im Moment sogar vermisse. So extrem ist das natürlich auch nicht gut, wie in dem Zustand damals, aber im Moment fehlt es mir.«

Herr Nil lebt offensichtlich mehr oder weniger dauerhaft in einer Phantasiewelt, mit der er die Wirklichkeit erfolgreich kontrolliert. In seiner Welt ist er außerordentlich geschäftig, im Gegensatz zu seiner realen Existenz als Langzeit-Arbeitsloser am Rande der Gesellschaft. »Etwas um die Ohren zu haben«, bezeichnet er zugleich als seinen Selbstschutz. Sein Ausnahmezustand gibt ihm Halt, scheint die möglicherweise gleichzeitig erlebte Verunsicherung mindestens auszugleichen. Er gebraucht ungewöhnliche Formulierungen, wenn er von seiner Psychose spricht, und bedient sich einer dienstlichen Sprache, spricht vor allem von Pflichten, wenn es um seine nur ihm zugängliche Realität geht. Die Psychose verleiht ihm offensichtlich Bedeutung, wobei er vergangene und gegenwärtige Lebensinhalte unauflösbar vermischt.

Suche nach Absolutem – Psychose als Sucht

Unter der Überschrift der Komorbidität wird das gleichzeitige Auftreten von Psychose und Sucht aufmerksam beforscht. Daß Psychosen selbst Suchtaspekte haben können, ist uns schon weniger bewußt (Wulff 1972). Psychosen brechen nicht in jedem Fall ohne Steuerungsmöglichkeit über den einzelnen Menschen herein, sondern können auch »gesucht« werden. Psychose und Sucht verhalten sich also nicht nur additiv, so wie man Läuse und Flöhe haben kann. Sie stehen auch nicht bloß in Wechselwirkung. Es kann sogar sein, daß das eine Phänomen ein Verstehenszugang zum anderen ist.

Frau Tang beruft sich auf G. Bateson, wenn sie sagt, daß ein Psychotiker sehr viel Verwandtschaft mit einem Alkoholiker, mit einem Süchtigen hat.

»Ich denke, daß wir auch in diesen Zuständen das Absolute suchen, diese Radikalität, dieses Aussteigen aus dem Normalen.« Auch ihr Weg aus der Psychose sei dem eines Alkoholikers vergleichbar. Sie habe einsehen müssen, daß die Psychose stärker ist und sie selbst weder besser noch schlechter als andere. Auf diese Weise sei die extreme Haltung, nur sich als gut und die anderen als schlecht anzusehen (oder umgekehrt), sowie die damit verbundene Einsamkeit und Beziehungslosigkeit etwas aufzuheben gewesen. Herr über die Psychose zu werden sei so unmöglich wie mit dem Alkohol zu ringen. Frau Tang zielt damit auf eine der Grundregeln der Anonymen Alkoholiker ab. Es komme letztlich darauf an, sein eigenes Menschsein zu akzeptieren.

Herr Riese bekennt offen, er habe es öfter darauf angelegt, Situationen zuzuspitzen, um psychotische Zustände auszulösen. Er vergleicht die ersten Veränderungen der Wahrnehmung mit einem Urlaubsbeginn: Alles sei verändert, und das löse u. a. auch Gefühle von Befreiung aus. Von einer Anziehungskraft oder Suchtwirkung der Psychose sprechen auch andere, wenn auch mit unterschiedlicher Bewertung. Frau Zahn berichtet von einer »Anziehungskraft des Bösen«: »Ich habe einen Sog empfunden, eine Anziehungskraft. Ich hatte immer diesen Hang in die Katastrophe. Schon als Kind hatte ich einen Hang nach unten, empfand die Anziehungskraft des Bösen, des Selbstzerstörerischen - das war sehr stark ausgebildet.«

Andere grenzen sich heftig von süchtigen Menschen ab, so wie das auch umgekehrt berichtet wird: Frau Ein kam nach einem Suizidversuch auf eine Suchtstation. Dort seien lauter »Prolos« gewesen. Das sei in der Psychose und mit der Vorstellung, die anderen wollten sie vergiften, kaum auszuhalten gewesen.

Zusammenfassung

Eine Psychose ausschließlich nach dem Ausmaß der bewirkten Störung zu bewerten greift zu kurz. In eine andere Realität zu wechseln hat wohl nahezu immer auch eine entlastende Funktion. Die Psychose ist nicht bedeutungslos. Formale und inhaltliche Aspekte sind nicht zu trennen. Störung und Bewältigung können sich über längere Zeit die Waage halten. Ob und wie diese Balance hält, hängt sowohl von der Persönlichkeit des einzelnen als auch von der Tragfähigkeit seiner Umgebung ab. Die Psychose erscheint vielfach auch als (vorübergehend) notwendiger Kompromiß zwischen verschiedenen Wirklichkeiten bzw. unvereinbaren Anforderungen, als eine den umgebenden Widersprüchen angepaßte Seinsweise. Diese Sicht ist ein zentrales Ergebnis dieser Untersuchung. Sie soll Psychosen keineswegs überhöhen. Die psychotische Wahrnehmung mag auf einer nächsten Abstraktionsebene unzureichend sein, oder sie mag zu einem späteren Zeitpunkt scheitern, doch ihre aktuelle Funktion zu leugnen bedeutet, einen Verstehenszugang aufzugeben. Aufschlußreich ist an dieser Stelle ein Zitat von M. BLEULER (1987): »Das Besondere an der Schizophrenie ist, daß das Gesunde erhalten bleibt.« Auch die moderne »Life-context-Forschung« verweist – als eines ihrer wesentlichen Ergebnisse – darauf, daß auch bei noch so chronischen Psychosen gleichzeitig Erkrankungs- und Gesundungsprozesse ablaufen, die in lebhafter Wechselwirkung stehen, sich aber nicht gegenseitig aufheben (DAVIDSON U. A. 1995).

Nicht nur die manische, sondern auch die schizophrene Psychose kann eine Eigendynamik entfalten, die anstelle von Stagnation (vorübergehend) als positiv erlebt wird. Das psychotische Erleben kann vielfältig und bunt sein und so gegenüber dem grauen Alltag attraktiv erscheinen. Manche Psychoseerfahrene wissen genau, wie ein erneuter »Schub« auszulösen ist, und sie begründen, warum und wann sie ihn auslösen. Die willentliche Rückkehr mag dann irgendwann versperrt sein. Doch das Bild, die schizophrene Psychose überfalle den einzelnen ohne jede Einfluß- und Steuermöglichkeit und sei nie auch nur vorübergehend subjektiv erstrebenswert, ist *so* sicher nicht aufrechtzuhalten!

Vielleicht haben die Eigendynamik einer Psychose und die Eigendynamik einer Sucht mehr Gemeinsamkeit, als wir im Moment erkennen können – sowohl in psychosozialer wie auch in psychophysiologischer Hinsicht.

Familie der Stimmen und Stimmen der Familie

Kaum ein Thema wird im Zusammenhang mit der Entstehung und der Behandlung von Psychosen so emotionsgeladen diskutiert wie die Bedeutung der Familie. Auf der einen Seite wirkt die einseitige und falsche Theorie von der schizophrenogenen Mutter in fataler Weise immer noch nach. Immer noch wird Eltern, insbesondere Müttern, pauschal die Schuld zugesprochen, oder die Angehörigen entwickeln von sich aus entsprechende Schuldgefühle, wenn Sohn oder Tochter psychotisch werden. Auf der anderen Seite wird den gleichen Eltern die Hauptlast der Betreuung zugemutet, wenn sich ein Patient aus Sicht der Psychiatrie als »therapieresistent« erweist. Einige Angehörigenverbände im Ausland sind in einer Haltung der Abwehr von Schuldvorwürfen so weit gegangen, daß sie vor allem oder nur noch biologischen Theorien anhingen und nur diese politisch unterstützten. In Deutschland hat sicher insbesondere das Buch »Freispruch der Familie« (Dörner 1986) dazu beigetragen, daß sich die Fronten nicht verhärteten und zwischen Betroffenen, Angehörigen und Mitarbeitern ein offener »Trialog« möglich wurde und weiterhin möglich ist (Bock 1995b). Ein wesentlicher gemeinsamer Nenner der inzwischen auf vielen Ebenen stattfindenden trialogischen Foren ist, daß die Familie insofern selbstverständlich der *Ort* der Entwicklung von Psychosen ist, insofern sie in der Regel zunächst einmal der Ort der kindlichen Entwicklung überhaupt ist. Mit Sicherheit ist die Psychose ein tief in die Dynamik und in das Selbstverständnis einer Familie und ihrer einzelnen Mitglieder eingreifendes Geschehen. Im Umgang mit dieser schweren Krise können sich die Familienmitglieder wechselseitig stützen oder zusätzlich kränken. Wie komplex diese Wechselwirkung sein und welche Funktion die Psychose für die Familie und umgekehrt die Familie für den Psychoseerfahrenen haben kann, wird ansatzweise aus den folgenden Äußerungen deutlich.

Beispiel: »Ich bin nicht seine Ehefrau«

Frau Lahn trennt in einer andauernden Psychose radikal zwischen Seelen- und Körperleben, so wie sie im Rückblick radikal zwischen ihrer Beziehung zu Mutter und Vater unterscheidet. Sie deutet an, daß die eine Beziehung mehr seelischer, die andere eher körperlicher Natur war. Ihre Psychose bedeutet eine Beeinträchtigung, verdeutlicht aber gleichzeitig auch eine aktive Kompensationsleistung. Sie stellt einen Versuch dar, den früher unauflöslichen Loyalitätskonflikt in einen »faulen Kompromiß« zu überführen. Sie drückt eine Ambivalenz im Verhältnis zu Vater und Mutter aus: »Ich war nicht seine Ehefrau. Ich war eher ganz eng mit meiner Mutter verbunden. Sie war halt Hausfrau, stand ganz zur Verfügung.« Frau Lahn steht offensichtlich immer wieder vor der schwierigen Aufgabe, zwischen notwendiger und übermäßiger Isolation zu balancieren. Sie braucht und will reale soziale Kontakte, begrenzt die Nähe aber zugleich, indem sie u. a. das Seelische über das Sinnliche stellt. Gleichzeitig bleibt ihr Seelenleben von den realen Beziehungen mit abhängig, läßt sich auch durch noch so große Anstrengung, auch durch Meditation nicht vollkommen lösen. Die esoterischen Gemeinschaften, in denen sie nacheinander Halt gesucht hat, stehen eher für die Extreme, für Körperorientierung oder Askese. Die Psychose erscheint im Vergleich dazu wie ein Kompromiß: Die Stimmen sind sinnlich und bedrohlich, männlich und weiblich, lassen Vater und Mutter zu Wort kommen, die eine eher moralisch, den anderen eher körperlich bedrohlich. Frau Lahn betont sehr, daß Generationsunterschiede für sie keine Rolle spielen. Sie bezieht das zwar auf ihre frühere Wohngemeinschaft und das dort Erlebte, aber vielleicht war das auch ein die Dynamik ihrer Familie kennzeichnendes Gefühl. Möglicherweise hat es auch dort eine Rollenverteilung gegeben, die für sie ungünstig war. Gleichzeitig sucht und hält sie auf ihre Weise den Kontakt zu beiden Eltern.

Ambivalenz gegenüber der Ursprungsfamilie

Herr Olk sieht seine Psychose u. a. als Ausdruck seiner Ambivalenz bezogen auf seine Abhängigkeit in der Primärfamilie. Die Familie hält ihn im doppelten Sinn. Er leidet unter den Umständen, die ihn stützen, speziell unter seiner finanziellen Abhängigkeit. An einem Auszug hindern ihn allerdings die Stimmen, die genau das von ihm fordern. Solange er seine Eigenheit aus dem Widerstand gewinnt, steckt er in einer Zwickmühle. Erich hat eine eigene Sprache entwickelt, die ihn unangreifbar und einsam macht. Eine Verständigung kommt ansatzweise erst über ein Stück Papier zustande. Neben Linien und fremden Buchstaben malt er plötzlich unvermittelt das Wort »Vater« mitten auf das Blatt. Dann beginnt er das Wort zu verändern, als arbeite er mit einer mathematischen Formel, setzt Punkte und Striche darüber oder darunter, murmelt dabei seine Kunstworte, manchmal auch symbolträchtige Begriffe. Unter dem Vater entsteht Wasser, darunter Fragezeichen. Ich verstehe nicht mehr, als daß in allem Chaos die Suche nach dem Vaters noch eine Bedeutung hat. Herr Pril hat in seiner Psychose religiöse Eingebungen, die er selbst als Affront gegenüber seinem streng atheistischen Vater versteht. Gleichzeitig hört er auch die Stimme seines Vaters und führt mit ihm lange imaginäre Dialoge. Gewissermaßen gelingt ihm im Rahmen der Psychose eine doppelte Auseinandersetzung mit dem Vater. Frau Jung schließlich betont die enge Bindung an ihre Mutter und den Schmerz der kriegsbedingten Trennung, wehrt sich aber mit Nachdruck gegen jede Pathologisierung.

Herr Koch sieht sich mit der Psychose im Spannungsfeld seiner Eltern: Er deutet Spannungen mit seinem Vater, Wünsche an seine Mutter und in diesem Zusammenhang auch einen Konflikt mit seinem Bruder an. Er betont, daß er sich nun von niemandem mehr etwas schenken lassen will. Ich verstehe, daß er in jeder Hinsicht um seine Identität und Unabhängigkeit ringt, selbst um den Preis einer Psychose. Auch Herr Yps sieht seine Psychose und vor allem die Entscheidung, doch noch in eine psychiatrische Klinik zu gehen, als einen Versuch an, sich gegenüber dem Vater zu behaupten. Im Gegensatz dazu behauptet sich Herr Gans zu Hause, indem er sich verweigert, vor allem auch gegen jede psychiatrische Behandlung. Aus seiner Sicht hat er noch keine andere Chance, weil ihm für eine positive Behauptung die Orientierung fehlt.

Frau Vogel wird durch ihre Stimmen an Ereignisse aus der Kindheit, die sie völlig vergessen hatte, erinnert. Sie erlebt das als Prüfung, die es zu überstehen gilt, um zu sich zu finden. Ein richtiges Verstehen der Stimmen sei aber nicht möglich gewesen. Frau Zahn hat versucht, Psychose und Familie voneinander zu trennen: Sie habe jahrzehntelang in der Familie ein Doppelleben geführt und sich bemüht, nur gesund zu erscheinen.

Die Familie als Ort der Entstehung von Psychosen

Frau Hahn analysiert ihre Familie über mehrere Generationen und findet als konstante Eigenschaften Leibfeindlichkeit und Selbstverleugnung. Die Hauptursachen ihrer Psychoseanfälligkeit seien in einigen Faktoren der Sozialisation bzw. der Familiensituation zu suchen, die »Verwirrung und Unsicherheit hinsichtlich der eigenen Identität und hinsichtlich der Wahrnehmung der Außenwelt« erzeugten:

- Ihre Eltern entsprachen nicht den damaligen Rollenerwartungen, versuchten diese aber in der Erziehung zu erfüllen, was zu Widersprüchen führen mußte.

- Sie sollte als Junge geboren werden, um der Großmutter die im Krieg verlorenen Kinder zu ersetzen.
- Der absolut reduzierte Körperkontakt als Baby habe »nicht den artgerechten Bedingungen für eine gesunde Entwicklung entsprochen«. Ihre Mutter habe keine Wärme gehabt, dafür den »Mythos von der unbedingten Mutterliebe« verinnerlicht. Sie habe die Anhänglichkeit und Unselbständigkeit ihres Kindes gebraucht, um den Widerspruch zwischen Gefühlen und Verstand nicht zu spüren.
- Der Vater war in den ersten Jahren wenig anwesend. Er sei zwar körperbetonter, dabei aber auch unberechenbar gewesen. »Er verkörperte eine Mischung aus christlichem Ideal der Selbstlosigkeit, faschistischem Gedankengut und negativer Klassenidentität im Sinne von ›Ich selbst zähle nichts‹.«
- Mit der Großmutter, »der einzigen starken, nicht außengelenkten Persönlichkeit«, verband sie deren Stolz und manchmal auch Mütterlichkeit, vor allem aber die Konkurrenz um das engere Verhältnis zur Mutter.
- Emotionale Unterstützung gab es vor allem im Zustand der Krankheit oder Einsamkeit. Neugier war verpönt, die Umwelt behielt so den Charakter des Unergründlichen. So entstand in mehrfacher Hinsicht große Unsicherheit, für die sich die Familie zugleich als Schutz empfahl. Somit war nicht nur die Selbst-, sondern auch die Weltsicht gestört bzw. leicht störbar.
- Schon als Kleinkind empfand Frau Hahn vor anderen Kindern große Angst. Kinderspiele enthielten existentiell Bedrohliches. Ihr Rückzug wurde als Arroganz ausgelegt.

Frau Hahn empfindet diese Situation schon früh als Teufelskreis. Im Kampf um die Liebe der Mutter habe sie eine Strategie der Identifikation und der Anpassung an deren Erwartungen entwickelt. »In der Pubertät, normalerweise die Ablösungsphase, war dieser Prozeß vollendet.« Durch diese Strategie sei sie in der Machtverteilung der Familie vom letzten auf den zweiten Platz vorgerückt, allerdings um den Preis des »Verzichts auf eine eigene Persönlichkeit«. Hier knüpft die folgende Definition an. »Schizophrenogen sind Umstände, die ein kleines Kind in einer prägenden Phase wiederholt und sich stärker, als das vielleicht bei anderen Kindern der Fall ist, als hilfloses Objekt empfinden lassen.« Trotz ihrer schonungslosen Analyse verliert Frau Hahn den gesellschaftlichen Gesamtzusammenhang ihrer Familie nicht aus dem Auge. Viele Familienmitglieder seien Außenseiter gewesen, ohne sich offen dazu zu bekennen. »Wenn es aber von der Gesellschaft mit Ausgrenzung bestraft wird, wenn einer anders ist, als es der

Norm entspricht, dann ist doch im Grund diese Gesellschaft der Normalen, dann ist diese Normalität schizophrenogen.«

Frau Tang erinnert sich, daß die Tendenz, etwas Besonderes zu sein, ihr schon in der Familie vermittelt worden sei, was sie im nachhinein ärgert. »Diese Erkenntnisse, die ich jetzt habe, daß wir eben Menschen sind, die in der Spannung zwischen Gut und Böse stehen und von diesen Extremen keinen Gebrauch machen sollten, die hätte man mir auch als Kind vermitteln können.« Intelligenz sei eben doch »keine Garantie, ein halbwegs normales Leben zu führen«. Herr Yps setzt sich mit der Frage der Genetik auseinander. In seiner Familie habe es viele Depressionen und auch Suizide gegeben. »Aber das war mir dann auch ein bißchen zu einfach, zu sagen, daß das erblich ist.« Für sich selbst bezeichnet er seine Krankheit als Karma.

Die Familie als Schutzraum

Frau Fischer fühlt sich während ihrer Psychose bei ihren Eltern weitgehend gut aufgehoben. Deren Schutz ermöglicht ihr längere Zeit ohne psychiatrische Hilfe auszukommen. In dieser Zeit nimmt sie Verschiebungen im familiären Gefüge sehr sensibel wahr. Auch Frau Tang hat drei Jahre mit akuter Psychose, mit deutlichen Halluzinationen, maniformen Zuständen und Wahnvorstellungen ohne psychiatrische Betreuung überwiegend bei den Eltern verbracht. Die in dieser Zeit verfügbare ungeheure Energie und ihre pausenlose Kreativität hat sie zunächst in guter Erinnerung. Insofern ist sie ihren Eltern dankbar für den gewährten Schutz. Die Versuchung, »im Wahn zu bleiben und sich den auch schmerzhaften Prozessen mit der Umwelt nicht mehr zu stellen«, sei groß gewesen. Sie habe sich dem Wahn dennoch nicht überlassen, weil ihr der Preis zu hoch war. Frau Mohn fühlt sich vor allem durch ihren Vater gehalten. Sie bleibt weitgehend außerhalb der Psychiatrie, bis er stirbt. Mit dem Vater, der auch psychotisch war, kann sie sich verständigen - mit Hilfe der Stimmen auch noch nach seinem Tod -, mit den anderen Familienmitgliedern hingegen nicht.

Geschlechtsspezifische Aspekte

Bei der Frage nach der subjektiven Bedeutung der Psychose in der Familie verdienen auch geschlechtsspezifische Aspekte Beachtung. Psychotische Wahrnehmungen können für Männer und Frauen eine unterschiedliche Bedeutung haben. Sie können geschlechtsspezifische Konflikte beinhalten und können auf der Erscheinungsebene männliche oder weibliche Gestalt annehmen.

So blickt Frau Fischer im Zusammenhang mit ihrer Psychose auf eine Beziehung und auf die Geschichte einer Verliebtheit zurück. Sie wird schwanger; es kommt zur Abtreibung. Sie erfährt, nur eine von mehreren Geliebten gewesen zu sein, und fragt im Rückblick: »Wozu bloß hat die Schöpfung dem Mann ein Eigenleben gegeben?« In ihrer Psychose hat sie die Vision eines Mannes, der sie verfolgt, beobachtet und im Begriff ist, »in ihr Bett zu steigen«. Frau Fischer wiederholt in der Psychose den vergangenen Beziehungskonflikt, inszeniert alte Erlebnisse neu. Ihr imaginärer Besucher ist eindeutig männlich. Den sorgenvollen Besuch der Eltern deutet sie um als Vorbereitung auf die eigene Hochzeit. Der Weg aus der Psychose heraus führt dann über Entscheidungen, die mit dem vergangenen Konflikt nichts mehr zu tun haben. Wichtigste Schlußfolgerung aber bleibt für Frau Fischer, daß sie sich in Zukunft für Partnerschaften und Freundschaften mehr Zeit lassen will.

Geschlechtsspezifische Konflikte: Relativ viele Gesprächspartner und -partnerinnen empfinden Beziehungskonflikte als psychoseauslösend. Herr Olk fühlte sich durch eine Dreieckskonstellation überfordert. Nachdem er eine Frau nicht für sich gewinnen konnte, erlebte er seine Psychose als »Verneinung seiner Männlichkeit«. Als Stimme artikulierte sich dabei sein Freund und Konkurrent. In der Psychose setzte sich gewissermaßen sein Ringen um sexuelle Identität fort. Auch Herr Weber erlebte eine Dreieckskonstellation als angsterregend und begründet seine paranoiden Vorstellungen aus diesem Konflikt heraus: »Es ging darum, daß ich in ein Mädchen verliebt war, die schon einen Freund hatte. Und jetzt hatte ich Angst, daß der Freund mich aus Rivalitätsgründen umlegen würde.«

Frau Tang heiratete mit 16 Jahren, fühlte sich der Situation in keiner Weise gewachsen und entwickelte diffuse Ängste. Ihr Mann blieb ihr fremd. Schließlich trennte sie sich mit letzter Kraft. »Während ich im Scheidungssaal saß, fing ich an, Stimmen zu hören.« Frau Isar unterscheidet männliche und weibliche Stimmen. Die meisten Stimmen sind weiblich. Die weiblichen Stimmen stehen für Kontinuität, sie helfen, die Situation unverändert zu lassen. Doch wenn sie selbst ihr Leben mehr in die Hand nehmen will, melden sich auch männliche Stimmen.

Sexuelle Enthaltsamkeit: Herr Yps ist Konflikten früher immer aus dem Weg gegangen. Beziehungen brach er ab, sobald es Schwierigkeiten gab. Er bezeichnet sich selbst in diesem Zusammenhang als verhaltensgestört und gefühlskalt. Erst nach der Psychose gelingt ihm diese Selbstwahrnehmung. Er ist zuversichtlich, sich ändern zu können, zieht sich aber erst einmal aus allen partnerschaftlichen Beziehungen zurück, weil er psychoseauslösende Ereignisse vermeiden will. Frau Lahn begründet ihre Enthaltsamkeit im

Zusammenhang mit ihrem Glauben an Wiedergeburt. »Je mehr Leben man hat, desto weniger wichtig werden solche Dinge.« Frau Zahn hat nach ihrer Bekehrung die Entscheidung getroffen, zölibatär zu leben. Im nachhinein glaubt sie, in dieser Hinsicht viel verdrängt zu haben. In der Psychose selbst habe sich die Entscheidung für oder gegen Beziehung erübrigt, weil sie mit sich allein genug zu tun hatte.

Zusammenfassung

Die Beziehung zwischen familiären Mustern und psychotischen Strukturen ist kompliziert. Psychotische Wahrnehmungen, insbesondere Stimmen, können Schrecken verbreiten und Anregungen geben, auf jeden Fall bedeuten sie eine Art soziale Einbindung, einen Kompromiß zwischen Einsamkeit und Angewiesensein. In diesem Zusmmenhang können die Stimmen und andere Wahrnehmungen geradezu den Charakter einer Familie, einer quasi-familiären Einbindung bekommen. Das wird am deutlichsten dann, wenn die Stimmen bestimmte familiäre Rollen übernehmen oder als Stimmen konkreter lebender oder verstorbener Familienmitglieder erscheinen. In diesem Sinne hören vor allem alte Menschen Stimmen von verstorbenen Familienangehörigen, erhalten sich so zumindest eine imaginäre Einbindung. Sie re-konstruieren sich ihre Familie. Statt der Einsamkeit erscheint der imaginäre Kontext als Zuflucht.

Vor allem bei jüngeren Menschen wird häufig eine gewisse Ambivalenz der familiären Abhängigkeit sichtbar. Diese Ambivalenz sollte nicht vorschnell und nicht ausschließlich als Ausdruck einer widersprüchlichen Haltung der Eltern verstanden werden. Sie kann auch umgekehrt oder gleichzeitig als Ausdruck einer mehr oder weniger psychosespezifischen Ambivalenz des Kindes gewertet werden, etwa wenn ein Verständnis für bestimmte psychotische Wahrnehmungen gefordert, ein konkretes Verstehen aber gleichzeitig unmöglich gemacht wird. Im subjektiven Psychoseerleben erscheint die Beziehung zur Ursprungsfamilie, insbesondere zu den Eltern, widersprüchlich und schwer zu klären. Vielleicht ist dies der kleinste gemeinsame Nenner der Psychoseerfahrung. Daß Eltern subjektiv eindeutig die Schuld für die Psychose zugeordnet wird, ist eher die Ausnahme. Häufiger scheint es, daß die Psychose die familiäre Einbindung in sich birgt, gewissermaßen fortsetzt, oder einen familiären Konflikt in eine Symbolsprache transformiert und im Sinne eines Kompromisses verändert.

Eine eigene Familie, vor allem die Verantwortung für eigene Kinder, scheint in erster Linie stabilisierend zu wirken. Doch diese Zusammenhänge gelten nicht schematisch. Die Verantwortung kann vor dem Hintergrund einer Psychose auch überfordern. Die partnerschaftliche Beziehung kann entweder zu schwach sein, um die Belastung der Psychose zu ertragen, oder die Psychose erscheint als Brennglas, das die ohnehin vorhandenen Schwachpunkte nur verdeutlicht. Je nachdem welche Sichtweise überwiegt, kann die Trennung als zerstörend oder als befreiend erlebt werden, häufig als beides zugleich. Auch hier gilt, daß die vorbehaltlose Berücksichtigung subjektiver Wirklichkeit allzu einfache statistische Zusammenhänge komplizierter und lebendiger macht. Mit Sicherheit ist die Psychose ein tief in die Familiendynamik eingreifendes Geschehen, wobei sich Ursache und Wirkung typischerweise nicht mehr auflösen lassen.

Eine fundierte Auseinandersetzung mit geschlechtsspezifischem Erleben ist auf der Basis der hier gesammelten Äußerungen nicht möglich. Klar ist lediglich, daß das Ringen um sexuelle Identität wesentliches Thema der Psychose sein kann. Vielfach erscheint die Psychose als eine Art verlängerte oder wiederholte Pubertät. In diesem Zusammenhang kann die Psychose sowohl als Ausdruck des Scheiterns an den für diese Phase typischen Lebensaufgaben als auch als Gelegenheit für neue Lösungen angesehen werden.

Religion und Psychose – Mögliche Verortung existentieller Not

Religiöse Symbole kommen in vielen Psychosen vor, und zwar nicht nur an stark religiös geprägten Orten, wo man es der Allgegenwart der Kirche zuschreiben mag. Auch Psychoseerfahrene, die sich als nicht religiös bezeichnen, beschäftigen sich in der Psychose mit religiösen Symbolen und Symbolfiguren. Offensichtlich haben diese eine übergreifende Bedeutung. Jede Religion transportiert Grundthemen menschlichen Wesens und Lebens. Hier liegt eine innere Verwandtschaft zur Psychose vor, die häufig grundlegende Spannungen, denen jeder Mensch ausgesetzt ist, in besonderer Weise zuspitzt: Menschheitsthemen wie Leben und Tod, Einsamkeit und soziales Angewiesensein bestimmen Religion *und* Psychose. So erscheint es lohnend, Religion nicht nur als störende, sondern auch als tragende Komponente, nicht nur als Ursache, sondern auch als Analogie zu betrachten.

Beispiel: »Mit Gott gegen die Panik«

Frau Hahn bezeichnet sich bis kurz vor Ausbruch der Krise als Agnostikerin. In ihrer akuten Vergiftungsangst habe sie dann Gott angerufen. Bestimmte Rituale, die ihr sonst leer vorkamen, haben ihr jetzt Halt gegeben, so der Satz, den sie immer vor sich hin sagte: »Du mußt an das Gute glauben, sonst verzweifelst du am Leben.« Sie habe sich auch mit anderen Religionen beschäftigt, doch habe etwa die Vorstellung, »immer wieder geboren zu werden, um in jedem Leben jedesmal mehr leiden zu müssen«, ihre Verzweiflung noch vertieft. Frau Hahn führt einen verzweifelten Kampf, einen inneren und z. T. auch äußeren Dialog, an dessen Ende sie »den gütigen und eben nicht grausamen Gott« beschwört. Auch hinsichtlich ihrer zeitweilig akuten Suizidalität habe ihr der neu entdeckte Glauben Halt gegeben.

Frau Hahn durchlebt in ihrer Psychose mehrere Phasen religiöser Einstellung. Ihre Entwicklung nimmt an einigen Stellen Züge eines rasanten Ritts durch die Geschichte der Philosophie an: Mal zieht sie in kabbalistischer Weise aus der Zahl 42 eine »Ethik der Welt«. In einer Auseinandersetzung mit Fromms *Kunst des Liebens* entwickelt sie ein eigenes Gottes- und

Menschenbild und versteht sich dann wieder selbst gemäß Hegel als »absoluten Geist, der sich selbst erkennt«. »Da war wieder das Thema meiner ersten Psychose: ›Freiheit in Geborgenheit‹. Die Geborgenheit ist nur weniger eng geworden. Geborgen bin ich nur noch im Glauben an das Leben. Denn ich habe nun nicht mehr diese gefühlsmäßige Sicherheit wie nach meiner ersten Psychose, diesen kindlichen Glauben. Gott hat sich entzogen und sagt mir, daß ich ihn nicht mehr außen, sondern in mir suchen soll.« Das sei ein typisches Detail für ihr Psychoseerleben. Inzwischen sei sie sicher, daß sie doch eher zur Philosophin als zur Theologin tauge. »Die Flucht in die Religion war naheliegend, da der katholische Glaube einer der ganz wenigen Bereiche war, in dem innerhalb meiner Familie Einstimmigkeit herrschte. Diese Welt der strengen und eindeutigen Regeln zog mich an, mußte beruhigend und entlastend auf mich wirken angesichts der inkonsequenten, oft willkürlichen Welt meiner Familie.« Doch stand später neben dem »Geborgenheit verheißenden Gottesbild des gütigen Vaters das des bedrohlichen, alles durchschauenden Gottes«. Sie habe die »katholische Lebensauffassung verinnerlicht, wonach das Leid der menschliche Normalzustand ist«. Die Erkenntnis, daß die Grundtendenz des Menschen das Streben nach Glück ist, habe sie später schmerzlich überrascht. »Die Tatsache, daß ich mich aus der Psychose befreien konnte, erkläre ich mir damit, daß es mir in der Psychose gelang, einen Kompromiß zu finden, mit dem ich mein altes außengesteuertes und mein selbststeuerndes Ich in Einklang brachte.« Frau Hahn meint damit ein religiöses Erlebnis, als sie (als Objekt) den Auftrag von Gott erhielt, »sich selbst anzunehmen« (also Subjekt zu werden). In der zweiten Psychose entzog sich Gott. »Ich war auf mich selbst und meine Mitmenschen zurückgeworfen. Darin steckte ein Impuls zur Befreiung.«

Bedeutung der Religion bei der Integration psychotischen Erlebens

Auch Herr Pril erfährt in der Religion und in seinem religiösen Engagement Entlastung. Er merkt, daß sich sein Zustand verändert, fühlt, daß sich »etwas Befremdliches, etwas Besonderes« ereignet und wertet das Erlebnis als »ein religiöses Phänomen«. Er glaubt, »vom Heiligen Geist erfüllt zu sein«. Die Religion gibt ihm einen sprachlichen und sozialen Rahmen, um seine Erfahrung begrifflich zu fassen. Er bezeichnet seinen Zustand noch nicht als Erleuchtung, »weil das Bewußtsein fehlte«, nur als Erscheinung, später auch als Offenbarung und schließlich als »Wunder in meinem Kopf«. Angst habe er nicht gehabt. Erst nach einer mehrtägigen Glaubenskonferenz seien ihm die eigenen Fähigkeiten unheimlich geworden. Als er nach Hause fuhr, um sich auszuruhen, fühlte er sich vom Radio aus angesprochen. Herr Pril hat für seine religiöse bzw. psychotische Entwicklung eine biographische Erklärung: Sein Bekenntnis zu den Zeugen Jehovas sei eine Provokation insbesondere des eher klassenkämpferischen Vaters gewesen. Religion und Elternhaus stehen im Gegensatz. Konträr zu den Eltern werden alle Kinder religiös. Herr Pril erklärt sich das so: »Unser Vater hat zu Hause richtig regiert. Und wenn man dann von zu Hause weggeht, entsteht erst mal ein Loch. Den übermächtigen Vater hat man dann nicht mehr. Vielleicht sucht man dann eben unbewußt nach einem anderen übermächtigen Vater, und das kann eben der himmlische Vater sein.« Die Psychose führt ihn in eine Auseinandersetzung mit beiden Vätern, dem leiblichen und dem göttlichen Vater. Bei einem Spaziergang habe er angefangen, laut mit seinem (leiblichen) Vater zu sprechen, als ob dieser neben ihm ginge: »Warum bist du eigentlich so streng gewesen?« Als dann in der Psychose Halluzinationen auftraten, begann er ein Gespräch mit Gott über seine »Sinnestäuschungen«.

Herr Riese bekennt, durch Jesus die Kraft der Psychose entdeckt und den Weg aus der Psychose gefunden zu haben. »Ich habe gelernt zu beten, unter Anleitung, aber freiwillig. Ich habe gelernt zu sagen: ›Hiermit löse ich mich im Namen Jesu von der Kraft der Psychose.‹ Danach kam etwas unendlich Schönes, etwas, das ich früher sicher noch als Psychose gedeutet hätte. Ich spürte Jesus. Er war mir zugewandt. Der Wille ist wichtig. Ich hänge nicht mehr an der Psychose, schon gar nicht an dem Wort. Jetzt hänge ich an Jesus.« Deutlich wird, wie »körperlich« Jesus für ihn existiert. Herr Riese unterscheidet seine jetzigen Erfahrungen deutlich von der Zeit des katholischen Glaubens. Jesus ist nun für ihn ein lebendiger Mensch. Offensichtlich gibt ihm diese direkte Begegnung Kraft. Der äußere Dialog erspart die innere Spaltung.

Herr Yps gibt der Krankheit insgesamt eine religiös-philosophische Deutung, bezeichnet sie als Herausforderung, als Potential, als Karma. »Ja, ich könnte jetzt philosophisch sein und das mein Karma nennen. Das ist eine Krankheit, wie jeder eine Aufgabe bekommt, an der er zu arbeiten hat. Wenn ich ganz nüchtern darüber nachdenke, dann ist das meine Krankheit, mein Problem. Ich muß damit fertig werden. Wenn man es noch weiter denkt, ist mir das selbst zuzuschreiben, von meinen diversen Leben vorweg. Das ist mein Potential, mein Rohstoff, mit dem ich zu arbeiten habe.« Was von außen wie eine Rationalisierung oder wie ein Bewältigungsversuch wirkt, hat in subjektiver Sicht eine wichtige und tragende Funktion.

Frau Zahn studiert Pädagogik und Theologie. Nach intensiver Beschäftigung mit Märchen und intensivem Engagement in einer Kirche wird sie psychotisch: »Nun raste diese ganze Sache von Hölle und Teufel auf mich zu.« Sie stabilisiert sich nach einer Unterbrechung des Studiums und der Tätigkeit als Schuhverkäuferin sowie nach der Konvertierung zum katholischen Glauben. Sie erlebt weiterhin Wahnvorstellungen, kann sie jetzt aber besser integrieren. »Es hat mir gut getan, mich weiter damit auseinanderzusetzen, das nicht alles in Wahnbereiche zu verschieben. Es hätte mich sowieso nicht losgelassen, aufgegeben hätte ich es nicht. Das war nun intellektueller, nicht mehr so suggestiv wie früher.« Differenziert begründet sie die Wahl der Religion, die ihrer Vorstellungswelt am besten Halt zu geben vermag.

Religiöse Bilder in der Psychose: Frau Ein erinnert sich vor allem an ein Wahnbild voller religiöser Symbole. »Ich habe einen Dornenkranz auf dem Kopf, und das Blut leckt raus. Ja, ich hatte wirklich solche Symptome. Und ich hatte Herzklopfen, Herzschmerzen.« Sie hat die Wahrnehmung, daß niemand mit ihr spricht, und entwickelt daraufhin den Wunsch zu sterben. Auch Herr Riese kommt darauf zu sprechen, daß er die Anwandlung hatte, Jesus zu sein. Zum Glück sei das ja nicht der Fall. Er könne nicht, was der getan hat. Anfangs bezeichnet Frau Vogel ihre Stimmen als eine Art Schutzengel: Anfangs bringt sie die Worte, die sie hört, noch mit sich selbst in Verbindung, später denkt sie an Geister. Sie habe Stimmen insbesondere von Frauen gehört und von allen Religionen, die man sich vorstellen kann. Sie erlebt, was sie hört, als »Prüfung, die es zu überstehen gilt, um zu sich zu finden«. Ein richtiges Verstehen der Stimmen sei aber nicht möglich gewesen, was sie mit Wut und Enttäuschung erfüllt. Die Stimmen widersetzen sich ihrer Deutung. Erst an dieser Stelle eines Prozesses, der über viele Monate verläuft, ist sie auf fremde Hilfe angewiesen.

Religiöse Prägung aus der Kindheit: Die Eltern von Frau Eule haben sich aus religiösen Gründen scheiden lassen, als sie fünf Jahre alt war. »Mein Vater war religiös fanatisch, meine Mutter gerade nicht. Und ich stand in der Mitte. Ich habe mich mit meinem Vater auseinandergesetzt und zu meiner Mutter gehalten. Damit bin ich groß geworden. Ich habe aber Abstand davon genommen, daß es so was wie einen Gott gibt. Andererseits fügt sich so vieles ineinander. Ich weiß nicht, wie das kommt, daß sich so vieles fügt.« Ihre Worte lassen offen, ob die Fügungen beruhigen oder nicht.

Frau Sorge ist in kirchlichen Heimen aufgewachsen. Sie hat von den sie betreuenden Nonnen auch die Angst vor der Psychiatrie übernommen. Die Stimmen, die sie hörte, wurden als »Strafe Gottes« bezeichnet. Später findet sie ihr eigenes Arrangement mit den Stimmen, gibt ihnen eine eigene biographische Deutung und lernt, mit ihnen zu leben. Inzwischen gehören Kirchenkreise zu ihrem sozialen Netzwerk.

Als Kind glaubte Frau Vogel an Geister, später eigentlich nicht mehr. Ihre Mutter war esoterisch orientiert. Sie habe ihr Geister nahegebracht. »Das war eine Katastrophe für mich. Ich hatte natürlich furchtbare Angst vor Geistern. Erst spät habe ich mir das abgewöhnt, habe mir vieles durchdacht und hab es beiseite gelegt.« Um die Abgrenzung zur Religion der Mutter habe sie sehr ringen müssen. Sie wollte »sich freimachen von so dunklen zwielichtigen Glaubensformen«.

Konflikte mit der Religion

Das Beispiel von Herrn Unger zeigt, wie sich die stützende Funktion der Religion verändern kann. Seine Psychose nährt sich aus dem Spannungsfeld zwischen religiösem und rationalem Denken: Herr Unger hat seit Jahren Visionen. Er fällt damit nicht auf, weil er zum einen viel allein ist, zum anderen als Mormone lebt und glaubt. Seine Visionen versteht er als religiöse Eingebung oder Auszeichnung. Die Visionen werden zur Psychose, als er in seinem eigenen Erleben dem Glauben untreu wird. Ein Buch über die physikalische Entstehung der Erde bringt ihn in Widerspruch zu seinem Glauben. Sich der zweiten Welt zu öffnen heißt für ihn, die Sicherheit der ersten aufzugeben: »Der Mensch, der einmal Visionen hat, kann nicht zwei Herren dienen.« Das Nachdenken über den Urknall und die damit verbundene Abkehr vom mormonischen Glauben bedeutet zugleich eine existentielle Verunsicherung der eigenen Selbstgewißheit. Der Urknall wird zur eigenen Psychose. Die Religion als verbindendes und tragendes Element ist in diesem Moment subjektiv ausgeschaltet. Herr Unger entscheidet sich für das *Buch Mormon* als einzige Bibel. Er vergleicht seine Visionen mit denen des Religionsgründers. »Ich selber habe einen Fehler gemacht, indem ich religiöse Bücher vernachlässigt und mich mit Einstein und mit Stephen Hawkins beschäftigt habe. Aber das hat mich fasziniert, das ist auch eine Wahrheit. Es gibt sozusagen zwei Wahrheiten. Eine, die ist von Gott inspiriert, und eine, die von Menschen inspiriert ist.« Sich dieser zweiten Welt zu öffnen bedeutet für Herrn Unger, die Sicherheit der ersten aufzugeben. Er kündigt an, sich wieder auf die Religion beschränken zu wollen.

Ähnlich wie Herrn Unger ist es auch Frau Xaver wichtig, zwischen ihrem »medialen Erleben« und ihrer Psychose zu unterscheiden.

Da muß ich einen Schnitt machen, muß zwischen der Psychose und diesem medialen Erleben unterscheiden. Das Psychotische war durch diese

Medialität entstanden, das ist mir mittlerweile klar.« Aber daß es außerhalb ihrer selbst reale Einflüsse gibt, die sie nicht erklären kann, hält sie nicht für krankhaft. Im nachhinein hadert sie mit den Stimmen und ist überzeugt, daß die Psychose ihr geschadet hat. Aus ihrer Sicht hat das Ganze mit schwarzer Magie zu tun. Sie hätte einen Spezialisten gebraucht, der sie zurückführt in die eigene Seele und in die eigene Vergangenheit. Frau Xaver hat eine differenzierte Form gefunden, die Verantwortung für das Erlebte zu teilen.

Frau Lahn sucht aus religiös-mystischen Gründen nach dem »reinen Leben«. Diese einseitige körperfeindliche Orientierung auf das Seelenleben mag die Psychose mitbedingt haben. Andererseits kann ihr starkes religiös-meditatives Fundament mit dazu beigetragen haben, daß Frau Lahn die Stimmen, die sie hört, und die Psychose, die sie erlebt, weitgehend integrieren kann. Zumindest so lange, wie noch ein Mindestmaß an sozialen Kontakten vorhanden und der Bezug zum realen Leben nicht ganz verloren gegangen ist.

Zusammenfassung

Einengende religiöse Erfahrungen können die Entstehung von Psychosen begünstigen, zumindest ihre Ausgestaltung beeinflussen. Religiöse Einbindung und Sinngebung kann aber auch vor der Psychose schützen bzw. bei ihrer Integration helfen. Sie kann dem Geschehen einen sprachlichen und sozialen Rahmen geben. Das innere Erleben wird teilbar, das Ausmaß an widersprüchlichen kognitiven und sozialen Einflüssen wird reduziert und geordnet.

Religion und Psychose haben insofern eine innere Verwandtschaft, als Glaubens- und Wahninhalte mit denselben Themen zu tun haben können. Auch in Zeiten vordergründig abnehmender Religiosität scheint es ein Bedürfnis nach nicht-rationeller Verortung existentieller Fragen zu geben. Insofern kommt der Religion oder Philosophie auch eine präventive Funktion zu. Letztlich geht es dabei darum, dem eigenen Leben und Erleben einen Sinn zu geben (Frankl 1987). Dieses Bedürfnis nach sinnvoller Ordnung gilt wohl für alle Erfahrungen, auf welcher Realitätsstufe auch immer. So wie das Verstehen von irritierenden Traumbildern unser Gefühl der Integration stärken kann, mag das auch für Psychoseerfahrungen gelten. Wir brauchen also nicht nur eine Pathologie, sondern auch eine Anthropologie psychotischer Erlebnisse. Und wohl jede therapeutische Begegnung lebt von der Bereitschaft, Sinnzusammenhänge zu unterstellen und zu suchen.

Für eine Anthropologie psychotischer Wahrnehmung

Psychotische Wahrnehmungen führen nicht zwangsläufig in psychiatrische Behandlung und bedeuten nicht unbedingt psychiatrische Behandlungsbedürftigkeit! In allen sozialen Schichten und in verschiedenen Subkulturen gibt es Bedingungen, die eine Psychose auch über längere Zeit ohne psychiatrische Hilfe aushalten lassen. Die fremden, irrealen wahnhaften Erlebnisse werden dann in der Regel nicht im medizinischen Sinne benannt. Andere alltagssprachliche Kontexte liegen näher und erlauben eher eine unmittelbare biographische Integration. Nur bei lang andauernden Erlebnissen und nur im Zusammenhang mit zwischenzeitlichen psychiatrischen Einflüssen werden medizinische Bezeichnungen wahrscheinlicher und u. U. für die eigene Orientierung auch als hilfreich empfunden. Dieser Umstand legt die Vermutung nahe, daß wir uns im psychiatrischen Alltag manchmal allzu schnell und allzu automatisch der professionellen Sprache bedienen. Die Gefahr einer Entfremdung der subjektiven Erfahrung wird hierbei zu gering geschätzt. Insofern geben die Erfahrungen und der Sprachgebrauch der »Nichtbehandelten« Anlaß, die gravierenden und subtilen Folgen der medizinischen Sprache zu reflektieren, die dramatische oder philosophische Aspekte offensichtlich nicht vermitteln kann und widersprüchlichen Gefühlen und Erlebnissen nur unzureichend Ausdruck verleiht. Insofern läge nahe, diese Arbeit ohne zusammenfassende Interpretation zu beschließen und einzig darauf zu verweisen, daß sich eine gemeinsame Sprache erst entwickeln kann, wenn wir eine Zeitlang den Worten von Psychoseerfahrenen ohne professionelle Deutung zuhören. Eine wirklich um Verstehen bemühte und gleichberechtigte Begegnung wird sich erst entwickeln, wenn wir zunächst einmal radikal davon ausgehen, daß psychotisches Denken und Handeln situativ biographisch angemessen sein kann, jedenfalls genauso menschlich ist wie logisch-deduktives Denken und Handeln auch. Die grundlegende Versicherung von Akzeptanz muß jedem Veränderungsimpuls vorangehen.

Compliance wird häufig als einseitige Anpassungsleistung verstanden: Patienten sollen einsehen, was sie im medizinischen Sinne sind oder haben. Compliance ist aber auch als ein wechselseitiger Annäherungsprozeß zu begreifen. Krankheitseinsicht hat nur einen Wert, wenn ein Zugewinn an

Verständnis erreicht wird. Aus einer mehr oder weniger bedingungslosen Aufgabe differenzierter subjektiver Kategorien zugunsten abstrakt medizinischer Begriffe kann eine tiefere Einsicht kaum erwachsen. Krankheitseinsicht im Sinne eines Begreifens der konkreten Umstände und der inneren Repräsentationen von abweichendem und auffälligem Handeln, Denken und Fühlen ist zunächst einmal vor allem von den Therapeuten zu leisten. Mindestens notwendig ist eine Sprache der Differenz, also eine Sprache, die das Kranksein nicht aus dem Menschsein ausklammert, die die Psychose als besondere Erfahrung akzeptiert, aber nun nicht jede Auffälligkeit und Besonderheit als Krankheitssymptom begreift und sie so dem sozialen, situativen Kontext bzw. der Eigenheit der Persönlichkeit entzieht.

Psychosen bleiben in aller Regel nicht folgenlos. Sie verändern das individuelle Lebenskonzept und das soziale Gefüge, mindestens für eine kurze Phase, häufig auch darüber hinaus. Wie alle wesentlichen Lebensereignisse hinterlassen auch Psychosen Spuren. Das gilt allerdings ebenso für das Ereignis der Behandlung. Nach wie vor bedeutet die Einweisung in ein psychiatrisches Krankenhaus eine Stigmatisierung und markiert einen gravierenden sozialen Einschnitt. Nicht nur physiologisch-neurologisch, sondern vor allem auch psychosozial und kulturell wird hier ein Weg gebahnt. Insofern sind die dieser Untersuchung zugrundeliegenden Interviews ein Sonderfall, weil sie eine Unterscheidung zumindest in zeitlicher Hinsicht erlauben: Es gibt Lebensläufe, bei denen vor allem die Psychiatrie als eigentlich negativer Faktor erlebt und anschließend vermieden, die Psychose aber in Kauf genommen und ausgehalten wurde. Andere Geschichten bezeugen eine subjektiv erlebte rettende Funktion psychiatrischer Behandlung als Endpunkt eines immer bedrohlicher werdenden Kreislaufs von wahnhaftem Erleben und sozialer Reaktion. Vor allem aber gibt es Psychoseerfahrungen, die sich ohne psychiatrische Behandlung über längere Zeit halten und stabilisieren, sowohl im Sinne eines ins Leben integrierten chronischen Verlaufs als auch im Sinne eines die Psychose transzendierenden Entwicklungsprozesses.

Die Art und Weise, wie die einzelnen Menschen ohne den Einfluß psychiatrischer Behandlung mit ihren psychotischen Erfahrungen umgehen, ist individuell sehr verschieden, insgesamt aber aufschlußreich. Selbstregulation findet schon sehr früh statt, beginnt sozusagen mit der ersten Abweichung der Wahrnehmung und ist der Psychose geradezu immanent. Die Psychose erscheint u. a. als ein Ausdruck tiefer Ambivalenz. Ob man nun von der gleichzeitigen Wirksamkeit gesunder und kranker Anteile, progressiver und regressiver oder sozial verbindender und autistisch lösender Kräfte spricht, die der Psychose innewohnende Ambivalenz bezieht sich immer auf grundlegend menschliche Konflikte. Thematisiert wird in der Psychose beispielsweise die Unentrinnbarkeit des Todes (Frau Öse), die Unvermeidbarkeit von Schuld (Frau Hahn) oder die Unausweichlichkeit von Einsamkeit (Erich). Fast immer geht es um eine Gratwanderung zwischen zwei Polen, um einen Entwicklungsprozeß, der an einen kritischen Punkt gekommen ist. Häufig ist eine vorübergehende Lösung unbrauchbar geworden und außer Kraft getreten. Die Fähigkeit des Menschen zu denken und dabei auch sich selbst zur Disposition zu stellen, zu zweifeln, und zwar auch an sich, seine Bereitschaft zu gedanklicher und gefühlsmäßiger Ambivalenz, zu Mehrdeutigkeit und Widersprüchlichkeit schließt psychotisches Denken und Handeln als anthropologische Möglichkeit mit ein. Vor allem wenn sich diese Mehrdimensionalität nicht im Beziehungsgefüge spiegelt, wenn sozusagen das Ambivalenzbedürfnis keine Entsprechung im Alltag oder in der Sprache findet, also nicht real gelebt werden kann, droht die Gratwanderung psychotische Dimensionen zu erreichen.

Einige Gesprächspartner vergleichen ihre Psychoseerfahrungen mit Träumen. Der Mensch ist nicht nur in der Lage, sondern darauf angewiesen, zu träumen. Unser inneres Gleichgewicht hängt davon ab. Wir verarbeiten im Traum sowohl ungelöste innere Konflikte als auch das bestehende Überangebot an äußeren Sinneseindrücken. Wenn das so ist, warum werden die subjektiv vergleichbaren Erlebnisse im Kontext einer Psychose so anders beurteilt? Könnte es sein, daß die konflikthaften Widersprüche, die im Traum nicht genügend gebunden werden können, ihren Ausdruck im Wahn suchen? In unseren Träumen nehmen wir die Inhalte potentieller Psychosen quasi vorweg. So wie es angenehme und unangenehme Träume gibt, so gibt es auch Psychosen, in denen lustvolle oder angstvolle Gefühle, bewußtseinserweiternde oder beengende Impulse überwiegen. Entsprechend müßten wir eigentlich von Alp-Psychose sprechen, wenn wir vor allem ängstigende Psychose meinen, und eingestehen, daß es auch andere gibt. Psychosen und Angst gleichzusetzen ist üblich, erscheint aber bei näherer Betrachtung als Kurzschluß. Die Psychose kann eben auch dazu beitragen, einen noch unerträglicheren Zustand erst einmal aufzulösen oder ein ungerichtetes Gefühl innerer Auflösung zu kanalisieren. Selbst in der sogenannten paranoiden Psychose sind außer Gefühlen der Bedrohung häufig auch größenwahnhafte, das eigene Selbst aufwertende Anteile enthalten. Ob Beziehungssetzungen angst- oder lustvoll erlebt werden, scheint von Persönlichkeitfaktoren und von situativen Bedingungen abzuhängen. Mehr wissen wir nicht. Ein wesentlicher Unterschied zwischen Psychose und Traum besteht darin, daß wir in Psychosen wach und nicht durch

Schlaf geschützt sind. Die Möglichkeit der Kontrolle von Handlungsimpulsen ist deutlich geringer. Sie ist nicht völlig abhanden gekommen, wie ein Teil der Gespräche zeigt, aber offensichtlich von der sozialen Situation abhängig.

Es gehört zu unserem Alltag, daß wir ständig mit unlösbaren Problemen und Ängsten zu tun haben. Das ist nicht das Abnorme, sondern das Normale und gilt für den privaten wie für den öffentlichen Raum. Wir haben uns an unausweichliche Gefahren gewöhnt und brauchen die Fähigkeit der Verdrängung unserer Angst. Wären wir uns aller potentiellen Gefahren, jeder Quelle von Angst bewußt, könnten wir kaum funktionieren. Insofern leben wir alle im Wahn, nämlich im Wahn unserer Unverletzlichkeit. Die Psychose bedeutet gewissermaßen, sich der realen Bedrohung stärker bewußt zu sein, als wir auszuhalten vermögen – wobei nicht nur die äußere Bedrohung durch Umweltzerstörung und sonstige äußere Gefahren gemeint ist, sondern auch das Gefühl innerer Gefährdung und Selbstauflösung im Kontext von Beziehungen. Auch hier ist die Gefahr unausweichlich. In jeder Beziehung riskieren wir bei der ständigen Aufgabe der Balance von Nähe und Distanz Verletzung und Zurückweisung. Erleben wir diese ohne Verdrängung bzw. ohne die Basis eines gewissen Urvertrauens oder ist uns das Risiko von Verletzung ständig bewußt, dann werden Rückzug und soziale Unbeweglichkeit hochwahrscheinlich. In dem Maße wie unsere Abwehrkraft gegenüber innerer Angst und äußerer Gefahr nachläßt, werden Halluzinationen wahrscheinlicher. Sie gehören also möglicherweise nicht nur zu unserem historischen Repertoire (Jaynes 1988), sondern auch zu unserem anthropologischen Potential.

Die Feststellung, daß die Psychose einer grundlegenden Möglichkeit entspricht, mutet banal an. Sie ergibt sich konsequent aus der Betrachtung des Verlaufs von Psychosen außerhalb des Einflußbereichs der Psychiatrie. Es geht dabei nicht darum, mögliche somatische Anteile zu ignorieren. Selbstverständlich hat ein so gravierendes, das Wesen des Menschen zumindest momentan tief prägendes, sein Lebenskonzept und soziales Gefüge beeinflussendes Geschehen auch somatische Anteile und Entsprechungen, sei es im Sinne begünstigender Faktoren oder physiologischer Wirkungen und neurologischer Bahnungen. Ohne Frage bedeutet die Psychose in aller Regel einen gravierenden Einschnitt in Alltag und Lebensplanung. Häufig sind Leistungsabbrüche, familiäre Konflikte und sozialer Rückzug bzw. soziale Isolation zu beobachten. Gleichzeitig ergibt sich die Chance zu neuer Orientierung. Der Leistungsabbruch kann zu einer realistischeren Selbsteinschätzung führen. Der Rückzug kann auch Nährboden für eine spätere Selbstbesinnung sein und das Ende einer sozialen Überforderung einleiten.

Im Rahmen von Psychoseseminaren ist über den möglichen biographischen Sinn der Psychose viel spekuliert und diskutiert worden. Im Kontext der hier geschilderten und im subjektiven Rückblick belebten Biographien wird unübersehbar, daß die Psychose auch die Bedeutung einer existentiellen Krise und Verunsicherung hat und so die Chance oder sogar Funktion einer neuen inneren Balance beinhaltet. Entscheidend ist dabei nicht allein, das Ausmaß von Leid festzustellen. Psychotische Erfahrungen mögen schmerzhaft sein und können doch eine existentielle Selbsterfahrung ermöglichen. Und sie können schmerzlos erscheinen und doch vom »Eigentlichen« ablenken.

Um die Chancen der Krise zu nutzen, brauchen viele Psychoseerfahrene ein Gegenüber, in der Regel eine reale Person. Ersatzweise kann aber anscheinend auch eine imaginäre Person, ein Buch, ein Tagebuch - das geduldig alle Ambivalenzen erträgt und abzulegen hilft - oder ein Briefpartner diese Funktion übernehmen. Die real existierenden Mitglieder einer im Hintergrund spürbaren, tragenden Familie können eine orientierende Beziehung bieten, ersatzweise aber auch Personen, die längst gestorben und nur noch in der Psychose selbst repräsentiert sind. Nur selten geschieht die Rettung so sehr aus sich selbst heraus wie etwa bei Frau Adler (»High noon«). Doch die Art und Weise, wie sich jemand nach einer psychotischen Verunsicherung wieder neu stabilisiert und repräsentiert, scheint ein langfristiger innerer Prozeß zu sein, der nur partiell erfahrbar wird (DAVIDSON & STRAUSS 1995). Für viele bedeutet die Psychose einen sozialen Kompromiß, zu dem es phasenweise keine Alternative gibt und aus dem herauszufinden einen längeren Entwicklungsprozeß erfordert.

Eine Psychoseerfahrung hat biologische, biographische und psychosoziale, also grundlegend menschliche Aspekte, aber nicht nur im Sinne einer multifaktoriellen Prägung eines ansonsten passiven Individuums, sondern im Sinne verschiedener Aspekte eines aktiv handelnden Subjekts. Insofern ist die Psychose eine Form der aktiven Auseinandersetzung mit sich und den Spannungen zwischen innerer und äußerer Welt. Entsprechend brauchen wir nicht nur eine Pathologie, sondern eine Anthropologie dieser Erfahrung! Dafür ist es notwendig, Form und Inhalt der psychotischen Veränderung nicht mehr absolut zu trennen, wofür es hilfreich ist, gedanklich einmal möglichst weit vom Behandlungskontext zu abstrahieren. Schon die unmittelbare phänomenologische Wahrnehmung kann einen wichtigen, therapeutisch nutzbaren Verstehenszugang öffnen. Dem existentiellen Zusammenhang allgemeiner Lebensphilosophie und spezieller

Psychoseerfahrung gilt es nachzuspüren: Welche grundlegend menschlichen Themen spielen in die Psychose hinein und bestimmen ihre Ausprägung mit? In welchen Sinnzusammenhang ist die einzelne Psychoseerfahrung zu stellen? Diese Fragestellungen können und sollen die Psychose nicht verharmlosen, sie können und sollen auch die Hilfsbedürftigkeit nicht bestreiten. Diese Sichtweise jedoch kann dazu beitragen, psychoseerfahrene Menschen zu entlasten, ihrer inneren und äußeren Ausgrenzung entgegenzuwirken und die Chancen therapeutischer Begegnung zu erweitern. Ziel dieser Arbeit war, auf dieses große Ziel hin einiges Material zu sammeln und einige Thesen zu formulieren. Die möglichen Konsequenzen für die Entwicklung einer angemessenen therapeutischen Strategie sollen noch einmal abschließend zusammengetragen werden.

1. Die Psychose ist Ausdruck einer zutiefst menschlichen Ambivalenz, einer Balance, einer Gratwanderung, gewissermaßen einer rückhaltlosen Ausschöpfung menschlicher Möglichkeiten, die aus Gründen gesellschaftlicher Konventionen nur mit einem hohen Preis erkauft werden können.

   Psychotische Wahrnehmungen können existentielle Fragen aufwerfen und Menschheitsthemen beinhalten. In der extrem verdichteten Erfahrung steckt auch die Chance späterer Entwicklung. Zu den existentiellen Themen gehört die Auseinandersetzung mit Leben und Tod. Das Wissen um diese Zusammenhänge erlaubt, nicht immer und ausschließlich an Suizidalität zu denken, wenn im Rahmen einer Psychoseerfahrung das Thema Sterben zum Ausdruck kommt. Psychotische Wahrnehmung ist eine Form des existentiellen Zweifelns. Therapeutische Beziehung setzt voraus, sich auf die Art und die Inhalte psychotischen Denkens versuchsweise einzulassen. Zugleich ist psychotische Wahrnehmung vergleichbar einer unfreiwilligen Ideologie, in der nur die eigene Realität zählt. Wenn professionelle Haltung in ähnlicher Weise Unfehlbarkeit beansprucht, kann eine konstruktive Beziehung nicht gelingen.
2. Psychose bedeutet nicht nur Störung, sondern auch Lösung, nicht nur Einsamkeit, sondern in dieser Einsamkeit zugleich Anregung durch imaginäre Stimmen und Beziehungen. Sie ist nicht nur Ausdruck subjektiv erlebter Fremdbestimmung, sondern entzieht dieser zugleich die kommunikative Basis, ist also auch als letzte Zuflucht zur Wahrung von Identität zu verstehen. Sie kann den Charakter eines sozialen Kompromisses annehmen und Beziehung erlauben, ohne sich wirklich zu binden. Sie ist nicht nur Krankheit, sondern ähnlich dem Traum eine phänomenale menschliche Anpassungs- und Selbstheilungsleistung. Insofern ist die Psychose vergleichbar dem Fieber. Beide Vorgänge haben

eine Funktion, einen Sinn. Erst wenn darüber Einigkeit herrscht, wird eine gemeinsame Suche danach möglich, wofür die Psychose oder das Fieber stehen, auf welchen Konflikt oder welche Entzündung sie hinweisen. So wie ein Internist Fieber nicht einfach senkt, sondern zu verstehen sucht und nur in extremen Fällen direkt »bekämpft«, hat auch der Psychiater Sorgfalt und Zurückhaltung gegenüber Psychosen zu entwickeln.

Die Wahrnehmung der Psychose als Bewältigungs- und Anpassungsstrategie bedeutet keine Verharmlosung. Die psychotische Wahrnehmung mag auf der nächsten Abstraktionsebene unzureichend erscheinen oder zu einem späteren Zeitpunkt scheitern. Doch ihre aktuelle Funktion zu leugnen, hieße, einen Verstehenszugang preiszugeben.

3. Die meisten therapeutisch bzw. psychiatrisch geschulten Patienten müssen diese Art der Wahrnehmung der eigenen widersprüchlichen Kräfte und ihrer kunstvollen Balance selbst erst wieder lernen. Insofern müssen Patienten und Therapeuten gemeinsam dazu beitragen, daß Compliance und Krankheitseinsicht nicht zu einseitig definiert, sondern als wechselseitiger dialogischer oder unter Einbeziehung der nächsten Bezugspersonen trialogischer Prozeß verstanden werden. Alle therapeutischen Strategien, ob somatisch, psychologisch oder sozial, verlieren als Strategien der Veränderung von außen an Bedeutung. Im Kontext einer haltenden, stützenden, konfrontierenden und das Eigenerleben fördernden Beziehung gewinnen sie eine neue Qualität. Die Psychose um jeden Preis beseitigen zu wollen birgt das Risiko, vorschnell auf ein farbloses Leben hin zu orientieren und die Negativsymptomatik zu fördern.
4. Vielen Menschen, die Psychosen außerhalb der Psychiatrie erleben, ist gemeinsam, daß sie vorübergehend auf übergeordnete soziale Repräsentationen zurückgreifen, die ihnen das eigene Erleben selbstverständlich und die Psychiatrie als fremd erscheinen lassen. Das Selbstverständnis kann z. B. vorrangig künstlerisch, religiös, esoterisch oder politisch geprägt sein. Diese Konstruktionen sind häufig mit sozialen Veränderungen verbunden, bedeuten meist eine bestimmte Form des partiellen, vorübergehenden oder auch sehr umfassenden sozialen Rückzugs. Diese Veränderungen werden als Verlust und Entlastung erlebt. Sie bedeuten eine Einbuße, sind gleichzeitig aber manchmal auch Voraussetzung, um das neue Selbstverständnis aufrechtzuhalten. Die selbstverständliche Integration des psychotischen Erlebens ist nicht unbedingt gleichzusetzen mit einem bewußten integrativen Bewältigungsstil, aber auch nicht zu verwechseln mit einer in der Literatur als »sealing over« bezeichneten Abspaltungsstrategie. Beide Begriffe bleiben

einem medizinischen Denken verhaftet und trennen zwischen einer als solche erkannten Krankheit und deren Bewältigung auf abstrakte, künstliche Weise.

5. Die Konzentration auf die subjektive Sicht von Psychoseerfahrenen außerhalb der Psychiatrie erlaubt zu sehen, daß Selbsthilfe in aller Regel lange vor Fremdhilfe beginnt und weitgehend unabhängig von ihr wirksam bleibt. Dabei geht es in erster Linie nicht um Coping-Mechanismen im Sinne verallgemeinerbarer Verhaltenstechniken, sondern um komplexe, biographisch eingebettete Selbstdeutungsstrategien, die je nach erreichtem Entwicklungsstand hilfreich oder störend wirken, also ihren Charakter mehrfach ändern können. Die Eigenbalance kann aufgrund eines äußeren sozialen Konflikts, erschöpfter innerer Ressourcen oder zusätzlicher somatischer Beschwerden unzureichend werden. Therapeutische Hilfe kann am ehesten positiv wirken, wenn sie die spezifischen Selbsthilfestrategien erkennt, ernst nimmt und im Sinne einer »Supervision« stützt bzw. wieder verfügbar macht.
6. Alleine nach Ursachen einer Psychose zu forschen bleibt einem (mono-) kausalen Denken verhaftet. Therapeutisch bedeutsamer erscheint es, Wechselwirkungen wahrzunehmen und nach Funktions- und Sinnzusammenhängen zu suchen. Dieser Paradigmenwechsel gilt nicht nur für soziale Zusammenhänge, sondern ist auch auf die Einheit von Leib und Seele zu beziehen. Hier weicht die Suche nach Ursachen dem Bewußtsein der Plastizität von physiologischen und neuronalen Strukturen. Den Körper als »Ort« von Ursachenforschung zurückzustellen erlaubt, ihn wieder wahrzunehmen als Spiegel der Seele und Ort der Abbildung von Erfahrung.
7. Sprache funktioniert weitgehend unbewußt. Würden wir uns die Voraussetzungen sprachlicher Verständigung permanent bewußt halten, würden wir vermutlich die Selbstverständlichkeit des Sprechens verlieren (V. FÖRSTER 1995). Psychotische Erlebnisse sprengen häufig das Potential unserer Sprache. Ließe sich unser Sprachvermögen erweitern, so daß psychotische Erlebnisse besser symbolisch abgebildet und sozial integriert würden, könnte man invasive Therapieformen vielleicht nicht ersetzen, aber weiter zurückstellen. Insofern erscheint es lohnend, unsere professionellen sprachlichen Anstrengungen nicht auf das Ordnen von Symptomen zu beschränken. Das Begleiten einer Psychose erfordert sehr viel mehr sprachliche Phantasie.
8. Angesichts der derzeitigen Aufmerksamkeit für Komorbidität ist anzumerken, daß sich z. B. Psychose und Sucht nicht nur additiv verhalten und auch nicht bloß in Wechselwirkung stehen. Beide Phänomene

haben unmittelbare Entsprechungen. Die Psychose kann die Dynamik einer Sucht entfalten, und die Sucht kann autistische Prozesse in Gang setzen, die einer Psychose ähneln. Insofern kann die eine Erscheinung den Verstehenszugang zur anderen erleichtern. So ist zu begreifen, daß psychotische Wahrnehmung keineswegs unbedingt nur negativ erlebt wird, sondern auch »gesucht« werden kann, daß die vielleicht grenzenlose und farbige Welt der Psychose u. U. auch ein Bedürfnis bedient. So wie es bei beiden Phänomenen bezogen auf das aktuelle Erleben einen »Point of no return« (M. Bleuler 1987) geben mag, ist Eigenverantwortung vermutlich zu keinem Zeitpunkt völlig außer Kraft gesetzt und im therapeutischen Prozeß unverzichtbar.

9. Religion und Wahn haben eine Seelenverwandtschaft in dem Sinne, daß beide Systeme Bilder produzieren, die mit den Sinnen und der Logik alleine nicht zu fassen sind. Beide Systeme können konkurrieren oder sich stützen. Jede Religion transportiert Grundthemen menschlichen Wesens und Lebens. Psychosen können grundlegende Spannungen, denen jeder Mensch ausgesetzt ist, in besonderer Weise zuspitzen. So erstaunt es nicht, daß religiöse Einbindung eine der Bedingungen sein kann, die es erlauben, psychotische Wahrnehmungen begrifflich zu fassen und ohne psychiatrische Hilfe zu verkraften. Aus anthropologischer Sicht ist der Mensch ein sich transzendierendes Wesen. Insofern kann man Psychosen auch als Versuch der Rückgewinnung religiöser Spannung oder der Rückweisung unangemessener Eindimensionalität verstehen.

10. Psychosen kommen häufig in Phasen zum Audruck, die für jeden Menschen kritisch sind: Loslösung vom Elternhaus, Bindung in einer eigenen Partnerschaft, Schwangerschaft, Verlust von selbstwertstabilisierenden Aufgaben usw. Dünnhäutige Menschen reagieren auf diese und andere kritische Momente stärker, haben weniger Repertoire und weniger Selbstbewußtsein, um aus der Krise gestärkt hervorzugehen. Der Zusammenhang mit Lebenskrisen ist dann besser präventiv zu nutzen, wenn wir ihre Bedeutung so selbstverständlich annehmen wie möglich.

Etwas zugespitzt könnte man behaupten, daß das »Normale« eigentlich nicht die unproblematische, sondern die problematische Entwicklung ist. An Krisen reifen wir und entwickeln einen unverwechselbaren Charakter. Es wäre demnach ein fragwürdiger Vorteil, eine durch und durch unproblematische Entwicklung zu haben. Die Psychose stünde damit am Schnittpunkt einer Entwicklung von der unnormal unproblematischen zur normal problematischen Lebenslage. Therapeutische »Entwicklungshilfe« bräuchten dann am ehesten diejenigen, die Psychosen nicht selbst kennen, also die Angehörigen und Mitarbeiter, während die Menschen im Wahn vor allem Partner bräuchten, die ihr Eigenerleben wieder kommunikativ und sozial und damit lebensfähig machen, damit sie ihre Symptomatik nicht als schuldhaft oder krank, sondern eben »normal« betrachten können.

Bei aller notwendigen Professionalität brauchen wir im Umgang mit Psychoseerfahrenen auch die Haltung des interessierten zugewandten Laien, des naiven Gegenübers, das die Äußerung des anderen ernst nimmt, egal wie sehr sie gewohnte Maßstäbe sprengt, das neugierig ist auf das Fremde, nicht um es schnell einzuordnen und zu verändern, sondern weil gerade das Fremde ihm Aufschluß und Anregung gibt über das Wesen des Menschen. Eine solche Haltung scheint mir notwendig zu sein, um Psychoseerfahrenen offen begegnen und Orientierung geben zu können. Ich habe während dieser Untersuchung immer wieder gespürt, wie groß die Versuchung ist, die eigene professionelle Wahrnehmung zum absoluten Maßstab zu nehmen, die professionelle Sprache der Alltagssprache überzustülpen und dabei zu übersehen, wie sehr die Erlebensweise des anderen dadurch beeinflußt wird. So wie in den Psychoseseminaren die Psychoseerfahrenen wohl erst einmal die führende Rolle übernehmen müssen, um dem lange fehlenden Gleichgewicht wenigstens näher zu kommen, so müssen wir Therapeuten uns eingestehen, daß die Psychoseerfahrenen uns nur bedingt brauchen, manche gar nicht, manche indirekt, weil ihre Umgebung überfordert ist, und manche zur Stärkung der eigenen Selbstheilungskräfte. Umgekehrt aber brauchen wir die Psychoseerfahrenen, weil wir mit ihrer Hilfe Einsicht gewinnen in komplexe Zusammenhänge und in fremde, andersartige Lebenserfahrungen. Erst vor diesem Hintergrund und mit dem notwendig sich ergebenden Respekt können auch wir nützlich werden als Dialog-Partner, die inneres Erleben und innere Konflikte kommunikabel und damit lebbar machen helfen. Diesen Prozeß könnten wir »innere Deinstitutionalisierung« nennen.

Vor einer Pathologie brauchen wir eine Anthropologie psychotischer Wahrnehmung.

Literaturverzeichnis

Ackerknecht, E.H. (1957): Kurze Geschichte der Psychiatrie, Stuttgart.

Aderhold, V. (1995): Die akute Schizophrenie als Prozeß der Selbstgestaltung, Med. Diss., Univ. Köln.

Al-issa, I. (1979): Socio-cultural factors in hallucinations, *International Journal of Social Psychiatry*, 24, S. 167-176.

Andreasen, N.C.; Olsen, S. (1982): Negative versus positive schizophrenia definition and validation, *Arch. of Gen. Psychiatr.* 39, S. 789-794.

Angermeyer, M.C.; Klusmann, D. (1988): The causes of functional psychoses as seen by patients and their relatives, *Eur. Arch. Psychiat. Neurol. Sci.* 238, S. 47-54.

Angermeyer, M. (1986): Mitten in der Gemeinde und doch allein? - Eine quantitative Untersuchung des sozialen Netzwerks von Bewohnern psychiatrischer Übergangswohnheime, *Psychiatr.Praxis*, 1986.

Baeyer, W.R.v. (1979): Wähnen und Wahn, Stuttgart.

Baker, P. (1996): Die innere Stimme - Ein praktischer Ratgeber für Stimmenhörer (DGSP, Stuppstr. 14, 50823 Köln). (Erstveröffentlichung: Voice Hearer Network 1995)

Balint, M. (1987), Regression, München.

Barham, P. (1994): The Psychosocial Predicament of the Mental Patient in modern Society, Paper presented at the Symposium on »understanding of mental illness and dealing with the mentally ill in Western Cultures«, Berlin 2.-4.6.94, to be published in *Psychiatry*.

Basch, M. (1988): Understanding Psychotherapy - The science behind the art. Basic Books, New York.

Becker, M.A.; Maiman, L.A. (1975): Sociobehavioral determinants of compliance with health and medical care recommendations, *Med. Care*, 13, S. 10-24.

Bender, W. (1988): Krankheitseinsicht und Krankheitsgefühl bei psychiatrischen Patienten, Stuttgart.

Benedetti, G. (1964): Der psychisch Leidende und seine Welt, Schriftenreihe zur Theorie und Praxis der Psychotherapie, Band 4, Stuttgart.

Benedetti, G.; Rauchfleisch, U. (1975): Die Schizophrenie in unserer Gesellschaft - Forschungen zur Schizophrenielehre 1966-1972, Stuttgart.

BENEDETTI, G.; KIND, H.; WENGEN, U. (1967): Forschungen zur Schizophrenielehre 1961-1965 - eine Übersicht, *Fortschr. Neurol.*, 35, 1-34, S. 41-121.

BENEDETTI, G. (1982): Analytisch gerichtete Psychotherapie schizophrener Psychosen. In: HELMCHEN, M; LINDEN, M.; RÖGER, U. (Hg.): Psychotherapie in der Psychiatrie, Berlin/Heidelberg/New York.

BENEDETTI, G.; BLEULER, M.; KIND, H.; MIELKE, F. (1960): Entwicklung der Schizophrenielehre seit 1941, Basel/Stuttgart.

BERGER, P.L.; LUCKMANN, T. (1969): Die gesellschaftliche Konstruktion der Wirklichkeit, Frankfurt a. M.

BERGOLD, J.B.; FLICK, U. (1987): Die Geschichte des Subjekts verstehen - eine Einleitung und Standortbestimmung. In: BERGOLD, J.B.; FLICK, U.: Einsichten - Zugänge zur Sicht des Subjekts mittels qualitativer Forschung, Tübingen, S. 1-17.

BEUTEL, M. (1988): Bewältigungsprozesse bei chronischen Erkrankungen, Weinheim.

BINSWANGER, L. (1964): Grundformen und Erkenntnis menschlichen Daseins, München.

BLANKENBURG, W. (1980): Phenomenology and psychopathology, *J. of. Phenomenological Psychology*, 11, S. 50-78.

BLANKENBURG, W. (1988): Phänomenologisch-anthropologische Aspekte von Wahn und Halluzinationen. In: OLBRICH, H.M. (Hrsg.): Halluzinationen und Wahn, Berlin/Heidelberg/New York.

BLANKENBURG, W. (1989): Biographie und Krankheit - Sammlung psychiatrischer und neurologischer Einzeldarstellungen, Stuttgart.

BLANKENBURG, W. (1991): Wahn und Perspektivität - Störungen im Realitätsbezug des Menschen und ihre Therapie, Stuttgart.

BLEULER, E. (1911): Dementia Praecox oder Gruppe der Schizophrenien. In: ASCHAFFENBURG, G. (Hrsg.): Handbuch der Theorie - Ökologische und andere Denkansätze für gemeindepsychiatrisches Handeln, Gütersloh Psychiatrie, 4. Abt., 1. Hälfte, Leipzig.

BLEULER, E. (1930): Primäre und sekundäre Symptome der Schizophrenie, *Zeitschr. f. d. gesamte Neurologie u. Psychiatrie*, 124, S. 697-746.

BLEULER, M. (1960a): Die Problematik der Schizophrenien als Arbeitsprogramm des II. Internationalen Kongresses für Psychiatrie. In: BENEDETTI, G.; BLEULER, M.; KIND, H.; MIELKE, F.: Entwicklung der Schizophrenielehre seit 1941.

BLEULER, M. (1960b): Forschungen und Begriffswandel in der Schizophrenielehre 1941-1950. In: BENEDETTI, G.; BLEULER, M.; KIND, H.; MIELKE, F.: Entwicklung der Schizophrenielehre seit 1941.

BLEULER, M.(1964): Ursache und Wesen der schizophrenen Geistesstörung, *Deutsche medizinische Wochenschrift*, 89, S. 1865-1870.

BLEULER, M. (1966): Forschungen und Begriffswandlungen in der Schizophrenielehre 1941-50. In: MITSCHERLICH, A.: Krankheit als Konflikt.

BLEULER, M. (1972): Die schizophrenen Geistesstörungen im Lichte langjähriger Kranken- und Familiengeschichten, Stuttgart.

BLEULER, M. (1987): Schizophrenie als besondere Entwicklung. In: DÖRNER, K., Neue Praxis braucht neue Theorie.

BOCK, T. (1992): Aspekte der äußeren und inneren Ökologie einer Psychose. In: ANDRESEN, B.; STARK, M.; GROSS J.: Mensch, Psychiatrie, Umwelt, Bonn.

BOCK, T. U. A. (1995): Abschied von Babylon-Verständigung über Grenzen in der Psychiatrie, Bonn.

BOCK, T. (1995a): Psychosen außerhalb der Psychiatrie. In: BOCK, T. u. a.: Abschied von Babylon.

BOCK, T. (1995b): Psychoseseminare - Therapie ohne Absicht. In: STARK, M. u. a.: Wege aus dem Wahn, Bonn.

BOCK, T.; DERANDERS, J.E.; ESTERER, I. (1992): Stimmenreich - Mitteilungen über den Wahnsinn, Bonn.

BOCK, T.; DERANDERS, J.E.; ESTERER, I. (1994): Im Strom der Ideen - Stimmenreiche Mitteilungen über den Wahnsinn, Bonn.

BOCK, T.; WEIGAND, H. (1990b): Handwerksbuch Psychiatrie, Bonn.

BOCK, T.; WEIGAND, H. (1990): Individuelle Selbsthilfe in Psychosen. In: BOCK, T.; WEIGAND, H.: Handwerksbuch Psychiatrie, Bonn.

BOCK, T.; JUNCK, A. (1991): Die subjektive Wahrnehmung psychotischen Geschehens - Krankheitskonzepte von Patienten, Angehörigen und Therapeuten im Vergleich, *Psychiatr. Praxis*, 18, S. 59-63.

BÖHM, A.; LEGEWIE, H.; MUHR, T. (1992): Kursus Textinterpretation - Grounded Theory, Forschungsbericht Nr. 92-3, Interdisziplinäres Forschungsprojekt ATLAS, Eigendruck der TU Berlin.

BÖKER, W.; BRENNER, H.D. (1983): Selbstheilungsversuche Schizophrener - Psychopathologische Befunde und Folgerungen für Forschung und Therapie, *Nervenarzt*, 54, S. 578-589.

BÖKER, W. (1991): Die Entwicklung eines partnerschaftlichen Therapieverständnisses der Schizophrenie als Folge neuer Ätiologiekonzepte und Wandlungen des psychiatrischen Zeitgeists, *Psychiatr. Praxis*, 18, S. 189-195.

BÖKER, W. (1995): Psychotische Angst und institutionalisierte Abwehr in der Psychiatrie. In: BOCK, T. u. a.: Abschied von Babylon.

BREIER, A.; STRAUSS, J.S. (1982): Self-control in psychotic disorders, *Arch.-Gen.Psychiatry*, 40, S. 1141-1145.

BRENNER, H. D.; BÖKER, W. (1992): Verlaufsprozesse schizophrener Erkrankungen. Dynamische Wechselwirkungen relevanter Faktoren, Bern.

BRONFENBRENNER, U. (1981): Die Ökologie der menschlichen Entwicklung, Stuttgart.

BUCHHOLZ, M. (1996): Die metaphorische Verletzung von Sinnstrukturen, *System Familie,* 9, S. 3-11.

BUCHKREMER, G.; WINDGASSEN, K. (1987): Leitlinien des psychotherapeutischen Umgangs mit schizophrenen Patienten - Was ist den verschiedenen Schulen und Methoden gemeinsam?, *Psychother. med. Psychol.,* 37, S. 407-412.

BUCK, D. (1990): Selbstverständnis einer Psychose. In: BOCK, T.; WEIGAND, H.: Handwerksbuch Psychiatrie, Bonn.

CIOMPI, L. (1980): Ist die chronische Schizophrenie ein Artefakt? Argumente und Gegenargumente, *Fortschr. Neurol. Psychiatrie,* 48, S. 237-248.

CIOMPI, L. (1982): Affektlogik. Über die Struktur der Psyche und ihre Entwicklung - ein Beitrag zur Schizophrenieforschung, Stuttgart.

CIOMPI, L. (1986): Zur Integration von Fühlen und Denken im Lichte der »Affektlogik«. Die Psyche als Teil eines autopoietischen Systems. In: KISKER, K.P.; LAUTER, H.; MEYER, J.-E.; MÜLLER, C.; STROMGREN, E.: Psychiatrie der Gegenwart 1, Berlin/Heidelberg/New York.

CIOMPI, L. (1987): Auf dem Weg zu einem kohärenten multidimensionalen Krankheits- und Therapieverständnis der Schizophrenie: Konvergierende neue Konzepte. In: BÖKER, W.; BRENNER, H.D.: Bewältigung der Schizophrenie, Bern.

CIOMPI, L. (1995): Die Philosophie der Sozialpsychiatrie im Rahmen eines psychosozio-biologischen Verstehensmodells der Psyche. In: BOCK, T. u. a.: Abschied von Babylon.

CIOMPI, L.; DAUWEILER, H.P.; MAIER, Ch.; AEBI, E. (1991): Das Pilotprojekt »Soteria Bern« zur Behandlung akut Schizophrener, *Nervenarzt,* S. 428-435.

CIOMPI, L.; DAUWALDER, H.-P. (1990): Zeit und Psychiatrie - Sozialpsychiatrische Aspekte, Bern/Stuttgart/Toronto.

CIOMPI, L.; MÜLLER, C. (1976): Lebenslauf und Alter der Schizophrenen, eine katamnestische Langzeitstudie bis ins Senium, Berlin/Heidelberg/New York.

CLAASEN, H. (1991): Analyse der Gründe der Teilnahme an einem psychiatrischen Nachsorgeangebot, Psychol. Diplomarbeit, Univ. Hamburg.

CORIN, E.; LAUZON, G. (1992): Positive withdrawal and the quest for meaning - the reconstruction of experience among schizophrenics, *Psychiatry,* 55, 3, S. 266-278.

CORIN, E. (1994): The thickness of being - intentional worlds, strategies of identity and experience among schizophrenics, Paper presented at the Symposium on »understanding of mental illness and dealing with the mentally ill in Western Cultures«. Berlin 2.-4.6.94, to be published in *Psychiatry.*

CORIN, E. (1995): Kultureller Ausdruck schizophrenen Erlebens. In: BOCK, T. u. a.: Abschied von Babylon, Bonn.

DAUWALDER, H.P., CIOMPI, L., AEBI, E.; HUBSCHMID, T. (1984): Forschungsprogramm zur Rehabilitation psychisch Kranker - Untersuchung zur Rolle von Zukunftserwartungen bei chronisch Schizophrenen, *Nervenarzt,* 55, S.257-264.

DAVIDSON, L. (1988): Psychologism in Psychology: The Case of Schizophrenia, Practice: *The Journal of politics, economics, psychology and culture,* 6, 2.

DAVIDSON, L.; STRAUSS, J. S. (1992): Sense of self in recovery from severe mental illness, *Brit. J. of Med. Psychology,* 65, S. 131-145.

DAVIDSON, L.; STRAUSS, J. S. (1995): Beyond the Biopsychosocial Modell: Integrating disorder, health, and recovery, *Psychiatry,* 58, 1, S. 44-55.

DAVIDSON, L. u. a. (1995): Die Erfahrungen von Langzeitpatienten bei der Rückkehr in ihre Gemeinde. In: BOCK, T. u. a.: Abschied von Babylon, Bonn.

DEGKWITZ, R., HELMCHEN, H. u. a. (1980): Diagnosenschlüssel und Glossar psychiatrischer Krankheiten, dt. Ausgabe der internationalen Klassifikation der Krankheiten der WHO, ICD, im Auftrag der DGPPN, Berlin/Heidelberg/New York.

DENEKE, D.F. (1989): Das Selbstsystem, *Psyche,* 43, 7, S. 577-608.

DENEKE, F.W. (1992): Die Strukturierung der subjektiven Wirklichkeit. In: ANDRESEN, B.; STARK, M.; GROSS, J.: Mensch, Psychiatrie, Umwelt, Bonn.

DEVEREUX, G. (1973/1967): Angst und Methode in den Verhaltenswissenschaften, Frankfurt.

DIETRICH, C.P. (1986): Gegenübertragung als Instrument des Verstehens bildnerischer Produktionen von Kindern, Psychol. Diplomarbeit, Univ. Hamburg.

DITTMANN, J.; SCHÜTTLER, R. (1989): Bewältigungs- und Kompensationspsychismen bei Patienten mit endogenen Psychosen aus dem schizophrenen Formenkreis, *Psychiatr. Praxis,* 16, S. 126-130.

DÖRNER, K. (1975): Wie werde ich Patient - oder die Sozialisation zum Patienten. In: DÖRNER, K.: Diagnosen der Psychiatrie, Frankfurt a. M.

DÖRNER, K. (1986): Freispruch der Familie, Bonn.

DREHER, M. (1980): Theoretische und methodologische Grundlegungen zur Erfassung der Realitätskonstruktion im Kontext von Planung, Dissertation, Univ. Augsburg.

DURKHEIM, E. (1973/1897): Der Selbstmord, Neuwied.

ERIKSON, E.H. (1971): Kindheit und Gesellschaft, Stuttgart.

ESTROFF, S. (1989): Self, Identity and subjective Experiences: In search of the subject, *Schizophrenia Bulletin*, 15, 2, S. 189 ff.

FABREGA, H.J. (1989a): On the significance of an anthropological approach to schizophrenia, *Psychiatry*, 52, 1, S. 45-65.

FABREGA, H.J. (1989): The Self and Schizophrenia: a Cultural Perspective, *Schizophrenia Bulletin*, 15, 2, S. 278 ff.

FEDERN, P. (1956): Ich-Psychologie und die Psychosen, Bern.

FEYERABEND, P. (1975): Wider den Methodenzwang, Frankfurt.

FISCHER, W.; KOHLI, M. (1987): Biographieforschung. In: VOGES, W.: Methoden der Biographie- und Lebenslaufforschung, Opladen, S. 25-49.

FLICK, U. (1987): Methodenangemessene Gütekriterien in der qualitativ-interpretativen Forschung. In: BERGOLD, J.B.; FLICK, U.: Einsichten - Zugänge zur Sicht des Subjekts mittels qualitativer Forschung, Tübingen, S. 246-263.

FLICK, U. (1989): Entzauberung der Intuition - systematische Perspektiven-Triangulation als Strategie der Geltungsbegründung qualitativer Daten und Interpretationen, unveröff. Manuskript.

FLICK, U. (1991): Stationen des qualitativen Forschungsprozesses. In: FLICK, U. u. a.: Handbuch qualitativer Sozialforschung.

FLICK, U. (1995): Psychologie des Sozialen - Repräsentationen in Wissen und Sprache, Reinbek.

FLICK, U. (1995): Qualitative Forschung in der Sozialpsychiatrie - Methoden und Anwendungen, *Psychiatr.Praxis*, 22, 91-96.

FLICK, U.; KARDORFF, E. v. (1991): Handbuch qualitativer Sozialforschung, Weinheim.

FÖRSTER, H.v. (1995): Die Magie der Sprache und die Sprache der Magie. In: BOCK, T. u. a.: Abschied von Babylon.

FRANKL, V. (1984): Der leidende Mensch - anthropologische Grundlagen der Psychotherapie, Bern.

FRANKL, V. (1987): Logotherapie und Existenzanalyse, München.

FREUD, S. (1961/1900): Traumdeutung. Bücher des Wissens, Frankfurt a. M.

FREUD, S. (1912): Ratschläge für den Arzt bei der psychoanalytischen Behandlung, GW, Bd. VIII, Frankfurt a. M., S. 375-387.

FREUD, S. (1915): Das Unbewußte, GW X, Frankfurt a. M.

FREUD, S. (1923): Das Ich und das Es, Studienausgabe, Frankfurt a.M.

Frey, H.-P., Hausser, K. (1987): Identität - Entwicklungen psychologischer und soziologischer Forschung, Stuttgart.

Frommer, J. (1991): Sprachauffälligkeiten Schizophrener: Historische Wurzeln moderner Forschungsprojekte. In: Kraus, A.; Mündt, C. (Hg.): Schizophrenie und Sprache, Stuttgart.

Garfinkel, H. (1967): Studies in ethnomethodology, Englewood Cliffs, N.J.

Geertz, C. (1983): Dichte Beschreibung - Beiträge zum Verstehen kultureller Systeme, Frankfurt a. M.

Gergen, K.J.; Gergen, M.M. (1988): Narrative and the self as relationship. In: Berkowitz, L.: Advances in experimental social psychology, New York, S. 17-56.

Gerhard, U. (1991): Typenbildung. In: Flick, U. u. a.: Handbuch qualitative Sozialforschung.

Giorgi, A. (1985): Phenomenological and psychological research, Pittsburgh.

Glaser, B.G.; Strauss, A.L. (1979): Die Entdeckung gegenstandsbezogener Theorie - eine Grundstrategie qualitativer Sozialforschung. In: Hopf, C.; Weingarten, E.: Qualitative Sozialforschung, Stuttgart, S. 91-111.

Glaser, B.G.; Strauss, A.L. (1967): The discovery of grounded theory - Strategies for qualitative research, Chicago.

Glaser, B.G. (1978): Theoretical sensibility, Mill Valley.

Gmür, M. (1986): Schizophrenieverlauf und Entinstitutionalisierung, Stuttgart.

Goffman, E. (1967): Stigma, Frankfurt a. M.

Goffman, E. (1972/1961): Asyle, Frankfurt a. M.

Goldblatt, D. (1995): Die Psychose durcharbeiten. In: Bock, T. u. a.: Abschied von Babylon.

Graumann, C.F.; Métraux, A. (1977): Die phänomenologische Orientierung in der Psychologie. In: Schneewind, K.A.: Wissenschaftstheoretische Grundlagen der Psychologie, München, S. 27-53.

Griesinger, W. (1845): Die Pathologie und Therapie der psychischen Krankheiten, Stuttgart.

Grof, S.; Grof, C. (1989): Die spirituelle Krise - Verstehen und Behandlung transpersonaler Krisen, Unveröff. Manuskript.

Grof, S.; Grof, C. (1990): Spirituelle Krisen, München.

Gross, J.; Andresen, B. (1992): Flüchtig wie ein Traum? In: Bock, T. u. a.: Stimmenreich - Mitteilungen über den Wahnsinn.

Gross, J.; Andresen, B.; Stark, M. (1995): Invasive Eingriffe in der Psychiatrie - Aus den Fehlern der Vergangenheit lernen. In: Bock, T. u. a.: Abschied von Babylon.

Gruyters, T. (1994): Die Bewertung psychiatrischer Behandlung durch die Patienten - Resultate und Probleme der systematischen Erforschung, *Psychiatr. Praxis*, 21, S. 88-95.

Gruzelier, J. (1981): Hemispheric imbalances masquerading as paranoid and non paranoid syndroms? *Schizophrenia Bulletin*, 7, S. 662-673.

Gruzelier, J. (1984): Funktionelle Hemisphärenasymmetrien bei Schizophrenen. In: Hopf, A.; Beckmann, N.: Forschungen zur biologischen Psychiatrie, Berlin/Heidelberg/New York.

Habermas, J. (1981): Theorie des kommunikativen Handelns, Frankfurt a. M.

Häfner, H.; Maurer, K.; Löffler, W.; Riecher-Rössler, A. (1981): Schizophrenie und Lebensalter. In: Häfner, H.: Psychiatrie: Ein Lesebuch für Fortgeschrittene, Stuttgart/Jena.

Harding, C.M. u. a. (1989): Die Methode des computerisierten Lebensdiagramms - Aufzeichnung von Funktionsbereichen und Darstellung von Interaktionsmustern im Langzeitverlauf von ehemals schizophrenen Patienten mit retrospektiver Diagnose nach DSM III. In: Böker, W.; Brenner, H. D.: Schizophrenie als systemische Störung, Bern.

Harding, C.M.; Zubin, J.; Strauss, J.S. (1987): Chronicity in Schizophrenia: Fact, Partial Fact or Artefact, *Hospital and Community Psychiatry*, 38, 5, S. 477-486.

Harries, F. (1990): Betreutes Wohnen aus der Sicht von Klienten, Psychol. Diplomarbeit, Univ. Hamburg.

Hoffmann, H. (1993): Junge chronisch psychisch Kranke - ein neuer Schwerpunkt in Forschung und Praxis, *Psychiatr. Praxis*, 20.

Hoffmann, H.; Ciompi, L. (1992): Schizophrene Langzeitverläufe aus affektlogischer Perspektive, überarbeitetes Referat vom Jubiläumskongreß der DGPPN, 26.-30.9.92 in Köln.

Hoffmann-Riem, C. (1980): Die Sozialforschung einer interpretativen Soziologie - der Datengewinn, *Kölner Zeitschrift für Soziologie und Sozialpsychologie*, 32, S. 339-372.

Hogarty, G.E.; Ulrich, R.F.; Mussare, F.; Aristeguetea, N. (1977): Drug discontinuation among longterm successfully maintenance schizophrenics out-patients, *Diss. Nerv. Syst.* 38, S. 353-355.

Hopf, C. (1991): Qualitative Interviews in der Sozialforschung. In: Flick, U. u. a.: Handbuch qualitativer Sozialforschung.

Huber, G. (1981): Psychiatrie: Systematischer Lehrtext für Studenten und Ärzte, Stuttgart/New York.

Husserl, E. (1950): Vorlesungen zur Phänomenologie des inneren Zeitbewußtseins, Tübingen.

Jacobson, E. (1973): Das Selbst und die Welt der Objekte, Frankfurt a. M.

JAHODA, M.; LAZARSFELD, P.F.; ZEISEL, H. (1980/1933): Die Arbeitslosen von Marienthal, Frankfurt a. M.

JASPERS, K. (1973): Allgemeine Psychopathologie, Berlin/Göttingen/Heidelberg.

JAYNES, J. (1988): Der Ursprung des Bewußtseins durch den Zusammenbruch der bikameralen Psyche, Reinbek.

JENSEN, F. (1991): Heimat oder Übergang - Zur psychologischen Bedeutung des Betreuten Wohnens, Psychol. Diplomarbeit, Univ. Hamburg.

JUNG, C.G. (1985/1919): Über das Problem der Psychogenese bei Geisteskrankheiten. In: Ges. Werke, Bd. III, Olten/ Freiburg, S. 235-252.

JUNG, C.G. (1985/1939): Über die Psychogenese der Schizophrenie. In: Ges. Werke, Bd. III, Olten/Freiburg, S. 261-282.

JÜTTEMANN, G.; THOMAE, H. (1987): Biographie und Psychologie, Berlin/ Heidelberg/New York.

JÜTTEMANN, G. (1985): Qualitative Forschung in der Psychologie, Grundlagen, Verfahrensweisen, Anwendungsfelder, Weinheim.

KAFKA, J. (1991): Jenseits des Realitätsprinzips - Multiple Realitäten in Klinik und Theorie der Psychoanalyse, Berlin/Heidelberg/New York.

KARDORFF, E.v. (1991): Qualitative Sozialforschung - Versuch einer Standortbestimmung. In: FLICK, U. u. a.: Handbuch qualitativer Sozialforschung.

KARON, B.P.; VAN DEN BOSS, G.R. (1975): Issues in current research on psychotherapy vs medication in the treatment of schizophrenics, *Psychotherapy: Theory, Research and Practice*, 14, S. 169-180.

KATSCHNIG, H. (1984): Der polydiagnostische Ansatz in der psychiatrischen Forschung. In: HOPF, A.; BELKMANN, H.: Forschungen zur biologischen Psychiatrie, Berlin/ Heidelberg/ New York, S. 63-78.

KATSCHNIG, H. (1989): Die andere Seite der Schizophrenie - Patienten zu Hause, München.

KAYSER, H. (1990): Geschichte der psychoanalytischen Psychotherapie der Schizophrenie, unv. Ms.

KEGAN, R. (1986): Die Entwicklungsstufen des Selbst, München.

KEUPP, H. (1976): Abweichung und Alltagsroutine - Die Labeling-Perspektive in Theorie und Praxis, Hamburg.

KEUPP, H. (1995): Vom Ende moderner Eindeutigkeiten - Ohne Angst verschieden sein können. In: BOCK, T. u. a.: Abschied von Babylon.

KICK, H. (1990): Antipsychiatrie und die Krise im Selbstverständnis der Psychiatrie, *Fortschr. Neurol. Psychiat.*, 58, S. 367-374.

KILIAN, R. (1995): Ist Lebensqualität meßbar? Probleme der quantitativen und Möglichkeiten der qualitativen Erfassung von Lebensqualität in der Psychiatrie, *Psychiatr. Praxis*, 22, S. 97-101.

KISKER, K.P. (1963): Gedanken zur Schizophrenie - Wandlung als eine menschliche Möglichkeit. In: WIESENHÜTTER, E. (Hrsg.): Wende und Handeln, Stuttgart.

KLEINING, G. (1986): Das qualitative Experiment, *Kölner Zeitschrift für Soziologie und Sozialpsychologie*, 38, S. 724-750.

KLEINING, G. (1987): Das narrative Interview, unveröff. Manuskript.

KLEINING, G. (1991): Methodologie und Geschichte qualitativer Sozialforschung. In: FLICK, U. u. a.: Handbuch qualitativer Sozialforschung.

KLERMANN, G.L. (1984): The advantages of DSM-III, *Am. J. of Psychiatry*, 141, 4, S. 539-542.

KLUSMANN, D. (1994): Qualitative Sozialforschung in der medizinischen Psychologie, unveröff. Manuskript.

KOEPPING, K.-P. (1987): Authentizität als Selbstfindung durch den anderen. Ethnologie zwischen Engagement und Reflexion, zwischen Leben und Wissenschaft. In: DUERR, H.P.: Authentizität und Betrug in der Ethnologie, Frankfurt a. M., S. 7-37.

KÖHLER, E. (1979): Arme und Irre - die liberale Fürsorgepolitik des Bürgertums, Berlin.

KÖNIG, U. (1992): Abschied aus der Anstalt - Hoffnungen und Befürchtungen chronisch-psychisch kranker Menschen auf dem Weg ins betreute Wohnen, Psychol. Diplomarbeit, Univ. Hamburg.

KÖTTGEN, Ch. (1986): Übersicht über die Ergebnisse der Schizophrenieforschung und einige Schlußfolgerungen für die Praxis im therapeutischen und rehabilitativen Bereich. In: Psychosoziale Arbeitshilfen 1, Bonn.

KÖTTGEN, Ch. (1988): Wider die Wahngewissheit der Psychiatrie. Eine Vier-Jahres-Katamnese nach ambulanter Gruppenarbeit mit Angehörigen und Patienten. In: PFÄFFLIN, F.: Der Mensch in der Psychiatrie, Berlin/Heidelberg/New York.

KRAPPMANN, L. (1982): Soziologische Dimensionen der Identität - strukturelle Bedingungen für die Teilnahme an Interaktionsprozessen, Stuttgart.

KRAUS, A.; MUNDT, C. (1991): Schizophrenie und Sprache, Stuttgart.

KRAUSZ, M. (1990): Schizophrenie bei Jugendlichen, eine Verlaufsuntersuchung, *Psychiatr. Praxis*, 17, 3, S. 107-114.

KRÖBER, H.-L. (1993): Das subjektive Erleben von Manie und Hospitalisierung, *Krankenhauspsychiatrie*, 4, S. 49-53.

KRULL, F. (1987): Psychotherapie bei Schizophrenie - Theorie und Praxis der Einzelbehandlung, eine Übersicht, *Fortschr. Neurol. Psychiat.*, 55, S. 54-67.

KÜSTNER, P. (1992): Psychologische Struktur der Betreuung aus der Sicht der Betreuten, Psychol. Diplomarbeit, Univ. Hamburg.

KVALE, S. (1986): Psychoanalytic therapy as qualitative research. In: ASHWORTH, P.D.; DEKONINNG, A. J.: Qualitative research in Psychology, Pittsburgh, S. 155-184.

LALLY, St. (1989): Does being in here mean, there is something wrong with me?, *Schizophrenia Bulletin*, 15, 2, S. 253 ff.

LAMB, R. (1995): Erfolge und Fehler des De-Institutionalisierungsprozesses in den USA. In: BOCK, T. u. a.: Abschied von Babylon.

LAMNECK, S. (1989): Qualitative Sozialforschung, Bd. 2, Methoden und Techniken, München.

LANGE, H.U. (1981): Anpassungsstrategien, Bewältigungsverhalten und Selbstheilungsversuche bei Schizophrenen, *Fortschr. Neurol. Psychiat.*, 49, S. 275-285.

LANZONI, N. (1993): Psychosenbewältigung außerhalb der klinischen Versorgung - eine qualitative Studie anhand von fünf Verläufen, Psychol. Diplomarbeit, Univ. Hamburg.

LEETE, E. (1988): The Role of the Consumer Movement and Persons with Mental Illness, Switzer Monograph of the National Rehabilitation Association, S. 65-72.

LEFERINK, K. (1994): Private and public life of chronic schizophrenic patients - the role of symbolic mediation, Paper presented at the Symposium on »understanding of mental illness and dealing with the mentally ill in Western Cultures«, Berlin 2.-4.6.94, to be published in *Psychiatry*.

LEFF, J.; SARTORIUS, N.; JABLENSKY, A.; KORTEN, A.; ERNBERG, G. (1992): The international pilot study of schizophrenia: Five-year follow-up findings. *Psychological Medicine*, 22, S. 131-145.

LEGEWIE, H. (1987a): Alltag und seelische Gesundheit - Gespräche mit Menschen aus dem Berliner Stephanviertel, Bonn.

LEGEWIE, H. (1987): Interpretation und Validierung biographischer Interviews. In: JÜTTEMANN, G.; THOMAE, H. (1987): Biographie und Psychologie, S. 138-150.

LEITHÄUSER, T.; VOLMERG, B. (1979) Anleitung zur empirischen Hermeneutik, Psychoanalytische Textinterpretation als sozialwissenschaftliches Verfahren, Frankfurt a. M.

LEMPP, R. (1984): Psychische Entwicklung und Schizophrenie - Die Schizophrenien als funktionelle Regressionen und Reaktionen, Bern/Stuttgart/Toronto.

LIEBERMAN, P.B. (1992): »Objective« methods and »subjective« experiences, *Schizophrenia Bulletin*, 15, 2, S. 267-275.

LINDEN, M. (1982): Die Veränderung von Krankheitsmodell und Compliance bei schizophrenen Menschen. In: HELMCHEN, H., LINDEN, M.;

Rüger, U.: Psychotherapie in der Psychiatrie, Berlin/Heidelberg/New York.

Linden, M. (1982): Die Veränderung von Krankheitsmodell und Compliance bei schizophrenen Patienten. In: Helmchen, H.; Linden, M.; Rüger, U.: Psychotherapie in der Psychiatrie, Berlin/Heidelberg/New York.

Linden, M. (1985): Krankheitskonzepte von Patienten, *Psychiatr. Praxis*, 12, S. 8-12.

Linden, M., Nather, J.; Wilms, H.U. (1988): Zur Definition, Bedeutung und Messung der Krankheitskonzepte von Patienten - Die Krankheitskonzeptskala für schizophrene Patenten, *Fortschr. Neurol. Psychiatr.*, 56, S. 35-43.

Lofland, J.; Lofland, L. (1984): Analysing social settings - A guide to qualitative observation and analysis, Belomont, California.

Lorenz-meyer, C. (1990): Die Informationsgruppe - Erfahrungen mit Aufnahme und Ablehnung in einer psychiatrischen Tagesklinik, Psychol. Diplomarbeit, Univ. Hamburg.

Lüders, C.; Reichertz, J. (1986): Wissenschaftliche Praxis ist, wenn alles funktioniert und keiner weiß warum, Bemerkungen zur Entwicklung qualitativer Sozialforschung, *Sozialwissenschaftliche Literaturrundschau*, 12, S. 90-102.

Lukoff, D. (1985): The Diagnosis of Mystical Experiences with Psychotic Features, *Journal of Transpersonal Psychology*, Vol. 17, No. 2, S. 155-181.

Mach, E. (1980/1905): Erkenntnis und Irrtum. Skizzen zur Psychologie der Forschung, Darmstadt.

Machleidt, W. (1995): Affektlandschaften psychotischer Erlebniswelten. In: Bock, T. u. a.: Abschied von Babylon.

Maturana, H.R. (1985): Erkennen: Die Organisation und Verkörperung von Wirklichkeit, Braunschweig.

Matussek, P. (1993): Analytische Psychosentherapie in neuer Sicht, *Der Nervenarzt*, 64, S. 696-705.

Mayer-gross, W. (1920): Über die Stellungnahme zur abgelaufenen akuten Psychose - Eine Studie über verständliche Zusammenhänge in der Schizophrenie, *Zeitschrift f. d. gesamte Neurologie und Psychiatrie*, 14, S. 161-212.

Mayring, P. (1988): Die qualitative Wende - Arbeiten zur qualitativen Forschung, Augsburger Berichte zur Entwicklungspsychologie und Pädagogischen Psychologie 32.

Mayring, P. (1991): Qualitative Inhaltsanalyse. In: Flick, U. u. a.: Handbuch qualitativer Sozialforschung.

MAYRING, P. (1991a): Disziplinäre Perspektiven. In: FLICK, U. u. a.: Handbuch qualitativer Sozialforschung.

McLEAN, A. (1994): Institutionalizing the Psychiatric Consumer Movement in the United States. Consequences for Ex-Patients and Consumers, Paper presented at the Symposium on »understanding of mental illness and dealing with the mentally ill in Western Cultures«, Berlin 2.-4.6.94, to be published in *Psychiatry*.

McGLASHAN, T.; LEVY, S. T.; CARPENTER W. (1975): Integration and sealing over - clinical distinct recovery styles from Schizophrenia, *Arch. Gen.Psychiatry*, 32, S. 1269-1272.

MENTZOS, S. (1984): Neurotische Konfliktverarbeitung, Frankfurt a. M.

MERLEAU-PONTY, M. (1966): Phänomenologie der Wahrnehmung, Berlin.

MERLO, M. (1989): Systemtheoretische Überlegungen zur Behandlung des akuten und postakuten Stadiums schizophrener Psychosen, *Psychiatr. Praxis*, 16, S. 121-125.

MEYER, A.-E.; STUHR, U.; DENEKE, F.-W. (1977): Arzt-Patient-Beziehung: Diagnostische und interaktionelle Aspekte aus psychoanalytischer Sicht. In: DENEKE, F.-W. u. a.: Medizinische Psychologie, Köln, S. 272-293.

MOSCOVICI, S.(1973): Foreword. In: Herzlich, C.: Health and Illness - A Social Psychological Analysis, London.

MOSCOVICI, S. (1995): Geschichte und Aktualität sozialer Repräsentationen. In: FLICK, U. u. a.: Psychologie des Sozialen - Repräsentationen in Wissen und Sprache, Reinbek.

MOSHER, L. R. u. a.: (1978): The surrogate family, an alternative to hospitalisation. In: Shershow, J.C., Schizophrenia: Sciense and practice, Cambridge Mass., S. 223-239.

MÜLLER, M. (1930): Über Heilungsmechanismen in der Schizophrenie, Berlin.

MURPHY, H.B.M. (1982): Comparative Psychiatry - The International and Intercultural Distribution of Mental Illness, Berlin.

NASSEHI, A.; WEBER, G. (1990): Zu einer Theorie biographischer Identität - Epistemologische und systemtheoretische Argumente, *BIOS - Zeitschrift für Biographieforschung und Oral History*, 2, S. 153-188.

NAVRATIL, L. (1994): Schizophrene Dichter, Frankfurt a. M.

NOLLAU, S. (1992): Briefe als Selbstzeugnis - Wunsch und Abwehr im brieflichen Kontakt mit einem Psychiater, Psychol. Diplomarbeit, Univ. Hamburg.

OBEYESEKERE, G. (1990): The work of Culture - Symbolic Transformation in Psychoanalysis and Anthropology, Chicago.

Oevermann, U.; Allert, T.; Konau, E.; Krambeck, J. (1979): Die Methodologie einer »objektiven Hermeneutik« und ihre allgemeine forschungslogische Bedeutung in den Sozialwissenschaften. In: Soeffner, H.G.: Interpretative Verfahren in den Sozial- und Textwissenschaften, Stuttgart, S. 352–433.

Pankoff, G. (1990): Schizophrenie und Dasein - Beiträge zur analytischen Psychotherapie der Psychosen, problemata fromman-holzboog 123, Stuttgart/Bad Cannstadt.

Pauleikoff, B. (1983): Das Menschenbild im Wandel der Zeit - Ideengeschichte der Psychiatrie und der Klinischen Psychologie, Hürtgenwald.

Perry, W. J. (1994): Erneuerung des Selbstbilds - zum Sinn psychotischer Erfahrung, *Soziale Psychiatrie* 1, S. 20 f.

Pribham, K.H. (1986): Worum geht es beim holographischen Paradigma? In: Wilber, K. (Hrsg): Das holographische Weltbild, Berlin/München/Wien.

Priebe, S. (1989): Über die Subjektivität der psychiatrischen Diagnose, *Psychiatr. Praxis*, 16, S. 86–89.

Priebe, S. (1994): Bedeutung der Lebensqualität für psychiatrische Versorgung und Forschung, *Psychiatr. Praxis*, 21, S. 87.

Probst, P. (1989): Erlebnisse der Depersonalisation, Derealisation und des Deja-vu bei Gesunden - Epidemiologie, Persönlichkeitskorrelate und Bewältigung, Beitrag für das 7. Symposium für Klinische Psychologische Forschung der Deutschen Gesellschaft für Psychologie, 4–6. Mai 1989 in Bochum, unveröff. Manuskript.

Ram, R.; Bromet, E.; Eaton, W.; Pato, C.; Schwartz, J. (1992): The Natural Course of Schizophrenia: A review of first-admission Studies, *Schizophrenia Bulletin*, 18, 2, S. 185–207.

Rennie, E., Phillips, J. R.; Quartaro, G.K. (1988): Grounded theory: A promising approach to conceptualization in psychology? *Canadian psychology*, 29, S. 139–150.

Riemann, G. (1987): Das Fremdwerden der eigenen Biographie - narrative Interviews mit psychiatrischen Patienten, München.

Romme, M.; Escher, A. (1989): Hearing Voices, *Schizophrenia Bulletin*, 15, 2, S. 209 ff.

Romme, M.; Escher, A. (1993): Accepting Voices. London. [Dt. im Ersch.]

Röhricht, F.; Priebe, S. (1996): Das Körpererleben von Patienten mit einer akuten Schizophrenie, *Nervenarzt*, 67, S. 602–607.

Rosenfeld, H. (1990): Sackgassen und Deutungen - Therapeutische und antitherapeutische Faktoren bei der psychoanalytischen Behandlung von psychotischen, Borderline- und neurotischen Patienten, München/Wien.

SARTORIUS, N.; JABLENSKY, A.; KORTEN, A.; ERNBERG, G. (1986): Early manifestations and first-contact incidence of schizophrenia in different cultures, *Psychological Medicine*, 16, 4, S. 909-928.

SCHARFETTER, C. (1986): Schizophrene Menschen, Bewußtseinsbereiche und Psychopathologie, Ich-Psychologie des schizophrenen Syndroms, Forschungsansätze und Deutungen, München.

SCHIMANK, U. (1988): Biographie als Autopoiesis - eine systemtheoretische Rekonstruktion von Individualität. In: BROSE, H.G.; HILDENBRAND, B.: Vom Ende des Individuums zur Individualität ohne Ende, Opladen.

SCHMIDT-KNÄBEL, S. (1983): Schizophrene Sprache in Monolog und Dialog: psycholinguistischer Beitrag zu einer Charakteristik psychotischer Sprechakte mit Vorschlägen für das Gespräch in Klinik und Psychotherapie, Hamburg.

SCHNEIDER, K. (1980/1959): Klinische Psychopathologie, Stuttgart.

SCHULTE, A. (1995): Was hilft mir, wenn ich verrückt werde? - Alternativen zur psychiatrischen Behandlung. In: BOCK, T. u. a.: Abschied von Babylon.

SCHULTE, W. (1958): Zum Problem der Krankheitsuneinsichtigkeit bei Psychosen, *Der Nervenarzt*, 29, 11, S. 501-509.

SCHWAB, J. (1995): Neubewertung der Sozialpsychiatrie. In: BOCK, T. u. a.: Abschied von Babylon.

SECHEHAY, M. (1986): Eine Psychotherapie der Schizophrenen, Stuttgart.

SEGAL, L. (1988): Das 18. Kamel oder die Welt als Erfindung, München/ Zürich.

SEIKKULA, J. (1996): Psychotisches Verhalten als eine Geschichte der gegenwärtigen Interaktion - ein sozialkonstruktivistisches Verständnis der Psychose, *Zeitschrift f. systemische Therapie*, 14, 1, S. 4-17.

SIIRALA, M. (1961): Die Schizophrenie des Einzelnen und der Allgemeinheit, Göttingen.

SOKSIS, D.; BOWERS, M. (1969): The Schizophrenic Experience - A Follow-Up Study of Attitude and Posthospital Adjustment, *Journal of Nervous and Mental Disease*, 149, 6, S. 443-451.

SPITZER, M. (1988): Halluzinationen, Berlin/Heidelberg/New York.

STARK, M. (1992): Schizophrene Patienten und ihre familiären und therapeutischen Kommunikationspartner. In: ANDRESEN, B.; STARK, M.; GROSS, J.: Mensch, Psychiatrie, Umwelt, Bonn.

STARK, M. (1995): Krankheitserleben und -bewältigung. Habilitationsschrift im Fachbereich Medizin, Univ. Hamburg.

STECHENMESSER, P. (1992): Psychisch krank und wohnungslos - Pilotstudie zum politischen und persönlichen Umgang mit einer Doppelproblematik, Psychol. Diplomarbeit, Univ. Hamburg.

Stolle, R. (1990): Aspekte der Bewältigung von psychotischen Symptomen bei Betroffenen und Angehörigen, Psychol. Diplomarbeit, Univ. Hamburg.

Strauss, J. (1989): Subjective Experiences of Schizophrenia: Towards a New Dynamic Psychiatry, *Schizophrenia Bulletin*, 15, 2, S. 179 ff.

Strauss, A.L. (1987): Qualitative analysis for social scientists, Cambridge.

Strauss, J.S. (1992): The person - key to understanding mental illness: towards a new dynamic psychiatry. In: Brenner, H.D.; Böker, W.: Verlaufsprozesse schizophrener Erkrankungen, dynamische Wechselwirkungen relevanter Faktoren, Bern.

Strauss, J.S.; Harding, C.M.; Hafez, H.; Liebeman, P. (1986): Die Rolle des Patienten bei der Genesung von einer Psychose. In: Böker, W.; Brenner, H. D.: Bewältigung der Schizophrenie, Bern/Stuttgart/Toronto.

Sullivan, H.S. (1962): Schizophrenia as a human process, New York.

Sullivan, H.S. (1983/1953) Die interpersonale Theorie der Psychiatrie, Frankfurt.

Szekely, Y.L. (1967): The creative Pause. In: *The international Journal of Psychoanalysis*, 48, S. 353-376.

Test, M.A.; Stein, L. (1978): community treatment of the chronic patient: research overview, *Schizophrenia Bulletin*, 4, 3.

Tölle, R. (1985): Die Krankengeschichte in der Psychiatrie. In: Jüttemann, G.: Qualitative Forschung in der Psychiatrie, Weinheim.

Torrey, C.T. (1973): Is schizophrenia universal? An open question, *Schizophrenia Bulletin* 7, S. 53-59.

Trotha, T.v. (1995): Über die Unmöglichkeit, eine »Psychose« zu erfahren, oder: Was mir nicht hilft, wenn ich verrückt werde. In: Bock, T. u. a.: Abschied von Babylon.

Uchtenhagen, A. (1982): Psychotiker und Psychose-Behandlung in der ambulanten Psychiatrie heute, *Schweizer Archiv für Neurologie, Neurochirurgie und Psychiatrie*, 130, 2, S. 215-224.

Vauth, R.; Stielitz, R.-D. (1993): Psychologische Interventionsmöglichkeiten bei persistierendem Wahn und persistierenden akustischen Halluzinationen bei schizophrenen Patienten, *Psychiatrische Praxis*, 20, S. 211-217.

Walker, K.; Wilker, R. (1991): Stimmenhören aus der Sicht Betroffener - eine explorative Studie, Psychol. Diplomarbeit, TU Berlin.

Walker, K. (1995): Stimmenhören aus der Sicht Betroffener - Therapeutische Konsequenzen. In: Bock, T. u. a.: Abschied von Babylon.

Weizsäcker, C.v.; Weizsäcker, E.U.v. (1988): Fehlerfreundlichkeit als evolutionäres Prinzip - Einschränkungen durch die Gentechnologie. In: Bock, T.: LebensWert - Sieben Beiträge zur Ethikdiskussion, Bonn.

WEIZSÄCKER, V.v. (1986/1933): Studien zur Pathogenese, Gesammelte Schriften, Bd. 6, Frankfurt a. M.

WELSCH, W. (1990): Identität im Übergang. In: WELSCH, W.: Ästhetisches Denken, Stuttgart, S. 168-200.

WIEDEMANN, P. (1986): Erzählte Wirklichkeit - Zur Theorie und Auswertung narrativer Interviews, Weinheim/München.

WIEDEMANN, P. (1987): Entscheidungskriterien für die Auswahl qualitativer Interviewstrategien, überarbeitete Fassung eines Vortrags auf der 9.Jahrestagung der Dt. Ges. f. Sprachwissenschaft, unveröff. Manuskript.

WIEDEMANN, P. (1991): Gegenstandsnahe Theoriebildung. In: FLICK, U. u. a.: Handbuch qualitativer Sozialforschung.

WING, J. K.; COOPER, J. E.; SARTORIUS, N. (1982): Die Erfassung und Klassifikation psychiatrischer Symptome: Beschreibung und Glossar des PSE, ein Verfahren zur Erhebung des psychopathologischen Befunds, dt. Bearbeitung v. M. Cranach, Weinheim/Basel.

WITZEL, A. (1982): Verfahren der qualitativen Sozialforschung, Überblick und Alternativen, Frankfurt a. M.

WITZEL, A. (1985): Problemzentriertes Interview. In: JÜTTEMANN, G.: Qualitative Forschung in der Psychologie, Grundlagen, Verfahrensweisen, Anwendungsfelder, Weinheim/Basel.

WULFF, E. (1972): Psychose als süchtiges Verhalten. In: WULFF, E.: Psychiatrie und Klassengesellschaft, Frankfurt, S. 227-237.

WULFF, E. (1984): Bemerkungen zur Ökologie des Bewußtseins, Vortrag auf dem 3. Kongreß für Krit. Psychol. in Marburg, unveröff. Manuskipt.

WULFF, E. (1990): Was trägt die Ethnopsychiatrie zum Verständnis psychischer Erkrankungen bei. In: THOM, A.; WULFF, E.: Psychiatrie im Wandel - Erfahrungen und Perspektiven in Ost und West, Bonn.

ZACHER, A. (1988): Kategorien der Lebensgeschichte - Ihre Bedeutung für Psychiatrie und Psychotherapie, Berlin/Heidelberg/New York.

ZAUMSEIL, M. (1990): Antrag für ein Forschungsprojekt über den Lebensalltag chronisch psychisch Kranker, unveröff. Manuskript.

ZAUMSEIL, M. (1995): Psychologie, Öffentlichkeit und Alltagsverständnis, Vortrag bei der Dt. Ges. f. Psychologie, unveröff. Manuskript.

ZAUMSEIL, M. (1995a): Qualitative Forschung in der Sozialpsychiatrie - Am Beispiel eines Forschungsprojekts über den Lebensalltag chronisch psychisch Kranker außerhalb des psychiatrischen Krankenhauses in einem Ost- und einem Westberliner Bezirk, *Psychiatr. Praxis*, 22, S. 102-106.

ZAUMSEIL, M. (1995b): Identität und psychische Störung, unveröff. Manuskript.

ZERCHIN, S. (1990): Auf der Spur des Morgensterns. Psychose als Selbstfindung, München.

Zietz, W. (1991): Zur subjektiven Bedeutung von Arbeit für psychisch kranke Menschen - eine biographisch strukturale Analyse, Psychol. Diplomarbeit, Univ. Hamburg.

Zubin, J. (1986): Mögliche Implikationen der Vulnerabilitätshypothese für das psychosoziale Management der Schizophrenie. In: Böker, W.; Brenner, H.D.: Bewältigung der Schizophrenie. Die Bedeutung intermediärer Prozesse für Theorie und Therapie, Bern/Stuttgart/Toronto.

FSC
www.fsc.org
MIX
Papier | Fördert gute Waldnutzung
FSC® C083411

Zeitfracht Medien GmbH
Ferdinand-Jühlke-Straße 7
99095 Erfurt, Deutschland
produktsicherheit@kolibri360.de